全国中医药行业高等教育"十四五"规划教材
全国高等中医药院校规划教材（第十一版）

推拿治疗学

（新世纪第二版）

（供针灸推拿学、康复治疗学等专业用）

主　编　井夫杰　杨永刚

中国中医药出版社
·北 京·

图书在版编目（CIP）数据

推拿治疗学 / 井夫杰，杨永刚主编 .—2 版 .—北京：
中国中医药出版社，2021.6（2024.5重印）
全国中医药行业高等教育"十四五"规划教材
ISBN 978-7-5132-6796-0

Ⅰ．①推…　Ⅱ．①井…　②杨…　Ⅲ．①推拿—中医学
院—教材　Ⅳ．① R244.1

中国版本图书馆 CIP 数据核字（2021）第 052074 号

融合出版数字化资源服务说明

全国中医药行业高等教育"十四五"规划教材为融合教材，各教材相关数字化资源（电子教材、PPT 课件、
视频、复习思考题等）在全国中医药行业教育云平台"医开讲"发布。

资源访问说明

扫描右方二维码下载"医开讲 APP"或到"医开讲网站"（网址：www.e-lesson.cn）注
册登录，输入封底"序列号"进行账号绑定后即可访问相关数字化资源（注意：序列号
只可绑定一个账号，为避免不必要的损失，请您刮开序列号立即进行账号绑定激活）。

资源下载说明

本书有配套 PPT 课件，供教师下载使用，请到"医开讲网站"（网址：www.e-lesson.cn）认证教师身份后，
搜索书名进入具体图书页面实现下载。

中国中医药出版社出版

北京经济技术开发区科创十三街 31 号院二区 8 号楼
邮政编码　100176
传真　010-64405721
万卷书坊印刷（天津）有限公司印刷
各地新华书店经销

开本 889×1194　1/16　印张 21.75　字数 614 千字
2021 年 6 月第 2 版　2024 年 5 月第 5 次印刷
书号　ISBN 978-7-5132-6796-0

定价　82.00 元
网址　www.cptcm.com

服 务 热 线　010-64405510　　微信服务号　**zgzyycbs**
购 书 热 线　010-89535836　　微商城网址　**https://kdt.im/LIdUGr**
维 权 打 假　010-64405753　　天猫旗舰店网址　**https://zgzyycbs.tmall.com**

如有印装质量问题请与本社出版部联系（010-64405510）
版权专有　侵权必究

全国中医药行业高等教育"十四五"规划教材
全国高等中医药院校规划教材（第十一版）

《推拿治疗学》
编委会

主　审
范炳华（浙江中医药大学）

主　编
井夫杰（山东中医药大学）　　　　　　杨永刚（长春中医药大学）

副主编（以姓氏笔画为序）
付国兵（北京中医药大学）　　　　　　孙武权（上海中医药大学）
杨　硕（贵州中医药大学）　　　　　　林丽莉（福建中医药大学）
顾一煌（南京中医药大学）　　　　　　郭现辉（河南中医药大学）
翟　伟（天津中医药大学）

编　委（以姓氏笔画为序）
牛　坤（海南医学院）　　　　　　　　刘　鹏（长春中医药大学）
许　丽（浙江中医药大学）　　　　　　李中正（吉首大学）
李成林（辽宁中医药大学）　　　　　　李应志（云南中医药大学）
杨仕彬（西南医科大学）　　　　　　　吴云天（广州中医药大学）
何育风（广西中医药大学）　　　　　　张其云（安徽中医药大学）
陈楚淘（湖南中医药大学）　　　　　　周　晶（湖北中医药大学）
赵征宇（成都中医药大学）　　　　　　赵彬元（甘肃中医药大学）
章海凤（江西中医药大学）　　　　　　韩国伟（山西中医药大学）
曾庆云（山东中医药大学）　　　　　　翟　煦（中国中医科学院）

学术秘书
王　进（山东中医药大学）

《推拿治疗学》
融合出版数字化资源编创委员会

全国中医药行业高等教育"十四五"规划教材
全国高等中医药院校规划教材（第十一版）

主　审
范炳华（浙江中医药大学）

主　编
井夫杰（山东中医药大学）　　　　　　杨永刚（长春中医药大学）

副主编（以姓氏笔画为序）
王　进（山东中医药大学）　　　　　　付国兵（北京中医药大学）
刘　鹏（长春中医药大学）　　　　　　孙武权（上海中医药大学）
杨　硕（贵州中医药大学）　　　　　　林丽莉（福建中医药大学）
顾一煌（南京中医药大学）　　　　　　郭现辉（河南中医药大学）
翟　伟（天津中医药大学）

编　委（以姓氏笔画为序）
牛　坤（海南医学院）　　　　　　　　戎　姣（山东中医药大学）
许　丽（浙江中医药大学）　　　　　　李中正（吉首大学）
李成林（辽宁中医药大学）　　　　　　李应志（云南中医药大学）
杨仕彬（西南医科大学）　　　　　　　吴云天（广州中医药大学）
何育风（广西中医药大学）　　　　　　张其云（安徽中医药大学）
陈楚淘（湖南中医药大学）　　　　　　周　晶（湖北中医药大学）
赵彬元（甘肃中医药大学）　　　　　　赵征宇（成都中医药大学）
章海凤（江西中医药大学）　　　　　　韩国伟（山西中医药大学）
曾庆云（山东中医药大学）　　　　　　翟　煦（中国中医科学院）

匡海学（黑龙江中医药大学教授、教育部高等学校中药学类专业教学指导委员会主任委员）

吕志平（南方医科大学教授、全国名中医）

吕晓东（辽宁中医药大学党委书记）

朱卫丰（江西中医药大学校长）

朱兆云（云南中医药大学教授、中国工程院院士）

刘　良（广州中医药大学教授、中国工程院院士）

刘松林（湖北中医药大学校长）

刘叔文（南方医科大学副校长）

刘清泉（首都医科大学附属北京中医医院院长）

李可建（山东中医药大学校长）

李灿东（福建中医药大学校长）

杨　柱（贵州中医药大学党委书记）

杨晓航（陕西中医药大学校长）

肖　伟（南京中医药大学教授、中国工程院院士）

吴以岭（河北中医药大学名誉校长、中国工程院院士）

余曙光（成都中医药大学校长）

谷晓红（北京中医药大学教授、教育部高等学校中医学类专业教学指导委员会主任委员）

冷向阳（长春中医药大学校长）

张忠德（广东省中医院院长）

陆付耳（华中科技大学同济医学院教授）

阿吉艾克拜尔·艾萨（新疆医科大学校长）

陈　忠（浙江中医药大学校长）

陈凯先（中国科学院上海药物研究所研究员、中国科学院院士）

陈香美（解放军总医院教授、中国工程院院士）

易刚强（湖南中医药大学校长）

季　光（上海中医药大学校长）

周建军（重庆中医药学院院长）

赵继荣（甘肃中医药大学校长）

郝慧琴（山西中医药大学党委书记）

胡　刚（江苏省政协副主席、南京中医药大学教授）

侯卫伟（中国中医药出版社有限公司董事长）

姚　春（广西中医药大学校长）

徐安龙（北京中医药大学校长、教育部高等学校中西医结合类专业教学指导委员会主任委员）

高秀梅（天津中医药大学校长）

高维娟（河北中医药大学校长）

郭宏伟（黑龙江中医药大学校长）

唐志书（中国中医科学院副院长、研究生院院长）

彭代银（安徽中医药大学校长）

董竞成（复旦大学中西医结合研究院院长）

韩晶岩（北京大学医学部基础医学院中西医结合教研室主任）

程海波（南京中医药大学校长）

鲁海文（内蒙古医科大学副校长）

翟理祥（广东药科大学校长）

秘书长（兼）

陆建伟（国家中医药管理局人事教育司司长）

侯卫伟（中国中医药出版社有限公司董事长）

办公室主任

周景玉（国家中医药管理局人事教育司副司长）

李秀明（中国中医药出版社有限公司总编辑）

办公室成员

陈令轩（国家中医药管理局人事教育司综合协调处处长）

李占永（中国中医药出版社有限公司副总编辑）

张岠宇（中国中医药出版社有限公司副总经理）

芮立新（中国中医药出版社有限公司副总编辑）

沈承玲（中国中医药出版社有限公司教材中心主任）

编审专家组

前　言

　　为全面贯彻《中共中央　国务院关于促进中医药传承创新发展的意见》和全国中医药大会精神，落实《国务院办公厅关于加快医学教育创新发展的指导意见》《教育部　国家卫生健康委　国家中医药管理局关于深化医教协同进一步推动中医药教育改革与高质量发展的实施意见》，紧密对接新医科建设对中医药教育改革的新要求和中医药传承创新发展对人才培养的新需求，国家中医药管理局教材办公室（以下简称"教材办"）、中国中医药出版社在国家中医药管理局领导下，在教育部高等学校中医学类、中药学类、中西医结合类专业教学指导委员会及全国中医药行业高等教育规划教材专家指导委员会指导下，对全国中医药行业高等教育"十三五"规划教材进行综合评价，研究制定《全国中医药行业高等教育"十四五"规划教材建设方案》，并全面组织实施。鉴于全国中医药行业主管部门主持编写的全国高等中医药院校规划教材目前已出版十版，为体现其系统性和传承性，本套教材称为第十一版。

　　本套教材建设，坚持问题导向、目标导向、需求导向，结合"十三五"规划教材综合评价中发现的问题和收集的意见建议，对教材建设知识体系、结构安排等进行系统整体优化，进一步加强顶层设计和组织管理，坚持立德树人根本任务，力求构建适应中医药教育教学改革需求的教材体系，更好地服务院校人才培养和学科专业建设，促进中医药教育创新发展。

　　本套教材建设过程中，教材办聘请中医学、中药学、针灸推拿学三个专业的权威专家组成编审专家组，参与主编确定，提出指导意见，审查编写质量。特别是对核心示范教材建设加强了组织管理，成立了专门评价专家组，全程指导教材建设，确保教材质量。

　　本套教材具有以下特点：

1.坚持立德树人，融入课程思政内容

　　将党的二十大精神进教材，把立德树人贯穿教材建设全过程、各方面，体现课程思政建设新要求，发挥中医药文化育人优势，促进中医药人文教育与专业教育有机融合，指导学生树立正确世界观、人生观、价值观，帮助学生立大志、明大德、成大才、担大任，坚定信念信心，努力成为堪当民族复兴重任的时代新人。

2.优化知识结构，强化中医思维培养

　　在"十三五"规划教材知识架构基础上，进一步整合优化学科知识结构体系，减少不同学科教材间相同知识内容交叉重复，增强教材知识结构的系统性、完整性。强化中医思维培养，突出中医思维在教材编写中的主导作用，注重中医经典内容编写，在《内经》《伤寒论》等经典课程中更加突出重点，同时更加强化经典与临床的融合，增强中医经典的临床运用，帮助学生筑牢中医经典基础，逐步形成中医思维。

3.突出"三基五性"，注重内容严谨准确

坚持"以本为本"，更加突出教材的"三基五性"，即基本知识、基本理论、基本技能，思想性、科学性、先进性、启发性、适用性。注重名词术语统一，概念准确，表述科学严谨，知识点结合完备，内容精炼完整。教材编写综合考虑学科的分化、交叉，既充分体现不同学科自身特点，又注意各学科之间的有机衔接；注重理论与临床实践结合，与医师规范化培训、医师资格考试接轨。

4.强化精品意识，建设行业示范教材

遴选行业权威专家，吸纳一线优秀教师，组建经验丰富、专业精湛、治学严谨、作风扎实的高水平编写团队，将精品意识和质量意识贯穿教材建设始终，严格编审把关，确保教材编写质量。特别是对32门核心示范教材建设，更加强调知识体系架构建设，紧密结合国家精品课程、一流学科、一流专业建设，提高编写标准和要求，着力推出一批高质量的核心示范教材。

5.加强数字化建设，丰富拓展教材内容

为适应新型出版业态，充分借助现代信息技术，在纸质教材基础上，强化数字化教材开发建设，对全国中医药行业教育云平台"医开讲"进行了升级改造，融入了更多更实用的数字化教学素材，如精品视频、复习思考题、AR/VR等，对纸质教材内容进行拓展和延伸，更好地服务教师线上教学和学生线下自主学习，满足中医药教育教学需要。

本套教材的建设，凝聚了全国中医药行业高等教育工作者的集体智慧，体现了中医药行业齐心协力、求真务实、精益求精的工作作风，谨此向有关单位和个人致以衷心的感谢！

尽管所有组织者与编写者竭尽心智，精益求精，本套教材仍有进一步提升空间，敬请广大师生提出宝贵意见和建议，以便不断修订完善。

国家中医药管理局教材办公室
中国中医药出版社有限公司
2023 年 6 月

编写说明

推拿疗法是指应用手法作用于穴位或特定部位，以防治疾病、促进健康为主要目的的一门中医外治技术。该疗法具有简、便、廉、验等特点，深受广大人民群众的喜爱与认可。《"健康中国2030"规划纲要》中指出，大力发展中医非药物疗法，使其在常见病、多发病和慢性病防治中发挥独特作用。党的二十大报告指出，推进健康中国建设。人民健康是民族昌盛和国家强盛的重要标志。把保障人民健康放在优先发展的战略位置，完善人民健康促进政策。因此，为培养高素质中医药专业创新型人才，提高教育教学质量，保障人民健康，在国家中医药管理局宏观指导下，由国家中医药管理局教材办公室、中国中医药出版社组织实施，基于全国中医药行业高等教育"十三五"规划教材内容的基础上，由全国25所高等院校的专家共同完成"十四五"规划教材《推拿治疗学》的编写工作，以期为全国高等中医药院校师生及广大推拿爱好者提供一本高质量的精品教材，为医学生日后从事推拿教学、临床及科研工作奠定坚实的理论与技能基础。

推拿治疗学是以中医理论为指导，研究运用推拿手法、功法及辅助技术等治疗手段防治疾病的方法、规律和原理的一门中医临床学科，是中医推拿学的重要组成部分，是针灸推拿学专业的核心课程。本次教材修订的指导原则是：紧扣大纲，融合思政，强化技能，突出实用，易教易学。教材内容遵循"理论是基础、技能是关键"的原则，集众家之长，继承与创新相结合，突出"三基五性"，图文并茂，重点突出了临床常见病的推拿治疗，全面反映了推拿学科的最新研究成果，充分体现了教材内容的思想性、科学性、先进性、启发性、适用性。

本教材计划学时为90学时，各高等中医药院校可根据实际授课学时进行教学内容的调整。教材内容包括绪论、基础篇、治疗篇及拓展篇四个部分。绪论主要介绍了推拿治疗学的定义、特点、课程目标、课程内容及学习方法；基础篇包括第一章到第四章，主要介绍了推拿治疗学发展简史、推拿治疗的作用原理、推拿治则与基本治法、推拿治疗的基本知识；治疗篇包括第五章到第九章，主要介绍了骨伤科脊柱病证推拿、骨伤科四肢病证推拿、内科病证推拿、妇科病证推拿、五官科病证推拿；拓展篇包括第十章到第十二章，主要介绍了常用推拿辅助疗法、中医推拿主要流派、国外手法主要操作技术。

本教材编委会成员均由从事教学、临床及科研第一线的教师组成。本次修订主要是增补了绪论和拓展篇的部分内容，调整完善了教材内容的章节体例及病证体例，重点对骨伤科脊柱病证推拿、骨伤科四肢病证推拿、内科病证推拿、妇科病证推拿及五官科病证推拿中的病因病机、辨证论治及注意事项等内容进行了重新编排修订。本教材为融合教材，在"十三五"规划教材的基础上进一步完善了数字化资源。

本教材的绪论由井夫杰编写；第一章、第二章、第三章由孙武权、何育风、翟煦、张其云、井夫杰负责编写；第五章、第八章由翟伟、杨硕、赵彬元、李应志、陈楚淘、牛坤、王进、杨永刚、井夫杰负责编写；第六章、第七章由郭现辉、林丽莉、曾庆云、许丽、韩国伟、章海凤、刘鹏、李中正、杨永刚、井夫杰负责编写；第四章、第九章、第十章由顾一煌、付国兵、周晶、李成林、吴云天、赵征宇、杨仕彬、杨永刚、井夫杰负责编写；第十一章、第十二章由井夫杰负责编写。各编委会成员在教材内容修订的基础上认真完成了自己所负责教材内容的数字化工作，最后由王进、冯慧超、戎姣、井夫杰统筹完成教材数字化资源的编创工作。在教材的修订过程中，主审范炳华教授对本教材的编写内容、体例及数字化建设等各个方面提出了宝贵的建议和意见，在此表示衷心的感谢！

本教材适用于普通高等中医药院校针灸推拿学、康复治疗学等专业的本科生和研究生教学使用，也可作为针灸推拿、康复技术专业高职高专及保健按摩师培训的教学参考教材。

由于修订时间仓促及学术水平有限，书中难免存在不足及疏漏之处。在教材的使用过程中，敬请各高等中医药院校师生把发现的问题和缺点及时反馈给我们，以便进一步修订完善。

《推拿治疗学》编委会

2021 年 6 月

目　录

扫一扫，查阅
本书数字资源

绪　论

一、推拿治疗学的定义及特点

（一）推拿治疗学的定义

按摩是人类最古老的一种外治疗法。远古时代，人们在生活与实践中本能地发现按摩能缓解或消除疼痛，随着医疗实践经验的不断积累与总结，就逐渐形成了按摩疗法。按摩最早使用的手法较少，仅用于少数疾病的防治，后经历代传承与发展，按摩手法由少渐多，适应证逐步扩大。时至明代，"按摩"改称"推拿"，形成了小儿推拿独特的理论体系。小儿推拿疗法在清代得到进一步的继承与发展，并形成了正骨推拿体系。民国时期由于中医不受政府重视，推拿主要散在民间发展，并形成了各具特色、地域性的推拿学术流派。新中国成立以后，推拿学科在教学、临床、科研、人才培养及教材建设等方面得到了空前的繁荣与发展，为适应针灸推拿学、康复治疗学等专业人才培养的要求，推拿学课程逐渐分化为推拿功法学、推拿手法学、小儿推拿学及推拿治疗学等课程。

推拿治疗学是指以中医理论为指导，研究运用推拿手法、功法及辅助技术等治疗手段防治疾病的方法、规律和原理的一门中医临床学科，是中医推拿学的重要组成部分，是针灸推拿学专业的核心课程。

（二）推拿治疗学的特点

1. 四诊合参，明确诊断　推拿临证时术者须通过望、闻、问、切四诊手段，全面收集临床资料，综合分析判断，辨病识证之后方可给予推拿治疗。《医宗金鉴·正骨心法要旨》曰："摸者，用手细细摸其所伤之处……筋歪、筋正、筋断、筋走、筋粗、筋翻、筋寒、筋热，以及表里虚实，并所患之新旧也。先摸其或为跌仆，或为错闪，或为打撞，然后依法治之。"正确诊断是保证推拿安全、有效的前提和基础。因此，术者在推拿治疗前必须四诊合参，全面了解病情，对疾病进行综合分析判断，明确中西医诊断，然后才能辨病、辨证施法。若术者对疾病的病因、病位、病性及病势等认识不明确，那么推拿的治则治法、取穴及手法施术等就会应用不当，最后将直接影响推拿的疗效或导致推拿意外。正如《医宗金鉴·正骨心法要旨》所曰："盖一身之骨体，既非一致，而十二经筋之罗列序属，又各不同，故必素知其体相，识其部位，一旦临证，机触于外，巧生于内，手随心转，法从手出。"

2. 病证结合，审因论治　推拿治疗之前，除了重视中医学的辨病辨证之外，也必须重视现代医学的辨病，以明确病因、病位、病性及病势等，进而全面了解病情，确定适应证，排除禁忌证，避免误诊误治。然后在病证结合的基础上，根据疾病的病因、病位、病性及阴阳、表里、寒热、虚实之不同，采取相适宜的推拿治疗方法。正如《理瀹骈文·略言》所曰："外治之理即内治之理，外治必如内治者，先求其本，本者何也，明阴阳识脏腑也。"除此之外，临证时可根据不同的疾病，辨病辨证又有所侧重。如治疗骨伤科病证时多强调以现代医学辨病为主，中医学辨证为辅；而治疗内科、妇科、五官科等病证时多强调以中医学辨证为主，现代医学辨病为辅。

3. 功法为基，手法为本 早在《黄帝内经》中就已强调过功法锻炼对推拿治疗的重要性。《灵枢·官能》曰："爪苦手毒，为事善伤者，可使按积抑痹……手毒者，可使试按龟，置龟于器下，而按其上，五十日而死矣，手甘者，复生如故也。"通过功法锻炼既可改善术者的体质，又可增强术者之气力，同时可提高关节的柔韧性和灵活性，使手法更具持久和深透性，最终达到提高推拿疗效之目的。此外，临证时术者可根据不同的疾病指导患者选择相适宜的功法进行自我锻炼，以提高临床疗效。如易筋经锻炼具有抻筋拔骨、骨壮筋柔的作用，可增强术者全身肌肉的持久力和耐力；便秘患者配合易筋经三盘落地势的锻炼，可畅通三焦气机，达到理气通便的作用。

《论语·卫灵公》曰："工欲善其事，必先利其器。"手法操作是推拿治疗非常重要的特点，而手法的功力技巧，又是推拿取得疗效的关键。因此，只有通过勤学苦练，才能提升手法的功力和技巧，进而保证推拿治疗的安全、有效、舒适。当然，要使推拿手法具有深厚的功力与技巧，必须要坚持不懈地在推拿实践中进行锻炼，才能功到自然成。这就要求术者必须脚踏实地、持之以恒、扎扎实实地进行手法实训和推拿实践，才能使手法达到"形神兼备"的技术要求。

4. 辨识部位，精准施术 推拿疗法是指术者在人体特定部位（经络、腧穴、经筋、皮部、软组织及骨关节等）上进行手法施术，以达到防治疾病和保健之目的的一种外治技术。推拿治疗所选取的特定部位主要包括经穴、经外奇穴、阿是穴、经验穴、经络、经筋、皮部、肌腱、肌束、韧带、骨关节及病理性条索状组织等部位。临证时必须辨病辨证选择相应的特定部位，才能精准施术，取得最佳疗效。若病变部位在关节，手法作用力必须直达关节，方可发挥手法的力学效应和生物学效应；若病变部位在软组织，"阿是穴"常常是软组织损伤部位的反应点，其正是推拿治疗施术的关键部位。正如《素问·调经》所曰："若使病在筋，则调之筋；若病在骨，则调之骨。"

5. 融合古今，守正创新 推拿是人类最古老的一种治疗方法，具有操作简便、安全性好、适应证广、疗效确切、无明显毒副作用等特点，为人类的健康和民族繁衍做出了重大贡献，是中医学的重要组成部分。《黄帝内经》首次确立了按摩作为一门医疗学科在中医学体系中的地位。在漫长的历史长河中，随着人类社会的发展和文明进步，中医学理论体系的日臻完善，推拿有了长足的发展和成熟。推拿又是一门年轻的学科，其继承了传统推拿优秀的诊疗经验和学术成果，同时与现代医学相融合，使推拿学科焕发出新的生机。特别是随着解剖学、生理学、病理学及生物力学等现代学科的融入，进一步界定了推拿手法的操作规范及动作要领，明确了推拿的适应证及禁忌证，初步阐释了推拿的作用机制，丰富了推拿学科的理论内涵。因此，推拿治疗学是一门既古老又年轻的中医临床学科，是传统推拿医学与现代科学相结合的产物，它将古老的推拿诊疗经验、理论与现代运动生物力学、运动解剖学、生理学、生物物理学、心理学、数学及计算机技术等熔为一炉，使推拿治疗学重新焕发出蓬勃的生机，必将为培养高层次的推拿专业人才及发展人类健康事业做出更大的贡献。

二、推拿治疗学的课程目标及内容

1. 课程目标　通过本课程的学习，知识目标要求系统掌握推拿治疗学的基础理论、基本知识及临床常见病的推拿治疗，熟悉推拿治疗学的最新研究成果及常用推拿辅助技术，了解推拿学的发展简史；能力目标要求在中医理论指导下，具备运用四诊收集临床资料进行综合分析判断的能力，具备运用手法操作及常见病辨证辨病推拿施术的能力，具备独立诊断、独立推拿及"知犯何逆，随证治之"的能力；素养目标要求通过本课程的系统学习，树立正确的人生观、价值观，具有较强的工作责任心和良好的职业道德，具有团队协作精神及较强的自主学习与沟通表达能力，着重培养学生的科技创新精神，坚持"以疗效为核心，以病人为中心"的推拿服务理念，坚定对中医药学的文化自信。

2. 课程内容　课程内容包括绪论、基础篇、治疗篇及拓展篇四个部分。绪论主要介绍了推拿治疗学的定义、特点、课程目标、课程内容及学习方法；基础篇主要介绍了推拿治疗学发展简史、推拿治疗的作用原理、推拿治则与基本治法、推拿治疗的基本知识；治疗篇主要介绍了骨伤科脊柱病证推拿、骨伤科四肢病证推拿、内科病证推拿、妇科病证推拿、五官科病证推拿；拓展篇主要介绍了常用推拿辅助疗法、中医推拿主要流派、国外手法主要操作技术。

三、推拿治疗学的学习方法

推拿治疗学是一门实践性很强的中医临床学科，最佳的学习方法是理论联系实际。理论是临床实践的指导，在理论学习阶段，要紧密联系中医学理论、现代医学理论、推拿功法学、推拿手法学等前期课程的内容，熟练掌握推拿治疗学的基础理论、基本知识及常见病的推拿治疗。理论学习时应与临床见习相联系，则更会起到形象生动、事半功倍的学习效果。

推拿治疗临床实践学习首先是观摩临床带教老师关于疾病诊断、立法及手法施术等诊疗全过程，然后逐渐过渡到动手协助推拿治疗或在带教老师的指导下独立完成疾病的推拿诊疗，最后达到系统掌握常见病的诊断、鉴别诊断及推拿治疗，并具备推拿科临床诊疗思维及独立处理疾病的能力。通过推拿临床实践学习，掌握临床辨识疾病并运用推拿治疗常见病的诊疗常规，重点学习如何收集临床资料，并对其进行综合分析判断，从而具备确定诊断、据证立法、选穴施术的诊疗思维能力。推拿实践学习时要学会运用所学的理论知识为指导，去分析、判断和解决每一种疾病的实际问题，同时要对所学的理论知识进行再检验。通过实践、认识、再实践、再认识的过程，理论学习和实践学习的循环往复，从而不断充实和提高推拿治疗学的理论水平和用推拿处理常见疾病的实际工作能力。

基础篇

第一章
推拿治疗学发展简史

一、春秋战国以前（前221年以前）

远古时期，人们已开始运用按摩的方法来防治疾病，有关"按摩""导引"疗法已有文字记载。《史记·扁鹊仓公列传》曰："上古之时，医有俞跗，治病……挢引，案扤，毒熨。"这里的"挢引"指的就是自我按摩，而"案扤"则指被动按摩，即给他人按摩。

1973年，长沙马王堆汉墓出土的帛画《导引图》描绘有44种导引姿势，其中有捶背、抚胸、按压等姿势，并注明了各种姿势所防治的疾病，这些导引姿势就是自我按摩（推拿）的方法。湖北省江陵县张家山出土的《引书》，记载了治疗颞下颌关节脱位的口内复位法，治疗颈项强痛（落枕）的仰卧位颈椎拔伸法，治疗肠澼（痢疾）的腰部踩踏法和腰部后伸扳法，治疗喉痹的颈椎后伸扳法等，表明这一时期已经将按摩用于骨伤科及内科病证的治疗。

《周礼注疏》有"扁鹊治虢太子暴疾尸厥病，使子明炊汤，子仪脉神，子术按摩"的记载，记述了春秋战国时期的名医扁鹊运用按摩、汤药等综合方法成功抢救了尸厥患者，表明了此时按摩已用于病证的急救。《孟子·梁惠王上》有"为长者折枝"的记载。据汉代赵岐的注释："折枝，案（按）摩折手节解罢枝也。""折枝"是一种为老年人运动四肢关节的保健按摩术，说明此时已将运动关节类手法用于疾病的防治。

《五十二病方》记载了安（按）、靡（摩）、摹、畚挈、中指蚤（搔）、括（刮）、捏、操、抚、循等多种推拿手法；还记载了推拿治疗的疾病，包括小儿惊风（"婴儿瘛"）、腹股沟疝、癃闭、疣、外伤出血等17种病证；书中还记载了我国历史上最早的以车故脂（即用了多年的车轴润滑油）、黍潘（即黍米熬的汤汁）等作介质配合推拿手法的膏摩方法。《五十二病方》中还提到当时运用的多种推拿器械，如木椎、筑、钱币、羽毛等，其中最富有特色的是《养生方》中提到的"药巾"，是将帛浸在药汁中或把药物涂在布上，用以按摩身体进行养生保健。说明春秋战国时期推拿作为一种治疗方法已在民间被广泛应用，推拿方法亦日臻完善，推拿适应证明显扩大，治疗效果得到了进一步的提高。

二、秦、汉、三国时期（前221~220年）

秦、汉、三国时期，诞生了我国目前已知最早的推拿医学专著——《黄帝岐伯按摩经》10卷（已佚）。与其同时成书的《黄帝内经》中，对推拿的起源、手法、临床应用、适应病证、作用原理及推拿教学等各方面无所不涉，标志着在此时期推拿理论体系已基本形成。《黄帝内经》首次提出"按摩"一词，记载了按、摩、推、扪、循、切、抓、揩、弹、夹、卷等数十种手法。同时，书中记载了当时使用的一些推拿工具，如九针中用以"揩摩分肉"的圆针、"主按脉勿陷"

的锃针等。书中还精辟地阐述了推拿的作用原理，如"按之则血气散，故按之痛止"，"按之则热气至，热气至则痛止矣"。并将推拿手法中的"摸法"作为触诊手法用于疾病的诊断。在推拿人员的选才与考核上，提出"缓节柔筋而心和调者，可使导引行气……爪苦手毒，为事善伤人者，可使按积抑痹"。《黄帝内经》对推拿的适应证有更多的描述，如《素问·血气形志》曰："形数惊恐，经络不通，病生于不仁，治之以按摩醪药。"表明推拿具有疏经通络的作用，可用于治疗痹证。《素问·举痛论》曰："寒气客于肠胃之间，膜原之下，血不得散，小络急引，故痛。按之则血气散，故按之痛止。"表明推拿具有温经散寒的作用，可用于治疗腹痛。人们还认识到脏腑疾病与脊柱的相关性，可以通过按揉背部腧穴治疗心痛。如《素问·举痛论》曰："寒气客于背俞之脉，则脉泣，脉泣则血虚，血虚则痛，其俞注于心，故相引而痛。按之则热气至，热气至则痛止矣。"此外，书中记载推拿治疗的病证还有卒口僻（面瘫）、肢体不仁、肿痛、胃痛、疝瘕、发咳上气等。

《汉书·苏武传》中记载了"蹈"法，即用足轻叩其背救醒苏武的一种推拿方法，这可能是踩跷法最早的文献记载。膏摩疗法在此期有了进一步发展和完善。东汉张仲景在《金匮要略》中首次总结了"膏摩"疗法，认为其具有手法与药物的双重作用，不仅提高了临床疗效，而且扩大了推拿的适应证。如《史记·扁鹊仓公列传》记载了汉代名医淳于意以寒水推治疗头痛、身热、烦懑等病证。三国名医华佗擅用膏摩治疗伤寒及祛除肌肤的浮淫，并创造了"五禽戏"导引法。另外，在《金匮要略》中，还详细记载了用按摩方法救治自缢的胸外心脏按摩术、按腹人工呼吸法、颈椎牵引、四肢关节屈伸法等，其中运用的按摩手法有摩、捋、屈伸、按、揉、踩、牵引等7种，将推拿手法与现代心肺复苏术结合起来。说明此时期体外心脏按摩术已被用于急救。此时期对按摩的适应证与禁忌证也有了一定的思考。如《华氏中藏经·论诸病治疗交错致于死候》记载"宜按摩而不按摩，则使人淫随肌肉，久留不消"，"当按摩而不按摩，则使人肌肉增胀，筋骨舒张"。

三、魏、晋、南北朝时期（220～581年）

此时期膏摩术逐步完善并得到广泛应用，推拿疗法主要被应用于急症的抢救及养生保健。推拿疗法的应用范围进一步得到扩大，可治疗骨伤科和皮肤科病证。

东晋道家葛洪在《肘后备急方》中首次系统总结了膏摩的方、药、证、法和摩膏的制作方法。书中还记载了急症的推拿治疗方法，如掐人中治疗昏厥、大指按胃脘部治疗"卒心痛"、抓脐上3寸或抄举法及捏脊法治疗"卒腹痛"、用背法急救溺死等。书曰："使患者伏卧，一人跨上，两手抄举其腹，令患者自纵重轻举抄之，令去床三尺许便放之，如此二七度止，拈取其脊骨皮，深取痛引之，从龟尾至顶乃止，未愈更为之。"此法治疗"卒腹痛"，可谓是捏脊法最早的记载。书中记载的治疗颞颌关节脱位的口内复位法已较《引书》更完备，目前仍被临床广泛应用："治疗一人以指牵其颐，次以渐推之则复入。推当疾出指，恐误啮伤人指也。"

陶弘景在《养性延命录·导引按摩》中详细介绍了多种自我按摩方法，如琢齿、熨眼、按目四眦、引耳、引发、摩面、干浴、掣脚、梳头、搓头顶、伸臂股等，将保健按摩与导引、服气紧密结合，为后世自我推拿术的形成奠定了基础。此外，道家养生法的盛行将自我按摩养生推入一个全盛时期。晋代支遁编撰的《太清道林摄生论》是自我按摩向套路化发展的代表性著作，主张自我按摩与肢体主动运动结合，把以往一招一式的自我按摩方法组合成套路式的"自按摩法"十八势。

另外，在《真诰篇》中记载用"曲折"法治疗"风痹不授"等病证，"曲折"即让患者肢体关节屈伸的被动运动类推拿手法，可能属于骨伤推拿的早期著作。东晋《刘涓子鬼遗方》中记载了用擦法与拓法（以药布为工具在患处反复熨擦）治疗皮肤病及痈疽的具体情况，辨证选用"摩四边""摩左右""病上摩""向火摩"等不同的膏摩手法。

四、隋、唐时期（581～907年）

隋唐时期是推拿发展的又一盛世。隋代太医署设有4个医学学科，按摩被列为其中之一，可见当时推拿在医学领域具有重要的地位和作用。隋代推拿已有正规的医学教育，结束了"得其人乃传，非其人勿言"的传教方式。据《唐六典》记载，隋代按摩科设有按摩博士120人，按摩师120人，按摩生100人。唐代太医署沿袭隋代设置，按摩科编制有所削减。设按摩博士1人，按摩师4人，按摩生15人，增设按摩工16人。按摩博士掌管教学，在按摩师的辅助下教授按摩生学习按摩、导引、正骨等方法。

此时期，"导引"和"按摩"逐渐分离，蜕变成为两种独立而又相互紧密联系的防治方法。导引，唐代王冰解释为"摇筋骨、动肢节"，而对于是自摇、自动还是他摇、他动，王氏未加明确。唐代释慧琳在《一切经音义》中则详述导引是一种"自摩自捏，伸缩手足，除劳去烦"的方法，明确"导引"是自我操作，而"按摩"则是一种可以配合呼吸，既可以自动又可以他动地进行手法操作的防病治病的方法。

隋唐时期的推拿学术发展有五个特点：一是骨伤科病证推拿普遍盛行。推拿已成为骨伤病证的主要治疗方法，不仅可治疗软组织损伤，还可治疗骨折、脱位等病证。唐代蔺道人所撰《仙授理伤续断秘方》是我国现存最早的骨伤科专著。书中介绍了用于检查诊断的揣、摸、捻、捺4种推拿手法，详细记录了拔伸、搏捺、捺正等正骨手法，其还发明了肩关节脱位的椅背复位法和髋关节脱位的手牵足蹬法。二是推拿适应证逐渐扩展到内、外、儿诸科。据《唐六典》记载，推拿可治疗风、寒、暑、湿、饥、饱、劳、逸，并指出"凡人肢节脏腑积而疾生，宜导而宣之，使内疾不留，外邪不入"。孙思邈在《备急千金要方》中把小儿"鼻塞不通有涕出""夜啼""腹胀满""不能哺乳"等列入推拿的适应证。三是推拿广泛应用于养生保健，导引得到进一步的发展。如隋代巢元方编撰的《诸病源候论》，在每卷之末都附有导引、按摩等相关的"补养宣导"之法，尤对摩腹法的记载和论述较为详细，这对后世的揉腹法、摩腹运气法、腹诊推拿法等疗法的形成有很大的影响。孙思邈在《备急千金要方》中记载了"婆罗门按摩法"和"老子按摩法"，还介绍了多种自我按摩的方法，如摩腹、摩面、摩眼、摩交耳、挽耳、拔耳、叩齿、挽发及放腰等。四是膏摩盛行。《千金翼方》《外台秘要》等著作中收录了大量的膏摩方，可根据不同病情选择应用，如莽草膏、丹参膏、乌头膏、野葛膏、苍梧道士陈元膏及木防己膏等。孙思邈还在《备急千金要方·惊痫》中指出："小儿虽无病，早起常以膏摩囟上及手足心，甚辟寒风。"在《千金翼方》中还介绍了面部膏摩美容的方法。五是国际学术交流比较活跃。隋唐时期对外文化交流出现了欣欣向荣的局面，推拿疗法也随之传到朝鲜、日本等国及阿拉伯地区，促进了这些国家推拿医学的发展。如日本的"大宝律令"中将推拿作为医学生的必修课程之一，这为日本现代盛行的"手技三法"——古典按摩、西洋按摩、指压疗法的形成奠定了基础。

五、宋、金、元时期（907～1368年）

宋代太医院虽然取消了推拿科，但是推拿仍然是一个独立的学科，而且取得了很大的发展。宋金元时期比较重视推拿手法的分析，并对推拿理论进行了全面总结。由于此期的推拿疗法主要用于骨伤科、儿科疾病的治疗，这就孕育了后世正骨推拿与小儿推拿的学科分化，使推拿渐渐向专业化方向发展。北宋末年由政府组织编写的《圣济总录》是一部包括现存最早、最完整的推拿专论的医学著作，而且在推拿理论方面有了进一步的发展。在手法应用方面，该书强调辨证施法，指出："可按可摩，时兼而用，通谓之按摩，按之弗摩，摩之弗按，按之以手，摩或兼以药，曰按曰摩，适所用也。"在作用方面，《圣济总录》认为推拿具有"斡旋气机，周流营卫，宣摇百关，疏通凝滞"和"开达""抑遏"的作用，"开达则壅蔽者以之发散，抑遏则剽悍者有所归宿"。该书还对推拿的适应证及禁忌证进行了分析，指出在什么样的情况下可以出现"按之痛止""按之无益""按之痛甚""按之快然"等效应，这是对辨证推拿理论的一大贡献；在《圣济总录》中还记载了大量的膏摩方，其中介绍的用中指熨法和掌心熨法治疗目昏暗症，开创了眼病推拿之先河。张从正认为推拿也具有中医"汗、吐、下"的作用。这一时期，正骨推拿除用于关节脱骱、骨折整复外，还用于妇科催产。宋代杨子建在《十产论》中介绍了用手法矫正胎位不正引起的难产。宋代名医庞安时用按摩催产"十愈八九"，开创了手法助产之先河，为后世用手法拨转胎位奠定了基础。

继《肘后备急方》《备急千金要方》之后，《太平圣惠方》又一次对膏摩法进行了系统总结。该书记载了野葛膏、青膏、摩顶膏等大量膏摩方，介绍了膏摩法的适应证，如伤寒早期、头痛、头晕、骨节肿痛、肌肉痉挛疼痛、腰痛、腰脚疼痛、手足顽麻、霍乱转筋、脚气、发黄、脱发、目翳等。刘完素所撰的《刘河间医学六书》记载了"屈伸按摩"法治疗"卒中暴死"，提出"吹嘘呼吸，吐故纳新，熊经鸟伸，导引按跷，所以调其气也"，并倡导天鼓欲常鸣、泥丸欲多掷、形欲常鉴、津欲常咽、食欲常少、体欲常运等自我按摩养生方法。

元代是骨伤推拿发展和完善的重要时期，无论是危亦林所著《世医得效方》中首创的利用患者自身的重量来牵引整复的各种方法，如肩关节脱位的坐凳架梯复位法、髋关节前脱位的倒吊复位法和脊柱骨折的悬吊复位法；还是李仲南所写的《永类钤方》中记载的用于治疗腰骨折断的多人牵拉下肢配合同步腰部按压法；或是《回回药方》中提到的用"脚踏法"或将"擀面椎于脱出的骨上"治疗脊柱骨折法等，都是正骨推拿的史无前例的创新和发展。

据《宋史·艺文志》记载，宋代曾有《按摩法》《按摩要法》各一卷，可惜由于战乱而佚失。这一时期推拿的发展还有："以指代针"（《东坡志林》）；"按压腹部缓解转胞法"（《仁斋直指方论》）；"搓滚舒筋法"（《医说》）；"掐法治疗小儿脐风"（《苏沈良方》）等。

六、明代（1368～1664年）

明代是中国推拿发展的第三个盛世。明代沿用隋唐的医学体制，按摩被列为太医院中医十三科之一。但至隆庆五年（1571年），因朝廷封建礼教的原因而又被取缔。此时南方小儿推拿兴起，尽管朝廷取消按摩科，民间取而代之以"推拿"著称。故清代《厘正按摩要术·叙四》指出："推拿者，即按摩之异名也。"《厘正按摩要术·叙二》曰："按摩一法，北人常用之……南人专以治小儿，名曰推拿。"可见明代推拿具有两大特征：一是"推拿"名称的出现，标志着推拿学科进入第三个发展阶段；二是小儿推拿开始发展。最早介绍小儿推拿的文献，首见于《补要袖珍小儿方论·秘传看惊掐筋口授手法论》。此后，《小儿按摩经》《小儿推拿秘诀》《小儿推拿方脉活婴秘旨全书》等小儿推拿专著的问世，内容涵盖小儿推拿理论、手法、特定穴位及常见病推拿等，基本形成了较为成熟的小儿推拿理论体系。

此外，张景岳在《景岳全书》中介绍了"手法助产""手法定穴""刮痧法"及按捺耳窍治疗耳鸣、耳聋等方法。同时，针对时下推拿的不良做法，他在《类经·官能》中指出："今见按摩之流，不知利害，专用刚强手法，极力困人，开人关节，走人元气，莫此为甚。病者亦以谓法所当然，即有不堪，勉强忍受，多见强者致弱，弱者不起，非惟不能去病，而适以增害。用若辈者，不可不为知慎。"明代医书《保生秘要》是一本以自我导引、自我推拿为主的养生丛书。该书记载了扳、搓、拿、摩、掐、擦、运、击、分、擦摩、搓运、摩运、分摩、掌熨、指按、一指点等手法。《韩氏医通》记载了推拿可用于"养病""止痛""治肾虚腰痛"、治小儿"手舞足蹈病"等。王廷相所撰《摄生要义》记载了一整套全身保健按摩程序，史称"大度关法"，对后世有较大的影响。

七、清代（1664～1911 年）

清代沿用明代医学体制，医学学科从十三科削减为九科，推拿科仍被排斥在外，推拿发展再次受阻，推拿因此流落民间，但此时期推拿治疗范围不断扩大。清代唐元瑞继承前人的推拿经验，结合自己的实践，在《推拿指南》中载有各种眼疾的推拿手法及操作方法 61 条，是一部眼科推拿专著。此外，清代吴谦在《医宗金鉴》中将摸、接、端、提、推、拿、按、摩列为伤科八法，并对手法的定义、操作、功用均有明确的阐释，如"按者，谓以手往下抑之也；摩者，谓徐徐揉摩之也"。强调推拿手法的好坏对治疗效果有直接的影响，如"伤有重轻，而手法各有所宜，其痊可之迟速，及遗留残疾与否，皆关乎手法之所施得宜，或失其宜，或未尽其法也"；又指出"手法亦不可乱施……设手法再误，则万难挽回矣……既知其病情，复善用夫手法，然后治自多效"；将手法的技术要求概括为"一旦临证，机触于外，巧生于内，手随心转，法从手出"，"法之所施，使患者不知其苦，方称为手法也"，这标志着伤科推拿这一学科分支在此期已基本形成。

清代吴尚先所撰的《理瀹骈文》是一部外治法专著，书中记载的推拿手法有擦、三指擦、揉、抹、推、拍、刮、拿、搓、捏、梳、搓挪、足踏等，对膏摩疗法的理、法、方、药进行了系统的总结，提出推拿时"手势不可过重，令患者难受"的注意事项。另外，该书还载有按摩面部的"按摩补五脏法"。《石室秘录》系清代陈士铎所撰，其中"摩治法"篇记载了以多人同时操作的手法治疗"手足疼痛""颈项强直"等，而在"动治法"篇中，不仅介绍了自我竹筒转踏法，还介绍了"反转患者之手在背后，以木槌捶之"和"将其手延拳回不已"的上肢被动运动法。明清时期还形成了许多推拿流派，包括点穴推拿流派、一指禅推拿流派、内功推拿流派等。

清代小儿推拿又得到了进一步的发展，一批对后世影响较大的小儿推拿专著问世。如熊应雄在《小儿推拿广意》中介绍了 9 种单式手法和 14 种复式手法，包括推攒竹、推坎宫、运耳后高骨等法，并首次提出在小儿推拿治疗中应按"推拿面部次第""推拿手部次第"等顺序进行常规操作。骆如龙在《幼科推拿秘书》中记载了按、摩、推、拿、掐、揉、运、分、合、点、摇等 11 种单式手法和 42 种操作法，复式手法中新增"揉脐及龟尾并擦七节骨"和"总收法" 2 种，总称为"十三大手法"。清代夏禹铸所撰的儿科专著《幼科铁镜》一书收录了推、拿、掐、揉、运、捻、搓、摇等 8 种手法，阐述了"用推即是用药"的观点，并作"推拿代药赋"，借助常用的药物说明手法的功用，如"推上三关，代却麻黄、肉桂；退下六腑，替来滑石、羚羊"。清代徐崇礼所撰的《推拿三字经》以三言歌诀的形式介绍小儿推拿和成人推拿，认为根据年龄增加推拿次数，小儿推拿手法也可用于成人。夏云集所撰的《保赤推拿法》介绍了 86 种小儿推拿常用操作方法，简释了推、拿、掐、搓、摇、捻、扯、运、刮、分、合、揉等 12 种手法的操作要领。张振鋆在《厘正按摩要术》一书中，首次将小儿推拿常用手法归纳为按、摩、掐、揉、推、运、搓、摇等 8 种手法，并认为拿法是诸种手法之统称，首次提出了"胸腹按诊法"。

八、近代（1911～1949年）

近代，由于西学东渐，政府采取"崇西限中"政策，中医学受到现代医学的冲击，"中医存废论"此起彼伏，推拿被视为"雕虫小技""医家小道"。推拿只能散在民间发展，由于区域性的疾病特点和民间需求，形成了众多具有地域特色的推拿流派。其中，影响较大的推拿流派主要有一指禅推拿流派、滚法推拿流派、内功推拿流派、点穴推拿流派、正骨推拿流派、脏腑推拿流派、脊柱推拿流派及儿科推拿流派等。

近代出版了不少的小儿和成人推拿著作，如1916年钱祖荫编撰的《小儿推拿补正》一书对推、拿、掐、运、揉、拈、搓、摩、按、摇、分、合等12种小儿推拿基本手法的定义、操作方法和机制做了简明扼要的解释，鲜见于既往诸多推拿专著。1930年江苏无锡马玉书编撰的《推拿捷径》，采用歌赋体裁写成"推拿代药骈言""推拿次序歌"等，使推拿疗法易学、易记、易懂，从而更易于推广应用。1934年赵熙在《按摩十法》中对摸、推、剁、敲、拿、广、抖、伸、活、意等10种手法的定义、操作、补泻等做了全面论述，总结出"血病宜多摸，气滞宜多剁，筋缩不舒宜多伸，行动不利宜多活，骨节屈伸不利宜多抖，癥瘕积聚诸病宜多推，油膜障碍宜多拿，气道不顺宜多敲，闭结胀满宜多广，神志误用宜多意"的诊疗经验。彭慎编撰的《保赤推拿秘术》，又名《窍穴图说推拿指南》，除介绍推、揉、搓、摇、刮、运、掐、拿、分、和等10种小儿推拿的基本手法并将其编成歌诀外，还介绍了154种单式手法和33种复式手法，并分别称之为实用手术和大手术。

随着西方医学传入中国，国外的一些推拿手法和理论的中译本或编译本的传入，丰富了中医推拿，充实了操作内容，对中西医手法的交流有着积极意义。如由丁福保编译、日本河合杏平原著的《西洋按摩术》，第一次系统地介绍了西方按摩术，详细论述了轻擦法、重擦法、揉捏法、叩打法、关节运动法、分步手法、全身各部的推拿手法及操作程序等。杨华亭所著的《华氏按摩术》，将近代东西洋医学知识与中国传统推拿融会贯通，其中有一套全身各部推拿操作法，包括推捏头部、颈项等，既可分部治疗，又可用于全身保健按摩。

九、新中国成立以后（1949年以后）

新中国成立之后，中医药事业受到党和国家的高度重视，一系列中医药保护和扶持政策的出台，为推拿学科的发展注入了生机和活力，并得到了前所未有的发展。1956年上海推拿专科学校的开办，标志着全国推拿教育步入院校教育，结束了师带徒的教育模式；1958年上海成立了全国第一所推拿门诊部，标志着推拿进入公立医院，实行职业化行医；1987年中华中医药学会推拿分会在上海成立，标志着推拿学术繁荣的新起点，医疗、教育、科研同步发展；俞大方主编的第五版《推拿学》教材的出版，标志着推拿教材建设进入常态化，至今已更新至第十一版，使推拿学科呈现出空前的繁荣和质的提升。

60多年来，推拿发展大致经历了三个阶段：第一阶段，是对传统推拿医籍的整理与出版，为推拿学科的发展奠定了基础。在此时期出版了众多的推拿专著，有的以临床专科为特色，如《小儿推拿新法》《小儿推拿学概要》《外伤中医按摩疗法》等；有的以流派特色和独到经验见长，如《点穴疗法》《捏筋拍打疗法》《齐鲁推拿医术》等；有的以理论和临床相结合，如《推拿疗法》《中医按摩疗法》《按摩疗法》等。第二阶段，各推拿流派之间互相交流借鉴，取长补短，并且运用现代医学研究模式，对推拿理论和临床经验进行了系统的总结、归纳和探讨，出版了大量的推拿著作和论文。第三阶段，推拿与现代医学相关学科（如生物力学、康复医学等）交汇融合，一方面从不同角度研究推拿治疗的作用机制、推拿手法的生物力学原理、推拿镇痛机制、推拿改善微循环机制、推拿抗衰老机制等，使推拿理论有了质的飞跃；另一方面在推拿临床经验、流派技术上互相借鉴、相互融合，使推拿治疗优势更明显，临床疗效更显著。

在医学模式转变的大背景下，推拿作为一种绿色疗法，其治疗疾病的优势将日益彰显。通过近几十年的传承与发展，推拿疗法在疾病防治、手法技能、文献挖掘与利用、科学研究及学术传承等方面得到了全方位的提升。但我们也必须清醒地看到推拿学科的局限性、临床应用的普适性、作用机制的复杂性，且有被边缘化的趋势。因此，我们必须站在更高的角度审视推拿的优势与不足、长处与短板，不断地继承创新，为人类的健康事业做出更大的贡献。

第二章
推拿治疗的作用原理

扫一扫，查阅本章数字资源，含PPT、音视频、图片等

第一节　推拿治疗的中医学原理

推拿疗法是指运用手法作用于人体体表的皮部、经络、腧穴、经筋等特定部位来防治疾病的一种中医外治疗法。推拿治疗能否取效主要与手法"操作质量"和所作用的特定部位有关。因此，推拿治疗的中医学原理一方面是推拿施术的直接作用发挥了活血化瘀、舒筋通络、理筋整复、矫正畸形、纠正人体骨关节与软组织解剖位置异常等局部治疗作用；另一方面是推拿施术可通过经穴→经脉→脏腑的传导通路，起到平衡阴阳、调整脏腑、疏通经络、行气活血等作用，进而调整机体功能由异常转向正常，达到阴阳平衡的功能状态。

一、平衡阴阳

中医学认为，人体是由两种既对立又统一的物质与功能，即阴和阳构成的。当阴阳双方处于相对动态平衡状态时，人体的生命活动便处于"阴平阳秘"的健康状态。若因六淫、七情或跌仆损伤等因素的作用使阴阳的相对平衡状态遭到破坏时，就会导致一系列"阴阳失调"的病理变化，如阳盛则热，阴盛则寒；阴盛则阳病，阳盛则阴病；阳虚生外寒，阴虚生内热等。临床可表现为阴、阳、表、里、寒、热、虚、实等多种不同部位、不同性质的病证。

推拿治疗疾病遵循"谨察阴阳所在而调之，以平为期"的原则，根据辨证分型，术者采用或轻、或重、或缓、或急、或刚、或柔等不同刺激量的手法，使虚者补之，实者泻之，热者寒之，寒者热之，壅滞者通之，结聚者散之，邪在皮毛者汗而发之，病在半表半里者和而解之，以调整人体阴阳失调的病理状态，从而恢复阴阳的相对平衡，达到邪去正复的目的。如应用轻柔缓和的一指禅推法、揉法与摩法，刺激特定的俞穴、募穴及其他配穴，能补益相应脏腑的阴虚、阳虚或阴阳两虚，而使用力量较强的摩擦或挤压类手法，则能祛邪泻实；对阴寒虚冷的病证，则要用缓慢而柔和的节律性手法在特定部位上进行较长时间的操作，可起到温阳补气的作用。此外，轻擦腰部，能滋阴泻火，以清血中之虚热。自大椎至尾椎轻推督脉，可清气分实热；重推督脉，则能清热凉血，以泻血分之实热。

二、调整脏腑

脏腑是气血生化之源，脏腑的生理功能正常，则气血化生有源，气血旺盛，精神充沛，维持人体的功能活动正常；而人体的功能活动正常又反过来可促进脏腑功能的正常，两者相互依存，相互为用。当脏腑功能失调时，则气血化生不足，人体功能减退，导致百病丛生。可见，脏腑功

能失常是疾病产生的基础，推拿调整脏腑的作用主要是指调整脏腑功能，其主要体现在以下三个方面：

（一）纠正盛衰，五脏安和

推拿调整脏腑的功能主要是通过手法作用于经络系统来完成的。因为推拿治疗疾病时，一是运用各种手法在人体体表"推穴道，走经络"，通过经络传导，进而调整脏腑功能；二是在脏腑投影的相应体表部位施以手法，能起到对其"直接"推拿调整作用。这样，一方面可通过手法的局部治疗作用，对受术部位的病变脏腑起到直接的治疗作用，如受寒、饮食不节引起的胃肠痉挛及胃脘闷胀等病证，均可通过手法的局部治疗作用而得到调治。另一方面，由于手法的刺激可激发经穴乃至整个经络系统的特异作用，使手法操作产生的信息波沿着经络传导至所属的脏腑及其所过之处的组织、器官，如脑、髓、胞宫等，从而改善、恢复这些脏腑、组织、器官的生理功能，达到治疗疾病的目的。如推拿脾经与胃经的有关经穴，可促进人体气血的生成；推拿肝经的经穴，可改善肝的疏泄功能，以促进气机的调畅。再如，运用较强的拿按法或轻柔的按揉法刺激内关穴，可通过心包经的传导作用，影响心脏的功能，以治疗心动过缓或心动过速；推按三阴交穴，可调理妇女的月经不调等病证。以上都是推拿调整脏腑功能的作用体现。

推拿对脏腑功能偏盛偏衰状态的调整主要通过以下四条途径实现：一是选取人体体表相应的穴位，施用适当的推拿手法，依靠经络系统的介导发挥作用；二是运用各种推拿手法的技巧并达到足够的刺激量，依靠功力对机体功能系统的调节发挥作用；三是治疗部位与推拿手法协调刺激配合运用，具有对脏腑功能的双向良性调节作用；四是推拿手法对脏腑在体表的相应点进行刺激，同样可以达到促进和调整脏腑功能的作用。

（二）以平为期，双向调整

推拿调整脏腑功能的目的在于"阴阳和合，以平为期"。临床实践证实，对某一脏腑系统实施的推拿操作，在相应部位和经穴上的弱刺激手法，可以活跃、兴奋其生理功能；强刺激手法可以降低、抑制其生理功能。就脏腑功能而言，无论是虚证还是实证，是寒证还是热证，是阴虚、阳虚还是阴盛、阳亢，只要选取恰当的经穴与部位，采用相适宜的手法进行施术，均可对该脏腑功能起到不同程度的双向调整作用。如横擦命门穴具有温补肾阳的作用，可治疗肾阳不足之病证；重力点按太冲穴具有平肝潜阳的作用，可治疗肝阳上亢之病证。现代研究证实，按揉足三里穴具有双向调节的作用，既能使分泌过多的胃液减少，抑制胃肠的功能，又可使分泌不足的胃液增多，起到兴奋胃肠的功能。同一穴位同一手法操作，因刺激强度不同，作用也各不相同。如强刺激点按内关穴可使心率加快，用于治疗心动过缓；弱刺激点按该穴可使心率减慢，用于治疗心动过速。

（三）正向调理，扶正祛邪

选择合理的穴位和恰当手法操作，对机体脏腑功能的正向调理作用，主要体现在以下三个方面：其一，通过改善已病机体的功能状态，使之趋向平衡，达到缓解或治愈病证的效果；其二，使未病机体保持良好的功能状态，并有利于激发机体潜能，增强机体抵抗病邪的能力，达到扶正祛邪的保健目的；其三，通过推拿调形御神，在慢性病的调理方面有明显作用，配合心理治疗，能消除焦虑、悲观情绪，愉悦心情，使机体保持"阴平阳秘，精神乃治"的状态。

三、疏通经络

经络是人体经脉和络脉的总称,内属脏腑,外络肢节,沟通表里,贯穿上下,网络全身,将人体的脏腑组织器官各部分联络为一个统一协调而稳定的有机整体。具体包括经脉、络脉、经筋和皮部,是人体气血运行系统,具有"行血气而营阴阳,濡筋骨而利关节"的功能。人体是依赖经络来运行气血,发挥营内卫外的作用,使脏腑之间及其与四肢百骸之间保持动态平衡,使机体与外界环境协调一致。当人体经络的生理功能发生异常时,外则皮、肉、筋、脉、骨失养不用,内则五脏不荣,六腑不运,气血失调,不能正常地发挥营内卫外的生理功能,则百病由此而生。

脏腑生理功能的盛衰状态决定经络气血的充盈与否,经络气血的盛衰,也就直接反映了脏腑功能的强弱。推拿手法作用于人体体表的经络穴位上,首先引起局部经络反应,进而激发和调整局部经气运行,再通过经络影响所连属的脏腑组织、肢节的生理活动,以调节机体的生理病理状态,达到百脉疏通,五脏安和,使人体恢复正常生理功能的目的。

《医宗金鉴·手法总论》曰:"按其经络,以通郁闭之气。"说明推拿具有疏通经络的作用,其主要体现在临床病证的治疗过程中,即所谓"经脉所至,主治所及"。如推桥弓具有平肝潜阳的作用,可治疗高血压;搓摩胁肋部具有疏肝利胆、理气解郁的作用,可治疗胁肋胀痛;手阳明大肠经的分支"入齿中",临床常用掐按合谷穴治疗牙痛;足太阳膀胱经循行于腰背部,点按委中穴可治疗腰痛。

现代研究表明,长时间柔和的推拿施术,可抑制中枢神经,而兴奋周围神经,提示推拿对经气的调整作用,一部分是通过调节神经系统的兴奋和抑制,并通过神经的反射调节,作用于各脏腑器官组织,达到调整脏腑功能来实现的。这种调节、疏通经络的作用,与手法作用的经络穴位(或部位)是否准确,以及作用时间的长短、手法刺激量的大小等均有明显的关系。如风寒湿邪侵入人体经络,产生肌肉酸痛僵硬等症,此属经络不通,通过推拿治疗,可使风寒湿邪外达,经络疏通而痛消。故《素问·举痛论》曰:"寒气客于肠胃之间,膜原之下,血不得散,小络急引故痛。按之则血气散,故按之痛止。""寒气客于背俞之脉,则脉泣,脉泣则血虚,血虚则痛,其俞注于心,故相引而痛。按之则热气至,热气至则痛止矣。"

四、调和气血

气血是构成人体和维持人体生命活动的基本物质。其是人体脏腑生理活动的产物,又为人体脏腑、经络及组织器官进行正常的生理活动提供必需的物质和能量。气血之间是相互资生、相互依存、相互为用的关系。"气为血之帅",说明气对于血具有化生、推动和统摄的作用;"血为气之母",说明血对于气具有濡养和承载的作用。气与血在人体全身均发挥重要的作用。气血功能出现异常不仅引起局部病证,也常引起全身性的病理变化。推拿对气血的调和作用主要体现在促进气血的生成、运行及对气血功能的强化等方面。

(一)促进气血生成

气的生成是由先天之精气、水谷精气及自然清气在肺、脾、肾三脏的作用下形成,并通过气机的调畅而发挥气的生理功能。《灵枢·决气》曰:"中焦受气取汁,变化而赤是谓血。"血的生成有赖于脾胃运化水谷产生的水谷精气,血与营气共行于脉中,流注于全身,以起到濡养五脏六腑、四肢百骸的作用。气血的生成有赖于水谷精微的充分供给,这与胃的受纳腐熟和脾的运化升清密不可分的。因此,有"脾胃为气血生化之源、后天之本"之说。推拿施术通过健脾和胃,可以促进人体气血的生成，从而发挥对机体的营养作用。

推拿调节脾胃功能主要通过以下两个方面来完成：一是基于"胃宜降则和"的生理特点，调畅气机，加强胃腑功能。推拿治疗时运用推鸠尾→中脘、摩腹、振腹等手法操作，可促进胃的通降功能，使之以降为和，以通为顺，更好地促进脾胃功能的发挥。二是基于"脾宜升则健"的生理特点，加强脾主运化、升清的功能。人体摄纳水谷食物并将其运化为水谷精微，经过"脾气散精"的作用向上转输至心、肺，通过心肺的作用化生气血，以营养全身。推拿治疗时常于背部脾胃区施用横擦法、一指禅推法，或点揉脾俞、心俞、肺俞等穴位，或推擦背部督脉等，来促进脾的运化、升清功能，将胃受纳腐熟的水谷运化为精微物质而吸收，输布于心肺，变化而为气血。

（二）促进气血运行

推拿治疗过程是一个手法功力的能量信息传递过程。术者通过手法在受术者体表特定部位上做功，这种功是术者根据受术者的机体状况，运用各种推拿手法的技巧所做的正向能量之功。系统性的推拿施术，可产生正向能量信息，并在机体内形成传输链，进而产生极强的能量推动效果。由此可见，推拿施术者对受术者传输和转换的生物体能量信息，并使之能够发挥对机体有益的作用。推拿临床上将这种能够对机体发挥有益作用的能量信息传输和转换的技能及其效率，称之为推拿功力。推拿施术时产生的这种功力，最直接和最容易承受的组织是皮肤、筋肉，然后是遍布于全身经络中的气血，特别是体表经络气血。推拿治疗过程中，当采用滚法、推法、擦法、揉法等手法在四肢操作时，肢体的血流速度及血流量明显增强；恰当刺激量的推拿治疗，可使肢体转暖、肤色红润、局部发热甚至微汗，说明推拿具有增强气血运行的功能。

推拿治疗促进气血运行主要可以从以下三个层面理解：一是手法的直接作用所产生的功力、能量信息传输，可以推动气血的运行；二是恰当的推拿治疗对经络腧穴系统的刺激与信息传入，可以振奋、鼓舞经气，产生共振效应，加速经气的运行，强化气血的推动作用；三是推拿治疗对内脏功能的调整，可以激发脏腑功能，促进气血的产生与代谢速度，提高脏腑的活动能力，推动脏腑之气的运行。

推拿促进气血运行的作用在行滞化瘀方面显得尤为突出，包括对有形之瘀滞和无形之气滞，均能产生行气活血的效果。如外伤引起的局部肿痛，通过推拿治疗可行气活血，加快瘀血的消散、肿胀的消退而促进功能康复；因胃气失于和降导致的呃逆，按揉缺盆、膻中、膈俞、胃俞等穴，可增强胃气通降的功能，配合搓摩胁肋以疏肝理气，可有效起到降逆平呃的作用；对于气滞血瘀导致的痛经、月经不调等病证，采用一指禅推法、按揉法于气海、关元穴施术，配合按揉肾俞，擦八髎，或配合振腹法和小腹部摩揉法，可起到温通经络、调经止痛的作用。

（三）强化气血功能

推拿可强化气血的推动、温煦、防御、固摄、气化、营养、滋润等作用。研究表明，推拿能够明显改善血液循环和水液代谢，激发和改善脏腑的生理功能，对人体的新陈代谢具有良性调整作用。推拿治疗后，局部皮肤温度与组织深层温度均可升高，说明推拿可使气血的温煦作用得到更好的发挥；面部皮肤或萎缩的肌肉接受推拿治疗后，可观察到局部的毛细血管扩张，皮肤和肌肉的营养供应增强，肌肤更加红润，筋肉更加有力，体现了推拿可强化气血的营养、滋润功能，此是推拿用于美容保健的作用机制之一；推拿可以通过加强脾胃功能促进对饮食物的消化与吸收，还可通过加强对体内水液代谢的调节作用治疗水湿等病证，这些都说明机体在得到推拿干预的过程中，体内的物质转化和能量信息转化得到更好的发挥，这也是推拿治疗对机体气化推动作用的体现。

五、理筋整复

筋肉、骨骼、关节组成人体的外在架构，具有支撑人体、保护人体内部脏腑及组织器官、维持人体各种运动功能正常发挥的作用。一旦人体受到外来暴力或劳损，筋骨关节最易受到损伤，从而造成人体的功能活动障碍。筋骨关节局部受损，必累及气血，致脉络损伤，气滞血瘀，为肿为痛，从而影响肢体关节的活动，甚至引起一系列的全身反应。正如《正体类要·序》所曰："肢体损于外，则气血伤于内，荣卫有所不贯，脏腑由之不和。"推拿可以通过疏通经络，理筋整复，达到治疗筋骨损伤之目的。推拿理筋整复的作用主要体现在调理经筋、归合整复、滑利关节三个方面。

（一）调理经筋

中医学所说的"筋"，即"经筋"的简称，是指与骨相连的筋肉组织，具有联络四肢百骸、主司关节运动的作用。其基本特征是坚韧强劲、约束骨骼，是十二经脉之气"结、聚、散、络"于筋肉、关节的体系。筋类似于现代解剖学的软组织，包括肌肉、肌腱、筋膜、韧带、关节囊、腱鞘、滑液囊、椎间盘、关节软骨盘，甚至神经、血管等，其中以骨骼肌、肌腱及韧带为主体。临床上常见的软组织挫伤、关节损伤，中医学统称为筋伤或伤筋。《医宗金鉴·手法总论》记载筋伤的变化有筋强、筋柔、筋歪、筋正、筋断、筋走、筋粗、筋翻、筋寒、筋热的不同。对于筋伤，无论最后病理结果如何，临床中最主要的不外乎两个环节，一是筋肌紧张或痉挛，以及由此产生的疼痛；二是局部经筋紧张（痉挛）和疼痛互为作用，导致功能活动障碍。推拿治疗既可以缓解筋肌紧张而止痛，又可以消除经筋痉挛而使活动功能恢复。因此，推拿是缓解筋肌紧张、痉挛，调理筋肌失衡的有效方法。

1. 调筋止痛　推拿调筋止痛的作用原理主要体现在以下三个方面：一是推拿具有升高局部组织温度，改善局部微循环的作用。局部温度升高，使痉挛的筋肌得热而松，达到松则舒、松则不痛的目的；局部血液循环加快，可促进新陈代谢，带走致痛、致炎物质而止痛。二是通过滚法、按揉法、拿法、擦法等手法施术，刺激适当的部位或穴位，可以提高局部组织的疼痛阈值，打破紧张—疼痛—再紧张的恶性循环，从而达到止痛效果。三是拉伸筋肌止痛。《按摩十法》指出："筋缩不舒宜多伸。"通过拔伸法、整复法对紧张或痉挛的筋肌充分拉伸、调整，从而解除筋肌的紧张、痉挛。如腓肠肌痉挛时，通过背伸拉伸腓肠肌而缓解肌痉挛；腰背肌群痉挛时，进行大幅度旋转腰椎关节或进行与肌纤维走行方向垂直的横向弹拨，可起到调筋止痛的作用。

2. 理筋疗伤　古代医家对于筋伤有筋急、筋缩、筋挛、筋短的认识。现代医学认为，筋伤可能有肌纤维断裂、韧带撕裂、软骨挫伤、关节脱位等病理变化。推拿理筋疗伤的机制主要体现在以下三个方面：一是通过局部与整体结合、主动与被动结合、理筋与整复结合的治法，合理选择手法操作方向、力度、刺激方式等各种技巧，可改善损伤组织的微循环，增强脏腑组织气血的供给，促使损伤组织的修复，达到理筋疗伤的目的。二是改善局部血液循环及淋巴循环，促进因损伤而引起的血肿、水肿的吸收。血肿、水肿既是致痛、致炎因素，也是导致组织粘连、纤维化、瘢痕化等病理改变而形成陈伤的主要原因。推拿通过温经通络、活血化瘀、消肿止痛等治法，促进血肿消散、水肿吸收，达到消肿疗伤的目的。三是通过理筋通络、软坚散结、松解粘连等治法，舒筋解痉，松解粘连，对软组织损伤后粘连、活动功能障碍，起到解痉疗伤的作用。

（二）归合整复

归合整复是针对筋伤、关节损伤而言，是推拿治疗的作用机制之一。《医宗金鉴·手法总论》曰："因跌仆闪失，以致骨缝开错，气血郁滞，为肿为痛，宜用按摩法。按其经络，以通郁闭之气，摩其壅聚，以散瘀结之肿，其患可愈。"即"骨错缝""筋出槽"的理论。归合整复主要体现在两个方面：归合针对"筋出槽"而言，通过理筋复位，使出槽之筋复回原处；整复针对"骨错缝"而言，通过整复错位，使错缝、位移之骨复归原位。

1. 理筋复位　筋伤是临床最常见的损伤，可分为轻微损伤、撕裂伤、滑脱、嵌顿四类。

（1）轻微损伤　常见于肌筋膜、肌肉与肌腱交接处、肌腱、韧带部位，是筋伤中损伤程度最轻的一种，其基本病机为气滞血瘀，损伤局部常表现为出血、水肿、疼痛、功能障碍等证候表现，通过推、拿、按、揉、摩、擦等手法施术，可起到舒筋通络、活血化瘀、消肿止痛的作用，达到治疗的目的，通过理筋即可治愈，无需复位。

（2）撕裂伤　常见于韧带、肌腱部位，以韧带、肌腱的起止点损伤最为多见。根据损伤程度可分为部分撕裂、完全撕裂、完全断裂3种类型。在轻微损伤推拿治疗的基础上，需结合对损伤组织的抚平、理正、归顺，并于适当的体位加以固定，以利于损伤修复和断端生长愈合。推拿治疗对完全断裂的预后较差，原则上以手术修补为主。

（3）滑脱　临床常见的有肱二头肌长头肌腱滑脱、踝关节肌腱滑脱及关节脱位、骨折等引起的肌腱滑脱或滑移等。在损伤部位可扪及条索样隆起，局部关节特定方向活动功能障碍明显，若治疗不当，可转化为肌腱炎，发生粘连、挛缩等病理变化。采用弹拨法、推扳法及运动关节类手法可促使其复回原处，再以常规手法操作以巩固其稳定性。

（4）嵌顿　临床常见的有脊柱关节突关节滑膜嵌顿、膝关节脂肪垫及半月板破裂嵌顿绞锁、弹响指等。推拿主要以调整关节、理筋复位为主，以解除嵌顿和绞锁，消除临床症状，有立竿见影的效果。

2. 整复错位　整复错位是推拿的优势，具有改变病理组织位置、调整关节、纠正错位的作用，常用于治疗腰椎间盘突出症、关节脱位、神经卡压等病证，使错缝、移位之骨回归原位。

（1）改变病理组织位置　腰椎间盘突出症是临床常见病证，因脱出突出物的自我免疫反应，导致继发无菌性炎症对临近组织或神经根的直接刺激或压迫，出现下腰痛伴下肢放射性疼痛，腰部活动功能受限，行走不便等临床表现。推拿治疗时可采用点按法、搂法、拉压法、扳法、摇法、拔伸法等进行施术，促使局部炎性水肿吸收而止痛；通过改变神经根与突出物的位置关系，减轻或解除突出物的刺激或压迫，使疼痛减轻或消除，达到治疗的目的。

（2）调整关节　常用于脊柱后关节紊乱的调整。由于脊柱关节突关节紊乱，导致两侧肌肉组织紧张度不对称，棘突偏歪，关节突关节间隙改变，关节囊及邻近的韧带因受牵拉而损伤出现腰背疼痛，甚至影响脏腑功能异常。推拿治疗时常选用推扳、斜扳、脊柱旋转复位及旋转拔伸复位法等手法进行关节调整，纠正关节紊乱。除局部临床症状消失之外，脏腑功能异常表现也得到明显改善。

（3）纠正错位　常用于骶髂关节损伤和错缝、腰骶关节劳损和腰椎滑脱等病证的治疗。此类病证的共同特点是：由于损伤、错缝、劳损、滑脱等因素，继发无菌性炎症导致腰骶部、骶髂关节部位疼痛外，常累及坐骨神经出现下肢放射痛。临床上致病的因素不消除，则症状难以改善。因此，推拿可通过各种定位、定向的扳法及髋膝关节被动屈伸运动类手法等整复手法操作，使错缝、位移之骨回归原位，疼痛即可随之减轻或消失。

（三）滑利关节

关节是人体各部位活动的枢纽和轴心，体现以动为用的特性。正常关节的活动除与关节周围的筋肉功能相关外，还与关节面的平整、关节腔的润滑密切相关。因此，影响关节功能障碍的因素可分为筋肌因素和关节因素两种。推拿具有滑利关节的作用主要体现在以下两个方面：

1. 舒筋活血消肿，松解筋肌粘连　常与关节运动相关的肌肉、肌腱的损伤、劳损、炎症有关。对于筋肌损伤、劳损引起的活动功能障碍，称为主动运动障碍。关节急性外伤多有血肿、瘀阻、肿胀等病理表现，通过推拿可活血化瘀消肿，减小组织间的压力，促进损伤组织周围的血液循环，调节肌肉的收缩和舒张，损伤组织修复后功能活动也随之恢复。对于炎症因素引起的功能障碍，如常见的肩关节周围炎，推拿通过舒筋活血，可促进炎性水肿的吸收，起到消肿止痛的目的；对筋肌粘连、僵硬者，通过被动活动和运动关节类手法，可松解粘连，以促进活动功能的恢复。

2. 松解关节粘连，改善关节活动度　多见于关节退变、关节囊及周围韧带损伤、粘连和关节内肌腱、韧带的损伤所致的活动功能障碍，称为被动运动障碍。推拿在常规手法治疗外，常采用扳法、摇法、关节杠杆扳法、运动类关节手法操作，以松解粘连、增宽关节间隙、改善关节活动度，达到滑利关节的目的。

对于关节功能障碍总的原则：一是促进组织的代谢；二是促进气血津液的流动；三是促进受限关节的被动运动。故《灵枢·本脏》曰："是故血和则经脉流行，营复阴阳，筋骨劲强，关节清利矣。"

第二节　推拿治疗的现代医学原理

推拿治疗的现代医学原理主要是通过手法作用于人体体表的经络、穴位、特定部位等，以调节机体的生理、病理状态，从而达到治疗疾病的目的。各种手法从表面上看是一种机械性力的刺激，但熟练而高超的手法便产生了"功"，这种功是医生根据具体病情，运用各种手法技巧操作获得的。一方面通过手法刺激所产生的力学效应直接在人体局部发挥治疗作用；另一方面通过手法刺激还可以转换成各种不同的能量和信息，通过神经、体液等途径，对人体的神经、循环、消化、呼吸、运动、免疫、内分泌等系统产生生物学效应，从而达到治疗不同系统疾病的目的。

一、推拿治疗对神经系统的作用

1. 调节皮肤触压觉感受器　推拿做功作用于局部皮肤触压觉感受器，通过换能与编码作用，使触压觉感受器得到不同程度的兴奋，兴奋再转化为不同频率、数量的动作电位，经过传入神经上传到神经中枢，再由神经－内分泌－免疫系统三大中介途径而发挥更为广泛、有效的调节与治疗作用。

2. 调节中枢神经　推拿手法刺激可以间接调节中枢神经系统的兴奋和抑制过程。研究显示，在以较强手法刺激健康人的合谷和足三里穴后，脑电图中 α 波增强，说明较强刺激手法可以引起大脑皮层的抑制。在颈项部施以节律性的轻柔手法同样可使脑电图 α 波增强，表明大脑皮层的电活动趋向同步化，产生较好的镇静作用，对于解除大脑的紧张和疲劳状态有较好的作用。最新研究还发现，对用线拴法制作成的 SD 大鼠大脑中动脉阻塞再灌注模型进行推拿，可减少缺血所致的 DNA 双链断裂，抑制脑细胞凋亡，从而起到保护脑神经细胞的作用。

推拿还有愉悦心神、放松身心及焕发精神等作用，尤其是轻柔而有节律的手法可以对下丘脑和大脑边缘系统产生良性刺激，并能通过对内源性阿片肽的影响，产生镇痛、镇静、消除焦虑、减轻情感痛苦、调节情绪、产生欣快感等心理治疗效应。

3.调节周围神经兴奋性 推拿手法的刺激部位和穴位，大多分布在周围神经的神经根、神经干、神经节、神经节段或神经通道上。手法的刺激作用，能改善周围神经装置及传导路径，兴奋周围神经，加速其传导反射。例如，振颤法可使脊髓前角灰质炎患者对感应电流不产生反应的肌肉重新产生收缩反应，并使已消失的腱反射重新出现。同时，手法还可通过促进局部血液循环来改善局部神经的营养状况，促进神经细胞和神经纤维功能的恢复。除此之外，手法还具有调节同一节段神经支配的内脏和组织功能活动的作用，如以手法刺激第 5 胸椎，可使贲门括约肌扩张；而刺激第 7 胸椎，则其作用相反。这也是整脊推拿治疗脊柱相关性内脏疾病的理论基础。

4.调节神经递质分泌

（1）内啡肽 推拿可以通过激活以内源性阿片肽系统为重要中介的痛觉调制系统而实现镇痛。β-内啡肽是内源性阿片系统中镇痛作用较强的一种。实验表明，对压痛点进行按揉手法治疗可使 β-内啡肽含量增加，这可能是手法镇痛作用的机制之一。

（2）5-羟色胺（5-HT） 推拿能影响和调节 5-HT 的生成、传输、代谢、分解等多个环节，最终使血液中 5-HT 含量降低。

（3）乙酰胆碱 推拿可加速乙酰胆碱酶的回升及升高过程，通过乙酰胆碱酶的释放作用于外周乙酰胆碱的分解和失活。

（4）儿茶酚胺 推拿能降低血浆中儿茶酚胺水平，从而升高尿液中儿茶酚胺水平。这与推拿镇痛效果呈明显的正相关。

5.促进神经修复 推拿不仅可以改善神经支配肌肉的结构和代谢，还具有促进神经修复和再生的作用。研究证实，手法治疗后，神经纤维的发育程度更加均衡，再次发生退变的纤维数量减少。

6.镇痛作用 疼痛是一个常见的临床症状。临床上，推拿治疗疾病谱中的绝大部分是痛证。在各种疼痛病证的推拿治疗中，尤其对运动系统的非骨折性疾病所导致的疼痛，有非常好的疗效。如腰椎间盘突出症、急性腰扭伤、肩周炎、颈椎病、骶髂关节错位、梨状肌损伤综合征、网球肘及四肢关节筋伤等病证。此外，在内、妇科疾病的治疗中，推拿也可发挥重要的镇痛作用，如胃脘痛、痛经、胆囊炎等。推拿具有良好的镇痛作用，其镇痛原理主要包括镇静止痛、解痉止痛、消肿止痛和活血止痛等。目前，已知推拿镇痛的机制主要包含以下四个方面：

（1）调节外周水平方面 推拿镇痛机制的研究大多集中在与疼痛有关的神经递质和镇痛物质上。研究证实，推拿可以提高下丘脑内啡呔（EP）的含量，降低缓激肽、5-羟色胺（5-HT）、去甲肾上腺素（NE）、白介素（IL）、一氧化氮（NO）、内皮素（ET）等炎性介质的含量，改善微循环，促进神经根内、外水肿吸收，从而发挥消炎镇痛的作用。推拿还可加速致痛物质、酸性代谢产物的清除，恢复酸碱平衡，改善疼痛部位的微环境。动物实验发现，轻手法镇痛效应是通过激活内源性阿片肽系统实现的，而重手法的镇痛效应则与此无关，这给临床手法的选择提供了良好的理论依据。

推拿还可提高痛阈。局部推拿手法的操作，能使在痛觉感受器上所形成的阴阳离子键结构趋于不稳定，相应激发的神经冲动次数减少，强度减弱，促使痛刺激的强度-时间曲线向上移位，从而提高痛阈，减轻或消除疼痛。

（2）调节脊髓水平方面 脊髓后角是痛传入系统最重要的整合中枢，也是手法镇痛机制中的一个关键环节。推拿手法所产生的一系列机械性刺激，可激发皮肤下的各种感受器产生信号，沿着粗纤维传入脊髓后角，使 T 细胞活动减弱。强大而持续的推拿信号的输入，能使脊髓痛冲动传递的"闸门"关闭，从而起到镇痛作用。

（3）调节脊髓上中枢水平方面　疼痛信号与推拿手法所产生的刺激信号，沿同一条痛传导通路传递至中枢的同一端脑皮质感觉区，两种信号可能发生相互作用，疼痛冲动被推拿手法刺激产生的信息所抑制，激活痛的调制系统，从而达到镇痛效果。当推拿手法作用于人体某一特定部位时，它所产生的刺激信号沿脊髓通过脑干传导至脑区，激发多种中枢递质的释放，并选择性地激活脑内镇痛机制，进而通过其下行控制通路，影响"闸门"的控制效应。

（4）调节疼痛的心理机制方面　疼痛是一种复杂的生理、心理活动，包含生理性、心理性和社会性三方面的内容。心理因素始终伴随疼痛的全过程。目前较为普遍的认识是，推拿手法可在疼痛信号的任何传递环节上通过心理因素予以调控，其中中枢调控效应最为显著。当人体处于忧郁、悲哀等情绪中时，脑内分泌的致痛物质 NE、5-HT 的含量上升，从而使患者痛阈急剧下降。轻柔适度的手法，可通过放松肌肉而进一步放松患者的情绪；强刺激手法产生的酸、麻、重、胀感，则可振奋精神。酌情选用轻重不同的手法刺激，通过不同的神经通路均可调整患者的整体心理状态，同时通过作用于脑的边缘系统来影响网状结构，可加强中枢下行抑制系统，使脑内致痛物质含量下降，提高痛阈，达到缓解疼痛的效果。

二、推拿治疗对循环系统的作用

推拿可以扩张血管，改善血液及淋巴循环，改善心肌供氧，强化心脏功能，从而对人体的体温、脉搏、血压等产生一系列的调节作用。

1. 改善皮肤微循环　推拿可通过加快血液循环和淋巴循环，促进皮肤毛细血管扩张，血流量同步增加，局部软组织代谢增快，使局部皮肤温度升高，改善皮肤的营养与呼吸，促进汗腺和皮脂腺分泌，增加皮肤弹性和组织需氧量，有利于皮下脂肪的消耗和肌肉运动，从而改善皮肤组织的新陈代谢，消除衰老的上皮细胞，因此具有润泽皮肤、美容的功效。

2. 对血管的作用

（1）扩张毛细血管　推拿对血管的作用，主要表现在促使毛细血管扩张，并使储备状态下的毛细血管由闭合转为开放。实验证实，推拿可引起一部分细胞内的蛋白质分解，产生组织胺和类组织胺物质，进而扩张毛细血管。推拿不仅可增加毛细血管的开放数量，而且能扩大毛细血管的直径和容积，增强其通透性，增加局部血流量，改善肢体循环，进而促进局部组织的供血和营养的改善。施行大面积的推拿治疗还可使全身血液重新分配，降低外周血流阻力，减轻内脏瘀血，有助于静脉回流，从而降低中央动脉压力，减轻心脏负荷。

（2）促进血管网重建　推拿可以促进病变组织毛细血管网的重建。有研究将家兔跟腱切断后再缝合，术后一组进行推拿治疗，另一组自然愈合，结果推拿治疗组跟腱断端间有大量的小血管生成，而自然愈合组家兔跟腱周围组织中仅有一些管壁增厚并塌陷的小血管，血管中还可见血栓形成。

（3）恢复血管壁的弹性功能　推拿手法对人体体表组织的压力和其所产生的摩擦力，可显著增加消耗和清除血管壁上的脂类物质，减缓血管的硬化过程，对恢复血管壁的弹性，改善血管的通透性能，降低血液流动的外周阻力，均有一定的作用。

3. 对血液和淋巴循环的作用

（1）加速血液流动和淋巴循环　推拿手法作用于体表，使血管壁有节律地被压瘪、复原。当复原后，受阻的血流骤然流动，血流加快，使血液从小动脉端流向小静脉端的速度得以提高。微循环是血液与组织间进行物质及气体交换的场所，而动脉、静脉只是流通的管道，促进微循环内的血液流动，对新陈代谢具有重要意义。如用推拿治疗颈椎病，观察椎动脉血流图，可发现血流均有不同程度的波幅升高，说明推拿可使椎动脉中血液流动的速度加快，从而改善脑血管充盈度；推拿单侧委中穴，可引起双侧小腿血流量增加；通过血流动力学参数来测定推拿后的作用，发现推拿能使脉率减慢，而每搏输出量增加，达到降低心肌能量消耗，提高心血管机能，改善血液循环等作用。

（2）降低血液黏稠度　在瘀血状态下，血液流速降低，新陈代谢能力减弱，是引起血液黏稠度增高的原因之一，而黏稠度的增高又进一步使流速降低，形成恶性循环，最终导致血液流变学异常。通过推拿有节律地机械刺激，可有效促进血液流动而提高血液流速，进而降低血液黏稠度。

4. 对血液成分的影响　在不同部位及穴位施加不同的推拿手法，对血液成分的影响有差异性。在某些穴位施行推拿手法后，可发现白细胞总数增加，白细胞分类中淋巴细胞比例升高，中性粒细胞的比例相对减少，血清补体效价增加，红细胞总数相应增加。例如，在脊柱部位施捏脊手法，能使小儿的血红蛋白和白细胞升高，吞噬能力增强，所以捏脊常用于治疗小儿营养不良。通过血生化检验证实，推拿后急性腰扭伤患者的嗜酸性粒细胞明显下降。此外，推拿还有升高白细胞，降低胆固醇、β-脂蛋白作用，因此，推拿还可用于治疗白细胞减少症和高脂血症。

5. 对心脏功能的影响　推拿对心脏功能的调节，主要与降低外周阻力，改善冠状动脉供血，提高心肌供氧，减轻心脏负荷有关。研究证实，推拿可使冠心病患者的心率减慢。由于心率减慢，心脏做功降低，氧耗减少，同时还可使左心室收缩力增强，舒张期延长，使冠状动脉的灌注随之增加，从而改善冠心病患者的心肌缺血、缺氧状态，缓解心绞痛症状。有学者在西藏高原用按揉肺俞、心俞穴治疗高原性心肌缺氧综合征，结果显示，推拿后原表现为 ST 段压低的心电图有一定程度的改善。还有研究表明，手法按揉灵台、神道穴治疗心绞痛，心电图恢复正常者可达33.30%。手法按揉心俞、肺俞、内关、足三里穴还可治疗心肌炎后遗症，缓解胸闷、心慌等症状。指压阳池穴可治疗房室传导不完全性阻滞而引起的心动过缓。

6. 对血压的作用　推拿后人体肌肉放松，局部紧张缓解，周围血管扩张，循环阻力降低，可减轻心脏负担，同时通过对神经、血管、血流改变的调节作用，影响人体的血压。有学者对原发性高血压患者进行推拿后，发现患者的收缩压、舒张压、平均动脉压均有明显下降，与治疗前相比，外周总阻力下降明显，血管顺应性较大改善，心搏出量增加，射血分数增高，心肌耗氧量减少，最终达到降低血压和改善临床症状的目的。

三、推拿治疗对消化系统的作用

推拿对消化系统的作用可分为直接作用和间接作用两个方面。其直接作用是指手法的直接作用力可促使胃肠管腔发生形态和运动功能的变化，即胃肠蠕动速度加快或减慢，从而起到加快或延缓胃肠内容物运动排泄过程的作用；间接作用是指手法的良性刺激，通过神经的传导反射，增强胃肠的蠕动及消化液的分泌，促进食物的消化吸收过程，加强消化系统功能的作用。

1. 调节胃肠蠕动　推拿调节胃肠功能的作用，体现在对平滑肌的张力、弹力、收缩能力和蠕动能力的正向调节和双向调节。正向调节：推拿手法直接刺激胃脘部或背部相应腧穴，可增强胃壁的收缩能力，如推拿中脘、脾俞、胃俞等穴位治疗胃下垂患者，经钡餐检查，大部分轻、中度患者胃下垂程度均有明显改善，甚至恢复正常。双向调节：如对胃蠕动的调节，推拿既可使表现为胃蠕动次数多的减少，使排空延长，可用于治疗腹泻；又可使原来表现为胃蠕动次数少的增加，使排空加速，可用于治疗便秘。又如逆运内八卦，对胃肠蠕动处于亢进状态时（如胃肠痉挛），推拿可使其转入抑制状态（即缓解其痉挛）；而对胃肠蠕动缓慢（处于抑制状态时），推拿可使其蠕动增强。

2. 调整胃肠分泌吸收功能　推拿手法对胃肠的刺激信号，可通过植物神经的反射作用，使支配内脏器官的神经兴奋，促进胃肠消化液的分泌；同时，推拿手法能改善胃肠血液及淋巴的循环，从而加强胃肠的吸收功能。如推脾经后，胃液酸度有明显增加，而胃液分泌量的变化则不明显；运用推拿手法治疗小儿疳积，可提高尿淀粉酶含量；捏脊疗法可以提高人体对蛋白质、淀粉的消化能力，增加小肠的吸收功能，促进食欲，增强脾胃功能。

3. 促进胆汁排泄　推拿可降低胆囊张力，抑制胆道平滑肌痉挛，缓解胆绞痛。此外，推拿可使去氧胆酸含量明显下降，促进胆汁分泌和排空能力，有效阻止胆结石的形成。

四、推拿治疗对呼吸系统的作用

推拿对呼吸系统同样具有良好的调节和显著增强呼吸系统功能的作用。推拿可改善肺的通气功能，增加肺活量及肺泡通气量。研究显示，对胸部实施振法和拍法后能使肺的终末潮气量显著增加；而按揉缺盆、中府、云门、肺俞，擦膻中、胸大肌和膀胱经第一侧线，可使肺活量平均增加约256mL。

五、推拿治疗对运动系统的作用

人体运动系统包括骨、骨连接、骨骼肌三部分。其中，肌肉、肌腱、筋膜、关节囊、韧带等软组织受到撞击、扭转、过度牵拉或不慎跌仆闪挫，或劳累过度、经久积劳等因素所引起的各种损伤，而无骨折、脱位、筋断及皮肉破损者，均为软组织损伤，推拿治疗这一类软组织损伤的运动系统疾病具有独特的疗效。

1. 改善肌肉的营养代谢　在运动过度时肌组织发生变性、坏死、结构紊乱等病理改变，推拿手法的直接或间接作用，可促进肌纤维的收缩和伸展运动，肌肉的运动又可促进血液、淋巴等体液的循环活动，从而改善肌肉的营养状况，增强肌肉的张力、弹力和耐受力。而肌肉的主动运动会消耗能量和氧气，产生乳酸等有害代谢物质，使组织液变为酸性，产生局部组织的酸中毒表现，出现酸胀等疲劳感，运用推拿手法可改善局部循环及代谢，促使肌肉得到充分的氧气及营养物质，并将组织液中的乳酸等代谢产物排出体外，从而消除肌肉疲劳，提高肌肉的活力和耐受力。

2. 促进组织修复　推拿对组织损伤的修复具有良好的促进作用。临床上，对肌肉、肌腱、韧带部分断裂者采用适宜的推拿手法理筋，并将断裂的组织理顺复位，对于减轻局部疼痛，促进断面生长吻合有积极的作用。实验证实，在将家兔被切断的跟腱缝合后约2周，开始给予推拿手法治疗，发现推拿能明显促进跟腱的修复，且其胶原纤维排列的方向亦更接近正常的肌腱，结构强度亦增高。有研究发现，对肌腱损伤，早期保护性被动活动组的肌腱表面形态更加接近于正常，扫描电镜下没有发现瘢痕存在；而制动组肌腱损伤区域的愈合时间延长，且肌腱发生一定程度的粘连，提示推拿干预对肌腱组织恢复具有一定的促进作用。

3. 分离、松解粘连　软组织损伤后，导致疼痛与运动障碍的主要原因在于瘢痕组织增生，互相粘连，以至于对神经血管束产生卡压。运动关节类推拿手法可间接松解粘连，而按、揉、弹、拨等手法则可直接分离筋膜、滑囊的粘连，促使肌腱、韧带放松，起到运动关节的作用。如对关节活动功能障碍的肩关节周围炎患者，在肩髃、臑俞等穴位施以擦、按、揉、拨等手法并配合适当的被动运动，经过一定时间的治疗后，患者的肩关节活动度均有不同程度的改善，有些患者则完全恢复了正常。还有研究用肩关节造影观察手法对肩关节粘连的影响时，发现手法治疗后，肩关节囊粘连可被松解。由此可见，推拿手法对分离、松解粘连具有一定的作用。

4. 纠正错位（解剖位置异常）　在急性损伤时，出现骨错缝、筋出槽等软组织损伤的病理状态，运用各种整复手法，使关节、肌腱各归其位，可解除对组织的牵拉、扭转、压迫刺激，以及对神经的异常牵拉刺激，使疼痛迅速缓解甚至消失，这是推拿相比其他治疗方法的优势所在。例如，患有急性脊柱后关节错位时，椎后小关节囊和邻近韧带产生损伤，局部功能障碍，推拿治疗可迅速纠正错位，缓解疼痛等症状；推拿对脊柱后关节滑膜嵌顿，也有立竿见影的效果。有学者用 X 线摄片观察推拿对寰枢关节错位的作用，结果表明，施用颈椎旋转复位法或旋转拔伸复位法，可以恢复寰枢关节的正常解剖结构。

5. 改变突出物的位置　推拿对改变突出物的相对位置也有一定的作用。大量的临床资料证明，大部分腰椎间盘突出症患者，在接受推拿治疗后，可改变突出物与神经根之间的空间位置关系，这是疼痛得到消除或减轻的机理之一。尸体研究也证明，推拿手法可以改变突出物与神经根的相对位置，从而为临床治疗腰椎间盘突出症提供了实验证据。对关节内软骨损伤以致关节绞锁不能活动者，通过适当的推拿手法，使嵌顿的软骨归位，可解除关节绞锁。

6. 解除肌肉痉挛　推拿解除肌肉痉挛的机理有以下三个方面：一是加强局部循环，使局部组织温度升高，致痛物质含量下降；二是在适宜的手法刺激作用下，提高局部组织的痛阈；三是将紧张或痉挛的肌肉通过手法使其牵张拉长，从而直接解除其紧张或痉挛，此外，也可通过减轻或消除疼痛源而间接解除肌痉挛。由于消除了肌痉挛这一中间病理环节，疼痛得以减轻，软组织损伤得以痊愈。例如，急性腰扭伤患者，推拿前局部均有不同程度的紧张性肌电活动，推拿后绝大部分患者的紧张性肌电活动和疼痛随之消失或减轻；有学者报道，对痉挛的肌肉以拉伸手法持续操作 2 分钟以上，可刺激肌腱中的高尔基体，诱发反射，从而使疼痛减轻或消失。

7. 促进炎症介质分解、稀释　软组织损伤后，血浆及血小板分解产物会形成许多炎症介质，这些炎症介质具有强烈的致炎、致痛作用。推拿手法可让肌肉横断面的毛细血管数比手法前增加 40 余倍，改善微循环中血液流速、流态，加速体内活性物质的转运和降解，使炎性产物得以排泄，起到消炎止痛的作用。对急性腰扭伤患者的观察研究表明，推拿可刺激肾上腺皮质功能，促使白细胞上升，嗜酸性粒细胞减少，并释放较多的 17- 羟皮质类固醇，这些物质对消除局部无菌性炎症具有非常重要的意义。

推拿还可促进静脉、淋巴回流，加快物质运转，促使炎症介质的分解、稀释，使局部损伤性炎症消退。研究证实，通过对腰椎间盘突出症患者推拿前后血浆中 5- 羟色胺（5-HT）和 5- 羟色胺的前体色氨酸（TrP）及其代谢产物 5- 羟吲哚乙酸（5-HIAA）含量的测定，发现首次推拿后，患者血浆中的 5-HT、TrP 和 5- HIAA 的含量即呈现非常明显的下降，证明推拿可促进致痛物质的分解、稀释。

8. 促进水肿、血肿吸收　推拿手法具有良好的活血消肿的作用，可加快静脉、淋巴的回流，由于局部肿胀减轻，降低了组织间的压力，消除了神经末梢的刺激而使疼痛消失，有利于水肿、血肿的吸收。研究表明，在狗的粗大淋巴管内插入套管，可发现推拿后其淋巴流动比推拿前增快 7 倍；在颈项部施以按、揉、推、擦等推拿手法，对患者的皮肤微循环进行检测，发现有明显改善。

9. 调整脊柱关节错缝　脊柱作为人体重要的支撑结构，为内脏器官提供良好的保护。同时，脑与脊髓发出的神经分支穿出于脊柱，与内脏器官组织相互联系，协同完成人体正常的生理功能。因此，脊柱形态功能的变化，同样会影响相关内脏器官组织的功能。近年来，脊柱相关性疾病越来越受到重视，相关临床报道越来越多。目前所涉及的以正骨推拿为主的综合治疗方案被用于治疗颈源性心律失常、颈源性高血压、颈源性头痛等疾病中，取得了较好的疗效。其机制主要在于调整脊柱关节错缝，改变筋膜应力集中点，解除或缓解相关神经功能障碍，促使机体恢复自我调节功能。

六、推拿治疗对免疫系统的作用

推拿可以调节机体免疫功能。如对实验性接种肿瘤的小白鼠选取"中脘、关元、足三里"穴进行手法治疗，发现实验性小白鼠移植性肿瘤细胞的增殖被抑制，且治疗组推拿后其一般状况明显好于对照组；同时，在对小白鼠的免疫功能进行检测后发现，治疗组的自然杀伤细胞值明显高于对照组，说明推拿能有效提高机体的免疫功能，从而发挥抑制肿瘤细胞的作用。另一项研究证实，对健康者背部足太阳膀胱经施用平推法10分钟，可使白细胞的吞噬能力有不同程度的提高，且淋转率、补体效价也有增高。对苯污染导致的白细胞减少症患者，选取足三里、四花穴等穴位进行推拿治疗后，其白细胞总数增加，白细胞吞噬指数升高，患者的临床症状和体征亦得到不同程度的改善。此外，临床试验也证实，推鼻旁、摩面部、按揉风池、擦四肢等法可有效防治感冒。

七、推拿治疗对内分泌系统的作用

推拿对内分泌系统具有一定的调节作用。例如，当机体接受轻柔而有节律的手法施术时，副交感神经功能增强，可使血管扩张，消化道蠕动增强，括约肌松弛，腺体分泌增加，加快糖的利用与代谢，并降低血糖的含量；副交感神经的兴奋，还会直接促进胰岛素的分泌，使血糖下降。临床研究实践证实，对糖尿病患者按揉脾俞、膈俞、足三里，擦背部足太阳膀胱经并配合少林内功锻炼后，部分患者的胰岛功能增强，血糖有不同程度的降低，尿糖转阴，"三多一少"的临床症状有明显改善。在患者颈 3～5 棘突旁寻找敏感点，施用一指禅推法治疗甲状腺功能亢进患者，可以使其心率较治疗前有明显减慢，其他症状和体征都有相应的改善。推拿还具有增高血清钙的作用，故可治疗因血钙过低所引起的痉挛。对佝偻病患者施用掐揉四缝穴、捏脊等推拿手法治疗后，其血清钙、磷均有上升，有助于患儿骨骼的发育和生长。

八、推拿治疗对泌尿系统的作用

推拿手法可调节膀胱张力及括约肌功能，对于泌尿系统疾患有一定的治疗作用。研究显示，按揉肾俞、丹田、龟尾、三阴交等穴位，既可治疗小儿遗尿症，又可治疗尿潴留。临床研究证实，推拿治疗女性压力性尿失禁具有显著的疗效。而动物实验证实，按揉半清醒状态下家兔的"膀胱俞"，可使平静状态的膀胱收缩，膀胱内压升高。

扫一扫，查阅本章数字资源，含PPT、音视频、图片等

第一节　推拿治则

治则是在中医整体观和辨证的基础上，对临床疾病制定具有普遍指导意义的治疗法则。由于疾病证候的多样性，病理变化的复杂性，病情轻重缓急的差异性，因此，只有抓住疾病的本质，推拿治疗疾病方能取得较好的临床疗效。推拿治则主要包括治病求本、扶正祛邪、调整阴阳、四因制宜等方面，是推拿治疗时必须遵循的治疗原则。

一、治病求本

《素问·阴阳应象大论》曰："治病必求于本。"治病求本，是指在错综复杂的证候表现中，必须探求疾病的根本原因，针对疾病的本质确定正确的治疗方法，这是中医治疗疾病必须遵循的最基本的治疗原则。"本"与"标"是一对相对概念，有多种含义，在一定条件下"标"与"本"可以相互转化。若从正气与邪气来判断，正气为本，邪气为标；从病因与证候表现来判断，病因为本，证候表现为标；从疾病的先后顺序来判断，原发病为本，继发病为标。证候表现是疾病的外在表现，它并不一定能反映疾病的本质，有的甚至可能是假象，只有充分了解疾病的各个方面，通过综合分析判断，才能透过现象看到本质，掌握标、本转化规律，始终抓住疾病的主要矛盾，才能明确相应的治疗原则。

临床上用推拿治疗软组织损伤性疼痛，若能确定原发性疼痛病灶的位置，加以施治，可以起到事半功倍的效果；但是，若将继发性的疼痛位置或传导性的疼痛位置误认为是原发性病灶，则会舍本逐末，很难取得满意的疗效。再如，腰椎小关节滑膜嵌顿引起的急性腰痛，若能明确诊断，及时选择合适的体位和治疗手法，可以取得立竿见影的效果，但若误诊为急性腰扭伤而加以治疗，则难以取效，甚至会加重病情。

临床运用治病求本这一原则时，要正确处理"正治与反治"的关系。《素问·至真要大论》曰："逆者正治。"正治法，即逆治。正治法是推拿临床中最常用的治疗法则之一。如胃火炽盛所致的胃痛，可以采用挤压类、摆动类手法以达到泻热通腑的作用；而由于受寒导致的胃痛，可以采用擦法、摩法以达到温阳散寒止痛的目的。反治法，是顺从疾病假象而治的一种治疗法则，又称"从治"。临床适用于病情复杂、严重的疾病。如伤食所致的腹泻，在治疗时不能单用止泻的方法，必须用消食导滞的方法方能治愈。临床中有些疾病往往表现出来的证候与病变的性质不符合，出现假象，因此辨证非常重要，不仅要观察疾病的外在表现，还要抓住疾病的本质，有针对性地治疗。

在复杂多变的病证中，常有标本、主次的不同，因此在临床运用治病求本这一原则时，也应正确处理"治标与治本"的关系，根据标本缓急，灵活变通施治。当治疗急性病证时，要"急则治其标"，标急不治，其本难除。此时的治标是在临时情况下的应急措施，是后续治本的权宜之计。如遇到急性胆绞痛的患者，在没有其他医疗条件的情况下，不能确诊是急性胆囊炎还是胆石症，可以采用重力按压胆囊穴或右侧背部相应节段压痛点，以达到缓急止痛的目的，既缓解了症状，又为后续治疗争取了时间。又如小儿惊风病证，患儿出现高热、气急鼻煽、神志不清、牙关紧闭、四肢抽搐等危急症状时，应以镇惊开窍为主，治以掐人中、拿合谷、掐端正、掐老龙、掐十宣、掐威灵等，待标急的情况缓解后，再辨证求因，审因论治，或清热，或导痰，或消食以治其本。然而在某些情况下，标本并重，则应"标本同治"。如治疗脊椎小关节紊乱所致的急性腰痛时，若肌痉挛疼痛不除，则很难纠正脊椎小关节紊乱；而脊椎小关节紊乱不纠正，又难以消除肌痉挛疼痛，此时要遵循"标本同治"的原则，应在放松肌肉、缓解肌肉痉挛的前提下，施以整复手法，纠正小关节紊乱，从而达到治愈的目的。

临床上疾病的证候表现复杂多变，标与本的关系也是相对的，临证时要注意不被假象所迷惑。当不明确标本时，则应先治其标，去伪存真，由标及本，掌握标本相互转化的规律，做到治病求本。

二、扶正祛邪

扶正祛邪是指导临床治病的一个重要法则。补，即补虚扶正，临床常用益气、养血、滋阴、壮阳等不同的治疗方法；泻，即泻实祛邪，临床常用发汗、攻下、清解、消导等不同的治疗方法。正气与邪气相互斗争的过程，其实就是疾病发展和消退的过程。若邪胜于正则病进，正胜于邪则病退。扶正祛邪是推拿治疗的基本治疗原则。

（一）扶正

扶正是以培补正气而治疗疾病的原则，就是使用扶助正气的推拿疗法，以增强体质，提高机体的抗病能力，从而祛除邪气，以达到战胜疾病、恢复健康的目的。主要适用于以正气虚为主的病证。推拿扶正的治疗原则主要体现在以下几个方面：

1. 疏通气血以补虚　《素问·举痛论》曰："寒气客于背俞之脉则脉泣，脉泣则血虚，血虚则痛，其俞注于心，故相引而痛，按之则热气至，热气至则痛止矣。"说明推拿按压心俞穴具有活血补血之功效，可治疗血虚疼痛。清代吴师机致力于中医外治法的研究，其在《理瀹骈文·虚增略言》中提出："气血流通即是补，非必以参苓为补也。"《灵枢·卫气》中对眩晕有"上虚则眩"的记载。《灵枢·口问》中有"上气不足"的论述。《灵枢·海论》中有"髓海不足"的论述。现代研究表明眩晕与椎基底动脉供血不足有关，可以运用颈项部的放松手法和拔伸手法治疗，以改善脑部的供血，从而达到"补虚止眩"的目的。

2. 穴位推拿以补虚　根据腧穴的功效特性，通过推拿对穴位或特定部位进行刺激，可以发挥补虚的作用。临床上常用的补虚穴位有关元、气海、命门、肾俞、膏肓等，部位有腰骶部、腹部、丹田等。推拿刺激这些穴位或部位，可以达到补虚扶正的作用。《古今医统大全·起居类》中也记载了特殊穴位的补虚作用，书曰："每夜以手擦涌泉穴，左右各三百，甚益下元。"

3. 药物外治以补虚　膏摩中加入补虚的药物，经皮吸收可以达到补虚扶正的作用。清代医家吴师机在《理瀹骈文·略言》中提出："外治之理即内治之理，外治之药即内治之药，所异者法耳……治在外则无禁制，无室碍，无牵掣，无沾滞。"说明外治法与内治法只是给药的途径和给药的方法不同而已，治病的原理并无二致，有"殊途同归"之妙。《圣济总录·虚劳腰痛》中记载了"大补益摩膏"，外用可治疗"五劳七伤，腰膝疼痛，鬓发早白，面色萎黄，水脏久冷，疝气下坠，耳聋眼暗，痔漏肠风"。

4. 自我按摩以补虚　推拿的另一特色就是用自我按摩的方法来扶正补虚。如擦肾俞、摩丹田、运膏肓、擦涌泉等都可以起到补虚扶正的目的。《理瀹骈文·续增略言》中就有按摩头面五官以补五脏的记载。清代医家尤乘编撰的《寿世青编·调息》中记载："擦面十四遍，健脾。"明代周履靖编撰的《赤凤髓》记载："以导引法治肾堂虚冷。"清代吴师机认为："面属足阳明胃，晨起擦面，非徒为光泽也，和气血而升阳益胃也。"

（二）祛邪

祛邪是以祛除病邪而治疗疾病的治疗原则，就是利用祛除邪气的推拿方法，以祛除病邪，达到邪去正复、恢复健康的目的。适用于邪气盛为主要矛盾的实证。邪气既包括"风、寒、暑、湿、燥、火"六淫，也包括内生"食积、痰饮、瘀血、郁气"等。祛邪，就是将病邪排出体外，临床上根据不同的病情，有解表、攻下、清解、消导等不同治疗方法。推拿祛邪有时可以达到药物无法达到的效果。如慢性阻塞性肺疾病，症见痰黏稠难咳，单用西药或中药内服无法达到肺部病灶时，若在患者的上背部和胸部配合拍法、振法操作，通过促进气道内纤毛的运动，有利于痰液的排出，达到良好的治疗作用。

邪正盛衰决定病变的虚实，临证时要辨识正邪双方相互消长盛衰的情况，根据正邪的主次地位，从而决定扶正与祛邪的主次先后，或先扶正后祛邪，或先祛邪后扶正，或扶正与祛邪并用。在治疗时，应做到扶正而不留邪，祛邪而不伤正。

三、调整阴阳

人体患病时可出现脏腑、经络、气血、营卫及气机升降出入等阴阳失衡的病理状态。阴阳失衡是疾病发生的总病机，阴阳是中医八纲辨证的总纲。疾病的各种病机变化均可用阴阳加以概括，即阳盛则阴病，阴盛则阳病，阳虚则阴盛，阴虚则阳亢。所谓调整阴阳，是指针对机体阴阳偏盛偏衰的变化，采取"损其有余，补其不足"的原则，使阴阳恢复相对平衡的状态。《素问·玉版论要》中提出："阴阳反他，治在权衡相夺。"《素问·生气通天论》曰："阴平阳秘，精神乃治。"调整阴阳、以平为期是中医治疗疾病的根本法则，也是推拿治疗的根本原则。如推拿治疗阴虚阳亢型高血压时，可以自太溪穴沿着小腿内侧推至阴谷穴施术，配合按揉涌泉穴以滋阴潜阳；治疗五更泻时，常用摩揉下丹田，擦肾俞、命门，推上七节骨等方法以温阳止泻。推拿不仅可以调整五脏六腑的阴阳失衡，也可以调整骨节经筋的失衡。如各种急性损伤、慢性劳损、姿势不良等引起的脊柱、骨骼肌的阴阳失衡，可导致颈肩腰腿痛、肌痉挛、脊柱侧凸、骨盆位移、长短腿、高低肩、关节活动障碍等症状，也会产生脊柱相关性疾病，如头痛、眩晕、高血压、腹泻、月经不调等病证，均可通过推拿来调整阴阳、纠正失衡，达到治疗的目的。

四、四因制宜

（一）因病制宜

因病制宜是指根据不同的病证选用不同的手法和刺激量进行推拿治疗。因病证不同，推拿选用不同的手法。如虚寒证用补法，一般以挤压、摩擦类等手法操作；实热证用泻法，以推法、拿法等手法操作；关节错位，运用拔伸、扳法等以理筋整复；关节粘连，运用弹拨等手法以松解、理筋。同种疾病不同证型宜选用不同的手法，如痰湿内阻型高血压，可在腹部中脘、大横及背部脾俞、肾俞用推摩等手法，做较长时间轻刺激，以健脾化湿，降低血压；肝阳上亢型高血压，则可交替推抹双侧的桥弓进行治疗。再如胃肠功能减弱，在背部 T6 ～ T12 两侧的穴位施以缓和、轻柔的连续性按揉，可以提高神经兴奋性，使平滑肌收缩，促进胃肠蠕动；反之如胃肠痉挛，在同样的部位做短时间的强刺激，可以抑制神经兴奋性，使平滑肌舒张，以解痉止痛。

因疾病的病位不同，推拿应选用不同刺激量的手法。推拿治疗疾病时，不同刺激量的手法所能刺激部位的深浅和作用也不同。如病变在筋脉、肌肉，尤其是病变部位在肌肉丰厚处，手法宜重，刺激宜强，可选用按、揉、拿、推等手法，同时还应注意肌肉、筋脉的走行及深浅；如病变部位在骨关节者，手法宜轻，刺激宜小，可选用拨、摇、振等相对轻柔的手法，以免伤及关节。

（二）因人制宜

因人制宜是指根据患者年龄、性别、体质、职业、生活习惯等个体差异而制定适宜的推拿治疗方法。清代徐大椿在《医学源流论·病同人异论》中指出："天下有同此一病，而治此则效，治彼则不效，且不惟无效，而反有大害者，何也？则以病同人异也。"患者均有个体特点，临床应根据其体质、年龄、性别等不同来选择相应的推拿手法和刺激量。如因先天禀赋和后天生活环境的不同，导致人体存在体质差异，对外力作用的耐受力亦有差别。对于体质强壮、皮肉坚厚或多次推拿治疗耐受力较强的患者，手法刺激可稍重，以增强刺激，使手法能直达病所；而体质瘦弱或初次接受推拿治疗的患者，手法刺激宜稍轻，以达"疏其血气，令其调达，而致和平"的目的。不同年龄具有不同的生理和病理特点。小儿生机旺盛，但气血未充，脏腑娇嫩，推拿时手法刺激宜轻，时间宜短。老人多气血亏虚，骨质疏松，应忌用重手法，慎用扳法等运动关节类手法。妇女有经、带、胎、产等情况，推拿治疗时必须诊断明确，确定好适应证。

推拿治疗时还应注意观察患者的反应，通过观察患者的表情、听患者发出的声音、体会指下的感觉及受术部位的"回避"现象，来调整手法操作的力度大小、方向、频率、部位、时间等，以达到最佳的治疗效果。

（三）因时制宜

中医学认为，人是一个有机的整体，人与自然界息息相关，自然界的运动变化将直接或间接影响人体的生理或病理变化，故推拿疗法宜根据季节、气候、时辰等时间因素，确定适宜的推拿治疗方法。故古代有"子午按摩法""十二时辰点穴法"等根据一天十二时辰人体的气血盛衰、气穴的开阖来进行推拿治疗。

中医有"久病入络""病入膏肓"之说。病程的长短与病证的进展程度、病情的变化、病位的深浅及转归有关。临床上根据病程的不同，推拿治疗选用的手法及刺激强度也各不相同。对于久病体弱者，宜用按、摩、搓、揉等手法操作，手法刺激宜偏轻，以促进气血运行、补虚扶正来达到治疗疾病的目的；初病体实者，则手法刺激宜稍重，以祛邪泻实来达到治疗疾病的目的。对于损伤局部可能有出血或出现筋膜撕裂者，手法宜轻，以免加重损伤；而陈旧性损伤及其他病程较长的伤科病证，因局部肌肉韧带出现粘连、挛缩或钙化，操作手法宜稍重。

（四）因地制宜

因地制宜是指根据地域环境的不同而选择适宜的推拿治疗方法。不同地区的自然环境，如气候、水土以及生活习惯，对人体的生理活动和病理变化有着不同的影响，治疗方法也有所差异。如南方多湿热，人体腠理多疏松，皮肉较润泽，手法宜偏轻，通常南方各推拿流派，其手法多细腻柔和；北方多燥寒，人体腠理多致密，皮肉较粗糙，手法宜偏重，北方各推拿流派，其手法则多明快刚健。再如，亚洲人喜欢在推拿治疗时使用治疗巾，而西方人喜欢暴露肌肤进行按摩。因此，推拿治疗时应根据地域特点、风俗习惯的不同，采用适宜的推拿治疗方法。

第二节　推拿基本治法

推拿疗法的作用取决于以下因素：一是手法作用的性质和量；二是被刺激部位或穴位的特异性；三是机体的功能状态。清代医家程钟龄在《医学心悟》中详论"医门八法"，即汗、吐、下、和、温、清、消、补。推拿疗法属于中医外治法范畴，其治疗方法有其特殊性，经过历代医家的传承发展，在辨识患者机体功能状态的前提下，按手法的性质和量，结合治疗部位，推拿具有温、通、补、泻、汗、和、散、清的作用。因此，推拿治疗疾病大概可分以下 8 种基本治法：

一、温法

温法，即温热之法，具有温经散寒、补益阳气的作用，多用于治疗寒证。《素问·举痛论》曰："寒气客于背俞之脉……故相引而痛，按之则热气至，热气至则痛止矣。"《幼科铁镜·推拿代药赋》曰："推拿揉掐，性与药同……推上三关，代却麻黄、肉桂。"说明推拿具有温热的作用。临证时手法多采用摩擦、挤压、摆动类手法；操作宜缓慢柔和，作用时间较长；常用的穴位主要有肾俞、命门、气海、关元等。临床常用的温法主要有温经止痛法、温肺化痰法、温通心阳法、温运脾胃法、温补肾阳法、温阳调经法等。

1. 温经止痛法　《素问·举痛论》提出："按之则热气至，热气至则痛止矣。"王冰的注云："手按之，则寒气散，小络缓，故痛止。"说明推拿具有温经通络、发散寒邪的作用，多用于治疗以手足厥冷、四肢麻木、疼痛为主症的经脉虚寒证。

2. 温肺化痰法　清代陈复正在《幼幼集成·神奇外治法》中记载了用药物推熨胸背的"暖痰法"，说明推拿具有温化痰饮的作用。临床上平推（擦）前胸、后背，按揉肺俞、定喘穴等具有温肺化痰的作用，多用于治疗咳嗽不止、痰涎稀白等病证。

3. 温通心阳法　临床上按压心俞、掌振心俞、擦上背部等具有温通心阳的作用，多用于治疗心律不齐、胸闷气短等病证。

4. 温运脾胃法　临床上摩腹，擦脾俞、胃俞，摩中脘等具有温振脾胃阳气、祛除中焦寒邪的作用，多用于治疗脾胃虚寒、胃寒痉挛、脘腹冷痛、呕吐溏泄及四肢不温等病证。

5. 温补肾阳法　临床上擦八髎、命门，摩关元，按揉肾俞，推三关等具有温补肾阳的作用，多用于治疗膀胱下垂、子宫脱垂、阳痿遗精、性欲冷淡、腰膝酸软、畏寒肢冷、耳鸣耳聋等病证。

6. 温阳调经法　临床上摩关元、气海，按曲骨、横骨，擦八髎、气海俞，热敷腰骶部等具有温阳调经的作用，多用于治疗痛经、月经不调、闭经、小腹冷痛等病证。

二、通法

通法，即疏通之法，具有通壅滞、行气血的作用，多用于治疗经络不通、脏腑不通和诸窍闭塞不通的病证。《医宗金鉴·正骨心法要旨》曰："按其经络，以通郁闭之气。"《厘正按摩要术·按法》曰:"按能通血脉……按也最能通气。"说明推拿具有疏通气血的作用。临证时手法多采用按压类和摩擦类手法,操作宜刚柔兼施。如用推法、拿法、搓法作用于四肢,则能疏通经络;拿肩井可通行一身之气血;点、按背俞穴可通调脏腑气血;搓摩胁肋可疏肝理气。推拿手法中以击法最具有疏通经络的效果,可以通调一身阳气,多施术于大椎、八髎、命门、腰阳关等穴。临床常用的通法主要有通血脉法、通经筋法、通关节法、通肺气法、通腑法、通乳法、通喉窍法、通鼻窍法、通脑窍法、通毛窍法等。

1. 通血脉法 张志聪所注的《素问·金匮真言论》中提出:"按跷者,按摩导引阳气之通畅于四肢也。"清代陈士铎在《石室秘录·摩治法》中也提出:"法当以人手为之按摩,则气血流通,疾病易愈。"临床上用向心性手法可以通脉消肿,用于治疗脉络瘀滞、血流不畅而致四肢肿胀的病证;用离心性手法,如按压动脉法、㨰法等以推而通之,用于治疗经脉不畅,不能濡养脏腑、四肢导致的病证。

2. 通经筋法 《素问·血气形志》曰:"形数惊恐,经络不通,病生于不仁,治之以按摩醪药。"《太素·经筋》曰:"筋自受病,通之为难,寒热自在于筋,病以痛为输(腧),不依余输(腧)也。"针对经筋不通,临床取穴"以痛为腧",用㨰法和按压法,再结合拔伸法,达到抻筋松筋的目的,用于治疗急慢性软组织损伤等病证。

3. 通关节法 外邪侵袭关节,导致凝结不通,关节功能障碍,活动不利者,治以通利关节法。手法以摇法、屈伸法为主;或在做㨰法的同时配合关节被动运动;或应用拔伸法、特殊的关节松动类手法,以扩大关节间隙,拉伸关节周围的经筋组织。治疗结束后还可让患者配合做主动的关节功能活动锻炼。

4. 通肺气法 清代李用粹在《证治汇补·哮病》中记载:"哮即痰喘之久而常发者,因内有壅塞之气,外有非时之感,膈有胶固之痰,三者相合,闭拒气道,搏击有声,发为哮病。"临床上老年慢性阻塞性肺疾病,具有痰阻气道、肺气不畅的特点。针对肺气不通的患者,推拿具有较好的化痰、排痰作用。推拿治疗以掌振法、掌拍法在背部施术为主,以振荡气道内的分泌物,达到祛痰排痰的目的。张锡纯在《医学衷中参西录·治痰点天突穴法》中还提到"点天突穴法"和"捏结喉法",均是治疗"痰厥"的推拿方法。清代夏鼎在《幼科铁镜·十传》中也有指抵气海穴治疗喉内痰壅的记载。

5. 通腑法 临床上顺着肠腑蠕动的方向予以摩腹操作,具有消食导滞、理气通腑的作用,可治疗肥胖、饮食积滞、大便秘结等病证。

6. 通乳法 产后乳汁不下或乳少,可用推拿通络催乳。金代医家张从正在《儒门事亲·乳汁不下》中提出:"用木梳梳乳,周回百余遍,则乳汁自下也。"这是以梳法通乳的文献记载。临床上常用通乳的手法治疗乳腺小叶增生、乳房发育不良、乳房松弛下垂等病证。

7. 通喉窍法 对于急性乳蛾(腭扁桃体发炎、水肿)等喉科急症,有一种已濒于失传的特殊喉科擒拿法,它是模仿武术擒拿的动作,医者拿捏患者的虎口、腋窝或锁骨上窝等处,并同时做扩胸扳法或用力擎举上肢,有利于呼吸、服药与进食,以减轻喉头水肿和疼痛。

8. 通鼻窍法 推拿治疗鼻塞不通,临床上多采用局部取穴或摩顶法。取穴多为鼻周的穴位,如迎香、睛明、颧髎、山根、攒竹、印堂、上星、神庭等。摩顶法也可治疗成人和小儿的鼻塞,如唐代孙思邈的《备急千金要方》和王焘的《外台秘要》中均有摩顶、摩囟上治疗鼻塞流涕的记载。

9. 通脑窍法 汉代张仲景在《金匮要略·杂疗方》中提出:"救自缢死方……一人以脚踏其两肩,手少挽其发,常弦勿纵之。一人以手按据胸上,数动之。一人摩捋臂胫,屈伸之。"晋代葛洪在《肘后备急方·救卒中恶死方》中记载掐人中抢救猝死尸厥，说明推拿具有醒脑开窍的作用。小儿推拿中常用掐老龙、十宣、端正、威灵等穴来治疗急惊风。

10. 通毛窍法　皮肤毛窍是祛邪外出的通道。明代罗洪先在《万寿仙书》中就提出："按摩法能疏通毛窍，能运旋荣卫。"推法、擦法、摩法、拍法、膏摩法等均有宣通腠理的作用，常用于治疗因毛囊、皮脂腺堵塞不通而引起的粉刺、疮疖等皮肤病证。

三、补法

补法，即补虚之法，具有补益机体诸多不足的作用，多用于治疗各种虚证。《素问·离合真邪论》曰："不足者，补之奈何……推而按之。"明代周于藩曰："缓摩为补。"说明推拿具有补虚的作用。临证时手法以摆动类、摩擦类手法为主。一般情况下，凡用力轻浅、操作柔和、频率舒缓、顺经操作或逆时针摩腹，并持续时间较长的操作手法为补法。常用推拿操作有摩腹，摩丹田，掌振丹田，掌振心俞，按揉肺俞、心俞、脾俞、肾俞、中脘、气海、关元等。推拿发挥补法的作用原理与中药内服的方法有所不同，其主要通过整体调整脏腑法、活血补血法及膏摩法来发挥补益机体的作用。

1. 整体调整脏腑法　人体是一个有机的整体，脏与脏、脏与腑、腑与腑之间，生理上相互协调，相互为用，在病理上也相互影响。在临床实践中通过经络的整体调整作用和腧穴的特异性作用，可以起到补肾、健脾等激发、振奋脏腑机能的作用。常用的整体调整手法操作有摩腹、丹田，掌振丹田、心俞，按揉肺俞、心俞、脾俞、肾俞、中脘、气海、关元等。内功推拿流派治疗"虚劳""肺痨"，一指禅推拿流派治疗"劳倦内伤"，都体现了扶正补虚的整体观。

2. 活血补血法　《素问·调经论》曰："血气不和，百病乃变化而生。"清代吴师机在《理瀹骈文·续增略言》中提出了"气血流通即是补，非必以参苓为补也"的观点。推拿可疏通经络、行气活血，使血液重新分配，改善局部血虚的状态。《素问·举痛论》又提出："寒气客于背俞之脉则脉泣，脉泣则血虚，血虚则痛，其俞注于心，故相引而痛，按之则热气至，热气至则痛止矣。"说明通过推拿可改善心血不足之病证。临床上用一指禅推法、拿法、拔伸法等在颈项部操作，可治疗椎基底动脉供血不足所导致的眩晕。

3. 膏摩法　选用具有补益作用的药物，炼制成膏，再通过推拿手法进行膏摩，使药物经皮吸收，起到补益机体的作用。临床操作中可用摩法、擦法、一指禅推法等实施补法，而最常用的是膏摩法。如宋代赵佶在《圣济总录·虚劳腰痛》中记载了"大补益摩膏"；清代徐大椿的《兰台轨范·腰痛方》记载"有人专用此（丹溪摩腰膏方）治形体之病，凡虚人、老人颇有效验"。《按摩十法》提出："按摩诸术，与金针之迎随补泻无二理。"说明推拿补泻与针灸补泻法的原理是一致的。

四、泻法

泻法，即泻实之法，具有泻去体内实邪的作用，多用于治疗下焦实证，如下腹胀满或胀痛、食积火盛、二便不通等。《按摩十法》曰："补泻不明，则按摩不灵。"宋代赵佶在《圣济总录·按摩》中指出："大抵按摩法，每以开达抑遏为义。开达则壅蔽者以之发散，抑遏则剽悍者有所归宿。"明代医家张景岳在《景岳全书·论治篇》中提出："导引可逐客邪于关节，按摩可驱浮淫于肌肉。"说明推拿具有泻实的作用。手法以摆动类、摩擦类、挤压类手法为主。凡用力深重、操作刚韧、频率稍快、逆经操作或顺时针摩腹，并持续时间较短的操作手法为泻法。推拿临床常用的泻法主要有通便法、利尿法。

1. 通便法　通便法是通过增强胃肠蠕动以促进大便排出的治法，具有通腑导滞、泻热排毒、减肥瘦身等作用，可治疗胃肠实热积滞、燥屎内结、便秘不通、肠内结块、腹中疼痛、形体肥胖等里实之证。《素问·阴阳应象大论》曰："中满者，泻之于内。"推拿通便主要通过两条途径：一是在腹部进行操作，直接刺激胃肠道，先用刺激力较强且不规律地拿捏腹部及顺时针方向的摩腹，重点在乙状结肠，继而通过刺激力较弱且规律的颤腹，反射性地调节胃肠神经功能，使胃肠道副交感神经兴奋性增强，胃肠蠕动加快，腺体分泌增多，肠道润滑，促进粪便由结肠向直肠运动，并刺激直肠产生排便反射而达到通便目的。二是通过经络系统增强胃肠道的蠕动功能来实现通便的目的。临床常用的有特殊通腑排便作用的腧穴有天枢、足三里、支沟、大肠俞、八髎等。

2. 利尿法　利尿法是通过手法刺激穴位或特定部位以促进排尿的治法，具有利尿排毒的作用，主要治疗小儿癃闭、产后或术后尿潴留等小便不畅、小便不通的病证。临床上根据患者的情况，主要在下腹部、股内收肌群和腰骶部进行施术。在下腹部操作时，医者揉摩患者小腹，按压关元、中极、水道、归来，从上往下推压腹部中线，直接刺激膀胱，以利膀胱收缩而排尿；在股内收肌群操作时，医者按揉股内收肌群并刺激三阴交、阴陵泉、昆仑等穴，通过经络传导增强泌尿功能；在腰骶部操作时，医者按揉患者的腰骶角，按揉八髎、小肠俞、膀胱俞、中膂俞，通过神经－经络反射作用，调节膀胱括约肌与逼尿肌的协同作用来实现排尿。

五、汗法

汗法，即发汗、发散之法，具有解表、开腠理、祛风散寒及宣通肺气的作用，多用于治疗表证。《素问·阴阳应象大论》曰："其在皮者，汗而发之。"清代医家张振鋆在《厘正按摩要术·汗法》中曰："是法于风寒外感最宜，若内伤则又宜参酌也。"金元四大家之一的张从正将按摩、导引列为汗法。说明推拿具有发汗的作用。临证时可选肩井、风池、风府为主穴。手法以挤压类和摆动类为主，如一指禅推风池、风府，按拿合谷、外关，可祛风散寒；按揉大椎、合谷、曲池、风门、肺俞，可疏散风热、宣肺止咳。外感风寒，宜用先轻后重的拿法加强刺激，步步深入，使全身微微汗出，达到祛风散寒的目的；外感风热，适宜用轻拿法，手法柔和轻快，使患者腠理疏松，肌表微微汗出，贼邪自散。凡外感表证，无论是风寒还是风热，均可用指针刺激风池、风府、肩井等穴，以达发散外邪的目的。亦可采用膏摩的方法，或配合冬青膏、麻油、葱姜汁等介质推拿。推拿治疗发汗之后，腠理疏松，应避风寒。

汗法亦是小儿推拿常用的治法之一。《幼科推拿秘书·十三大手法推拿注释》曰："黄蜂入洞，此寒重取汗之奇法也。"小儿外感表证常用开天门、推坎宫、运太阳、揉耳后高骨、掐二扇门及黄蜂入洞等操作方法。

六、和法

和法，即和解、调和之法，具有调和气血、调理脏腑的作用，多用于治疗气血不和、经络不畅、肝脾不调所引起的病证，如胃脘痛、月经不调等。《素问·至真要大论》云："谨察阴阳所在而调之，以平为期。"推拿治疗时手法应平稳而柔和，频率稍缓，常采用振动类和摩擦类手法，如拿肩井可和一身之气血，推揉背俞穴可调和脏腑阴阳，揉板门可调和脾胃，搓摩胁肋可疏肝和胃，揉按中极、搓擦八髎等可调经和血，分手阴阳可调和阴阳气血、行滞消食，分腹阴阳可健脾和胃、理气消食，推四横纹可调和上下之气血，小儿捏脊可调阴阳、理气血、和脏腑、通经络、培元气。推拿临床常用的和法主要有调和气血法、舒筋和络法、整复错缝法、和解少阳法、调和胃肠法、和气安神法等。

1. 调和气血法　《素问·调经论》提出："血气不和，百病乃变化而生。"张振鋆在《厘正按摩要术·揉法》中提出："周于蕃曰：'揉以和之'揉法……可以和气血，可以活筋络，而脏腑无闭塞之虞矣。"常用的手法有揉法、推法、摩法、摇法、动脉按压法等。临床上常用拿揉肩井、运八卦调和一身之气血。

2. 舒筋和络法　劳损伤筋，或久病入络，而致筋急痉挛，筋翻筋短，牵掣作痛，甚则引起内、妇科等诸多病证，当以推拿手法舒而缓之，松以和之，恢复经筋的柔韧性和运动功能，达到"筋脉和同"的状态。常用的手法有按压法、滚法、拿法、拔伸法、弹拨法、叩击法等。推拿治疗肌肉痉挛、疼痛等经筋病证，可以直接刺激病变经筋，或采用治疗拮抗肌的方法。

3. 整复错缝法　骨错缝是指因暴力或慢性劳损等原因造成关节筋络损伤或关节错移，出现以疼痛和功能障碍且不能自行复位等为主要表现的筋骨失和病证。推拿治疗急性损伤可直接以松动手法或关节复位手法矫正，达到骨正筋柔的目的；治疗慢性劳损可通过调整特定部位和病变软组织，以达到筋柔骨正、恢复平衡的目的。

4. 和解少阳法　和解少阳适用于邪郁少阳、半表半里之证，症见往来寒热，胸胁苦满，口苦，咽干，目眩，心烦喜呕，不欲饮食，脉弦等。马玉书在《推拿捷径·推拿代药骈言》中提出："往来寒热，分阴阳，则汤代柴胡。"清代医家吴师机撰的《理瀹骈文·续增略言》中则有"疟用柴胡擦背"法的记载。说明推拿具有和解少阳的作用。临证时选用的经络和穴位主要有手足少阳经和章门、期门、间使等穴，常用的推拿操作主要有搓擦胁肋、按弦走搓摩等。

5. 调和胃肠法　调和胃肠适用于胃肠不和的病证，症见腹痛、腹胀、肠鸣、腹泻或便秘，左下腹疼痛时可扪及条索状肿物，腹痛常因进食或食用寒凉之品而加重，在排便、排气、灌肠后减轻。推拿具有健脾和胃的功效，对于胃肠蠕动具有双向调节的作用。临床上常用的推拿操作有分腹阴阳、揉摩腹部、搓摩胁肋部。手法操作力度以轻柔和缓为要。

6. 和气安神法　推拿具有调和情志、宁心安神的作用，治疗失眠具有较好的疗效。推拿取穴以宁心安神的穴位（如神门、心俞等）为主。手法操作以头面部、腹部操作，以及全身肌肉放松施术为主。操作力度宜平稳轻柔，由轻到重。

七、散法

散法，即消散、疏散之法，具有疏散气血和消除结聚的作用，适用于一切结聚病证，诸如脏腑之结聚、气血之瘀滞、痰湿之停滞等。《素问·举痛论》曰："寒气客于肠胃之间，膜原之下，血不得散，小络急引故痛，按之则血气散，故按之痛止。"说明推拿具有疏散血气的作用。手法以摆动类和摩擦类手法为主。操作宜轻快柔和，切不可动作粗暴。如伤食所致的胸腹胀满、痞闷，可用摩擦类手法散之；肝气郁滞所致的胁肋疼痛，常以分抹胸胁、搓摩胁肋的方法散之；有形之积聚，可用缠推、摩、揉、搓等手法散之。推拿临床常用的散法主要有散气血凝结法、散筋结法、散脏腑癥结法、散肝气郁结法等。

1. 散气血凝结法　清代天休子在《修昆仑证验·揉积论》中提出："凡百病证，皆以气血为主，通则无积，不通则积……果能揉之，使经络气血通畅，则病无不愈者。"认为百病皆根于"气血凝结"之"积"。而消"积"之法，莫过于"揉"。"揉以通气血，而去痕消"，"凡有积滞，无不宜揉"。揉的部位主要在头面部，以颊车穴为重点，其次在眉心、百会、目眦、耳门、山根、颧颊等部位，另外也很重视海底（会阴部）。《医宗金鉴·正骨心法要旨》曰："气血郁滞，为肿为痛，宜用按摩法，按其经络，以通郁闭之气，摩其壅聚，以散瘀结之肿，其患可愈。"说明按摩的方法可散气血，消瘀结。

2. 散筋结法　筋结是体表出现成串或散在性的结块，临床上可触及僵硬、条索、结节、肿胀等病理改变。欲求快速有效地治疗软组织疾病，找准"筋结"是事半功倍的关键，除了严重的肌挛缩无法逆转以外，大多数筋结均可通过推拿治疗而松解粘连，软坚散结。推拿治疗主要在筋结、压痛点、反应点等部位施按、拿、揉、缠、弹拨、拔伸、拍打等手法。

3. 散脏腑癥结法　清代陈士铎在《石室秘录·摩治法》中提出："脏腑癥结之法，以一人按其小腹揉之，不可缓，不可急，不可重，不可轻，最难之事，总以中和为主。揉之数千下乃止，觉腹中滚热，乃自家心中注定病，口微微嗽津，送下丹田气海，七次乃止。如是七日，癥结可消。"清代《二十四式按摩经·移山倒海》也记载："脐下气海穴，按之如石，此寒结气聚，积而不散，令人身困肢弱，昼夜不安。用手法按、摩、揉、握之引腰痛、外肾紧，按切无度，觉气发散，有余热投四肢，痞块消矣。"有形的凝滞积聚，运用推拿可达气血之疏通、结聚之消散的目的。临床上用频率由缓慢逐渐加快的一指禅推法、摩法、揉法、搓法等手法治疗，可使癥结得以消散。

4. 散肝气郁结法　若肝失疏泄或情绪抑郁不舒，均可引起肝气郁结。临床多见胁痛、胸闷、脘胀、嗳气、月经不调等病证。针对这种无形之结，推拿治疗宜选用拍打法、搓法、揉法、摩法、擦法、缠法等治之。

八、清法

清法，即清热之法，具有清泄气分热、清热凉血、清热解毒等作用，多用于治疗热性病证。清代陈复正在《幼幼集成·神奇外治法》中记载了以手法为主治疗小儿里热的"清里法"，称"一切诸热，皆能退去"。说明推拿具有清热的作用。临证时手法以摩擦类和挤压类手法为主。操作时要求刚中带柔，多采用快速、重刺激手法，使受术部位呈现皮肤红、紫等郁热外散之象，多配合寒凉之水、滑石粉等推拿介质。表实热者，宜逆经重推背部膀胱经，揉大椎等；表虚热者，宜顺经轻推背部膀胱经，顺揉太阳穴等。阴虚内热者，轻擦腰部，推涌泉，摩下腹部，清天河水等。治疗儿科病证时，若病在表，治以清热解表，多用四大手法、清天河水、清肝经等。临证时要辨明其卫气营血、表里虚实，是表热还是里热，是实热还是虚热，是气分热还是血分热，根据不同情况采取相适宜的治疗方法。推拿临床常用的清法主要有清气分热法、清营凉血法、清腑导滞法、滋阴清热法等。

1. 清气分热法　推拿具有清气分热、清热生津的作用，适用于伤寒、温病及暑病气分热盛之里热证，症见壮热面赤，烦渴引饮，汗出恶热，脉洪大有力。常用的推拿操作有逆经轻推脊柱，清天河水，掐揉合谷、曲池等。

2. 清营凉血法　推拿具有清营凉血的作用，适用于邪热入营或邪热入血的病证。常用的推拿操作有逆经重推脊柱、打马过天河、退六腑等。清代《二十四式按摩经·穴位口诀》提出："肓俞穴动肾气走，抬手热气散如风，一样按摩三五次，腹中轻快病无踪。"利用特殊的按压动脉法，按压或踩踏股动脉、腋动脉等大动脉搏动处片刻后突然抬起，以引"邪热下行"，患者可感觉"热气下降""邪热下行如风"，以达到"止沸去薪"之目的。

3. 清腑导滞法　推拿具有清腑导滞的作用，适用于肝胆湿热、胃肠实热等病证。常用的推拿操作有顺时针摩腹，清大肠，清板门，退六腑，清五经等。

4. 滋阴清热法　推拿具有滋阴清热的作用，适用于阴虚火旺之虚热证。推拿治疗以任脉、肾经、脾经为主，轻擦腰部，推涌泉，摩下丹田，取太溪、气海、关元、背部五脏俞和膏肓俞等穴。小儿推拿中的"清天河水""水底捞月"等操作也具有滋阴清热的作用。

　　以上推拿治疗八法是目前推拿临床常用的基本治法，其中每一种基本治法又根据实际情况有分门别类的具体应用，因为病证是复杂多端的，病机是复杂多变的。抓住疾病的主要矛盾进行手法的优化组合来对证施治，同时又要善于观察、随证而变，通过治法与治法之间的关联配合，采取适宜的手法施术。所以，应用"推拿八法"要灵活，往往多以组合为用。

扫一扫，查阅本章数字资源，含PPT、音视频、图片等

第四章
推拿治疗的基本知识

第一节　推拿诊疗技术特点

一、推拿诊疗思维特点

中医临床诊疗思维是指医者在中医理论指导下，运用中医药治疗手段防治疾病过程中所表现的思维活动，主要包括诊断思维和治疗思维。整体观念、辨证论治是中医学的核心理论，指导着中医临床诊疗的全过程。推拿治疗学是以手法为主要治疗手段防治疾病的中医临床学科，其临床诊疗思维有其自身的特点。

（一）推拿诊断思维特点

1. 症因相关　"有症必有因""症因要相关"是推拿诊断思维的基本原则。证候表现是疾病的外在表现，但是并不一定能反映其本质，有的甚至是假象，临床上必须要明察秋毫。一般而言，"因"是个性的，一种因只能产生一种或一组症；"症"是共性的，同一种症可由多种因所引起。因有主次之分，症有先后之序。一般情况下，主因与先症关系密切，在症状持续或反复的情况下，主、次因可相互交杂，互为因果；先、后症会交替反复，临床要仔细鉴别，关键是审症求因。临诊时必须做到"三细"：一是细听，认真听患者诉说病情，全面了解疾病发生、发展过程等，从"听"中掌握有效信息；二是细问，详细询问发病时间、症状前后与关系、诊断与治疗经过、病情变化情况等，从"问"中梳理出病证之因；三是细查，根据症状仔细做体征检查，对于脊柱源性病证，即使有明确的影像学报告，也要查体征，以辨别其因果关系，要善于在查体过程中应用诊断性治疗手法予以鉴别，从"查"中明确症与因的相关性，建立"有症必有因，无因不成症""症因要相关，无关非诊断"的诊断思维。

2. 辨经辨筋　辨证论治是中医理论体系的精髓。推拿作为中医学的分支学科，要遵循辨证论治的原则，是不言而喻的。但推拿治疗作为外治法，又不同于药物治疗，主要依靠手法直接作用于体表，对皮部、穴位、经络、经筋的刺激，产生经络感应，从而激发人体固有的调整和自愈能力来治疗疾病。治疗的效果不仅与手法的种类、力度的大小有关，更与手法刺激部位的选择存在着密切的相关性。因此，推拿除必须遵循辨证论治原则外，还应根据自身的特点重视辨经辨筋论治，仔细查询究竟病在何处，伤在何经（筋），再遵循循经取穴的原则，选择最合理有效的经络、穴位和经筋进行施术，才能取得较好的疗效。如按揉委中穴治疗源自脊柱及脊柱附近的腰痛有很好的治疗作用，而对于源自腰背两旁的腰痛并无确切的效果。推拿治疗第3腰椎横突综合征时，

选择足少阳胆经的穴位刺激疗效更明显，说明推拿辨经、辨筋论治的重要性。

3. 摸法为重 中医诊断依靠"望、闻、问、切"四诊合参，切诊包括切脉和触诊，推拿尤其重视触诊。《医宗金鉴·正骨心法要旨》记载的"摸、接、端、提、按、摩、推、拿"正骨八法中，摸法为第一法，足以说明摸法的重要性。摸法是以诊断为主要目的的手法，通过医者之手触摸皮、肉、筋、骨、脉、脏腑等，动态、静态结合摸，尽悉皮、肉、筋、骨、脉、脏腑之异常，再配合其他诊法，为明确诊断提供翔实的依据。至于摸法的应用技巧，要掌握"轻摸腠理，重摸骨，不轻不重摸筋肌"的要领。摸法既为诊断提供可靠依据，也为治疗明确重点。

（二）推拿治疗思维特点

1. 治因为先 《素问·阴阳应象大论》曰："治病必求其本。""治病求本"是中医治病的基本法则，临证时要善于探求导致疾病的根本原因，针对病因采取行之有效的治疗方法。推拿治疗明确病因是前提，"治因为先"是关键，"因之不去，其症难消"。因此，"治因为先"是推拿治疗的基本原则。在推拿治疗过程中，对因治疗是上策，症因同治是中策，对症治疗为下策。

2. 调整为主 调整是推拿治疗的特点和优势，通过调整阴阳、脏腑、经络、关节等，从而达到治疗疾病的目的。推拿调整作用是通过手法刺激穴位、经筋、皮部等经络系统，使经络系统对手法刺激引起的感觉冲动传入，激活"应答"中枢，从而激发人体本身固有的调整能力，对局部和整体生命活动进行调整，纠正了阴阳失衡，疏通了气血，恢复了脏腑的正常功能，从而达到治疗疾病之目的。推拿的调整作用具有三方面的特点：一是双向调整的作用，适用于内、妇、儿、耳鼻喉科病证的推拿治疗。如推拿治疗既可使高血压降低，也可使低血压升高；同样，腹部推拿既有止泻作用，也有通便作用；推拿治疗月经不调既可调整月经先期，也可调整月经后期。二是调整筋骨的作用，适用于脊柱及四肢病证的推拿治疗。既可通过整复关节治疗筋肌痉挛、疼痛，也可通过缓解筋肌痉挛调整关节错位，即"骨正筋自柔"和"筋柔骨自正"。三是形神俱调的作用，推拿治疗疾病时，同时对患者的身心情绪也有良好的调整。

二、推拿治疗技术特点

1. 自然疗法 推拿治疗依靠医者的手法操作来消除病痛，缓解或治愈病证，具有低成本、无污染、消耗资源少、经济实用、疗效确切、无毒副作用等优点，是一种绿色、低碳的治疗技术，便于推广应用。

2. 力量与技巧的完美结合 手法操作的作用点、作用力大小、作用力方向是推拿治疗必须具备的三个要素，也是推拿取效的关键。手法的作用点必须与疾病症结所在和治疗重点部位相符合；手法的作用力大小必须与解决疾病症结所需的手法力度和患者的耐受度相符合，使手法作用力直达病所；作用力方向必须与疾病症结所在部位和人体解剖结构相符合。推拿治疗过程中，既强调手法的功力到位（作用力的方向与大小）、深透（作用力的层次与时间），又强调功力与技巧完美结合，做到手法的持久、有力、均匀、柔和、深透，以患者感觉手法舒适为度，切忌蛮力。正如《医宗金鉴·正骨心法要旨》所曰："法之所施，使患者不知其苦，方称为手法也。"

3. 诊治同步 推拿治疗除诊断必须的触诊之外，还具有随治而诊、诊治同步的特点。推拿治疗过程中，根据指下触摸到的阳性体征、病理改变，如筋结、痉挛、条索状物，可随时修正诊断，调整手法施术的部位，使治疗部位更明确，治疗重点更突出，以提高临床疗效。正如《医宗金鉴·正骨心法要旨》所曰："一旦临证，机触于外，巧生于内，手随心转，法从手出。"

4. 内病外治 《素问·举痛论》曰："寒气客于背俞之脉则脉泣，脉泣则血虚，血虚则痛，其俞注于心，故相应而痛。按之则热气至，热气至则痛止也。"说明了外部触摸可诊断脏腑病变、脏腑疾患与脊柱相关、外部推拿可治疗脏腑病证。如临床上按揉胸椎 7～9 左侧椎旁能治疗胃痛，调整胸 12～腰 1 后关节可以缓解小腹胀。

5. 膏摩为助　在推拿治疗过程中，根据病证性质选用相应介质涂搽在治疗局部并配合手法操作的方法称为膏摩法。推拿治疗时应辨证选用介质，不仅可发挥药物的治疗作用，而且可增强润滑作用，保护受术者皮肤，有利于手法操作，进而提高临床疗效。正如《圣济总录·治法》所曰："若疗伤寒以白膏摩体，手当千遍，药力乃行，则摩之用药，又不可不知也。"

6. 稳准巧快　推拿治疗所用的骨关节类手法强调力量与技巧的完美结合，操作时应做到稳、准、巧、快，方能保证手法的安全、有效。

（1）稳　是对手法安全性的要求。手法施术前应排除骨关节类手法的禁忌证，确定适应证，然后根据病情、病位选择相适宜的手法，以确保安全有效。手法施术时应平稳自然、因势利导，避免生硬粗暴，严格限制在关节正常的生理活动范围内。

（2）准　是对手法有效性的要求。手法施术前应明确诊断，确定适应证，辨病、辨证施法。手法施术时应找准扳机点，适时而发，使手法作用力直达病所，以确保手法安全、有效。

（3）巧　是对手法施力方面的要求。手法操作时，应意念集中，以意引气，气力结合，平稳自然，因势利导，以柔克刚，以巧制胜，避免生硬粗暴。

（4）快　是对手法发力方面的要求。手法施术时应"寸劲"发力，轻巧操作，疾发疾收，严格控制发力的时间和大小，不宜过长、过大，做到收发自如。

7. 适应证广　推拿治疗的适用范围非常广泛，几乎涵盖内、外、妇、儿、伤、耳、鼻、喉、眼等临床各科的病证，推拿既有治疗作用，又有预防、保健、康复作用。

三、推拿作用层次特点

1. 推拿作用层次的分类　推拿治疗疾病是通过手法做功的形式来实现的，"深透"是推拿做功的基本要求。人体由外而内依次为皮部、络脉、经脉、经筋、肉和骨。当疾病发生时，其病位有深浅之分，病有新旧之别，症有顽固与否。推拿治疗时应根据病位深浅、病之新旧、症之顽固分为：手法最佳作用层次、次要作用层次、辅助作用层次、不适宜作用层次等。所谓"力达病所"，就是要求手法切中病位，作用于最佳作用层次，手法刺激量不在于大小深浅，"中病即止"，疗效就好；反之，作用于次要作用层次、辅助作用层次，疗效就差。如作用于不适宜作用层次，就有可能导致疗效不佳或无效，甚至发生推拿意外。

2. 不同手法与作用层次　推拿手法直接作用于人体，其深透程度如何，医者可根据所选择的手法、用力大小、接触面积、用力方向、作用时间等来控制。人体组织接受手法作用力，如何产生相适应的生物效应以达到良好疗效，是由手法"深透"到的不同层次组织的生物特性所决定的。同一个手法在操作时，通过调整力量、接触面积、操作时间等，可以作用到不同的层次。一指禅推拿流派有"平、浅、深、陷"四劲之别。平劲手法刺激量最轻，仅作用于皮肤；浅劲手法刺激量介于平劲与深劲之间，作用于肌肉；深劲手法刺激量较重，作用于筋骨；陷劲手法刺激量最大，作用于骨关节及深层。

不同的手法操作形式，其基本操作所作用到的层次也不同。一般来说，作用于表层（皮部）的手法有摩法、推法、擦法等；作用于浅层（络脉）的手法有揉法、捻法等；作用于深层（经脉、经筋）的手法有𢱊法、一指禅推法、按法、拿法、搓法、弹拨法等；而运动关节类手法，如拔伸法、摇法、扳法、抖法等可作用于骨关节。

3. 手法作用层次的原则　手法作用的范围和层次是由病变部位大小、深浅以及牵涉范围大小等来决定的。凡病变部位小者，手法作用范围宜小不宜大；病变部位大者，手法作用范围宜大不宜小。凡病变部位较浅表者，手法操作以平面用力为主，手法作用层次较浅；病变部位较深者，手法操作以平面用力和垂直用力兼用，手法作用层次较深；病变部位深层者，手法操作以垂直用力为主，手法作用层次宜深；病变部位在骨缝关节内者，手法操作以理筋整复为主，手法作用层次宜深达关节处。

第二节　推拿治疗的基本要求

一、推拿治疗对医师的基本要求

1. 职业素养要求　推拿医师应树立正确的人生价值观，具有较强的工作责任心和良好的职业道德，面对患者态度要和蔼可亲，仪表端庄，谈吐文雅，举止大方。对工作精益求精，具有吃苦耐劳的敬业精神和团队协作精神，努力提升自己的专业水平。坚持"以疗效为核心，以病人为中心"的推拿服务理念，坚定对中医药学的文化自信。

2. 事先沟通解释　对初次接受推拿治疗或精神紧张的患者，应做好解释工作。治疗前应先与患者进行有效的沟通，讲解在手法治疗过程中的注意事项，以及有可能出现的某些现象或反应，争取患者的信任和配合，消除患者的精神紧张及不必要的顾虑或疑惧心理。对病情比较严重或神经衰弱者应进行解说和安慰，树立战胜疾病的信心。

3. 用心推拿　推拿治疗时，术者要集中精力，避免谈话、说笑，不可漫不经心。推拿医师在治疗过程中还要全神贯注，做到手随意动，功从手出，同时还要密切观察患者对手法的反应（如面部表情的变化、肌肉的紧张度及对被动运动的抵抗程度等），询问患者的自我感觉，根据具体情况随时调整手法操作的方法与强度，避免增加患者的痛苦和不必要的人为损伤。

4. 选择合适体位　手法操作要选择合适的体位。对患者而言，宜选择肌肉放松、呼吸自由，既能维持较长时间，又有利于推拿医生手法操作的体位。对术者来说，宜选择一个有利于手法操作、力量发挥的体位，同时也要做到意到、身到、手到，步法随手法相应变化，保持整个操作过程中身体各部动作的协调一致。

5. 手法操作规范　首先，推拿医师应准确掌握每一手法的动作要领，严格按照规范化的操作进行施术；其次，在治疗过程中具体运用什么手法，应根据疾病的性质、病变的部位而定。推拿手法种类繁多，但是每一个临床推拿医师掌握和习惯使用的手法不一定很多，手法宜精不宜滥，贵专不贵多。

6. 手法力量适当　手法操作必须具备一定的力量，达到一定的刺激阈值，才能激发人体的应答机能，获得良好的治疗效果。力量太过或不及均会影响疗效，故推拿医师在施用手法时，必须根据患者体质、病证、部位等不同情况而灵活地增减，施加适当的力量。

7. 推拿治疗有序　手法操作有一定的顺序，一般从头面→肩背→上肢→胸腹→腰骶→下肢，自上而下，先左后右（或男左女右，即男性患者先操作左侧后操作右侧，女性患者则反之），从前到后，由浅入深，循序渐进，并可依具体病情适当调整。局部治疗，则按手法的主次进行。手法强度的控制要遵循先轻后重、由重到轻、最后结束手法的原则。

8. 操作时间灵活　手法操作时间的长短对疗效有一定的影响。时间过短，往往达不到疗效；时间过长，局部组织有可能产生医源性损伤，或令患者疲劳。所以，操作的时间，要根据患者的病情、体质、病变部位、所应用手法的特点等因素灵活确定。每次治疗一般以 10 ～ 20 分钟为宜，对内科、妇科疾病可适当增加。

9. 手法操作卫生　推拿医师应注意保持个人卫生及工作环境的卫生，经常修剪指甲，手上不得佩带戒指及其他装饰品，以免擦伤患者的皮肤和影响治疗；推拿前后均应洗手，防止交叉感染。天气寒冷时，要注意双手的保暖，以免冷手触及皮肤时引起患者的不适或肌肉紧张。

10. 患者知情同意　术者给异性患者推拿治疗时应有护士或第三方在场，尤其是治疗隐私部位，或对患者造成一定损伤，或有较大风险时，应提前告知并获得患者同意，必要时需要签署知情同意书。

二、推拿治疗对患者的基本要求

1. 卫生、穿着要求　注意个人清洁卫生，衣服潮湿，或身上有汗时不宜推拿，以免损伤皮肤。推拿治疗时应穿棉质衣裤，松紧要适宜，穿脱要方便；不宜穿奇装异服或过度暴露的衣服，不宜穿裙子、连衣裙推拿，以免影响推拿操作；不宜穿昂贵的衣料，以免损坏或污染。

2. 术前准备要求　妥善保管好贵重物品，如钱包、戒指、手表、手链及其他首饰，以防失窃或损坏，造成经济损失。推拿治疗前排空大小便，以防中途硬忍或出现意外。选择合适的体位，以利于推拿操作，配合完成推拿治疗。过饥、过饱、过度疲劳时不宜推拿治疗；精神紧张、大汗淋漓、情绪不稳定时，不宜马上进行推拿，应待缓解后才能操作。

3. 推拿治疗要求　医师做特殊手法操作时，患者应配合操作需要，如进行擦法操作时裸露部分要充分，以免污染衣服，或影响操作。在推拿过程中出现胸闷、心慌、心跳突然加快或减慢、出汗过多等异常情况，应立即告诉医生，以便立即停止推拿，采取相应措施。

4. 术后调护要求　推拿治疗结束后，患者应认真执行医嘱，尽力去除不利于疾病康复的所有因素。起居有规律，改变自己不良生活习惯和饮食习惯。积极配合医师进行必要的功能锻炼。

三、推拿治疗对诊室环境的基本要求

1. 诊室空间合理　诊室内应有合理的空间和回旋余地，治疗床与治疗床之间不宜过度拥挤，以免妨碍推拿操作；卧姿治疗与坐姿治疗最好有独立的空间，以免相互影响。

2. 诊室整洁卫生　保持诊室内整齐清洁，尤其是诊疗台、治疗床、治疗椅上要收拾整洁，保持舒适的诊疗环境。

3. 推拿物品卫生　物品推拿时要用治疗巾，床单、枕套、治疗巾要勤换勤洗，努力创造条件实行一人一单、一人一巾、一单一巾一操作，避免交叉感染。

4. 诊室温度适宜　保持一定的室温，诊室内应配备必需的风扇和取暖设备，有条件者应安装冷暖空调。不宜在温度过低或过高的环境下推拿，以防患者感冒或中暑，同时也影响推拿疗效和推拿操作。

5. 通风照明良好　保持室内良好的通风和照明，按照院内感染防治的要求对诊室实行紫外线消毒。

6. 注意隐私保护　诊室内应设有保护隐私的装置，如移动式挂帘、屏风等，以满足女性患者或特殊人群检查或治疗的需要。

四、推拿治疗对体位的基本要求

推拿时应根据操作手法及受术部位不同选择合适的体位与姿势，包括受术者体位和术者体位。所选体位应保证受术部位肌肉放松以增加手法的深透性，应保证受术者舒适并能维持较长时间接受治疗，应保证术者便于发力和持久操作。

（一）患者体位

患者的推拿体位主要根据病变部位、治疗需要和患者的身体条件等来确定。临床上，患者的体位一般以卧位与坐位为多，立位较少采用。有时根据治疗需要，可以设计一些特殊体位。选择卧位时，注意床的高低，以方便操作，治疗床以能升降为宜。坐位时，也应注意椅子的高低。

1. 卧位

（1）仰卧位　适用于颜面部、胸腹部及四肢前侧等部位的操作。根据治疗需要，可随意调整上肢或下肢的外展、内收、屈曲体位的操作，做肢体屈曲位操作时，宜在屈侧肢体下垫枕，方便手法操作。

（2）俯卧位　适用于肩背、腰臀及上、下肢后侧等部位的操作。根据治疗需要，可随意调整上肢或下肢的外展或屈曲体位的操作。

（3）侧卧位　适用于肩部及上肢外侧或臀部及下肢外侧等部位的操作。根据治疗需要，可随意调整双下肢屈曲位，一侧下肢屈曲、另一侧下肢伸直等体位的操作。腰部斜扳法常采用侧卧位操作。

（4）半卧位　适用于老年人、哮喘、肺气肿及久病体虚患者的操作。主要用于腿、膝、踝等部位操作。

2. 坐位

（1）端坐位　适用于颈、肩、背及上肢等部位的操作。根据治疗需要，可随意调整上肢或下肢体位方便操作。主要用于颈部、肩部、背部或膝部操作。颈部扳法、拿肩井、肩关节摇法、腰部摇法、直腰旋转扳法等常采用此体位。

（2）俯坐位　适用于颈项部及腰背部等部位的操作。根据治疗需要，可随意调整体位方便操作。主要用于颈项部及腰背部手法操作。颈项部及肩背部擦法、肘压法、湿热敷时常采用此体位。

（二）医者体位

1. 医者一般根据手法操作和患者受术部位与体位选择合适的体位。在头面部和胸腹部进行操作时，医者多采用坐位；在肩部操作时，多采用坐位；在颈项部、腰背部及下肢部操作时，医者大多采用站立位。医者为便于操作，在不同体位操作时，或者面对患者，或者侧对患者，或者背对患者。为了方便操作和借助体重以达到省力的目的，医者与患者的距离多以近为宜。

2. 医者在操作过程中，应注意肩手、腰髋、膝踝和足的协调性，根据手法操作的需要，身形、脚步要随时做相应的变换，保持施术过程中全身动作的协调一致。体位、身形、手法的变化还需要与呼吸、意念相配合，做到手随心转、法从手出。

第三节　推拿治疗的适应证与禁忌证

一、推拿治疗的适应证

推拿作为中医外治技术，可用于临床医学、康复医学、预防医学和保健医学，涵盖临床各科。

（一）骨伤科病证

骨伤科脊柱病证：包括落枕、颈椎病、颈椎间盘突出症、寰枢关节失稳、前斜角肌综合征、胸胁迸伤、棘上（间）韧带损伤、脊椎小关节紊乱、急性腰扭伤、慢性腰肌劳损、腰背部肌筋膜炎、第3腰椎横突综合征、腰椎退行性骨关节炎、腰椎滑脱症、腰椎间盘突出症、腰骶部劳损、特发性脊柱侧弯、骶髂关节损伤等。

骨伤科四肢病证：包括肩关节周围炎、冈上肌肌腱炎、肩袖损伤、肱二头肌长头肌腱腱鞘炎、肩峰下滑囊炎、肱骨外上髁炎、桡骨茎突狭窄性腱鞘炎、腕关节扭伤、腱鞘囊肿、腕管综合征、指屈肌腱狭窄性腱鞘炎、指关节扭伤、髋关节滑囊炎、梨状肌综合征、臀上皮神经损伤、膝关节内（外）侧副韧带损伤、半月板损伤、髌骨软化症、髌下脂肪垫劳损、膝关节创伤性滑膜炎、膝骨关节炎、腓肠肌痉挛、踝关节扭伤、踝管综合征、跟痛症等。

（二）内科病证

内科病证包括感冒、咳嗽、头痛、眩晕、不寐、哮喘、胁痛、郁证、胸痹、心悸、胃脘痛、胃下垂、呕吐、呃逆、泄泻、便秘、面瘫、面肌痉挛、淋证、癃闭、阳痿、消渴、痹证、痿证、中风等。

（三）儿科病证

儿科病证包括泄泻、便秘、疳积、厌食、脑性瘫痪、小儿肌性斜颈、咳嗽、哮喘、发热、感冒、遗尿、尿频、惊风、夜啼等。

（四）妇科病证

妇科病证包括月经不调、痛经、闭经、慢性盆腔炎、围绝经期综合征、带下病、产后身痛、产后缺乳、乳痈、乳癖等。

（五）五官科病证

五官科病证包括牙痛、颞下颌关节紊乱综合征、近视、斜视、高眼压症、干眼症、慢性咽炎、喉喑、慢性鼻炎、耳鸣等。

二、推拿治疗的禁忌证

推拿治疗的适应证虽然很广，但推拿治疗疾病时也有一定的局限性，存在着不适宜推拿治疗或推拿治疗有一定潜在风险等情况，即推拿治疗的禁忌证。目前，下列情况被认为是推拿治疗的禁忌证：

1.各种急性传染性疾病（如肝炎等）、感染性疾病、皮肤病（湿疹、癣、疱疹、脓肿），不宜应用推拿治疗。

2.诊断不明确的急性脊柱损伤、寰枢关节半脱位者，不宜应用推拿治疗，有可能加重脊髓损伤的程度。

3.肿瘤、结核（如腰椎结核、髋关节结核等）、化脓性疾病（如化脓性关节炎等）及严重骨质疏松引起的病证，禁用推拿治疗。

4.有血液病或出血倾向者，如血友病、恶性贫血、紫癜或内脏溃疡、穿孔者，应禁用推拿治疗。脑出血的患者，应在出血停止病情稳定后再行推拿治疗。

5.治疗部位有皮肤破损（如烫伤、烧伤、感染）者，不宜应用推拿治疗，以免引起局部感染。

6.有严重心、脑、肺、肾等器质性病变者，禁止推拿治疗。

7.妇女在妊娠期、月经期，其腰骶部和腹部不宜推拿施术，也不宜在四肢感应较强的穴位采取强刺激手法，其他部位需要手法治疗，也应以轻柔舒适手法为宜，以免出现流产和出血过多现象。

8.剧烈运动后、饥饿、极度劳累及体质极度虚弱者，不宜推拿治疗，以免发生晕厥现象。

9.精神疾病患者、醉酒后不能配合者，禁止推拿治疗。

第四节　推拿治疗的施术原则

安全、有效、舒适是推拿治疗的最基本要求。因此，推拿临证施术时应遵循明确诊断、辨证施法、宜精宜少、筋骨并调、直达病所的施术原则，才能保证手法的安全、有效。

一、明确诊断

《医宗金鉴·正骨心法要旨》曰："摸者，用手细细摸其所伤之处，或骨断、骨碎、骨歪、骨整、骨软、骨硬、筋强、筋柔、筋歪、筋正、筋断、筋走、筋粗、筋翻、筋寒、筋热，以及表里虚实，并所患之新旧也。先摸其或为跌仆，或为错闪，或为打撞，然后依法治之。"此时医者已经认识到必须利用望、闻、问、切四诊手段，仔细了解损伤部位，并对局部进行触摸诊断，掌握肌肉受伤后的翻转离合等情况，然后再进行推拿治疗。正确诊断是保证推拿治疗安全、有效的前提和基础。因此，术者在推拿治疗前必须充分利用中医学及现代医学的检查手段，全面了解患者病情，对疾病进行综合分析判断，得出准确的中西医诊断，然后才能辨病、辨证施术。如果术者对疾病的诊断不正确，对疾病的发生发展规律失去了正确的认识，手法就会应用不当，直接影响临床疗效或发生推拿意外。

二、辨证施术

传统推拿医学非常强调辨证施法的重要性。《医宗金鉴·正骨心法要旨》曰："盖一身之骨体，既非一致，而十二经筋之罗列序属，又各不同，故必素知其体相，识其部位，一旦临证，机触于外，巧生于内，手随心转，法从手出。"因此，推拿治疗时应辨病、辨证施术。根据患者病变部位、病情的不同，或同一疾病所处的病理阶段不同，术者采取相适宜的推拿手法进行施术。

三、宜精宜少

目前临床常用的推拿手法有30余种，术者应根据患者的体质、病证、病性、病位等不同，选择适宜的手法进行施术。施术手法的数量不在多，宜精宜少，直达病所，从而提高临床疗效。

四、筋骨并调

中医学认为，"骨错缝、筋出槽"是骨伤科病证的基本病机。人体的各种急慢性筋骨损伤，首先是筋伤引起骨错缝，进而骨错缝又导致筋伤，最后形成筋骨并伤的病理改变。因此，临床治疗骨伤科病证时，既要理筋，又要整骨，达到骨正筋柔，筋柔骨正的治疗效果。既不能一味片面强调"正骨手法"的应用，亦不能一味片面强调理筋手法的应用。临床应用手法时，应辨病或辨证施法，达到筋骨并调的目的。正如《素问·调经论》曰："病在筋，调之筋，病在骨，调之骨。"

五、直达病所

推拿治疗骨伤科病证特别强调手法作用力一定要直达病所，才能发挥较好的治疗效果。推拿治疗关节错缝等病证时，一定让手法作用力作用于病变关节处，才能起到整复关节、纠正错位的作用；治疗软组织损伤等病证时，阿是穴常常是软组织损伤的部位或疾病的反应点。因此，抓住阿是穴是推拿治疗的关键，可使手法直达病所，提高临床疗效。临床阿是穴所在部位有很多的病理表现形式，常见的有痛觉过敏、痛觉减退、痛性结节、条索状的反应物等。

第五节　推拿意外情况的预防与处理

一、推拿意外情况的预防

1. 初诊时对患者的疾病性质及身体状况全面了解，做出科学的评估，提高诊断的正确率，避免误诊、误治是预防的前提。

2. 医患沟通欠缺，诊断不明确，对病情不了解、不熟悉，手法使用不当，治前、治中、治后再评估不到位，对潜在风险估计不足，是导致意外情况发生的根源。

3. 加强医患沟通，提高疾病的诊断与鉴别诊断能力，坚持治前、治中、治后再评估，熟练掌握手法操作程序，选择合适的手法、合适的体位，及时评估手法反应，提高洞察潜在风险的能力，果断阻止风险苗头，是预防意外情况发生的关键。

二、推拿意外情况的处理

（一）晕厥

晕厥是指在推拿治疗过程中，突然出现头晕目眩、心慌气短、胸闷泛恶。严重者四肢厥冷，出冷汗，甚至出现昏厥、晕倒等症状。

1. 发生原因

（1）患者精神过度紧张；或体质特别虚弱；或饥饿状态；或过度劳累，大量出汗后虚脱。

（2）治疗时患者体位不适；医者操作时手法力度过重、刺激过强。

2. 处理方法

（1）立即终止手法操作；采取平卧位或头低足高位休息，可配合掐人中、十宣，拿肩井、合谷等。

（2）若出现心慌气短、面色苍白、出冷汗等症状时，嘱患者口服温糖水；必要时用50%葡萄糖注射液静脉推注。

（3）严重者请内科会诊治疗。

（二）瘀斑

瘀斑是指推拿治疗中及治疗后，治疗部位局限性皮下出血，导致瘀斑或血肿形成。

1. 发生原因

（1）手法操作力度过重，或刺激量过大，或操作时间过长。

（2）患者有出血或凝血功能障碍。

2. 处理方法

（1）局部小块瘀斑，一般无须处理，可自然吸收。

（2）血肿明显者，首先采取冰敷，使血管收缩止血，冰敷时间不宜超过 8 分钟；视出血程度在 24 ～ 48 小时后予以湿热敷，以消散瘀肿，促进血肿吸收。

（3）对有出血或凝血功能障碍者，立即终止推拿治疗。

（三）疼痛

疼痛是指患者推拿治疗后，局部皮肤出现疼痛、肿胀等不适感；或原有病变部位疼痛加重。

1. 发生原因

（1）手法不熟练，动作生硬；或施术部位出汗潮湿；或施术时间过长，手法刺激强度过大。

（2）患者初次接受推拿治疗；或病情正处于急性期发作阶段。

2. 处理方法

（1）一般无须特别处理，经休息后疼痛可自行消失。

（2）若疼痛剧烈者，可临时服用非甾体抗炎止痛药，局部配合湿热敷。

（3）原有病变部位疼痛加重，首先应对症处理，必要时做相关检查，排除其他原因。

（四）肋骨骨折

肋骨骨折是指在脊柱部位推拿过程中，由于手法操作用力不当，可由直接或间接暴力所致，导致 1 根或数根肋骨同时骨折。

1. 发生原因

（1）老年人、有骨质疏松者，或有骨性病变及骨折假性愈合者，容易受外力作用引起骨折。

（2）按压部位过度偏离脊柱，作用部位偏于胸廓，胸腔前后径明显变窄，导致肋骨腋侧缘骨折。

（3）操作时手法生硬粗暴，用力过大、过猛或突然用力，超过肋骨所能承受的力度造成骨折。

2. 处理方法

（1）立即停止手法操作，采取健侧卧位，安抚患者，安定情绪。

（2）单纯性肋骨骨折无移位者，因有肋间肌维护固定，可采用胶布外固定胸廓，防止断端发生移位，减轻胸壁呼吸运动引起的疼痛。静养休息至临床愈合。

（3）骨折合并胸部并发症，出现胸闷、气急、呼吸短浅，甚至咯血、皮下气肿时，及时转骨科或胸外科治疗。

（五）肩关节脱位

肩关节脱位是指肩部推拿过程中，由于手法操作不当，超越了肩关节所能承受的活动范围而造成关节脱位。以盂下脱位和前脱位多见。

1. 发生原因

（1）肩关节退变严重，或周围韧带薄弱，或有习惯性肩关节脱位史。

（2）推拿操作时手法用力过大过猛，或运动关节类手法操作不当，超越了关节所能承受的范围而造成脱位。

（3）行麻醉下肩关节粘连松解术时，为求松解效果，或外旋、外展被动运动操作不规范，或幅度过大导致脱位。

2. 处理方法

（1）立即停止推拿，采用肩关节脱位常规复位法，即足蹬手牵拔伸旋转复位法，如复位成功（即关节活动恢复），疼痛明显减轻，采用三角巾托肘悬吊固定，有助于康复和防止再脱位的发生。

（2）若复位后仍有疼痛、活动功能障碍者，可做 X 线摄片检查，以明确是否有肱骨大结节撕脱性骨折。

（3）若出现肩关节脱位合并肱骨大结节骨折者，立即转诊骨科手术治疗。

治疗篇

扫一扫，查阅本章数字资源，含PPT、音视频、图片等

第一节 概 述

推拿治疗脊柱病证主要是以解剖学为基础进行手法施术。因此，熟悉和掌握脊柱的应用解剖是脊柱病证诊疗的前提。脊柱病证推拿既要在中医理论指导下，又要结合现代医学知识，运用望、闻、问、切或视、触、叩、听等检查方法，配合辅助检查，辨明症因，明确诊断，审因论治，方能取得较好的临床疗效。临证时应根据主诉、病史、症状、体征及全身情况，结合辅助检查（X线、CT、MRI、造影等），加以综合分析判断，得出正确的诊断，以为脊柱病证推拿奠定基础。现将脊柱常用检查方法、推拿施术要点简述如下：

一、脊柱病证常用检查

（一）脊柱活动度检查

1. 颈部中立位为面向前，眼平视，下颌内收。颈部活动度为：前屈 35°～45°，后伸 35°～45°，左右侧屈各 45°，左右旋转各 60°～80°。

2. 腰部中立位不易确定，测量数值不易准确，患者直立，向前弯腰，正常时中指尖可达足面，腰呈弧形，一般称为 90°。其活动度为：前屈 90°，后伸 30°，左右侧屈各 30°，左右旋转各 30°（左右旋转的角度，应固定骨盆依据脊柱旋转后两肩连线与骨盆横径所成角度计算）。

（二）脊柱常见压痛点的检查

患者取站位或卧位，沿棘突、棘突间、棘突旁寻找压痛点。肩胛骨内上角平对第 2 胸椎，肩胛骨下角平对第 7 胸椎，第 12 肋与胸椎交角平对第 12 胸椎，髂嵴最高点的连线平对第 4 腰椎棘突，髂后上棘连线平对腰骶关节，骶髂关节平对第 2 骶椎平面。

1. 两个及两个以上棘突连线上有浅压痛，常见于棘上韧带损伤。

2. 两个棘突之间有深压痛，常见于棘间韧带损伤。

3. 单个棘突顶端有浅压痛，常见于棘突骨膜炎。

4. 腰椎横突旁有压痛和肥厚感，或触及肌痉挛，或触及索状结节，常见于腰肌筋膜劳损。

5. 腰背部肌肉痉挛，或在肌肉的附着处有压痛，常见于腰背肌劳损。

6. 腰椎棘突旁有深压痛、叩击痛，伴有下肢放射性疼痛，常见于腰椎间盘突出症。

7. 腰部酸痛，用拳叩击腰部反觉舒适，腰部无压痛或压痛不明显，常见于子宫后倾、肾下垂

等引起的腰痛。

8.腰背部压痛点，应注意区别是否为内脏疾病在腰背部的反射性疼痛。如心脏疾患可在左侧心俞处有压痛，肝胆疾患可在右侧肝俞、胆俞处压痛。

（三）脊柱常用特殊检查

1.椎间孔挤压试验 患者端坐，头后仰位，头向患侧侧屈，检查者在患者后面用双手按住头顶向下施加压力，如该侧上肢发生放射性疼痛则为阳性，多见于神经根型颈椎病。

2.臂丛神经牵拉试验 患者颈部前屈，检查者一手放于头部患侧，另一手握住患肢的腕部，向反方向牵拉，如感觉患肢有疼痛、麻木则为阳性，多见于神经根型颈椎病。

3.屈颈试验 患者仰卧，也可端坐或者直立位，检查者一手置于患者胸部前，另一手置于枕后，缓慢用力上抬其头部，使颈前屈，若下肢出现放射痛，则为阳性，多见于腰椎间盘突出症。

4.旋颈试验 又称椎动脉扭曲试验。患者坐位，头略后仰，并自动向左、右做旋颈动作。若患者出现头昏、头痛、视力模糊症状为阳性，多见于椎动脉型颈椎病。

5.挺腹试验 患者仰卧，双手放于腹部或两侧，以头部及两足跟为着力点，将腰部和臀部向上抬起，若出现腰痛或下肢放射痛为阳性，提示脊神经根受压，多见于腰椎间盘突出症。

6.骨盆分离试验 患者仰卧，医者两手分别置于两侧髂前上棘前面，两手同时向外下方推压，若骨盆以及骶髂关节出现疼痛为阳性，提示骨盆骨折或骶髂关节病变。

7.直腿抬高试验 患者仰卧，检查者一手握住患者踝部，另一手置于膝关节上方，使膝关节保持伸直位，抬高到一定角度，若在70°以下患者下肢出现放射性疼痛或麻木或原有的疼痛或麻木加重为阳性，提示脊神经根受压，多见于腰椎间盘突出症。

8.直腿抬高加强试验 又称足背伸试验、Bragard征。直腿抬高至下肢出现放射性疼痛或麻木时，降低5°～10°，直至疼痛减轻或消失，再突然使足背伸，又可引起下肢放射性疼痛为阳性，多见于腰椎间盘突出症。直腿抬高加强试验对于因肌肉等因素引起的病变常为阴性，因此对鉴别椎间盘突出引起的神经根压迫特异性高于直腿抬高试验

9.床边试验 患者仰卧，医者将其移至检查床边，一侧臀部放在床外，让该侧的腿在床边下垂，医者按压此腿使髋后伸，同时按压患者另一侧腿的膝关节，使之尽量屈髋、屈膝，使大腿靠近腹壁，若骶髂关节发生疼痛则为阳性，提示骶髂关节病变。

10.跟臀试验 患者俯卧，两下肢伸直，检查者握住足踝部，屈曲其膝关节，使足跟接触到臀部，若出现腰骶部疼痛或骨盆及腰部随之抬起为阳性，提示腰椎或腰骶关节病变。

（四）常用神经系统检查

1.感觉系统检查

（1）浅感觉 分为温觉、痛觉和触觉。检查温觉时，分别以盛冷水（5～10℃）和热水（40～45℃）的两个试管，接触患者皮肤，询问其感觉。检查痛觉则以针尖轻刺皮肤，确定痛觉消失、减退和过敏区域，检查时注意掌握刺激强度，可从无痛觉区向正常区检查，自上而下，两侧相应位置对比。检查触觉则以棉签或软纸条轻触患者皮肤，询问其感觉。

（2）深感觉 分为位置觉、振动觉、实体感觉、两点分辨觉。检查位置觉时，嘱患者闭目，医者用手指从两侧轻轻夹住患者的手指或足趾，做屈伸运动，询问患者被夹指的名称和运动的方向。检查振动觉时，将音叉振动后放在患者骨突的部位，询问患者有无振动感及其持续时间。实体感觉检查时，嘱患者闭目，用手触摸分辨物体的大小、形状、方向、硬度等。检查两点分辨觉

时，嘱患者闭目，以圆规的两个尖端触及身体的不同部位，测定患者分辨两点间距离的能力。

神经感觉的检查，有助于确定神经损害的部位。神经根损害时，深、浅感觉均异常，其范围与脊髓神经根的节段分布一致，常伴有放射痛、麻木感和感觉缺乏。神经干损害时，深、浅感觉均受累，其范围与损伤神经的感觉分布区相致。脊髓横断性损害时，损害节段以下深、浅感觉均受累。半侧脊髓损害时，损害节段以下对侧痛觉、温觉，同侧深感觉受累，触觉往往正常。

2. 神经反射检查

（1）浅反射检查　直接刺激皮肤、黏膜或角膜等引起的反射称为浅反射，推拿临床上常用的浅反射有腹壁反射、提睾反射、肛门反射等。

①腹壁反射：检查时患者仰卧，下肢稍屈曲，使腹壁松弛，然后医师用钝头竹签分别沿肋缘下（第7、8节胸髓）、脐平（第9、10节胸髓）及腹股沟上（第11、12节胸髓）的方向，由外向内轻划两侧腹壁皮肤，分别称为上、中、下腹壁反射。正常反应是上部、中部或下部的腹肌收缩。反射消失分别见于上述不同平面的胸髓病损。

②提睾反射：医师用竹签由下而上轻划股内侧上方皮肤，可引起同侧提睾肌收缩，睾丸上提。双侧反射消失为第1、2节腰髓病损。

③肛门反射：医师用大头针轻划肛门周围皮肤，可引起肛门外括约肌收缩。反射障碍为第4、5节骶髓或肛尾神经损伤。

（2）深反射检查　刺激肌腱、骨膜等经深部感受器完成的反射称为深反射。推拿临床上常用的有肱二头肌反射、肱三头肌反射、桡骨膜反射、膝反射、跟腱反射等。检查时患者要配合，肢体肌肉要放松。检查时叩击力量要均等，两侧要进行对比。

反射强度一般分为以下几级：

0级：反射消失。

1级：肌肉收缩存在，但无相应关节活动，为反射减弱。

2级：肌肉收缩并导致关节活动，为正常反应。

3级：反射增强，可为正常或病理状况。

4级：反射亢进并伴有阵挛，为病理状况。

①肱二头肌反射：患者前臂弯曲，医师以左手拇指置于患者肘部肱二头肌腱上，然后右手持叩诊锤叩击左手拇指，可使肱二头肌收缩，前臂快速弯曲。反射中枢为第5、6节颈髓。

②肱三头肌反射：患者外展上臂，半屈肘关节，医师用左手托住其前臂，右手用叩诊锤直接叩击鹰嘴上方的肱三头肌腱，可使肱三头肌收缩，引起前臂伸展。反射中枢为第6、7节颈髓。

③桡骨膜反射：患者前臂置于半屈半旋前位，医师以左手托住其腕部，并使腕关节自然下垂，随即以叩诊锤叩击桡骨茎突，可引起肱桡肌收缩，发生屈肘和前臂旋前动作，反射中枢在第5、6节颈髓。

④膝腱反射：坐位检查时，患者小腿完全松弛下垂与大腿成直角；卧位检查则患者侧卧，医师以左手托起其膝关节使之屈曲约120°，用右手持叩诊锤叩击膝盖髌骨下方股四头肌腱，可引起小腿伸展。反射中枢在第2～4节腰髓。

（3）病理反射检查　患者因中枢神经损害时，亦会出现一些病理反射，推拿临床常见的病理反射有下列几项：

①霍夫曼（Hoffmann）征：医师左手托住患者一侧腕部，并使腕关节略背曲，各手指轻度屈曲，并以右手示、中两指夹住患者中指远侧指间关节，以拇指快速弹压被夹住的患者中指指甲，引起诸手指的掌屈反应为阳性，提示锥体束受损。

②巴彬斯基（Babinsk）征：患者仰卧，下肢伸直，医师手持被检查踝部，用钝头竹签划足底外侧缘，由后向前至小趾跟部并转向内侧，正常反应为呈跖屈曲，阳性反应为蹬趾背伸，余趾呈扇形展开，提示有锥体束损害。

③查多克（Chaddock）征：患者仰卧，下肢伸直，医师手持被检查踝部，用竹签在外踝下方足背外缘，由后向前划至跖趾关节处，反应同上为阳性。提示有锥体束损害。

④奥本海姆（Oppenheim）征：患者仰卧，下肢伸直，医师以拇指及示指用力沿患者胫骨前缘从上而下滑压，反应同上为阳性。提示有锥体束损害。

⑤戈登（Gardn）征：患者仰卧，医师用力捏压腓肠肌，反应同上为阳性。

⑥踝阵挛：医师一手托住腘窝，一手握足，用力使其踝关节突然背伸，然后放松，可以产生踝关节连续、交替的屈伸运动，则反应为阳性。

⑦髌阵挛：患者仰卧，医师以拇、示二指抵住髌骨上缘，用力向下急促推动髌骨。然后放松，引起髌骨连续、交替的上下移动为阳性。

对患者神经反射的检查必须进行两侧对比，对称性的反射增强或减弱，不一定是神经损害的临床表现，不对称性的神经反射增强或减弱，才更有临床意义。

3. 肌力、肌张力及肌容积检查

（1）肌力　肌力是指肌肉收缩时的力量，在临床上分为以下六级。

0 级：肌肉无收缩。

1 级：肌肉有微弱收缩，但不能移动关节。

2 级：肌肉收缩可以带动关节水平方向运动，但不能对抗地球引力。

3 级：能对抗地球引力移动关节，但不能对抗阻力。

4 级：能对抗一定强度的阻力。

5 级：能对抗较大强度的阻力移动肢体。

肌力检查时一般嘱患者做抗阻力的运动，来大致判断肌力的强弱，如检查肱二头肌肌力时，患者取坐位，医师位于其前方，以一手握住患者腕关节，嘱患者做屈肘运动，医师施以对抗力量，观察肱二头肌肌力的强弱。

（2）肌张力　肌张力是指在静止状态时肌肉所保持的一定程度的紧张度。检查时嘱患者放松检查部位，医师用手轻捏所检查肌肉以体验其硬度。肌张力降低时，肌肉松软；肌张力增高时，肌肉紧张。

（3）肌容积检查　采用周径测量法，判断有无肌萎缩或肿胀。

二、脊柱病证推拿施术要点

脊柱病证多为急、慢性损伤，临床表现有肿胀、疼痛、麻木及功能障碍等。因此，选择适宜的推拿治疗方法，可使疼痛消除，恢复其正常的功能活动。

（一）施术原则

推拿治疗脊柱病证具有较好的疗效，但手法操作时须刚柔相济、急则治标、缓则治本、标本同治。临床主要以活血止痛、舒筋通络、松解粘连、理筋整复及功能恢复为治疗原则。

（二）施术体位

患者取坐位、俯卧位、仰卧位和侧卧位。坐位适合颈椎或胸椎节段的治疗，俯卧位适合整个腰背部的治疗，仰卧位适合胸腰部的治疗，侧卧位适合腰部扳法的操作。

（三）常用手法、穴位及部位推拿

1. 常用手法　脊柱病证推拿常用手法有㨰法、拿法、按法、揉法、弹拨法、推法、拍法、一指禅推法、擦法、扳法、拔伸法及摇法等。手法操作宜刚柔相济，轻重适宜。

2. 常用穴位　华佗夹脊、风池、风府、天柱、大椎、肩井、天宗、肾俞、大肠俞、关元俞、环跳、居髎、阿是穴等穴。其中，阿是穴常见于棘突的顶部及上下左右、棘突旁2cm的关节囊、横突尖部、腰骶部、骶髂关节、髂嵴唇、梨状肌及出口、臀中肌的起止点、臀上皮神经的分布区、髂胫束、坐骨结节、臀横纹的出口。

3. 常用部位推拿　脊柱推拿分区包括颈肩部、胸背部、腰骶部。颈肩部推拿治疗应以轻柔和缓的手法为主，配合调整颈椎关节为宜；胸背部推拿治疗应在放松的基础上，以调整胸椎关节为宜；腰骶部推拿治疗应在放松的基础上，以调整腰骶关节为宜。

（四）骨关节类手法的应用原则

骨关节类手法具有疗效独特和潜在风险共存的特点，临床应用时首先必须遵循关节解剖学原则及整体性原则，才能保证手法的安全、有效。所谓关节解剖学原则是指给关节做被动运动时必须在关节的固有运动方向和生理活动范围内进行；所谓整体性原则是指手法操作时要考虑到对邻近组织及全身系统器官的影响。操作时应做到稳、准、巧、快，不可使用暴力和蛮力，不可强求关节弹响声，以保证推拿疗法的安全、有效。

对诊断不明确，有脊柱外伤、结核、肿瘤及脊髓损害等表现者，禁用骨关节类手法；对严重骨质增生、强直性脊柱炎、类风湿关节炎、严重骨质疏松、腰椎间盘突出伴有严重侧隐窝狭窄者，慎用此类手法。

第二节　脊柱病证推拿

一、落枕

落枕（Stiff Neck）是指睡醒后颈部出现以酸痛、颈项僵硬、活动不利等为主要临床表现的疾病。本病多见于青壮年，男性多于女性，冬春季节发病率较高。若经常性落枕，可能是颈椎病前期症状。本病轻者数日可愈，重者疼痛剧烈，甚至迁延数周不愈，影响工作和生活。本病属中医学"项筋急"范畴。

【应用解剖】

颈部可做前屈、后伸，左、右旋转，左、右侧屈及环旋7个方向的运动。颈部的肌群包括颈阔肌、胸锁乳突肌、斜方肌、头夹肌、半棘肌、肩胛提肌等，以脊柱为中轴呈对称性分布，主司头和颈肩部各种运动。本病主要与斜角肌和胸锁乳突肌关系密切（图5-1）。

1. 斜角肌　斜角肌由前斜角肌、中斜角肌、后斜角肌组成，由颈5、6脊神经前支支配。前斜角肌起于第3颈椎至第6颈椎横突前结节，止于第1肋骨上缘内侧；中斜角肌起于第2颈椎至第7颈椎横突后结节，止于第1肋骨上缘外侧；后斜角肌起于第5颈椎至第7颈椎横突后结节，止于第2肋骨侧面。中斜角肌参与颈椎侧屈、侧旋和前屈运动。

2. 胸锁乳突肌　起于胸骨柄前面和锁骨的胸骨端，止于颞骨乳突。一侧胸锁乳突肌收缩，使头向同侧侧屈，脸转向对侧；两侧同时收缩，作用于寰枕关节额状轴后面时使头后伸，作用于寰枕关节额状轴前面时使头前屈。

3. 颈部韧带　颈部韧带主要有棘上韧带和棘间韧带，棘上韧带起于下项线，附着于棘突之上，又称项韧带；棘间韧带位于两个棘突之间，具有加强颈椎稳定性的作用（图 5-2）。

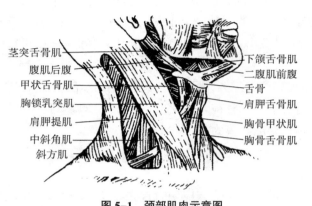

图 5-1　颈部肌肉示意图

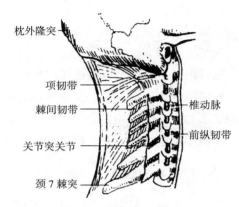

图 5-2　颈椎韧带示意图

4. 项部筋膜　项部筋膜位于浅筋膜及颈阔肌的深面，各处厚薄不一，围绕颈项部的肌肉、器官，并在血管和神经周围形成纤维鞘，以维护其完整性而起保护作用。

【病因病机】

1. 颈部肌肉损伤　因睡眠时枕头过高、过低或过硬，或睡卧姿势不良，枕头过度偏转等因素，使头颈处于过伸或过屈状态，引起颈部一侧肌肉长时间受到牵拉紧张，使颈椎小关节扭错，处于过度紧张状态而发生静力性损伤，损伤往往以累及一侧软组织为主；或某种原因导致头颈扭闪，肌肉强烈收缩或被牵拉，导致颈肌纤维或韧带等组织发生损伤；或汽车突然急刹车而致颈椎快速前后摆动导致损伤。临床主要以肌肉痉挛、局部疼痛及活动受限等为主要表现。

2. 风寒湿邪侵袭　睡眠时受寒，盛夏贪凉，使颈背部肌肉保护性痉挛，或两侧肌张力不对称，以致僵硬疼痛不适，活动不利。

中医学认为，素体虚弱，缺乏筋肉锻炼，气血不足，循行不畅，筋肉舒缩活动失调，或夜寐颈项部外露，复遭风寒侵袭，致使经络不舒，气血凝滞，筋络痹阻，僵凝疼痛而发病。《伤科汇纂·旋台骨》中有"因挫闪及失枕项强痛者"的记载。因此，颈部突然扭转或肩扛重物，或经常低头工作，颈肌慢性劳损，致使颈部筋肌扭伤、痉挛，也是导致本病的原因之一。

【诊断】

1. 病史　有颈部肌肉损伤史，或颈项部受风寒史。

2. 症状

（1）疼痛　颈项部疼痛，疼痛向患肩、项背部牵掣放射，动则症状加重。

（2）活动受限　头歪向患侧，颈部功能活动明显受限，主动、被动活动均受牵掣。

3. 体征

（1）肌痉挛　患侧肌肉痉挛，触之呈条状或块状，常累及胸锁乳突肌、斜角肌或肩胛提肌。

（2）局部压痛　若在胸锁乳突肌处有肌张力增高感和压痛者，为胸锁乳突肌损伤；在锁骨外

1/3 处（肩井穴）或肩胛骨内侧缘有肌紧张感和压痛者，为斜方肌、斜角肌损伤；在上三个颈椎棘突旁和同侧肩胛骨内上角处有肌紧张感和压痛者，为肩胛提肌损伤。

（3）活动受限　颈部功能活动受限，尤以左右旋转时颈部活动受限最为明显，甚至要转动身体才能左右视物；严重者颈椎各方向活动均受限。

（4）特殊检查　椎间孔挤压试验、臂丛神经牵拉试验均为阴性。

3. 辅助检查　X 线检查未见明显异常，少数患者可见颈椎生理曲度变直、椎体前缘轻度骨质增生改变等。

【鉴别诊断】

1. 颈椎小关节错缝　本病表现为起病急、颈项强直、疼痛剧烈及活动受限。可触及病变颈椎棘突一侧隆起或偏歪。X 线检查可见生理曲度变直等改变。

2. 颈项部肌筋膜炎　颈肩部广泛疼痛、酸胀，肌肉僵硬板滞，或有沉重感、麻木感，颈椎后伸活动受限明显。可触及变性的肌筋膜及纤维小结，有筋膜摩擦音。X 线检查可见颈椎侧弯、棘突偏离中线及椎间隙左右不等宽等表现。

3. 寰枢关节半脱位　寰枕段疼痛、僵直，颈椎活动受限。颈椎张口正位片可见寰枢关节间隙改变，或齿状突与寰椎侧块的间隙不对称，或一侧间隙消失等表现。

【治疗】

1. 治法　舒筋活血，解痉止痛。

2. 手法　㨰法、拿法、按法、揉法、弹拨法、拔伸法、摇法、扳法、擦法、拍法。

3. 取穴与部位　落枕、风池、天柱、天宗、颈夹脊、肩外俞、阿是穴、颈肩部。

4. 操作

（1）㨰摇颈肩部　患者取端坐位，医者用小鱼际㨰法在其患侧颈肩部轻柔施术，同时配合颈部轻缓的屈伸和旋转活动。操作约 3 分钟，以促进局部气血运行。

（2）拿拨颈肩部　医者提拿颈项及肩部，并弹拨局部痉挛的肌束，手法力度宜轻。操作约 2 分钟，以舒筋活血。

（3）按揉穴位　医者用拇指或中指按揉落枕、风池、天柱、天宗、颈夹脊、肩外俞、阿是穴，以得气为度。操作约 5 分钟，以激发经气，温经通络。

（4）揉拿、弹拨痉挛肌束　医者根据压痛点及肌痉挛的部位，分别在痉挛肌肉的起止点和肌腹部用按揉法、拿法、弹拨法施术。操作约 3 分钟，以解痉止痛。

（5）拔伸摇颈　患者自然放松颈部，医者一手托住患者下颌，另一手托住枕后部，双手同时用力向上牵拉拔伸，边做拔伸，边做颈部前屈、后伸动作数次，再缓慢左右摇颈 5 ~ 10 次，以解痉通络。

（6）旋转提颈　对颈椎后关节有侧偏、压痛者，在颈部微前屈的状态下，医者以一手拇指按于压痛点处，另一手托住其下颌部，向患侧旋转至有一定阻力感时，再快速、小幅度的向上提拉颈椎，以整复后关节错缝。

（7）擦拍肩背　医者沿患侧肌纤维走行方向做擦法，再轻轻拍打、叩击肩背部 10 次。

【预防调护】

1. 注意颈项部的保暖，避免长期低头工作或颈部外伤。

2.选择高度和硬度合适的枕头，纠正不良的睡眠姿势。

3.适当进行颈项部肌肉的功能锻炼。

【临证提要】

1.推拿治疗时力量宜轻柔，忌用强刺激手法。

2.颈部活动功能受限涉及主动肌收缩不能和拮抗肌拮抗两个方面，推拿治疗时既要考虑主动肌因素，又要考虑拮抗肌因素，须两者兼顾。

3.对反复落枕，或落枕 1 周症状未明显改善者，须做 X 线检查以明确诊断。

4.对落枕后疼痛剧烈者，可先以手法强刺激天宗、手三里、后溪等穴后，嘱患者配合颈项部的主动运动，待疼痛缓解后再行常规推拿治疗。

二、颈椎病

颈椎病（Cervical Spondylosis）是指颈椎间盘及其继发性椎间关节退行性变所致脊髓、神经、血管损害而出现相应症状和体征的疾病。临床常表现为颈、肩臂、肩胛上背及胸前区疼痛，手臂麻木，肌肉萎缩，甚至瘫痪。轻者头、颈、肩臂麻木疼痛，重者可致肢体酸软无力，甚至大小便失禁、瘫痪。临床常分为颈型、神经根型、脊髓型、椎动脉型、交感神经型和混合型。本病好发年龄为 30 ～ 60 岁，颈椎病好发部位以 C5 ～ C6 最常见，其次 C4 ～ C5、C6 ～ C7。近年来，本病的发病率较高，有明显低龄化趋势。本病属于中医学"项痹""眩晕""痿证""头痛"等范畴。

【应用解剖】

1. 寰枕关节　由枕骨隆突与寰椎的上关节凹构成水平面关节，依赖寰枕筋膜维系其稳定，可有轻度侧偏运动，寰椎侧块的横突孔供椎动脉穿出。该关节有 C1 脊神经根、椎动脉经过，易受刺激或挤压产生相应症状。

2. 寰枢关节　由寰椎和枢椎齿状突构成的复合关节，寰椎环绕齿状突可做旋转运动。该关节没有椎间孔，C2 神经根从关节间隙穿出，易受挤压、刺激而发生疼痛。

3. 枕下三角　由头后大直肌、头后小直肌、头上斜肌、头下斜肌四块肌肉构成，位于寰枢关节的外侧，左右各一。枕大神经、枕小神经、耳大神经、耳小神经、椎动脉从该三角区经过，易受刺激、挤压而产生相应组织分布区域症状。

4. 关节突关节　由上位椎体的下关节突与下位椎体的上关节突及关节囊构成，左右各一。起到稳定脊柱，引导脊柱旋转、屈伸、侧屈的作用。当该关节发生紊乱、错缝、滑膜嵌顿时，则可产生疼痛、运动功能障碍。

5. 钩椎关节　由 C3 ～ C7 椎体的钩突与上位椎体的下唇缘构成，左右各一。其相邻的组织有椎动脉、神经根、脊膜后支和交感神经丛等。当钩椎关节增生时，可压迫、刺激相邻组织而产生症状。

6. 椎管　由椎体后缘、椎弓及后纵韧带、黄韧带构成，供脊髓通行的管道。当椎间盘髓核膨出、突出、脱出，黄韧带肥厚则形成软性椎管狭窄；椎体后缘骨质增生则形成硬性椎管狭窄，产生相应症状。

7. 横突孔　第 6 颈椎至寰椎的两侧均有横突孔，有保护椎动脉的作用。椎动脉自第 6 颈椎横突孔进入向上直行，穿出寰椎，沿寰椎的椎动脉切迹走行，约于齿状突与乳突连线的中点处经枕骨大孔进入颅内，易受寰枕筋膜痉挛、挤压、刺激的影响而发生血管痉挛（图 5-3）。

【病因病机】

颈椎退行性变、先天发育异常是本病发生的内因，各种急慢性颈部损伤是本病发生的外因。

1. 颈椎间盘退变　颈椎间盘退行性变是颈椎病发生、发展的基本原因。由于椎间盘退变而使椎间隙狭窄，关节囊、韧带松弛、脊柱活动时稳定性下降、椎间盘膨出或突出，进而引起椎体、关节突关节、钩椎关节、前后纵韧带及黄韧带等的变性、增生和钙化。如此形成颈段脊柱不稳定的恶性循环，最后导致神经、血管、脊髓受到刺激或压迫。

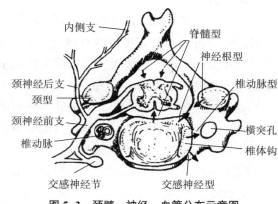

图 5-3　颈髓、神经、血管分布示意图

2. 损伤　急性损伤可加重原已退变的颈椎和椎间盘损害而诱发颈椎病；慢性损伤可加速颈椎和椎间盘的退变过程，而导致颈椎病的提前发生。

3. 发育性颈椎椎管狭窄　椎管矢状径与颈椎病的发生、发展及预后有一定的关系。若椎管矢状径小于正常，椎管的代偿间隙较小，即使退行性变比较轻，也容易发生颈椎病。

中医学认为，颈椎病与年龄及气血盛衰、筋骨强弱有关。年老体弱，肝肾、气血亏虚，筋肌骸节失却滋养；或被风寒湿邪所侵，气血凝滞痹阻；或反复积劳损伤，瘀聚凝结于脊窍，发为本病。

【诊断】

（一）颈型颈椎病

由于颈椎急、慢性损伤，或长期不良姿势，而造成椎旁软组织劳损，颈椎关节突关节紊乱、错缝，颈椎生理曲度改变，稳定性下降，从而诱发椎间盘代偿性退变，造成颈椎内、外力学平衡失调，导致颈项部和肩胛区域肌肉处于持续紧张的状态，出现该区域的刺激症状。

1. 病史　有反复发作落枕史，或颈部肌肉劳损史。

2. 症状

（1）颈肩部疼痛　枕颈及肩部疼痛，有时颈部有酸胀、僵硬不适感，易于疲劳。

（2）肩胛间区酸痛　肩胛间区有酸痛感和沉重感，劳累后症状加重，休息后症状减轻，经常出现"落枕"样现象。

（3）颈部活动受限　头颈部活动因疼痛而受限，多在早晨起床时发病。

3. 体征

（1）颈肌痉挛及压痛　颈肌痉挛，棘突旁及关节囊有压痛点，肩部肌肉广泛压痛。

（2）颈部活动障碍　颈部活动范围减小。

4. 辅助检查　X 线检查可见颈椎生理曲度变直，动力 X 检查可见椎间关节不稳、双边突征。

（二）神经根型颈椎病

由于颈椎钩椎关节、关节突关节骨质增生，颈椎生理曲度改变、椎间孔径变窄及软组织损伤、肿胀等，导致颈椎脊神经根受到刺激或压迫而引起根性症状。

1. 病史　有颈部肌肉劳损史。

2. 症状

（1）颈背部疼痛　颈项部或肩背呈阵发性或持续性的隐痛或剧痛，疼痛常向一侧或两侧上肢放射，疼痛范围与受累椎节的脊神经分布区相一致；疼痛多为酸痛、钝痛或灼痛，可伴有刺痛，或过电样窜痛，向上肢放射，重者阵发性加重，影响睡眠和工作；颈部后伸或咳嗽、打喷嚏时疼痛加重，受风寒及劳累后可诱发疼痛加重。

（2）颈部活动受限　颈部活动有不同程度受限或发硬、发僵，或呈痛性斜颈姿势。

（3）上肢放射性疼痛　一侧或两侧上肢有放射性痛、麻，伴有发沉、肢冷、无力，握力减退或持物易坠落现象。

（4）手指麻木感　麻木和疼痛部位基本相同，多出现在手指和前臂。

3. 体征

（1）颈椎生理曲度减少或消失，甚至反弓。

（2）颈部有局限性条索状或结节状阳性物；在病变颈椎节段间隙、棘突、棘突旁及其神经分布区可出现压痛。

（3）上肢及手指感觉减退，患侧肌力减弱，严重时可有肌肉萎缩。

（4）上肢腱反射检查，早期反射活跃，而后期反应减弱，严重者反射消失。

（5）臂丛神经牵拉试验、椎间孔挤压试验可出现阳性。

（6）颈椎不同节段病变临床表现如下：①C2～C3节段病变：压迫C3神经根，表现为颈后部疼痛及麻木，特别是乳突及耳郭周围；无肌力减弱或反射改变。②C3～C4节段病变：压迫C4神经根，表现为颈后部疼痛及麻木并沿肩胛提肌放射，伴有向前胸放射；无肌力减弱或反射改变。③C4～C5节段病变：压迫C5神经根，表现为沿一侧颈部及肩部放射，在三角肌处感觉麻木，三角肌无力和萎缩，无反射改变。④C5～C6节段病变：压迫C6神经根，表现为沿上臂和前臂外侧向远端放射痛至拇指和示指；拇指尖、手背第一背侧骨间肌处麻木；肱二头肌肌力和肱二头肌反射减弱。⑤C6～C7节段病变：压迫C7神经根，表现为沿上臂和前臂背侧中央向远端放射痛至中指，亦可至示指和环指；肱三头肌肌力和肱三头肌反射减弱。⑥C7～T1节段病变：压迫C8神经根，表现为指屈肌和手部骨间肌的肌力减弱，以及环指、小指和手掌尺侧的感觉丧失，但无反射的改变。

4. 辅助检查

（1）X线检查可显示颈椎生理曲度变直或消失，椎间隙变窄，椎体前、后缘骨质增生，钩椎关节变锐及椎间孔狭窄等改变。

（2）CT、MRI检查可清楚观察椎间盘突出程度、神经根受压等情况。

（三）脊髓型颈椎病

由于突出的颈椎间盘组织、增生的椎体后缘骨赘、增厚的黄韧带和椎管内肿胀的软组织等，对脊髓造成压迫，导致脊髓缺血、变性等改变，引起病变节段以下躯体感觉、运动和大小便功能等异常。

1. 病史　有颈部肌肉劳损史。

2. 症状

（1）主要表现为慢性进行性的四肢感觉及运动功能障碍。患者先从下肢双侧或单侧发沉、发麻开始，随之出现行走困难，下肢肌肉发紧，抬步慢，不能快走，双足有踩棉花样感觉，重者步态蹒跚，易绊倒跌跤等。

（2）上肢可出现单侧或两侧单纯运动功能障碍，单纯感觉障碍，或同时出现，如无力、发抖，手指精细运动功能障碍。

（3）肢体感觉麻木疼痛，烧灼痛，甚至四肢瘫痪。小便潴留或失禁，卧床不起。常有头颈部疼痛，半边脸发热，面部出汗异常等。

3. 体征　患者颈部活动受限不明显，上肢活动欠灵活，严重者稍一活动肢体即可诱发肌肉痉挛，下肢往往较上肢明显。肢体肌张力增高，肌力减弱，肌腱反射（肱二头肌和肱三头肌、膝腱发射、跟腱反射）亢进，病理反射如霍夫曼征、巴彬斯基征等阳性，甚至踝阵挛或髌阵挛。

4. 辅助检查　CT 检查可显示颈椎间盘、骨质增生使脊髓受压的部位和程度。MRI 可见脊髓前方呈弧形压迫，多平面的退变可使脊髓前缘呈波浪状受压。

（四）椎动脉型颈椎病

由于颈椎间盘退变、关节间隙变窄、钩椎关节增生，引起椎动脉扭曲或受压，或寰枕关节失稳、寰齿间隙不对称，或因椎动脉交感神经丛受刺激而导致基底动脉痉挛等，造成椎基底动脉供血不足。近年来对椎动脉形态学的研究表明，该病存在椎动脉起始段痉挛（图 5-4）、钩椎关节增生压迫（图 5-5）、寰枕段痉挛（图 5-6）、颅内段痉挛（图 5-7）等多种病理改变。因此，椎动脉形态学改变使椎动脉血流动力学异常，椎动脉供血不足，小脑缺血、缺氧是导致眩晕的主要原因。

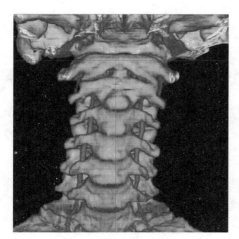

图 5-4　起始段痉挛

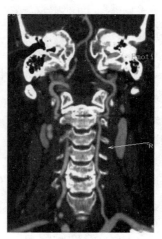

图 5-5　钩椎关节增生压迫

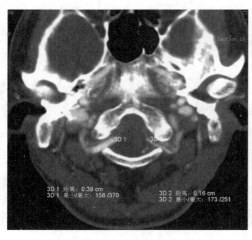

图 5-6　寰枕段痉挛

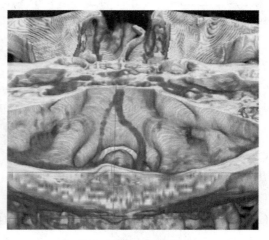

图 5-7　颅内段痉挛

《灵枢》有"髓海不足，则脑转耳鸣""上气不足，脑为之不满，耳为之苦鸣，头为之苦倾，目为之眩""上虚则眩"等记载。

1. 病史　有颈部肌肉劳损史。

2. 症状

（1）眩晕　眩晕是椎动脉型颈椎病的常见症状，多在改变头颈部体位如颈部旋转或屈伸时诱发或加重，表现为旋转性、浮动性或摇晃性。一般持续时间较短，数秒至数分钟即消失。发病时，可伴有失神及运动失调，表现为行走不稳，有地面倾斜或地面移动的感觉，少数病人伴有恶心呕吐、耳鸣耳聋等现象。

（2）头痛　头痛和眩晕症状可同时存在，常见原因是椎基底动脉供血不足，使侧支循环血管扩张或枕大神经病变，疼痛部位在枕部和顶枕部，性质为间歇性跳痛或胀痛，从一侧后颈部向枕部及头部放射，可有灼热感，常伴有恶心、出汗等自主神经紊乱症状。

（3）猝倒　猝倒是本型的一种特殊症状，发作前多无预兆，常在行走或站立时，头颈部过度旋转或伸屈时发生，反向活动后症状消失。患者摔倒前自觉下肢突然无力而倒地，但意识清楚，视力、听力、言语均无障碍，并能很快站起活动。

（4）视力障碍　患者有突然视力下降或失明，持续数分钟后逐渐恢复，此为双侧大脑后动脉缺血所致。此外，还可有复视、冒金星、黑矇、幻视等现象。

（5）感觉异常　面部感觉异常，口周或舌部发麻，偶有幻听或幻嗅。

3. 体征

（1）颈部活动受限　颈部旋转或后伸活动时，可引起眩晕、恶心呕吐、心慌等症状。

（2）关节错位或局部压痛　拇指触诊可查到患椎向一侧旋转移位，棘突及移位的关节突关节部压痛明显。

（3）特殊检查　旋颈试验阳性。

4. 辅助检查

（1）X线检查可见钩椎关节侧方或关节突关节骨质增生。

（2）椎动脉CT血管造影三维重建可见椎动脉扭曲、狭窄，串珠样痉挛，入横突孔异常等。

（3）TCD检查显示椎基底动脉血流速度减慢或增快。

（五）交感神经型颈椎病

由于颈椎退变因素，如椎间盘突出、小关节增生等，尤其是颈椎不稳刺激或压迫颈部交感神经纤维而引起的一系列反射性交感神经症状。

1. 病史　有颈部肌肉劳损史。

2. 症状

（1）头晕头痛　与椎动脉型相似，但症状与颈部活动多无关系。多为颈椎骨赘刺激椎动脉周围交感神经网，导致椎基底动脉系统血管痉挛而发生脑内缺血，出现头痛、头晕、甚至意识障碍。此外还可出现颈枕痛，偏头痛，受凉、睡眠不好、疲劳均可诱发，女性在月经期易发作。

（2）五官症状　眼部可有眼胀、瞳孔扩大、流泪、视物模糊、飞蚊症等交感神经兴奋症状，亦可出现眼球内陷、眼干涩、眼睑下垂、瞳孔缩小、面部充血、无汗等交感神经抑制症状。也可伴有咽喉不适或异物感。

（3）周围血管症状　有肢体发凉、发木等血管痉挛症状，也可出现指端发红、烧灼、怕热、怕疼痛等血管扩张症状。可伴有心率不正常，或心动过缓，或心动过速，或两者交替出现。

（4）血压异常与出汗障碍　血压异常表现为血压或高，或低；或血压不稳，忽高忽低，24小时内变化较大，高时达高血压水平，低时达低血压水平。出汗障碍表现为少汗或无汗，多局限于头、颈、双手、双足或一个肢体，亦可出现在半身。

3. 体征

（1）两侧颈椎横突前压痛明显。

（2）部分患者出现霍纳征（瞳孔缩小、睑裂变小、眼球内陷、半面无汗）。

4. 辅助检查

（1）X线检查颈椎生理曲度有不同程度的改变，椎体和钩椎关节骨质增生。

（2）心电图检查无异常或有轻度异常。

（六）混合型颈椎病

临床上同时出现上述两型或两型以上的症状体征。混合型的患者多病程长，年龄较大，大多数超过50岁。

【鉴别诊断】

（一）颈型颈椎病

落枕　以醒后颈项强痛、活动功能受限为特征。

（二）神经根型颈椎病

前斜角肌综合征　以患侧手指痛麻、肿胀、肢凉，肤色白或紫为特征；出现前斜角肌痉挛、压痛，肩臂下垂时症状加重，上举后症状缓解；艾迪森试验阳性。

（三）脊髓型颈椎病

1. 颈脊髓肿瘤　以症状呈进行性加重为特征。先出现颈、肩、臂、手指疼痛或麻木，继而同侧上肢下神经元病损，逐渐发展到对侧下肢上神经元病损，CT、MRI、脊髓造影可确诊。

2. 脊髓空洞症　好发于20～30岁的青年人，以痛温觉与触觉分离为特征，尤以温度觉的减退或消失较为明显。

（四）椎动脉型颈椎病

1. 梅尼埃病　好发于青中年女性，主要表现为发作性眩晕、头痛、恶心、呕吐、耳鸣、眼球震颤等症。

2. 位置性低血压　以卧位、蹲位起立时头晕为特征。眩晕即发即止，无颈部症状，旋颈试验阴性。

（五）交感神经型颈椎病

心绞痛　有冠心病史，以发作时心前区剧烈疼痛，常伴胸闷、心悸、出冷汗为特征。心电图提示ST段压低，含服硝酸甘油片能缓解。

【治疗】

（一）治法

本病的基本治法为舒筋活血、理筋整复。随证治之，颈型治以舒筋解痉、纠正错缝；神经根型治以活血通络、理筋整复；椎动脉型治以益气活血、益髓止晕；交感神经型治以理气通络、平衡阴阳。

（二）手法

一指禅推法、按法、揉法、拿法、抹法、滚法、拨法、擦法、扳法。

（三）取穴与部位

1. 五线

（1）督脉线   自风府至大椎一线。

（2）夹脊线   自风池至颈根穴（大椎旁开1寸处）左右各一线。

（3）颈旁线   自乳突至颈臂穴（缺盆穴内1寸处）左右各一线，即上颈段的胸锁乳突肌与下颈段的斜角肌的连线。

2. 五区

（1）肩胛带区   冈上肌区域，左右各一区。

（2）肩胛背区   冈下肌区域，左右各一区。

（3）肩胛间区   两肩胛骨内侧之间的区域。

3. 十三穴   风府、风池（双）、颈根（双）、颈臂（双）、肩井（双）、肩外俞（双）、天宗（双）。

（四）操作

1. 基本操作

（1）五线推拿   医者用一指禅推法、按揉法沿督脉线往返操作；然后用一指禅推法、按揉法、拿法沿夹脊线往返操作；最后用一指禅推法、按揉法、抹法沿颈旁线往返操作。上述操作约5分钟，以疏通经络，理气活血。

（2）五区推拿   医者用滚法、拿法于肩胛带区自肩峰端向颈根部往返操作；然后用滚法、按揉法于肩胛背区往返操作；最后用滚法、一指禅推法、拨揉法于肩胛间区往返操作。上述操作约5分钟，以舒筋解痉，通络止痛。

（3）按揉十三穴   按揉风府、风池（双）、颈根（双）、颈臂（双）、肩井（双）、肩外俞（双）、天宗（双）。上述操作约5分钟，以疏经通络，活血止痛。

（4）擦颈肩项背部   医者先用直擦法或斜擦法于颈项部施术，然后用横擦法于颈肩部施术，以透热为度。

2. 辨证操作

（1）颈型颈椎病   ①根据症状累及部位，医者用一指禅推法、按揉法、拨揉法在相应的五区、十三穴进行操作。②伴有偏头痛者，用一指禅推法自风池穴向直上方向操作。③伴有眩晕者，用一指禅推法于风池穴（双）施术，然后用拇指尺侧偏峰沿寰枕关节向风府方向施术，左手推向右侧，右手推向左侧。④若伴有关节突关节紊乱者，用旋转提颈扳法或颈椎定位扳法施术，以纠正关节错缝。

（2）神经根型颈椎病　①相应神经根节段治疗：放射至拇指根痛、麻者，用一指禅推法、按揉法于同侧 C5～C6 椎间隙施术；放射至拇指、示指、中指及环指桡侧半指痛、麻者，用一指禅推法、按揉法于同侧 C6～C7 椎间隙施术；放射至小指及环指尺侧半指痛、麻者，用一指禅推法、按揉法于同侧 C7～T1 椎间隙施术。②根据症状累及的部位，医者用一指禅推法、按揉法、拨揉法在相应的五区、十三穴进行施术。③若伴有关节突关节紊乱者，用旋转提颈扳法或颈椎定位扳法施术，以纠正关节错缝。

（3）脊髓型颈椎病　①患者坐位，医者立于其身后，用一指禅推法、按揉法沿颈部督脉及两侧夹脊穴上下往返操作 3～5 遍；用㨰法沿两侧肩胛带、颈根部、颈夹脊线施术，操作约 3 分钟，以舒筋通络，活血止痛；用一指禅推法或按揉法于患侧风池、风府、肩井、秉风、天宗、颈根及颈臂穴操作，时间约 3 分钟，以解痉止痛。②患者俯卧，医者用㨰法、按揉法在腰背部、骶部及下肢部施术 5 分钟。③若有尿潴留者及大小便失禁者，患者仰卧，医者用一指禅推法于关元、气海、三阴交、廉泉、肾俞穴施术，每穴 1 分钟。

（4）椎动脉型颈椎病　①患者坐位，医者用一指禅推法于风池穴（双）施术，然后用拇指尺侧沿寰枕关节向风府方向施术，左手推向右侧，右手推向左侧；最后用一指禅推法、按揉法于颈臂穴（双）施术。②患者仰卧，医者用大鱼际揉前额，然后用拇指按揉印堂、睛明、太阳、百会、四神聪，最后分抹前额、拿五经、扫散胆经。

（5）交感神经型颈椎病　①患者仰卧，医者用抹法、一指禅推法、按揉法、扫散法于颞部、前额部及眼眶部操作 5～10 分钟。②若伴有视物模糊、眼涩、头晕者，用一指禅推法于风池穴（双）施术，然后用拇指尺侧沿寰枕关节向风府方向操作，左手推向右侧，右手推向左侧。③若伴有头痛、偏头痛、头胀、枕部痛者，用一指禅推法于同侧风池穴向直上方向操作。④若伴有耳鸣者，取同侧风池穴，用一指禅推法向外上方向操作。⑤若伴有心前区疼痛、心动过速或过缓者，取颈臂穴（双），用一指禅推法、按揉法操作。⑥若伴有关节突关节紊乱者，用旋转提颈扳法或颈椎定位扳法操作，以纠正关节错缝。

（6）混合型颈椎病　根据证型和症状的轻重缓急随证治疗。

【预防调护】

1. 注意纠正日常生活与工作中的不良姿势，避免外伤。
2. 科学用枕，选择正确的睡姿。
3. 避免长时间低头伏案工作，减少颈部肌肉损伤，适当进行颈项部功能锻炼。
4. 注意颈部保暖，防止颈部受凉。

【临证提要】

1. 急性期推拿治疗宜轻柔；缓解期可采用纠正后关节紊乱、错缝的手法，缓解对神经、血管的刺激或压迫。
2. 掌握症状与病变节段的一般规律，是辨证推拿的基础。如上颈段病变以头面部症状为主，中颈段病变以颈、肩、背、上臂症状为主，下颈段病变以前臂、手指症状为主。
3. 把握推拿手法操作的作用点、作用力、作用方向，注意向心性操作原则。
4. 对椎间盘突出、脱出，脊髓受压明显，临床症状较重，病理反射阳性者，禁用颈椎扳法。

三、颈椎间盘突出症

颈椎间盘突出症（Cervical Disc Herniation）是指颈椎间盘退行性改变，或因外力作用于颈部，使纤维环破裂、髓核突出，刺激或压迫神经根或脊髓，而引起以颈部酸胀、活动受限、肩背部疼痛、上肢麻木胀痛等为主要表现的病证。好发部位为 C5 ～ C6、C6 ～ C7 椎间盘。本病的重要病理变化为纤维环部分破裂、突出，或纤维环破裂后髓核突出，压迫神经根或脊髓。本病好发于 20 ～ 40 岁的青壮年，男性多于女性。近年来，本病的发病率显著上升，成为引起颈部疼痛的重要病证之一。

本病属中医学"痹证"的范畴。在既往的推拿教材中，将本病作为脊髓型颈椎病论述，鉴于颈椎间盘突出症的病因病机和风险程度考虑，本教材把其作为单独病证专门讨论。

【应用解剖】

（一）椎间盘

1. 软骨终板　软骨终板由纤维软骨组成，在椎体的上、下各一个，其平均厚度约 1mm。软骨终板内有许多微孔，是髓核的水分和代谢产物的通路。在婴儿期有微血管穿过，出生 8 个月以后血管开始闭合，到 20 ～ 30 岁完全闭锁。软骨终板内无神经组织，因此当软骨终板损伤以后，既不产生疼痛，也不能自行修复。软骨板如同关节软骨一样，可以承受压力，防止脊椎遭受超负荷的压力，保护椎体，只要软骨终板保持完整，椎体就不会因压力而发生吸收现象。

2. 纤维环　纤维环分为外、中、内三层。外层由胶原纤维带组成，内层由纤维软骨带组成。各层之间有黏合样物质使彼此间牢固地结合在一起。纤维环的前侧部和两侧部最厚，几乎等于后侧部的 2 倍。最内层纤维进入髓核内并与细胞间质相连，因此和髓核之间无明确的分界。整个纤维环几乎呈同心圆排列，其外周纤维较垂直，而越到中心倾斜度越大。纤维环十分坚固，紧密附着在软骨终板上，保持脊柱的稳定性。

3. 髓核　位于椎间盘的中央，不接触椎体，髓核占椎间盘横断面的 50%～ 60%。髓核内的各种成分结合在一起，形成立体网状胶质结构，在承受压力的情况下将力均匀地传递至周围的纤维环。正常人的高度变化与髓核内水分改变有关。随着年龄的增加，来自纤维环和软骨板的纤维软骨逐渐替代髓核中黏液样胶原物质，并使髓核的形态随之改变。髓核具有可塑性，在压力下变为扁平状，使压力向四周传递。在相邻的椎体活动中，髓核起到支点作用，如同滚珠，随着脊柱的屈伸而向前或向后移动。

4. 椎间盘的神经支配　在纤维环的后部有许多无髓神经纤维，后纵韧带内也有少量相似的纤维，这些纤维起源于背根神经节远端。

（二）神经根

1. 神经根　神经根由脊髓发出，分为前根和后根，在椎间孔处汇合成神经根。前根主司运动，后根主司感觉，当神经根受损害时，则可出现运动和感觉功能障碍。

2. 神经根支配区域

（1）C1 神经根　由枕骨与寰椎间隙穿出，无椎间孔，分布于寰枕区域。

（2）C2 神经根　由寰椎与枢椎间隙穿出，无椎间孔，分布于同侧枕下三角及后枕区域。

（3）C3 神经根　由 C2 ～ C3 间椎间孔穿出，从头下斜肌反折，经枕下三角向上，分布同侧的耳后、颞部、前额区域。

（4）C4神经根　由C3～C4椎间孔穿出，分布同侧的肩胛、胸前区域。

（5）C5神经根　由C4～C5椎间孔穿出，分布同侧肩部及上臂外侧，支配三角肌、冈下肌、冈上肌及部分屈肌等。

（6）C6神经根　由C5～C6椎间孔穿出，分布同侧前臂外侧及手背虎口区，支配肱二头肌、旋后肌、拇伸肌及桡侧腕伸肌等。

（7）C7神经根　由C6～C7椎间孔穿出，分布同侧肩后部、上肢后臂、前臂后外侧及中指，支配肱三头肌、旋前肌、腕伸肌、指伸肌及背阔肌等。

（8）C8神经根　由C7～T1椎间孔穿出，分布同侧小指及环指尺侧，支配部分屈肌及手内在肌。

【病因病机】

1. 椎间盘退变　椎间盘退变是本病发生的内因。椎间盘是人体各组织中最早和最易随年龄发生退行性改变的组织，由于年龄的增长，髓核丧失一部分水分及其原有弹性，造成椎间盘变性。

2. 损伤　损伤可加剧椎间盘的退变，又是颈椎间盘突出症的诱因。大部分颈椎间盘突出症是在慢性劳损和椎间盘退变基础上发病，因脊柱急性损伤或慢性积累性劳损，导致颈椎生理曲度改变或形成侧弯，椎体间应力发生改变，导致椎间盘变性。纤维环发生变性时，其纤维首先肿胀变粗，继而发生玻璃样变性，弹性降低，纤维环在外力作用下易发生破裂。由于变性纤维环的弹性减退，承受椎间盘内张力的能力下降，当受到头颅的重力作用时，椎间盘受力不均，受颈椎周围肌肉的牵拉，或突然遭受外力作用时，可造成颈椎间盘纤维环向外膨出，严重时髓核也可经纤维环裂隙向外突出，甚至脱出，进而压迫神经根或脊髓，出现相应节段支配区域的疼痛、麻木或感觉异常等症状。

临床观察发现，影像学上的椎间盘突出程度不一定与症状的严重程度成正比。只有当突出或膨出物压迫或刺激神经根时，才会出现临床症状。其症状的轻重，与颈椎间盘突出位置和神经受压的程度有关。根据椎间盘突出的程度，可分为膨出、突出、脱出三种类型。

1. 膨出型　椎间盘髓核变性，沿纤维环部分破裂的薄弱部向后方或侧后方膨出，纤维环已超出椎体后缘，但髓核则未超出，硬脊膜囊未受压（图5-8）。

2. 突出型　椎间隙前宽后窄，椎间盘纤维环和髓核沿纤维环不完全破裂处向后方或侧后方突出，超过椎体后缘，但纤维环包膜尚完整，硬脊膜囊受压（图5-9）。

3. 脱出型　椎间隙明显变窄，纤维环包膜完全破裂，髓核向后方或侧后方沿完全破裂的纤维环向椎管内脱出，或呈葫芦状悬挂于椎管内，脊髓明显受压（图5-10）。

常见突出位置有以下三种：

（1）**外侧突出型**　突出部位在后纵韧带外侧，钩椎关节内侧。该处有颈神经根通过，突出的椎间盘可因压迫或刺激脊神经根而产生相关症状。

（2）**旁中央突出型**　突出部位偏于一侧，介于脊神经和脊髓之间。突出的椎间盘可通过压迫或刺激脊神经根或脊髓而产生单侧脊髓或神经根受压的症状。

（3）**中央突出型**　突出部位在椎管中央，脊髓的正前方。突出的椎间盘可通过压迫脊髓腹面的两侧而产生脊髓双侧压迫的症状。

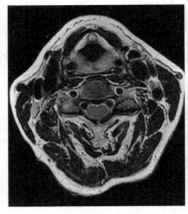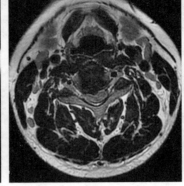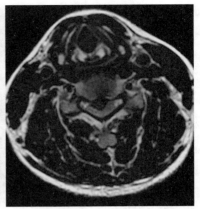

图 5-8　颈椎间盘膨出型　　　　图 5-9　颈椎间盘突出型　　　　图 5-10　颈椎间盘脱出型

颈椎间盘突出症的临床症状往往表现为三种情况：一是疼痛明显，但无麻木；二是麻木明显，但无疼痛；三是疼痛与麻木并存。一般认为，疼痛是由于突出或膨出的椎间盘导致的局部炎性水肿，刺激硬脊膜或神经根所致。麻木则是由突出或脱出的椎间盘压迫脊神经所致。疼痛与麻木并存又有真性压迫和假性压迫之分，假性压迫是由于突出物导致的炎性水肿非常明显，既刺激又压迫脊神经，当炎性水肿消退后，麻木也随之消失；而属真性压迫的，当炎性水肿消退后，压迫依然存在，麻木症状亦难以消失。

中医学认为，颈为脊之上枢，督脉之要道，藏髓之骨节，上通髓海，下连腰脊，融汇诸脉。颈脊闪挫、劳损，致使脊窍错移，气血瘀滞、筋肌挛急而痛。窍骸受损，突出于窍，碍于脊髓，诸脉络受阻，经气不通，则筋肌失荣，痿弛麻木，发为本病。此外，老年人肝肾亏损，筋失约束，或风寒侵袭，筋脉拘挛，失去了内在平衡，也可诱发颈椎间盘突出，成为颈椎间盘突出症发病的危险因素。本病属中医"痹证"范畴。

【诊断】

1. 病史　有颈部外伤史，或长期低头工作史。

2. 症状

（1）一般症状　急性期颈痛明显，常影响睡眠，严重者不能平卧。颈部不活动时疼痛可减轻，如将有症状的一侧上肢高举过头部，则病人感到较舒适。颈部后伸即会引起疼痛加重。

（2）神经根受压症状　颈痛、颈僵直，疼痛放射至肩胛或枕部。有时感觉以颈痛为主，部分病人随神经根受压时间的延长，而以麻木症状为主。疼痛和麻木可放射到一侧上肢至肘处、腕背部，再至某个手指，很少发生于两侧上肢。头颈往往处于僵直位，活动可受限于任何方向，但可有一个方向活动是自如的。

（3）脊髓压迫症状　根据受压的程度不同，神经症状可逐步出现，开始时病人感到行动不灵活，并逐渐加重，同时呈痉挛性轻瘫，以后出现上肢麻木，做精细运动障碍，可伴大小便功能障碍。下肢症状出现较早、较重，上肢症状出现较晚、较轻。

3. 体征

（1）外侧突出型　①颈椎棘突旁可有压痛。②在头顶加压使颈椎伸直或向患侧屈曲常引起根性疼痛，向上拔伸头部可使疼痛缓解。③颈项僵硬，项肌痉挛，活动受限，当颈部后伸，再将下颌转向健侧时上肢放射性疼痛可加重。④由于颈椎间盘突出症的病变节段不同，检查时可发现不同受累神经节段支配区域的运动、感觉及反射的改变。⑤病程日久者，可出现相关肌肉肌力减退，甚至肌肉萎缩。⑥颈椎拔伸试验阳性。部分病变节段成角严重的患者可反应为上肢放射性疼痛加重，称反阳性。⑦椎间孔挤压试验阳性。

颈椎不同节段椎间盘突出神经根受压的临床表现见表5-1。

表 5-1 颈椎间盘突出神经根受压的临床表现定位

颈椎节段	C4～C5	C5～C6	C6～C7	C7～T1
受压神经	C5 神经	C6 神经	C7 神经	C8 神经
疼痛区域	颈根、肩部和上臂	肩、肩胛内缘	肩胛内侧中部和胸大肌区	肩胛内缘下部、上臂和前臂内侧至手内侧
感觉异常	肩外侧	前臂桡侧、拇指	手背示指和中指	前臂内侧至环指、小指
肌肉萎缩和肌力减退	三角肌或肱二头肌	肱二头肌	肱三头肌	大小鱼际肌萎缩，手握力减退
腱反射减退	肱二头肌腱	肱二头肌腱	肱三头肌腱	腱反射正常

（2）旁中央突出型 有一侧脊髓受压的体征，可见同侧下肢肌力下降，肌张力增加。严重时可出现腱反射亢进，病理征阳性。

（3）中央突出型 主要表现为脊髓受压。由于病变程度不一，可出现下肢无力，平衡障碍，肌张力增高，腱反射亢进；踝阵挛、髌阵挛及病理反射阳性。重症患者可出现两下肢不完全性或完全性瘫痪，足下有踩棉絮感，大、小便功能障碍，胸乳头以下感觉障碍。

3. 辅助检查

（1）X 线检查 颈椎正位片可见颈椎侧弯，侧位片上可显示颈椎生理曲度改变、椎间隙变窄或增生性改变。斜位片上可显示椎间孔大小及关节突情况。颈椎 X 线不能显示是否存在椎间盘突出，但可排除颈椎结核、肿瘤、先天性畸形。

（2）颈椎 CT 及 MRI 检查 CT 检查可显示颈椎椎管的大小及突出物与受累神经根的关系。MRI 检查可显示突出的椎间盘对脊髓压迫的程度、类型及脊髓有无萎缩变性等。

（3）肌电图检查及神经诱发电位检查 可确定受累神经根及其损害程度，客观评价受损程度并判断预后。

【鉴别诊断】

1. 颈背肌筋膜炎 有劳累史及外伤后感受风寒史。多有颈背部疼痛，压痛点多见于肩胛提肌，疼痛范围广泛，患处可触及较硬的结节及条索。活动时可牵涉至颈项部，但颈部无压痛点，患肢上举至头后侧时疼痛可缓解，但在上举过程中疼痛加重。

2. 寰枢关节半脱位 一般有外伤史和肩部负重史，临床表现为颈项疼痛，颈椎旋转活动明显受限，可拍摄颈椎张口正位片以明确诊断。

3. 椎管内肿瘤 起病缓慢，症状呈进行性加重，病变节段症状明显，CT、MRI 检查可明确诊断。

【治疗】

1. 治法 舒筋通络，理筋整复。

2. 手法 一指禅推法、按法、揉法、滚法、拔伸法、摇法、擦法、搓法、抖法。

3. 取穴与部位　风池、风府、肩井、秉风、天宗、曲池、手三里、夹脊、颈根、颈臂、督脉、突出节段相应椎旁、项后部及患侧上肢部。

4. 操作

（1）推揉颈部督脉及夹脊穴　患者坐位，医者立于其身后，用一指禅推法、按揉法沿颈部督脉及两侧夹脊穴上下往返操作3～5遍。

（2）㨰揉项背部　医者用㨰法沿两侧肩胛带区、颈根部、颈夹脊线施术，操作约5分钟，以舒筋通络，活血止痛。

（3）推揉穴位　医者用一指禅推法或按揉法于患侧风池、风府、肩井、秉风、天宗、颈根及颈臂等穴施术，操作约3分钟，以解痉止痛。

（4）推揉神经根节段　根据神经根受累的相应节段定位，医者用一指禅推法、按揉法在椎间盘突出间隙同侧重点施术，并按揉上肢相应穴位，操作约5分钟，以活血祛瘀，减轻神经根炎症。

（5）拔伸摇颈　医者以一手虎口托住其枕后部，另一手托住其下颌部做颈椎拔伸，拔伸至最大限度时停顿片刻，再慢慢放松，重复操作3～5次，再摇颈椎3～5遍，以扩大椎间隙，解除神经压迫。

（6）旋转提颈　医者立于其身后，以一手屈曲之肘部托住患者下颌，手指置于枕部，另一手拇指顶推突出节段的相应棘突。令患者逐渐屈颈，至拇指感觉棘突有动感时，逐渐向患侧旋转至"扳机点"，用寸劲做向上提拉颈椎，以扩大椎间隙，减轻或解除神经根和脊髓受压。操作时不可做加大旋转幅度的扳法，以防意外发生。对于心理紧张的患者或老年人，可做仰卧位拔伸状态下的旋转提颈扳法。

（7）擦颈项部　患者坐位，医者站其前方，双掌交叉合擦项后部，以透热为度。

（8）搓抖上肢　患者坐位，医者站其侧方，搓抖上肢3～5遍。

【预防调护】

1. 注意颈部保暖，劳逸结合，避免长时间持续低头工作或看书，提倡工间操锻炼。

2. 科学用枕，颈椎生理曲度变直或消失者，枕头高处宜垫在颈项部；侧卧时枕头宜与肩膀等高，使颈椎保持水平位。

3. 颈椎间盘突出症患者乘车时应戴颈托加以保护，以防紧急制动时引起颈椎甩鞭式损伤，或加重突出程度。

【临证提要】

1. 颈椎间盘突出并引起相应临床症状时方称为颈椎间盘突出症。临床应以椎间盘膨出、突出、脱出三种类型来辨别与症状的关系。

2. 推拿治疗颈椎间盘突出症应以突出相应节段为重点，以减轻或解除神经根和脊髓受压症状为目的。

3. 对于反复发作且非手术治疗无效者，可建议手术治疗。

四、寰枢关节失稳

寰枢关节失稳（Atlantoaxial Joint Subluxation）又称寰枢关节半脱位，是指寰枢关节失去正常的对合关系，寰椎向前或向后脱位，或寰齿两侧间隙不对称，引起关节不稳，刺激或压迫周围的神经、血管，出现以头痛、头晕、耳鸣、视物模糊、恶心及头部活动受限等为主要临床表现的病证。脊髓受压严重时可出现四肢瘫痪，呼吸肌麻痹，甚至危及生命。本病好发于青壮年，以男性多见。本病属中医"骨错缝""筋节伤"范畴。

【应用解剖】

1.寰椎 寰椎呈环形，无椎体及棘突，分为前弓、后弓、侧块及横突。前弓中央前面为前结节，有颈长肌附着；后面为一圆关节面，与枢椎齿突构成寰齿关节（寰枢中央关节），寰齿关节以旋转运动为主，其旋转范围占颈椎活动的 40%～60%。前弓上缘有寰枕前膜附着，下缘有寰枢前韧带附着。后弓正中后方为后结节，有头后小直肌附着；后弓上缘有寰枕后膜附着，下缘有寰枢后膜附着；后弓上面两侧近侧块处为椎动脉沟，椎动脉进入枢椎横突孔后穿经寰椎横突孔走行至椎动脉沟内。此段椎动脉行程中有 4 个连续而明显的弯曲，为椎动脉供血不足最易发生部位。椎动脉沟内还有第 1 颈神经通过；后弓下面两侧近侧块处有一浅沟，与枢椎椎弓根上缘围成一孔隙，内有第 2 颈神经穿过（其后支的内侧支为枕大神经）；前后弓两端之间为侧块，有上、下关节面。上关节面为椭圆形，与枕骨髁构成寰枕关节。寰枕关节以屈伸运动为主，其活动范围可占颈椎屈伸的 40%～50%。下关节面圆而凹，与枢椎上关节突构成寰枢外侧关节。侧块外侧为横突，其与侧块交界处为横突孔，内有椎动脉通过。

2.枢椎 枢椎棘突较大，椎体上方有齿状突，其余结构与第 3～6 颈椎大致相同。齿状突上端膨大，基底部稍窄，尖上有齿突尖韧带附着，膨大部两侧有翼状韧带附着；齿突基底部后方有横韧带将其束于寰椎前弓后方。齿状突前面的圆形关节面与寰椎构成寰齿关节。枢椎横突前方有交感神经干中最大的神经节（颈上神经结节）。

3.寰枢关节 寰枢椎之间无椎间盘和椎间孔。寰枢椎之间的关节有寰枢关节和寰齿关节（齿状突前、后关节）。枢椎上关节面近于水平，与寰椎吻合面较浅，关节囊大而松弛，关节面接近水平面，有利于寰椎围绕齿状突做旋转运动。在受外力作用或炎症刺激条件下容易发生寰枢关节半脱位（图 5-11、图 5-12）。

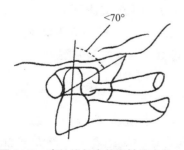
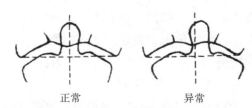

图 5-11 寰枕线与齿状突轴线夹角 < 70°　　　图 5-12 寰椎轴线与齿状突轴线不重叠

【病因病机】

引起寰枢关节失稳的主要原因有炎症、创伤和先天畸形。

1.寰枢关节周围炎症 咽部炎症、上呼吸道感染、类风湿等可使寰枢关节周围滑膜产生充血水肿和渗出，引起韧带松弛而脱位；炎症又可使韧带形成皱襞而影响旋转后的复位，形成旋转绞锁，造成关节半脱位。

2.创伤 创伤可以直接造成横韧带、翼状韧带两者或两者之一发生撕裂，或引起滑囊、韧带的充血水肿，造成寰枢关节不稳或脱位。寰椎骨折、枢椎齿状突骨折可直接造成寰枢关节脱位。

青少年可由于跳水时头部触及游泳池底，颈部过度屈曲，寰椎横韧带受到枢椎齿状突向后的作用力而引起寰枢关节前脱位。成年人多由于头颈部受到屈曲性外伤而引起不同程度的寰椎前脱位，也可表现为向侧方及旋转等方向移位，与外伤作用力方向有关。

3. 先天畸形　主要有寰枢椎的先天变异和（或）横、翼状韧带的先天缺陷。发育对称的寰枢上关节面，受力均衡，关节比较稳定；当寰枢上关节面不对称（即倾斜度不等大、关节面不等长）时，关节面则受力不均衡，倾斜度大的一侧剪力大，对侧小，使关节处于不稳定状态，易发生寰枢关节半脱位。

中医学认为，禀赋不足或发育不良，筋肌松弛，节窍失固；或颈部扭、闪、挫伤，致使脊窍错移，筋肌失荣，络筋损伤，张弛失衡，寰枢错移而嵌顿，气血瘀滞则肿痛，筋经拘挛，枢纽不利，发为本病。

【诊断】

1. 病史　有明显外伤史或局部炎症反应。

2. 症状

（1）症状轻重与寰椎向前、旋转及侧方半脱位的程度有关。

（2）颈项部、头部、肩背部疼痛明显，活动时疼痛加剧，头痛可向颞侧及耳后部放射。

（3）颈项僵滞，头部旋转受限，以前后屈伸、左右旋转受限明显，或呈强迫体位或头偏向一侧，患者常常用手托下颌。

（4）刺激椎基底动脉时，可出现头晕、头痛、恶心、呕吐、耳鸣、视力模糊等椎基底动脉供血不足症状；刺激交感神经时，则恶心明显，严重者出现呕吐；刺激延髓时，则主要影响延髓外侧及前内侧，出现四肢运动麻痹、发音障碍及吞咽困难等。

（5）自发性脱位者，多有局部感染及全身症状，多见于儿童。

3. 体征

（1）寰枕段肌肉痉挛；颈部压痛明显，压痛点多在项韧带和寰枢关节处。

（2）单侧脱位时，头偏向脱位侧，下颌转向对侧，患者多用手托持颌部。

（3）累及脊髓时上肢肌力减弱，握力减退，严重时腱反射亢进，霍夫曼征阳性；下肢肌张力增高，步态不稳，跟、膝腱反射亢进，巴彬斯基征阳性；位置及振动觉多减退。

（4）有时有棘突偏歪，被动活动则痛剧。

3. 辅助检查

（1）X线检查　①颈椎侧位：寰齿前距大于2mm，儿童大于3mm；或寰齿前距呈"∨""∧"形改变。②张口位：两侧寰齿间隙（齿状突与寰椎侧块距离）相差大于2mm，儿童大于3mm；或两侧寰齿间隙之比（宽／窄）大于2。

（2）CT检查　寰枢椎连续横断面扫描可显示寰枢椎旋转程度。矢状位和冠状位图像可显示关节突关节的序列，但大多数不能显示齿状突与寰椎分离。

（3）肌电图和神经诱发电位检查　可评价神经功能受损程度。

【鉴别诊断】

1. 颈椎病　主要以颈、肩臂、肩胛上背及胸前区疼痛，手臂麻木，肌肉萎缩，甚至四肢瘫痪为主要临床表现。CT、MRI检查可明确诊断。

2. 落枕　常于晨起疼痛，无明显外伤史，以单侧或双侧胸锁乳突肌、斜角肌、斜方肌疼痛、痉挛为主，活动受限仅以某一方向为主。X 线检查显示无寰枢关节位置关系改变。

3. 齿状突、寰椎弓骨折　有明确的颈部外伤史，伤后即颈部活动功能完全丧失。X 线、CT 检查可明确诊断。

【治疗】

1. 治法　舒筋通络，解痉止痛，理筋整复。

2. 手法　滚法、按法、揉法、一指禅推法、拿法、摩法、拔伸法、摇法、扳法。

3. 取穴与部位　风池、风府、颈部夹脊、阿是穴、颈项部、枕后部。

4. 操作

（1）**滚按推揉颈肩部**　患者坐位，医者用滚法、按揉法、一指禅推法在颈项部两侧及肩部施术，时间约 5 分钟，以舒筋通络，解痉止痛。

（2）**推揉上颈段及穴位**　患者坐位，医者用一指禅推法、按揉法在寰枕和寰枢关节部位操作，左手推右侧，右手推左侧；然后在风池、风府、颈夹脊及阿是穴操作，时间约 5 分钟，以活血通络，解痉止痛。

（3）**拔伸颈椎**　患者坐位，医者站其体侧，以一手虎口托住其后枕部，另一手掌或前臂托住患者下颌部，两手向上垂直拔伸牵引，待有明显阻力感时稍停片刻，然后缓慢放松，重复操作 3～5 次，为手法整复做准备。

（4）**旋转提颈**　患者坐位，医者站其身后，以一手拇指顶住枢椎棘突，另一手掌托住其下颌部向上提托，在拔伸状态下轻轻左右摇动颈椎，使颈部肌肉放松，然后向寰齿间隙变窄侧行快速、小幅度的旋转提颈扳法。如颈部活动改善，疼痛减轻，表示手法整复成功。整复后用颈托固定。对于心理紧张患者或年龄偏大者，可于仰卧位拔伸状态下进行旋转拉颈复位。

（5）**滚按拿摩颈项部**　医者用滚法、拿法、按揉法及摩法在颈项部操作，时间约 2 分钟，以理筋通络。

【预防调护】

1. 纠正不良生活习惯及工作姿势，注意颈肩部保暖，加强颈项部肌肉锻炼。

2. 科学合理地使用睡眠用枕；预防感冒，防止咽喉部感染。

3. 手法整复关节后，患者应用颈托固定，有利于损伤恢复，对巩固疗效、防止再脱位十分重要。

【临证提要】

1. 临床应明确诊断，遵循"治因为先"的原则；寰枢关节失稳是因，因不去则症难消。

2. 寰枢关节失稳属脊椎高位损伤，风险程度很高，应引起高度重视。推拿治疗必须在排除骨折、骨病的前提下进行手法整复。

3. 旋转提颈扳法操作时需因势利导，注意把握"稳、准、巧、快"的施术原则，不可强求旋转幅度，以免造成损害。

五、前斜角肌综合征

前斜角肌综合征（Scalenus Anticus Syndrome）是指由于外伤、劳损或先天颈肋、高位肋骨等因素引起前斜角肌痉挛、肥大、变性等病理改变，导致臂丛神经和锁骨下动脉的血管神经束受到刺激或压迫，而产生一系列神经、血管受压的症状，表现为上肢痛、麻、肿、胀、凉、白、紫。本病多发于 20 ～ 30 岁的青年女性，以右侧较为多见。本病属中医学"筋肌伤"范畴。

【应用解剖】

1. 斜角肌   斜角肌由前斜角肌、中斜角肌、后斜角肌组成（图 5-13）。

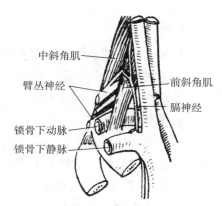

图 5-13 前斜角肌示意图

前斜角肌起于第 3 ～ 6 颈椎横突前结节，肌纤维向前外下方止于第 1 肋骨上面的斜角肌结节，其止点附着处的后缘和第 1 肋骨上面构成一锐角，其抵止部附近为腱组织，腱组织比较坚韧但缺乏弹性，膈神经紧贴前斜角肌前面下行。中斜角肌起于第 2 ～ 6 颈椎横突后结节，肌纤维向外下方止于第 1 肋骨上面锁骨下动脉沟后方的骨面，其抵止处附近组织也很坚韧，缺乏弹性。后斜角肌起于第 5 ～ 7 颈椎横突后结节，肌纤维向下止于第 2 肋外面。三块斜角肌均位于较厚的椎前筋膜深面，由第 4 ～ 6 颈神经的前支支配。除前、中、后斜角肌外，有时出现最小斜角肌，它起于第 6 或第 7 颈椎横突前结节，在前、中斜角肌之间下行于斜角肌间隙中，止于第 1 肋骨上面或胸膜顶上方的纤维膜，该肌的存在将使斜角肌间隙变得狭窄。斜角肌具有提第 1 肋、第 2 肋，以助深吸气，侧屈颈椎的作用。

2. 血管神经束   血管神经束包括锁骨下动脉、锁骨下静脉和支配上肢的臂丛神经。

前斜角肌的后缘、中斜角肌的前缘及第 1 肋骨的上面共同围成的三角形间隙称为斜角肌间隙，有臂丛神经和锁骨下动脉通过，而锁骨下静脉则在前斜角肌的前方跨过第 1 肋的上面。局部常见的解剖学变异有：前斜角肌和中斜角肌的肌腹合并，臂丛神经和锁骨下动脉由合并的肌腹中穿过，加大了臂丛神经和锁骨下动脉受压的风险。

臂丛由第 5 ～ 8 颈神经的前支和第 1 胸神经的前支大部分共 5 条神经根组成。其中第 5、第 6 颈神经前支组成上干，第 7 颈神经前支构成中干，第 8 颈神经前支和第 1 胸神经前支组成下干。臂丛穿越斜角肌间隙时，紧靠锁骨下动脉的后方，臂丛下干呈水平位或稍向上绕过第 1 肋骨上面，臂丛的中干和上干位于下干的外上方。由于血管神经束所处的特殊位置容易受挤压而出现相应症状。

【病因病机】

1. 损伤   本病多因颈部后伸、侧屈位时，头部突然向对侧旋转，或长期从事旋颈位低头工作，对侧前斜角肌受牵拉扭转而发生损伤，或提拎重物引起损伤，使斜角肌痉挛、肿胀，刺激或挤压从其间穿越的血管神经束而产生相应的症状。神经受压又可加剧前斜角肌痉挛，形成恶性循环。

2. 先天发育异常   先天性畸形，如肩部下垂、高位胸骨、第 7 颈椎横突肥大、高位第 1 肋骨、臂丛位置偏后等，使第 1 肋骨长期刺激臂丛神经，致使受臂丛神经支配的前斜角肌发生痉挛，进而使臂丛神经受压进一步加重。若前斜角肌痉挛、肥厚、变性，则易造成锁骨上部臂丛神经及锁骨下动脉受压。如颈肋或第 7 颈椎横突肥大，或前、中斜角肌肌腹变异并发时，当前斜角肌轻微痉挛，即可压迫臂丛神经和锁骨下动脉而导致神经血管受压症状。本病运动障碍症状出现较迟，可表现为肌力减退或肌萎缩，偶有手部呈雷诺现象（皮肤苍白、发绀或潮红）。

临床上以上肢痛、麻、肿、胀、凉、白同时出现居多。当臂丛神经受压时，则出现类似颈椎病的上肢疼痛、麻木，临床应予以鉴别；动脉受压时，由于上肢动脉血供减少，则出现肤色苍白，手指发凉；当静脉受压时，由于上肢静脉回流受阻，则出现手指肿胀；回流受阻日久，或受阻进一步加重，则出现手指发紫。

中医学认为，多因过度劳累，或风寒外袭，寒邪客于经络，筋脉凝滞，致使经脉运行不畅，气血流通阻滞，不通则痛，发为肿痛；病程日久，瘀血阻滞，筋脉失去濡养，不荣则痛，发为本病。

【诊断】

1. 病史　有颈部损伤史。

2. 症状

（1）一般发病缓慢，多以疼痛起病，疼痛程度轻重不一。

（2）患侧锁骨上窝稍显饱满，前斜角肌局部肿胀，常呈手托患肢或上举患肢而不敢下垂。

（3）患侧上肢有放射性疼痛、麻木或触电感，尤以前臂、上肢尺侧及手指最为明显。少数患者伴有交感神经症状，如瞳孔扩大、面部出汗、患肢皮温下降等症状，重者甚至可出现霍纳综合征。

（4）早期因血管痉挛使动脉供血不足而造成患肢皮温降低、皮肤苍白；后期可因静脉回流受阻，而出现手指肿、胀、凉、白现象，严重时则发紫。

（5）臂丛神经长期受压，可出现患侧小鱼际肌肉萎缩，肌力减退，难以持物，有笨拙感。

3. 体征

（1）肌痉挛及压痛　患侧前斜角肌肌腹增粗痉挛，局部压痛明显。

（2）活动受限　颈部活动受限，尤以向健侧旋转障碍明显。

（3）上肢下垂诱发痛麻　患侧上肢下垂时放射性痛、麻症状加重，用手托患肢或上举手臂时痛麻症状可减轻或消失。

（4）特殊检查　艾迪森试验、超外展试验阳性，常见于血管受压；举臂运动试验、臂丛神经牵拉试验阳性，常见于神经受压。

4. 辅助检查　X线检查一般无异常，部分患者可见颈肋或颈7横突过长或高位胸肋。

【鉴别诊断】

1. 神经根型颈椎病　好发于中老年人，发病缓慢，病程较长，易反复发作；其疼痛呈神经支配区域分布；颈椎活动受限；臂丛神经牵拉试验及压顶试验阳性，艾迪森试验阴性。影像学检查可明确诊断。

2. 胸小肌综合征　令患者做胸肌收缩或上肢过度外展，做患肢抗阻力内收检查，可出现脉搏减弱或消失，改变肩臂位置后，症状减轻；压痛点在喙突下胸小肌部位。

3. 锁骨下动脉盗血综合征　本病由于锁骨下动脉于发出椎动脉的近端发生狭窄，使锁骨下动脉远端的压力低于同侧椎动脉压力，脑基底动脉血液经该侧椎动脉反流入锁骨下动脉的远心端，导致椎 – 基底动脉缺血性发作和患侧上肢缺血性的临床表现，出现眩晕、肢体轻瘫、感觉异常、双侧视力障碍及上肢疼痛、肌力减弱、握物无力、手指活动不灵活、感觉麻木等。血管造影可明确诊断。

【治疗】

1. 治法　舒筋解痉，通络止痛。

2. 手法　滚法、按法、揉法、一指禅推法、弹拨法、推法、摇法、擦法、搓法、抖法。

3. 取穴与部位　缺盆、肩井、风池、颈臂、曲池、内关、阿是穴、颈项部、上肢部。

4. 操作

（1）滚揉颈肩部　患者坐位，医者立于其患侧，用滚法、按揉法自患侧肩部至颈侧沿前斜角肌体表投影区往返施术，同时配合肩关节被动运动；然后用一指禅推法、按揉法沿患侧颈、肩、缺盆、颈臂穴交替操作，于前斜角肌、颈臂穴进行重点施术，时间约10分钟，以活血理筋。

（2）推揉穴位　医者用一指禅推法、按揉法于缺盆、肩井、风池、颈臂、曲池、内关及阿是穴施术，时间约3分钟，以活血止痛。

（3）揉拨斜角肌及压痛点　医者以拇指按揉胸锁乳突肌及锁骨上窝硬结处，然后以拇指弹拨斜角肌起止点及压痛点，时间约3分钟，以舒筋通络。

（4）推擦斜角肌　医者用拇指平推患侧斜角肌3遍；然后施以擦法，以透热为度。

（5）摇肩搓抖上肢　医者先摇患侧肩关节3遍，然后搓抖上肢3遍，以通络止痛。

【预防调护】

1. 注意局部保暖，科学用枕。

2. 治疗期间，避免患肢负重，采用三角巾悬吊患肢，有利于缓解斜角肌痉挛，促进功能恢复。

【临证提要】

1. 本病以手指痛、麻、肿、胀、凉、白、紫7种症状为诊断要点，其中紫色为最严重的表现，临床应正确把握病势。

2. 临床应与单纯上肢痛麻的神经根型颈椎病、颈椎间盘突出症相鉴别。

3. 推拿治疗本病以缓解前斜角肌痉挛为要务，施术重点在锁骨上窝、斜角肌部位。

4. 因骨性畸形而致者，可考虑手术治疗。

六、胸胁迸伤（岔气）

胸胁迸伤（Chest and Hypochondrium Injury）又称岔气、屏气伤，是由于用力不当或呼吸不协调而引起胸胁部气机壅滞，出现以胸胁掣痛、攻窜不定、胸闷憋气、屏气呼吸为主要临床表现的一种病证。临床上多见于举重抬扛、用力不均或动作不协调，使胸壁的肌肉和小关节受到牵拉、扭错所致。因直接暴力造成的胸壁挫伤、肋骨骨折及并发内脏损伤等不在本节讨论之列。本病多见于青壮年、体力劳动者，属中医学"气伤""形伤""筋伤"等范畴。

【应用解剖】

胸廓包括胸段脊柱、肋骨、肋软骨与胸骨及其连接。胸廓连接包括肋椎关节、胸肋关节、胸软骨间关节、肋骨与软骨间的连接和胸骨间的连接。

1. 肋椎关节　由肋骨后端与胸椎构成，包括肋骨小头关节和肋骨横突关节两个关节。肋骨小头与椎体肋凹构成肋骨小头关节，肋骨结节关节面与横突肋凹组成肋骨横突关节。两者为联合关节，其运动是通过肋颈的斜轴，运动时肋颈沿此运动轴旋转，肋骨前部则上提下降，两侧缘做内、外翻活动，使胸廓矢状径和横径发生变化，有助呼吸的作用。

2. 胸肋关节 由第 2 ～ 7 对肋软骨与胸骨相应的肋切迹所构成的滑膜关节。胸肋关节腔为一窄隙，关节囊薄而松弛，被胸肋前后韧带加强。

3. 肋间神经 肋间神经共 12 对，沿肋骨内面下缘的肋沟由后向前行进，分布于胸廓及一部分腹部的肌肉及皮肤。上 6 对肋间神经支配肋间肌和胸前外侧壁的皮肤，下 5 对支配腹前外侧壁的肌肉和皮肤。

4. 胸固有肌群 又称呼吸肌，有肋间外肌、肋间内肌、胸横肌和肋下肌等，均受肋间神经支配，具有保护胸腔内的脏器、协助胸廓运动和支持身体等功能。

【病因病机】

本病多因急性牵拉或扭挫伤所致，如提举重物、姿势不良、用力不当、旋转扭错而导致胸壁固有肌群的撕裂、疼痛、肌痉挛，或肋椎关节错缝、滑膜嵌顿等病理改变。

1. 外伤 当身体受到过猛的扭错外力时，可引起肋椎关节损伤，轻者关节错缝，重者韧带撕裂，以致肋椎关节发生半脱位，刺激肋间神经，引起胸肋窜痛。在扭转时可以造成某一方位的关节间隙张开，而使松弛的关节滑膜嵌入其间。关节滑膜中有丰富的感觉神经末梢，故嵌入后即可引起疼痛，并发生急性损伤性病理反应。

2. 迸气伤 迸气提举重物、姿势不正，或搬运过猛、扛抬负重姿势不当，或超负荷用力，均可使胸壁固有肌群（肋间内肌、肋间外肌、胸横肌等）受到牵拉损伤，而产生肌肉撕裂、痉挛，反射性刺激肋间神经而引起疼痛。

《杂病源流犀烛·跌仆闪挫源流》曰："忽然闪挫，必气为之震。震则激，激则壅，壅则气之周流一身者，忽因所壅而聚在一处，是气失其所以为主矣。"本病多因牵拉扭挫伤及经筋脉络，气机壅滞，运行不畅，不通则痛。"气伤痛，形伤肿"，气伤则窜痛不定，痛无定处；形伤则痛有定处，牵掣肿痛。

【诊断】

1. 病史 有明确的外伤史，如扛抬、举重、攀高、跳跃、推拉、挤压、闪挫等外伤史。

2. 症状

（1）轻者当时可无症状，待休息后出现胸胁部板紧不舒，牵掣隐痛，痛无定处，继而胸闷、深吸气疼痛；重者当即出现一侧胸胁部疼痛或肩背部疼痛、闷胀，咳嗽或呼吸时疼痛加重。

（2）气伤者，疼痛走窜不定，局部无明显压痛，深呼吸时有牵掣性疼痛，不能平卧，不敢俯仰转侧；形伤者，痛有定处，局部瘀肿，甚者痛彻脊背，持续不能缓解，翻身转侧困难。

3. 体征

（1）压痛 轻者往往不能明确指出疼痛部位，局部损伤处可有小范围压痛。若系胸壁固有肌群的撕裂或痉挛，在相应的肋间隙可见肿胀压痛。

（2）肿胀 如胸壁肌损伤，损伤部位可有肿胀、压痛明显，局部可见有瘀斑。

（3）功能障碍 因伤后胸胁部疼痛，并牵扯背部，不能俯仰转侧，患者呼吸运动减小，呼吸浅促，不敢咳嗽，动作缓慢。

（4）特殊检查 胸廓挤压试验可呈阳性。

4. 辅助检查 X 线检查可排除骨折、血气胸等病变。

【鉴别诊断】

1.肋骨骨折 有明显外伤史，骨折处局部瘀血、青紫、压痛明显，或有肋骨移位畸形，胸廓挤压试验阳性，X 线检查可见肋骨骨折。严重时可见气胸、血胸、皮下或纵隔气肿等病理变化。

2.肋间神经炎 无明显外伤史，胸胁一侧或两侧针刺样疼痛或灼痛，疼痛沿着肋间神经分布；疼痛部位以脊椎两旁、胸骨旁较为明显。

【治疗】

1.治法 整复错缝，理气止痛。

2.手法 滚法、揉法、一指禅推法、按法、搓法、摩法、擦法、拔伸法。

3.取穴与部位 阿是穴、章门、期门、大包、中府、云门、膻中、日月、背部膀胱经、患侧胸背部及胁肋部。

4.操作

（1）推揉胸背部 患者侧卧或俯卧，医者以滚法、按揉法轻柔和缓地于患侧胸背部施术，自上而下，由轻到重，时间约 5 分钟，以达到舒筋通络、行气止痛的目的。

（2）推揉病变节段及膀胱经 医者以一指禅推法沿病变节段肋间隙及背部膀胱经往返施术，时间约 5 分钟，以达到散瘀止痛、缓解肌痉挛的目的。

（3）按揉穴位 患者仰卧，医者按揉背部阿是穴、章门、期门、大包、中府、云门、膻中、日月等穴，时间约 5 分钟，以达到疏通经络、行气活血的目的。

（4）搓擦胁肋 患者坐位，医者先搓摩两胁约 2 分钟，然后沿疼痛部位的肋间隙方向施以掌擦法，以透热为度，以达到行气活血、温经止痛的目的。

（5）抱颈提胸 若伴有小关节错缝者，可采用抱颈提胸法施术。患者站立位，屈颈，双手于颈后相扣抱住颈部，两肘内收于胸前，全身放松。医者立于其身后，两手抱住患者的肘臂部，胸部贴紧其脊背，瞬间用力向上提拉胸椎，使其两足离地即可，常可听到小关节"咯、咯"响声，即可收效。

【预防调护】

1.避免重体力劳动，不宜用力过度，平素搬举重物时，应先做扩胸运动。

2.宜睡硬板床休息，以仰卧位为佳。

3.治疗期间应避免举、扛、扔、提等动作，以免再次受伤。

4.若伴有咳嗽者应及时给予止咳，以免引起症状加重。

【临证提要】

1.本病以胸胁掣痛，攻窜不定，胸闷憋气，屏气呼吸为诊断要点，须排除骨折方可推拿。

2.气伤者治以行气活血、疏经通络，手法宜轻柔缓和，以疏为主；形伤者治以活血散瘀、解痉止痛，手法宜轻重兼施，以散为主；肋椎关节半脱位、滑膜嵌顿者，治以纠正错缝为主，理筋与整复并用。

3.在疼痛部位可配用外敷膏药治疗，或配合内服活血止痛药物以辅助治疗。

七、棘上、棘间韧带损伤

棘上、棘间韧带损伤（Supraspinal / Interspinal Ligaments Injury）是指在弯腰时突然遭受外力，或负重时腰肌突然失力，或久坐而引起的韧带急慢性损伤，从而导致腰背疼痛和活动受限的一种病证。多发生在中年以上患者，以下腰段损伤多见，男性多于女性。棘上韧带损伤好发于胸段，棘间韧带损伤好发在腰骶部。棘上、棘间韧带损伤是慢性腰痛的常见原因。本病属中医"伤筋"范畴。

【应用解剖】

1. 棘上韧带　棘上韧带是架在各椎骨棘突上的索状纤维组织，系由腰背筋膜、背阔肌、多裂肌的延伸部分组成。棘上韧带自上而下纵行分为三层，深层连结相邻的两个棘突，且与棘间韧带交织在一起；中层跨越 2～3 个棘突；浅层跨越 3～4 个棘突。棘上韧带起于第 7 颈椎棘突，止于第 4 腰椎棘突的占 73%，偶可止于第 3 或第 5 腰椎，L5～S1 之间无棘上韧带。棘上韧带是索状胶原纤维组织，甚为坚韧而敏感，具有协同稳定脊柱、限制脊柱过度前屈的作用。棘上韧带纤维长，在颈段为较粗厚的项韧带，对枕颈部的稳定起重要作用；在胸段，棘上韧带较薄弱；腰部的棘上韧带较强壮，但 L5～S1 处常缺如或较为薄弱，以致易引起其深部的棘间韧带损伤。上述解剖结构决定了颈段棘上韧带不易发生损伤，胸段棘上韧带损伤最为常见，腰部的棘上韧带较少发生损伤。

2. 棘间韧带　棘间韧带处于两个相邻的棘突之间，呈长方形，其腹侧与黄韧带相连，其背侧与背长肌的筋膜和棘上韧带融合在一起，主要由致密排列的胶原纤维和少量弹性纤维构成，其纤维排列也分为三层，两侧浅层纤维由上一棘突下缘斜向后下，附着于下一棘突上缘和黄韧带，中层纤维由后上斜向前下排列。因其纤维较短，薄弱而无力，其抗张强度较棘上韧带弱。当腰椎前屈时棘间韧带牵拉伸张，后伸时则缩压，频繁牵拉伸张、缩压和磨损，容易导致损伤。由于 L5～S1 处无棘上韧带，且处于活动的腰椎与固定的骶椎之间，受力最大，故此处棘间韧带损伤机会最大（图 5-14）。

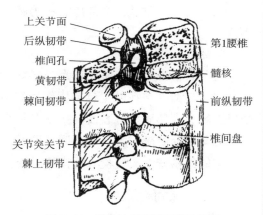

图 5-14　腰椎的关节及韧带示意图

棘上韧带和棘间韧带由脊神经后支的神经末梢支配，是极其敏感的组织，一旦受到损伤，刺激通过脊神经后支传入中枢，可引起腰痛或牵涉性下肢痛。

【病因病机】

1. 急性损伤　棘上和棘间韧带在正常情况下受骶棘肌保护，当身体过度前屈时突然用力，易导致棘间韧带损伤；在突然扭转情况下则易导致棘上韧带损伤。在弯腰搬运重物时，骶棘肌处于相对松弛状态，臀部及大腿后部肌肉收缩，以腰椎为杠杆将重物提起，其支点在腰骶部，其承重力全落在韧带上，极易造成腰段棘上韧带撕裂伤。或弯腰劳作时，突然外力打击，迫使腰前屈，引起棘上韧带的撕裂。由于棘上韧带大多终止于 L3、L4 棘突，而 L4 以下几乎无棘上韧带，在弯腰时，其应力落在棘间韧带上，突然受到强力牵拉或外力作用时，则易使之发生损伤，表现为韧带撕裂、出血及渗出。日久发生退行性改变，则更易损伤。

2. 慢性劳损 长期从事弯腰劳动，维持弯腰姿势的应力，主要由棘上和棘间韧带承担。由于韧带经常受到牵拉而超出其弹性限度被拉松，逐渐发生水肿、炎症和粘连，刺激腰脊神经后支而引起慢性腰痛，或因韧带纤维发生退变，弹性减弱，这时如弯腰负重，常易发生部分纤维的损伤和劳损。

中医学认为，本病多由直接外力或间接外力使背腰部筋脉遭受急性损伤，致使筋络损伤，以致筋脉不和，经络阻闭，气滞血瘀，不通则痛。日久气血亏虚，筋失濡养，以致出现痉挛、僵硬或筋结、条索改变，疼痛多为刺痛，痛处固定不移。

【诊断】

（一）棘上韧带损伤

1. 病史 常在弯腰负重下伸腰或扭转时突然发生，损伤史短暂迅速，但用力不一定很大。慢性疼痛者有长期伏案工作、弯腰劳损病史。

2. 症状

（1）急性损伤者，自觉受伤时有撕裂样感觉，损伤局部多有较剧烈疼痛，呈断裂样、针刺样或刀割样疼痛，尤以前屈时痛觉更甚，后仰时可减轻，可表现为胸背痛或下腰痛，前屈时明显；腰背深层有酸痛，偶伴腰下肢部牵涉性隐痛。

（2）慢性劳损者，局部疼痛不明显，但不能过久弯腰，弯腰后腰部不能马上直起，局部酸胀不适。

3. 体征

（1）肌紧张 骶棘肌及臀大肌痉挛，脊柱呈保护性侧弯。

（2）压痛点 在棘上韧带损伤处有明显压痛，叩击痛（＋），压痛甚于叩击痛；痛点常跨越2个以上棘突，压痛部位表浅，指下有片状或条索状剥离，可左右滑动。

（3）活动受限 腰部活动明显受限，尤以前侧弯屈及旋转受限为明显。

4. 辅助检查 X线检查可排除骨折；若有棘上韧带断裂者，其棘突间距可增大。

（二）棘间韧带损伤

1. 病史 有脊柱扭转外伤史，往往与棘上韧带合并损伤。

2. 症状 腰痛位于棘突间，为深在性胀痛，劳累后加重，休息后减轻；弯腰时腰痛重，伸腰时腰痛轻，脊柱微屈被动扭转可使疼痛加重。

3. 体征

（1）肌紧张 骶棘肌痉挛，深呼吸受限。

（2）压痛点 压痛点在棘上韧带深层，局限在相邻两个棘突间。

（3）活动受限 腰部前屈活动受限明显，受限程度比棘上韧带损伤明显。

4. 辅助检查 X线检查可排除骨折，若有棘间韧带断裂者，其棘突间距可增大。

【鉴别诊断】

1. 急性腰肌扭伤 有明显腰部扭伤史，腰痛剧烈，腰部活动受限，骶棘肌痉挛明显，压痛点在腰部两侧。

2.腰椎小关节紊乱症　多数损伤史不明显，腰痛剧烈，咳嗽、喷嚏时疼痛加重，伸腰活动受限；有棘突偏歪，压痛点在偏歪的棘突处，屈伸旋转时有牵掣痛。X线检查可见棘突偏歪。

【治疗】

1.治法　活血止痛，理筋舒筋。

2.手法　滚法、按法、揉法、推法、抹法、弹拨法、擦法。

3.取穴与部位　阿是穴、腰部夹脊、八髎、承山、委中、督脉、膀胱经及患部棘突和间隙。

4.操作

（1）滚患部两侧　患者俯卧，医者站其体侧，用滚法在损伤韧带的两侧来回往返施术，时间约3分钟，以舒筋活血，消肿止痛。

（2）按揉穴位　医者按揉阿是穴、腰夹脊、八髎、承山、委中等穴，时间约2分钟，以通络止痛。

（3）按揉患部　医者用轻柔的手法按揉韧带损伤处3分钟。棘上韧带损伤者，治疗范围应较广，手法宜轻柔缓和；棘间韧带损伤者，则以损伤棘间为主，手法宜缓慢深透，力达病所，以患者能忍受为度。

（4）推抹理筋　医者沿棘上韧带方向做上下推抹理筋，时间约3分钟，以活血消肿，舒筋止痛。

（5）按揉结节或条索状物　医者重点按揉结节状或条索状物1分钟，以舒筋通络，松解粘连。

（6）弹拨、推抹理筋　若有棘上韧带剥离者，用拇指弹拨法使剥离的韧带复位，并上下推抹理筋，手法宜轻柔缓和，时间约5分钟，以理筋通络止痛。

（7）擦督脉及膀胱经　医者直擦韧带损伤部位的督脉及两侧膀胱经，以透热为度。局部可配合湿热敷，以温经通络，活血止痛。

【预防调护】

1.避免频繁过度前屈、负重及长时间伏案工作，纠正不良姿势。

2.加强腰背肌锻炼，以及腹壁肌肉和腰背部肌肉的平衡锻炼（腹式呼吸法）。

3.症状缓解或消失后，腰部勿过早负重，避免腰部的俯仰动作或突发动作，以免复发。

4.可做拱桥式、平路倒退走、蛙泳等功能锻炼。

【临证要点】

1.两个及两个棘突以上浅压痛为棘上韧带损伤；两个棘突间深压痛为棘间韧带损伤；单个棘突顶端压痛为棘突骨膜损伤，临床应注意鉴别。

2.急性损伤手法宜轻柔，以舒筋活血、消肿止痛为主，以免加重损伤；慎用后伸扳法，以免造成棘上、棘间韧带挤压而使疼痛加重。缓解期手法宜深沉缓和，促进韧带恢复。

3.局部可配合湿热敷，热敷后不再行手法操作，以免造成皮肤损伤。

八、脊椎小关节紊乱（颈、胸、腰椎小关节紊乱）

脊椎小关节（关节突关节）紊乱（Spinal Facet Joint Disorder），包括颈椎、胸椎和腰椎的小关节紊乱，是指脊柱因急慢性损伤，或姿势不当而引起脊椎小关节发生错移，导致以局部疼痛、功能障碍为主要临床表现的病证。小关节紊乱好发部位依次为颈椎、腰椎、胸椎。本病多发于青壮年，男性多于女性，本节以讨论脊柱关节突关节紊乱为主。本病属中医学"骨错缝"范畴。

【应用解剖】

脊柱为三点承重关节，由椎体及两侧的关节突关节构成（图5-15）。椎体的主要功能是承重，凭借椎间盘及前、后纵韧带以维持人体的直立姿势；脊柱小关节由上位椎体的下关节突与下位椎体的上关节突及关节囊构成，主要功能是稳定脊柱，引导脊柱运动的功能。脊柱前、后屈伸时，两侧的关节突关节须同步牵张或紧缩；脊柱左、右旋转时，两侧关节突关节须同步旋转；脊柱左、右侧屈时，两侧关节突关节须同步侧屈。当脊柱运动时，若两侧关节突关节不同步，则导致关节绞锁、滑膜嵌顿的发生。

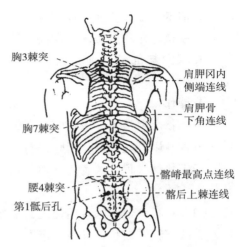

图5-15　脊柱体表骨性标志示意图

1. 颈椎关节突关节　颈椎关节突关节面平坦，近于水平位。寰枢椎之间以寰椎弓与齿状突构成寰枢关节，因而没有关节突关节。颈椎的关节突较低，上关节面朝上偏于后方，下关节突朝下偏于前方，关节囊较松弛且可以滑动，横突之间缺乏横突韧带加强，稳定性较差。在外力作用下，上位椎体的下关节突易越过下位椎体的上关节突，形成小关节突背靠背的现象，即"绞锁"状态。

2. 胸椎关节突关节　胸椎后关节的关节面与水平面几乎垂直，呈冠状位排列，有强大的韧带及肋椎关节支持，稳定性较强，不易发生脱位。整个胸椎的运动前屈50°，后仰55°，侧屈100°，旋转40°，因此胸椎关节突关节以侧屈为主。

3. 腰椎关节突关节　由椎弓根之间上下关节突形成的脊椎后关节连接，椎间盘和后关节既是脊柱的三个支撑点，又是脊柱运动的基础。第1腰椎至第5腰椎的上关节突互为直角，其排列为半额状位及半矢状位，其横切面近似弧形，伸屈、侧屈及旋转均较灵活。第5腰椎与第1骶椎关节面成为介于冠状和矢状之间的斜位，由直立面渐变为水平面，有利于腰椎的屈伸和旋转运动。腰椎关节突关节的主要功能是稳定脊柱，引导和维持脊柱在一定范围内的运动方向。

【病因病机】

1. 急性外伤　多因持物扭转或撞击等外力作用于小关节，引起颈、腰、背部肌肉挫伤或脊柱小关节错缝、滑膜嵌顿，从而破坏了脊柱的力学平衡和脊柱运动的协调性。由于损伤刺激感觉神经末梢而引起疼痛，并反射性地引起局部肌肉痉挛，肌肉痉挛又加重关节解剖位置改变，发生绞锁或扭转，进而疼痛、活动受限更明显。长期的绞锁及各种炎性反应的刺激均可导致小关节粘连而影响正常功能，也可引起整个脊柱力学的改变。

2. 慢性劳损　无明显外伤史，长期在不协调姿势下工作、学习，使脊背部软组织经常处于过度收缩、牵拉、扭转而发生慢性劳损。由于软组织的痉挛，引起脊椎关节的力学不平衡，而致脊椎后关节发生错缝。

3. 外感风寒湿邪　外伤后未经及时治疗，风寒湿邪侵入背脊部的经络、肌肉，导致肌肉痉挛，气滞血瘀，日久脊椎的内外平衡失调，导致后关节发生错缝。

中医学认为，脊为督脉与足太阳经脉所过，经筋所循，络结汇聚，脏腑之维系，运动之枢纽。凡姿势不良或突然改变体位，闪挫、扭旋撞击，伤及腰脊，筋络受损，或筋节劳损，气滞血瘀，筋拘节错，致使疼痛剧烈，行动牵掣，发为本病。

【诊断】

1. 病史　有脊背外伤史或劳损史。

2. 症状

（1）颈椎小关节紊乱　起病较急，伤后立即出现疼痛，疼痛有时向上肢放射；颈项强直，颈部活动受限；有的患者可出现头昏、视物不清、眼震、面部麻木等头颈综合征。

（2）胸椎小关节紊乱　胸背疼痛，有背负重物之感，甚则牵掣肩背作痛，疼痛随脊柱活动增强而加重；俯仰转侧困难，常固定于某一体位，不能随意转侧，有胸闷憋气、屏气呼吸。部分患者可引起相应内脏自主神经功能紊乱症状，表现为受损交感神经支配区的特异性疼痛综合征（顽固难忍性疼痛、弥漫性疼痛及对刺激感觉异常）、血管运动、汗液分泌的失常及内脏功能紊乱等；刺激肋间神经可表现为肋间神经支配范围的不适或疼痛，有时呈现放射性灼痛。

（3）腰椎小关节紊乱　腰部在做前屈或旋转运动后直腰时，突然发生剧烈腰痛，站、坐或过伸活动时疼痛加剧，有时疼痛向下肢放射，咳嗽或打喷嚏时疼痛加重。表情痛苦，不敢活动，惧怕别人搬动。全部腰肌处于紧张僵硬状态，腰部活动功能几乎完全丧失。

2. 体征

（1）颈椎小关节紊乱　①头颈部姿势呈偏歪状，局部肌肉紧张，可触及条索状筋结，压痛明显。②错缝颈椎的棘突可能有偏歪，局部压痛明显。③颈部有不同程度的活动障碍，尤其向患侧旋转。

（2）胸椎小关节紊乱　①病变节段可触及偏歪的棘突。②病变节段小关节处有明显压痛，多数为一侧，少数为两侧。③根据病变节段的不同，菱形肌、斜方肌可呈条索状痉挛，亦有明显压痛。④多数无明显功能活动障碍，少数可因疼痛导致前屈或转侧时活动幅度减小，牵拉疼痛。

（3）腰椎小关节紊乱　①呈僵直屈曲的被动体位，腰部正常生理曲度改变。②两侧骶棘肌明显痉挛，重者可引起两侧臀部肌肉痉挛。③滑膜嵌顿的后关节和相应椎间隙有明显压痛，一般无放射痛。④棘突无明显偏歪，疼痛严重者可见保护性脊柱侧弯。⑤腰部肌肉紧张、僵硬，各方向活动均受限，尤以后伸活动障碍最为明显。⑥下肢后伸试验阳性，直腿抬高试验有时可为阳性。

3. 辅助检查　X 线检查可排除骨折及其他骨质病变，严重者可见脊柱侧弯、生理曲度变直、棘突偏歪、两侧后关节不对称、椎间隙左右宽窄不等等表现（图 5-16、图 5-17）。

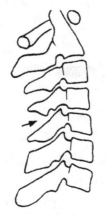
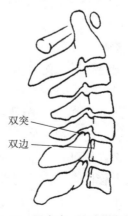

双突
双边

图 5-16　颈椎生理弧度变直　　　　图 5-17　双突症、双边影示意图

【鉴别诊断】

1. 落枕 主要损伤颈项部的肌肉韧带，以晨起颈项强痛为主要临床表现，无棘突偏歪。

2. 肋间神经痛 疼痛沿肋间神经分布区出现，多为针刺样、刀割样疼痛，且疼痛多走窜不定，时发时止，伴有胸胁部挫伤。

3. 棘上韧带损伤 腰痛尤以前屈为甚，后伸时可减轻；腰部活动明显受限，尤以前屈及旋转受限最为明显；韧带损伤处有明显压痛、叩击痛，可触及局部有凹陷感或条索状结节。

【治疗】

1. 治法 解痉止痛，理筋整复。

2. 手法 一指禅推法、按法、揉法、滚法、弹拨法、扳法。

3. 取穴与部位 阿是穴、华佗夹脊、膀胱经、颈肩部、项背部、竖脊肌、腰骶部。

4. 操作

（1）颈椎小关节紊乱

①推揉颈部：患者坐位，医者用一指禅推法、按揉法在督脉线、华佗夹脊颈段线往返施术，并重点按揉阿是穴，时间约8分钟，以舒筋活血，通络止痛。

②滚颈项部：医者用滚法在颈肩、项背部往返施术，时间约2分钟。

③弹拨项背部：医者弹拨患者项背部条索状筋结，时间约3分钟，以舒筋通络，松解粘连。

④旋转提颈整复：患者坐位，颈椎前屈。医者以一手拇指按于关节突关节偏歪棘突处固定，另一手托住其下颌部向患侧旋转至有阻力感时，做快速、小幅度的向上提颈旋转扳动，以整复关节错缝，左、右各操作1次。

（2）胸椎小关节紊乱

①滚揉胸背部：患者俯卧，医者用滚法、按法、揉法在胸背部交替施术，于阿是穴处进行重点治疗，时间约8分钟，以舒筋活血，解痉止痛。

②揉拨竖脊肌：医者用按揉法、弹拨法沿竖脊肌施术，时间约5分钟，以理筋止痛。

③胸椎错动整复：医者两手掌分别置于棘突两旁的华佗夹脊胸段，近身侧用小鱼际，另一侧用大鱼际用力下压；然后再用力向两侧撑开，沿脊柱方向做相反方向的错动整复，以整复关节错缝，可在整个胸椎整复1遍。

④抱颈提胸：患者站立屈颈，双手十指相扣置于颈项部，两肘置于胸前，医者立于其背后，以胸部紧贴其背部，双手抱紧患者两肘，用寸劲快速提拉胸椎，使患者双足离地，以整复关节错缝。

（3）腰椎小关节紊乱

①滚揉腰骶部：患者俯卧，医者用按揉法、滚法于其腰骶部施术，时间约8分钟，以舒筋活血，解痉止痛。

②按揉错缝节段：医者根据关节错缝相应节段，在压痛明显处用按揉法施术，手法先轻后重，以患者能耐受为度，时间约5分钟，以理筋止痛。

③分段扳腰椎：患者侧卧，伸直下腿、屈曲上腿。医者一手按于其肩前部，另一手按于其臀部，对关节错缝位于上腰段者，按压肩部的手固定不动，按压臀部的手用力，使扭转力作用于上腰段；对关节错缝位于下腰段者，按压臀部的手固定不动，按压肩部的手用力推动，使扭转力作用于下腰段；对关节错缝位于中腰段者，按压臀部和推扳肩部两手同时用力，使扭转力作用于中

腰段，以整复关节错缝，左、右各操作 1 次。

【 预防调护 】

1. 加强脊柱后侧肌群锻炼，避免长时间维持同一体位的静态平衡，以及无准备的突然体位变动。

2. 局部注意保暖，防止风寒湿邪侵犯经络，阻滞气血而加重病情。

3. 整复成功后，患者需适当休息，在 2 ～ 3 天内不宜做重体力劳动或过度脊柱旋转活动。

【 临证提要 】

1. 脊椎小关节紊乱是临床常见病、多发病，临证时应把握精准的定位原则，尤其是胸椎小关节紊乱可引起脏腑症状和肋间神经痛，临床应注意诊断与鉴别诊断。

2. 纠正脊柱小关节错位（缝）是关键，因不去则症难消。

3 操作前须排除肿瘤、脓肿、严重骨质疏松等病证，以及脊柱异常改变（颈段有颅底凹陷或侧位片寰椎棘突显示不清者；腰椎伴有真、假性滑脱者）。

4. 错动按压整复胸椎前要排除胸肋关节外伤、手术病史及有无长期服用激素类药物史和美体植入、注射史。

5. 颈椎旋转提颈法避免了传统旋转复位法的潜在风险，具有安全性高、防复发的优点；胸椎抱颈提胸法利用物理学失重原理，具有安全、有效的优点；腰椎分段斜扳法可使扭转作用力点更明确、疗效更确切。

九、急性腰扭伤

急性腰扭伤（Acute Lumbar Sprain）又称急性腰肌扭伤，俗称"闪腰"，是指因突然受到扭、挫、闪等直接外力或间接外力作用，引起腰背部肌肉、筋膜、韧带等软组织损伤，出现以腰痛、活动受限为主要临床表现的一种病证。本病好发于青壮年和体力劳动者，男性多于女性。急性腰扭伤若失治、误治，或治疗不及时，可转变为慢性顽固性腰痛。本病属中医学"伤筋"范畴。

【 应用解剖 】

腰椎是由 5 个椎体组成的一个骨性支柱，位于活动度很小的胸椎和固定于骨盆的骶骨之间，承受着人体 1/2 的重量，起着承上启下的作用，可做前屈、后伸、旋转、侧屈等各个方向的运动，是躯干活动的枢纽。其前方为松软的腹腔，腰椎附近只有一些肌肉、筋膜和韧带，缺乏骨性结构的保护。因此，在腰部承重和运动时，不良的弯腰姿势所产生的强大牵拉力和应力，容易引起腰部周围的软组织损伤。

1. 腰部肌肉　腰部的肌肉按其解剖位置和作用可分为背侧肌群、前侧肌群和外侧肌群。背侧肌群可分浅、深两层，浅层为背阔肌下方腱部，该肌损伤时疼痛广泛且压痛浅表。深层肌肉由浅至深依次为骶棘肌、横突棘肌和深层短肌。骶棘肌为强大的伸肌，具有后伸躯干、维持直立和侧屈的作用，损伤时肌痉挛明显，腰部屈伸、侧屈功能受限。横突棘肌由浅至深包括半棘肌、多裂肌和回旋肌 3 层，损伤时可出现椎旁压痛，腰部旋转功能受限。深层短肌主要为横突间肌，其作用是协同横突棘肌维持躯干的姿势，损伤时可出现深压痛且痛点固定。前侧肌群包括腹内、外斜肌和腹直肌。外侧肌群包括腰大肌和腰方肌。腰部肌肉具有伸、屈及旋转脊柱的作用（图5-18）。

2. 腰背肌筋膜　腰背肌筋膜由前、中、后三层包绕在骶棘肌周围。其前层覆盖于腰方肌前面，起自腰椎横突的前面和腰椎椎体的基底部。中层向上附于第 12 肋，向下附于髂嵴之间，内侧附于腰椎横突尖。后层最厚，向上与胸部的深筋膜相连接，附于棘突和棘上韧带。在骶棘肌外侧缘，前、中、后三层汇合形成腹横肌腱膜。腰背肌筋膜对骶棘肌起着强有力的保护和支持作用。其损伤以炎症反应为主。

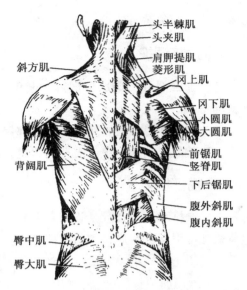

图 5-18　腰背部肌肉示意图

【病因病机】

1. 间接暴力损伤　急性腰扭伤多因突然遭受外来间接暴力所致，致伤的原因很多，常与劳动强度、配合不当、跌仆、闪挫、准备不足，甚至气候、季节有关。大部分患者能清楚讲述受伤时的体态，指出疼痛部位。下列因素易造成腰部扭伤：①腰部用力姿势不当，如在膝部伸直弯腰提取重物时，重心距离躯干中轴较远，因杠杆作用，增加了肌肉的承受力，容易引起腰部肌肉的急性扭伤。②行走失足，行走不平坦的道路，或下楼梯时不慎滑倒，腰部前屈，下肢处于伸直位时，易造成腰肌筋膜的扭伤或撕裂。③动作失调，两人搬抬重物，动作失于协调，身体失去平衡，重心突然偏移，或失去控制，致使腰部在肌肉无准备的情况下，骤然强力收缩，引起急性腰扭伤。

2. 直接暴力损伤　直接暴力损伤多因挤压、撞击或外力直接打击局部等导致腰部软组织损伤，局部血脉破损，引起腰部瘀血肿胀。腰部急性扭伤，可表现为腰部肌肉、筋膜、韧带的单一损伤，也可有合并损伤，严重时导致关节突关节滑膜嵌顿，但不同组织的损伤，其临床表现又不完全相同。（图 5-19、图 5-20 ）。

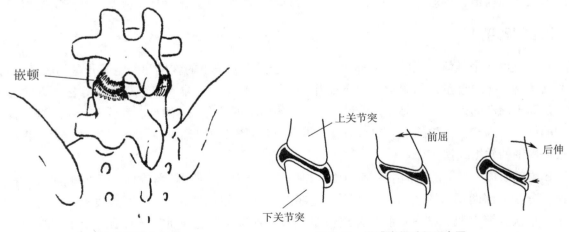

图 5-19　滑膜嵌顿示意图　　　　图 5-20　滑膜嵌顿过程示意图

中医学认为，腰脊为督脉和足太阳经脉所过，经筋所循，络结汇聚，脏腑之维系，运动之枢纽。凡跌仆、闪挫、扭旋撞击，伤及腰脊，筋络受损，或筋节劳损，气滞血瘀，筋拘节错，致使疼痛剧烈，活动牵掣，发为本病。清代医家尤怡在《金匮翼》中记载："瘀血腰痛者，闪挫及强力举重得之。盖腰者，一身之要，屈伸俯仰，无不由之，若一有损伤，则血脉凝涩，经络壅滞，令人猝痛不能转侧，其脉涩，日轻夜重者是也。"

【诊断】

1. 病史　有间接暴力或直接暴力损伤史。

2. 症状

（1）腰痛　扭伤后突然发生，少数患者在伤后疼痛不严重，数小时或 1～2 天后，腰痛才逐渐加重，疼痛多见于腰骶部，有时有单侧或双侧臀部及大腿后部疼痛，部位和性质较模糊，多为反射性疼痛。扭伤较重者，疼痛剧烈，深呼吸、咳嗽、喷嚏甚至大小便均使疼痛加重。

（2）牵涉痛　伴有牵涉性疼痛，出现的部位多为臀部（臀上皮神经、梨状肌区）、腹股沟或大腿后部（股后侧皮神经分布区）等处。

（3）腰部活动受限　患者坐、卧、翻身困难，左右转侧、前后俯仰牵掣作痛。

3. 体征

（1）肌痉挛　单侧或双侧骶棘肌和臀大肌紧张。

（2）腰椎生理曲度改变　可见腰部脊柱向健侧侧凸，腰椎生理曲度变直或消失。

（3）压痛点　损伤早期，虽疼痛范围广泛，但有明显的压痛点。肌肉和筋膜的损伤，压痛点多在椎旁的骶棘肌、横突、髂后上棘处；棘间韧带的损伤，压痛点多在中线棘突间，为深压痛，反之，浅压痛多为棘上韧带的损伤；椎间小关节损伤，压痛点在椎旁深处；骶髂关节、腰骶关节处的压痛，表明该处有损伤。筋膜的损伤有时压痛点不定，多在皮神经穿出处，压痛较广泛。

（4）特殊检查　因腰部疼痛、肌肉痉挛，直腿抬高试验、骨盆旋转试验可呈阳性。

4. 辅助检查　X 线检查可见腰椎侧弯、生理弧度变直或消失。有排除骨折或骨病的价值。

【鉴别诊断】

1. 棘上、棘间韧带损伤　有前屈位损伤史，疼痛及压痛局限于棘突上或棘突间，前屈时疼痛加重，伸腰时无明显改变。X 线检查可见棘突间隙增宽。

2. 腰椎压缩性骨折　有明确的外伤史，胸腰段脊柱明显压痛，X 线检查可见腰椎椎体前缘呈楔形改变。

3. 腰椎间盘突出症　有典型的腰痛伴下肢放射性疼痛、腱反射异常、皮肤感觉障碍等神经根受压症状，腰部 CT 或 MRI 可明确诊断。

【治疗】

1. 治法　活血止痛，舒筋解痉。

2. 手法　㨰法、按法、揉法、弹拨法、扳法、擦法。

3. 取穴与部位　肾俞、气海俞、大肠俞、命门、腰阳关、环跳、委中、阿是穴、督脉、膀胱经、腰臀部、腰骶部。

4. 操作

（1）㨰揉腰部　患者俯卧，医者用㨰法、按揉法在腰部两侧膀胱经往返施术，重点在腰痛部位操作，手法力度应由轻渐重，以患者能耐受为度，时间约 5 分钟，以舒筋活血，解痉止痛。

（2）按揉穴位　医者用拇指按揉患侧的肾俞、气海俞、大肠俞、命门、腰阳关、环跳、委中及阿是穴，压痛点处做重点施术，以酸胀为度，时间约 5 分钟，以活血消肿，通络止痛。

（3）弹拨痉挛腰肌　医者用拇指指腹或大鱼际弹拨腰部痉挛肌束，以患者能耐受为度，时间约 3 分钟，以缓解局部软组织痉挛。

（4）侧卧位后伸或斜扳腰椎　患者侧卧，医者一手按于其腰部，另一手握住其踝部，做后伸牵拉数次，再将一手抵在腰骶部做后伸扳法；然后医者一手按其肩前部，另一手按其臀部，做快速、小幅度的腰部扳动，左、右各 1 次，以纠正关节错缝，解除滑膜嵌顿。

（5）擦腰骶部　患者俯卧，医者在腰部涂上介质，直擦腰部骶棘肌，再横擦腰骶部，以透热为度，以温经通络止痛。

【预防调护】

1. 参加重体力劳动或做剧烈运动前，应做好热身运动，必要时可佩戴护腰。

2. 在进行扛、抬、搬、提等动作时，尽量保持胸、腰挺直，髋膝部呈现屈曲的状态，起身时由下肢发力，在确定站稳之后再迈步，在搬重物的时候应尽量贴近物体，动作幅度不宜过大。

3. 急性腰扭伤治疗要及时、彻底，防止转为慢性劳损。治疗期间，应减少腰部活动，卧硬板床休息，以利于损伤组织的康复。

4. 注意腰部保暖，缓解期应加强腰背肌功能锻炼，有助于巩固疗效。

【临证提要】

1. 详细询问扭伤过程的每一个细节，以期对损伤部位、肌肉做出精准诊断。

2. 治疗时患者体位要根据患者的可能情况选择肢体最放松的位置，不强求固定某一体位。

3. 对疼痛剧烈、活动受限明显者，做腰部扳法时，还要适当安慰患者，克服心理紧张，切忌强行、粗暴施术。

十、慢性腰肌劳损

慢性腰肌劳损（Chronic Lumbar Muscle Strain）是指腰骶部肌肉、筋膜、韧带等软组织的慢性损伤，导致局部无菌性炎症，从而引起腰骶部一侧或两侧的弥漫性疼痛的病证，是慢性腰腿痛中常见的疾病之一。本病常由急性腰扭伤失治、误治，或治疗不彻底，或先天发育异常，腰部承受能力减弱，或素体虚弱、寒湿邪侵袭所致。本病多见于中老年人，近年来发现青壮年发病也占相当比例，常与职业和工作环境有一定关系。本病属中医"腰痛"范畴。

【应用解剖】

腰椎是由 5 个椎体组成的具有生理弯曲的骨性支柱，承受着人体 1/2 的重量。

1. 骶棘肌　腰骶关节是脊柱运动的枢纽，腰部两侧的深层肌肉数目较多，其中最主要的是骶棘肌，位于棘突两侧，从骶骨的背面向上一直延伸到枕骨。收缩时，可后伸脊柱和仰头，对维持人体的直立姿势有重要作用。

2. 腰背筋膜　腰背筋膜为腰部的深筋膜，甚为坚韧，分前、后两层，后层较厚，起自腰椎棘突，覆盖骶棘肌。两层筋膜在骶棘肌的外侧缘互相融合，并成为部分腹肌的起点。

【病因病机】

1. 积累性损伤　慢性腰肌劳损是一种慢性积累性损伤。由于长期从事弯腰工作或活动，或长期腰部姿势不良等，导致腰部软组织经常处于紧张状态，造成腰背部筋膜劳损、松弛，或腰部软组织扭伤之后，未得到及时有效地治疗，或治疗不彻底，或反复损伤，迁延而成。其病理变化为腰背肌、韧带及筋膜内压力升高，血流不畅，肌纤维收缩时能量消耗得不到补充，乳酸积聚，代谢产物堆积而发生腰部软组织炎症、变性、增厚、挛缩及粘连，刺激相应的神经而引起慢性腰痛。

2. 先天发育异常　腰椎可有先天性发育异常和解剖结构缺陷等改变，如腰椎骶化、先天性隐性裂、关节突关节不对称等可减弱腰骶关节的稳定性；腰椎滑移，腰椎生理曲度过大、变直、消失等，可导致腰椎承重功能减弱，脊柱承重力线改变，或腰部两侧肌肉受力不均衡，继发腰部肌肉劳损。其病理变化为肌肉筋膜附着处充血、水肿、增厚、粘连、变性或瘢痕组织形成等改变，导致无菌性炎症，刺激脊神经后支而产生持续性腰痛。

3. 外感风寒湿邪　风为百病之长，寒主收引，湿性凝滞，腰部遭受风寒湿邪侵袭，引起局部气血运行不畅，降低机体对疼痛的耐受力，促使腰背肌肉、筋膜和韧带紧张、痉挛和变性，筋肌僵滞，引起慢性持续性腰痛。

4. 素体虚弱　久病体虚，或素体虚弱，或缺乏运动锻炼，腰背肌力薄弱，不胜劳累，腰部稍长时间的活动顿感腰酸背痛，或长期处于某一姿势缺乏运动，造成腰肌静力性损伤而腰痛。

《景岳全书·腰痛》曰："腰痛症，凡悠悠戚戚，屡发不已者，肾之虚也。"《诸病源候论·腰背病诸候》曰："夫劳伤之人，肾气虚损，而肾主腰脚，其经贯肾络脊，风邪乘虚，猝入肾经，故猝然而患腰痛。"说明劳逸不当，平素体虚，年老肾气不足，劳累过度，或外感风、寒、湿邪，凝滞肌肉筋脉，以致气血不和，肌肉筋膜拘挛，经络阻滞而致慢性腰痛。

【诊断】

1. 病史　有腰部肌肉急性损伤或慢性损伤史。

2. 症状

（1）腰部长期酸痛，反复发作，时轻时重，缠绵不愈，劳累后加重，休息后减轻，阴雨天或气候变化时症状加重，喜暖怕冷。

（2）腰部重着板紧，常喜欢用双手捶腰或做叉腰后伸动作，以减轻疼痛；腰部活动功能基本正常，但不能久坐、久站。

（3）急性发作时，腰痛症状加重，疼痛沿臀部向大腿后外侧放散，以酸痛、胀痛为主，但一般痛不过膝。

3. 体征

（1）腰部活动无明显障碍，部分患者可有脊柱侧弯及下肢牵涉痛。

（2）腰部压痛广泛，压痛点多在骶髂关节背面和腰椎横突处，轻者压痛不明显，重者一侧或双侧骶棘肌僵硬，感觉迟钝。

4. 辅助检查　X线检查未见明显异常，可有腰椎生理曲度改变、腰椎滑移、骨质增生等；可见先天发育异常或解剖结构缺陷，如第5腰椎骶化、第1骶椎腰化、隐性脊柱裂等。

【鉴别诊断】

1. 腰椎退行性骨关节炎　腰痛主要表现为休息痛，即夜间、清晨腰痛明显，而起床活动后腰痛减轻，脊柱可有叩击痛。X线检查可见腰椎钙质沉着和椎体边缘增生骨赘等。

2. 陈旧性腰椎骨折　有外伤史，腰痛呈持续性，阴雨天或天气变化时尤为明显，有不同程度的腰部活动受限。X线检查可见椎体楔形压缩改变或附件骨折。

3. 腰椎间盘突出症　有典型的腰痛伴下肢放射性痛麻，腰部活动受限，脊柱侧弯和腱反射异常、皮肤感觉障碍等神经根受压症状。MRI、CT 检查可明确诊断。

【治疗】

1. 治法　舒筋活血，温经通络。

2. 手法　滚法、推法、按法、揉法、弹拨法、擦法、扳法、拍法。

3. 取穴与部位　阿是穴、肾俞、命门、大肠俞、关元俞、秩边、环跳、委中、腰背部、腰骶部。

4. 操作

（1）滚推腰部　患者俯卧，医者用滚法在腰部两侧膀胱经往返施术 3 分钟，然后用双手掌沿脊柱向两侧分推腰部 3 遍，最后用掌根直推两侧骶棘肌 3 遍，手法宜深沉缓和，时间约 5 分钟，以舒筋活血，解除痉挛。

（2）按揉腰骶部　医者用掌根按揉腰部两侧膀胱经，往返操作 3 遍；然后按揉腰骶部，以局部有温热感为度，时间约 5 分钟，以温经通络，活血止痛。

（3）按揉穴位　医者用拇指端重点按揉阿是穴、肾俞、命门、大肠俞、关元俞、秩边、环跳及委中等穴，以局部有酸胀感为度，时间约 5 分钟，以舒筋通络，活血止痛。

（4）弹拨竖脊肌　医者用拇指或肘部弹拨患侧竖脊肌 3 ～ 5 遍。

（5）擦腰骶部　医者在腰部涂上介质，直擦腰部督脉及两侧膀胱经，横擦腰骶部，以透热为度。

（6）斜扳腰椎　患者侧卧，医者行腰椎斜扳法操作，左、右各 1 次。

（7）拍叩腰骶部　患者俯卧，医者先拍打两侧骶棘肌，然后叩击腰骶部，以解痉止痛，舒筋通络。

【预防调护】

1. 注意纠正习惯性不良姿势，维持脊柱正常的生理曲度。
2. 注意腰部保暖，避免感受外邪，加强腰背肌锻炼。
3. 患者宜睡硬板床，注意节制房事。
4. 对平素体虚、肾气亏虚者，配合用补益肝肾的中药治疗。

【临证提要】

1. 推拿治疗本病有较好的疗效，但关键是要消除致病因素即改变原来的腰部超负荷现象，才能达到满意的疗效。
2. 本病病程长，缠绵难愈，疗效缓慢，患者应积极、耐心地配合医者治疗。

十一、腰背部肌筋膜炎

腰背部肌筋膜炎（Thoracolumbar Fascitis）又称腰背肌纤维织炎，是指因寒冷、潮湿、慢性劳损而使腰背部筋膜及肌肉组织发生炎性渗出、水肿及纤维性变，导致以腰背部弥漫性钝痛、两侧腰背肌及髂嵴上方明显压痛为主要临床表现的一种病证。本病好发于两肩胛之间，以中老年人、体力劳动者多见。本病属于中医"痹证"范畴。

【应用解剖】

1. 肌筋膜　肌筋膜是由半透明状的胶原纤维交织排列的结缔组织组成，分为浅层筋膜、中层筋膜、深层筋膜三种。浅层筋膜位于皮下，又称皮下筋膜，由疏松结缔组织构成，其内含有脂肪、浅静脉、皮神经及浅淋巴结和淋巴管等；中层筋膜是指包裹肌肉的筋膜；深层筋膜位于浅层筋膜深面，又称固有筋膜，由致密结缔组织构成（图5-21）。

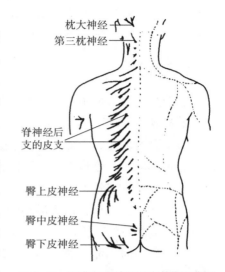

图5-21　腰背部脊神经后支分布示意图

2. 腰背部肌肉　主要有斜方肌、背阔肌、肩胛提肌、菱形肌、骶棘肌及腰大肌等。斜方肌起自上项线、枕外隆凸、项韧带、第7颈椎和全部胸椎的棘突，止于锁骨的外侧1/3、肩峰和肩胛冈。背阔肌起自下6个胸椎的棘突、全部腰椎的棘突、骶正中嵴及髂嵴，止于肱骨小结节嵴和结节间沟。肩胛提肌起自第1～4颈椎的横突，止于肩胛骨上角。菱形肌起自第6、7颈椎和第1～4胸椎的棘突，止于肩胛骨的内侧缘。骶棘肌起自骶骨背面和髂嵴后部，分三群肌束止于椎骨、肋骨及乳突。腰大肌起自腰椎两旁，与髂肌共同止于股骨小转子上，合称髂腰肌。

3. 腰背肌筋膜　腰背肌筋膜分为浅、深两层，浅层在骶棘肌后面，下缘附着于髂嵴、骶髂后长韧带和骶骨嵴；内缘附于胸椎、腰椎和骶椎的棘突和棘上韧带；外侧缘上半部附于肋骨角，下半部在骶棘肌的外缘与深层汇合。深层起自腰椎横突，位于骶棘肌与腰方肌之间。其上部增厚形成腰肋韧带，连接于第1腰椎横突和第12肋之间，限制第12肋的活动。浅、深两层筋膜在骶棘肌外缘相结合形成宽阔的腱膜，作为腹横肌及腹内斜肌的起点。腰背肌筋膜具有3种作用，一是包裹肌肉，维持肌肉形态，保持肌肉紧张度的作用；二是约束肌肉活动，使肌肉免受摩擦；三是分隔肌群，既保证肌群的整体功能，又保证每块肌肉的独立活动，但也容易产生无菌性炎症。

【病因病机】

1. 劳损　长时间、高强度作业，或作业姿势单调、持续时间过长，或腰背部肌肉急性损伤失治迁延等，形成慢性肌肉劳损。由于劳损，一方面炎性渗出增加，另一方面肌筋膜属于致密性结缔组织，通透差，肌筋膜鞘内有一定的滑液，以减少肌肉的摩擦。由于劳损，渗出液增加而积聚，导致炎症、水肿等非良性循环病理反应，使肌筋膜张力增高，出现腰背部慢性疼痛、酸胀，局部肌肉僵滞等症状。日久，筋膜与肌肉粘连、纤维变性、增粗，形成条索状、结节状改变。

2. 代谢障碍　正常情况下，组织液的渗出与吸收保持相对平衡。若渗出大于吸收时则积聚肿胀，渗出减少时则干涩摩擦。腰背部肌肉的排列是较为复杂的，呈纵向、横向、斜向交织排列。肌筋膜的功能是分隔肌群，既保证肌群的整体功能，又保证每块肌肉的独立活动，减少肌肉摩擦。长期的单一、静止性姿势劳作，使肌肉运动平衡失调；反复屈伸、旋转胸腰动作等，增加肌肉间摩擦，使渗出液增多，肌筋膜内压力增加，当渗出大于吸收时则积聚，发生代谢障碍，引起腰背部广泛性酸胀疼痛。

3. 外感风寒湿邪　久居湿地，腰背部感受寒湿之邪，血运迟滞，瘀结不通，局部血管收缩、缺血，微循环障碍，以致局部炎性渗出、水肿，形成腰背肌筋膜炎而致疼痛。

中医学认为，风、寒、湿三气杂至，合而为痹。风胜者为行痹，寒胜者为痛痹，湿胜者为着痹。腰脊为督脉和足太阳经脉所过，经筋所循，络结汇聚，脏腑之维系，运动之枢纽。凡闪挫、跌仆、劳损、潮湿、寒冷刺激，伤及腰脊，筋络受损，或筋节劳损，气滞血瘀，筋拘节错，而致疼痛，重着不去，活动牵掣，发为痹证。

【诊断】

1. 病史 有劳损史，或受寒、受凉史。

2. 症状

（1）腰背酸胀、疼痛、麻木、僵硬感，易于疲劳；腰背部弥漫性钝痛，尤以两侧腰背肌及髂嵴上方更为明显。疼痛多位于腰骶部，可影响到一侧或两侧臀部及大腿后外侧，有酸胀、皮肤发凉、麻木等异常感觉。

（2）多晨起发作，白天活动后腰痛减轻，夜晚加重，疼痛可因天气变化或劳累后加重，卧床休息时疼痛多可缓解。

（3）发作时不能直腰、俯仰、转身，动则疼痛加剧；为减轻腰部疼痛，患者常用两手扶住并固定腰部。

3. 体征

（1）肌痉挛 下腰部及臀部肌肉呈板状痉挛。

（2）活动受限 腰部屈伸、旋转等活动功能不同程度受限，变换体位和姿势可缓解疼痛。

（3）压痛 压痛部位广泛，腰背部、腰脊柱两侧及髂嵴上方压痛明显，病变部位有条索状痛性结节。

（4）特殊检查 少数患者直腿抬高试验可呈牵掣性阳性。

4. 辅助检查 X线检查一般无明显异常，可见腰骶椎先天变异、腰椎生理曲度改变或骨质增生等。实验室检查示少数患者血沉加快。

【鉴别诊断】

1. 腰椎间盘突出症 本病以腰痛伴下肢放射性疼痛为主要特征，常有腰部急性损伤或劳损史，腰部屈伸活动受限，椎间盘突出相应节段压痛明显，并伴有下肢放射性疼痛。直腿抬高试验、屈颈试验阳性，腱反射改变。

2. 棘上、棘间韧带损伤 有急性损伤史，脊柱中线部位呈撕裂样、针刺样或刀割样疼痛，以脊柱屈伸时疼痛明显。两个及两个棘突以上浅压痛为棘上韧带损伤；两个棘突间深压痛为棘间韧带损伤。

3. 第 3 腰椎横突综合征 第 3 腰椎横突尖部可触及明显压痛，疼痛部位固定。

【治疗】

1. 治法 舒筋活血，解痉止痛

2. 手法 㨰法、按法、揉法、推法、拿法、弹拨法、扳法、抱颈提胸法、擦法。

3. 取穴与部位 肾俞、夹脊、大肠俞、命门、环跳、阿是穴、病变节段膀胱经、腰骶部。

4. 操作

（1）㨰揉膀胱经 患者俯卧，医者用㨰法、按揉法在腰背两侧膀胱经往返交替施术，手法宜深沉缓和，时间约 5 分钟，以舒筋活血，促进炎性水肿吸收。

（2）揉拿平推腰部 医者掌揉病变节段及周围，时间约 3 分钟；再用双手提拿两侧骶棘肌

3～5遍；最后掌推骶棘肌3～5遍，手法宜深沉缓和，以舒筋活血，通络止痛。

（3）按揉穴位 医者用拇指按揉肾俞、大肠俞、命门、环跳、夹脊及病变节段相应的阿是穴等。

（4）弹拨肌束 医者弹拨痉挛条索状的肌束或硬结，手法宜深沉柔和，时间约5分钟，以舒筋活血，散结止痛。

（5）整复错缝 患者侧卧，医者对其腰部做侧卧位扳法，左、右各1次；对胸背部肌筋膜炎者做抱颈提胸法，以理筋整复，纠正关节错缝。

（6）擦腰背部 患者俯卧，在脊柱两侧膀胱经涂上介质，医者沿膀胱经走行方向用直擦法，以透热为度。手法结束后，可加用湿热敷，以温经通络，舒筋活血。

【预防调护】

1. 避免长期伏案工作和颈肩部不良的单一姿势，避免颈肩部肌肉和肌筋膜的静力性收缩。

2. 注意腰背部保暖，必要时可佩戴腰围加以保护。

3. 治疗期间避免脊柱过度屈伸活动，以利于损伤的恢复；缓解期应加强腰背肌功能锻炼，有助于巩固疗效。

【临证提要】

1. 腰背肌筋膜炎病变部位广泛，临证时应明确病变部位，进行针对性的治疗才能获得满意的疗效。

2. 可配合针灸、拔罐治疗，以增强治疗效果。

十二、第3腰椎横突综合征

第3腰椎横突综合征（Transverse Process Syndrome of Third Lumbar Vertebra）是指第3腰椎横突周围组织的急慢性损伤，引起横突处附着肌肉撕裂出血、炎性渗出、瘢痕粘连、筋膜增厚挛缩，使血管神经束受到摩擦、刺激和压迫，导致以慢性腰痛、局限性压痛为主要临床表现的一种病证。以单侧发病较多，也可双侧同时发病。本病是慢性腰痛中最常见的疾病之一，以体型瘦长者、青壮年及体力劳动者多见，男性多于女性。本病属中医学"伤筋""腰腿痛"范畴。

【应用解剖】

1. 第3腰椎横突 第3腰椎位于腰椎生理前凸的顶点，5个腰椎横突中第3腰椎横突最长，其横突端为参与脊柱活动的大小不等的肌肉和筋膜的附着处。相邻横突之间有横突间肌，横突尖端与棘突之间有横突棘肌，横突前侧有腰大肌及腰方肌，横突的背侧有骶棘肌，相邻横突间有横突间韧带维系。当腰部活动时，第3腰椎横突所承受的应力和牵拉力最大，其损伤的机会也就更多，这是导致第3腰椎横突综合征的主要原因。

2. 腰脊神经 腰部脊神经出腰椎椎间孔后，分为前支和后支。前支粗大构成腰丛和骶丛；后支细而短分为内侧支和外侧支，在横突间肌内侧向后走行，内侧支分布于肌肉，外侧支为皮神经。臀上皮神经发自L1～L3脊神经后支的外侧支，于相应的横突间韧带穿越，再穿过附着在L1～L4横突上之腰背筋膜的深层，然后入骶棘肌至其背侧与浅筋膜之间向下走行，在骶棘肌的外缘腰下三角处穿过腰背浅筋膜，分布于臀部皮肤及大腿后侧皮肤。其中第2腰椎脊神经后外侧支在第3腰椎横突顶端后方穿过肌肉及深筋膜，容易受第3腰椎横突摩擦和紧张的筋膜刺激、卡压而产生疼痛。

【病因病机】

1. 外伤 第 3 腰椎横突位于腰椎生理前凸的顶点，腰部频繁屈伸、侧屈、旋转活动，所承受的杠杆作用力最大。当腰部急性闪扭损伤时，因外力牵拉作用，使附着于第 3 腰椎横突上的肌肉、韧带、筋膜超过其承受负荷，导致第 3 腰椎横突上附着的肌肉或筋膜容易发生撕裂、牵拉损伤。此外，腰部不协调的运动，使腰部肌肉、韧带和筋膜舒缩失衡，导致同侧或对侧肌肉、筋膜牵拉损伤。急性损伤失治或治疗不彻底，则形成慢性腰痛。

2. 横突过长 由于第 3 腰椎横突生理性过长，在腰部屈伸、侧屈、旋转活动过多，或腰部受寒冷刺激，肌肉的黏滞性加大，做功能力下降的情况下频繁活动，均可使肌肉、筋膜与横突摩擦增加，导致慢性摩擦损伤。反复持续损伤致横突周围局部软组织出现炎性水肿、出血、渗出等纤维变性。日久，导致横突周围粘连、肌肉挛缩、筋膜增厚、瘢痕形成等病理改变，使穿行其间的血管、腰脊神经后支的外侧支受到刺激或卡压，出现局部疼痛和向腰臀部放射痛（图 5-22、图 5-23）。

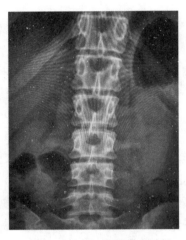
图 5-22　第 3 腰椎横突过长

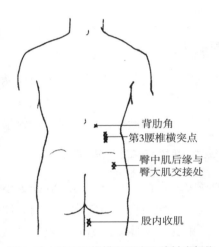
图 5-23　第 3 腰椎横突压痛及放射痛部位

背肋角
第3腰椎横突点
臀中肌后缘与臀大肌交接处
股内收肌

3. 假性滑囊形成 由于横突与其周围肌肉、韧带、筋膜长期持续摩擦，炎性水肿、渗出增多，使横突尖端骨膜与骨皮质分离，形成假性滑囊。随着炎性渗出的增多，假性滑囊内渗出液浸入，使滑囊内张力增大，形成局部持续酸胀痛。检查时横突尖端可触及滑动的囊性肿块。

《诸病源候论·腰背病诸候》曰："凡腰痛病有五……二曰风痹，风寒著腰，是以痛。三曰肾虚，役用伤肾，是以痛。四曰臀腰，坠堕伤腰，是以痛。五曰寝卧湿地，是以痛。"说明腰痛的病因与外伤、肾虚、风寒湿邪有关。中医学认为，先天禀赋不足，又因闪挫扭腰，筋肌损伤，气血瘀滞，筋黏拘僵，时时作痛；或因慢性劳损，或被风寒湿邪所困，致气血运行不利，筋肌失荣，久而黏结挛僵，活动掣痛，发为本病。

【诊断】

1. 病史 有腰部慢性劳损、姿势不良史，部分患者有腰部急性扭伤史。

2. 症状

（1）腰部酸胀疼痛，但不能明确指出疼痛部位。晨起弯腰及旋转时腰痛加剧，稍微活动后疼痛减轻，久坐直起困难，多数为一侧腰痛，部分为两侧腰痛，但咳嗽、打喷嚏对腰臀疼痛无明显影响。

（2）腰痛多呈持续性、弥漫性，劳累、天气变化、剧烈运动后腰痛加重，休息时疼痛减轻，疼痛常牵涉臀部、大腿后外侧等部位。

（3）活动受限，常以手撑腰，弓背行走。

3. 体征

（1）肌痉挛　患侧腰部局限性肌紧张或肌痉挛。有的患者存在明显的股内收肌紧张，可能为腰1、2、3脊神经后支受刺激反射性引起。

（2）活动受限　多数表现为腰部僵滞不灵活，有腰部下坠感。急性发作时腰部活动功能可明显受限，表现为转侧不利、屈伸受限。

（3）压痛　一侧或两侧第3腰椎横突尖端有明显压痛，可触及囊性样假性滑囊，有波动感，随压力方向改变而滑动，按之可引起向同侧臀部、股外侧放散痛，但痛不过膝。臀中肌外缘可触及条索状物，并有压痛。

（4）特殊检查　直腿抬高试验可为阳性，但加强试验为阴性。

4. 辅助检查　X线检查可见第3腰椎横突明显过长，远端边缘部有钙化阴影，或左右横突不对称、畸形等。

【鉴别诊断】

1. 慢性腰肌劳损　腰痛部位及压痛范围广泛，腰骶部或臀部有时也有压痛，而第3腰椎横突综合征压痛部位主要局限于横突处。

2. 梨状肌综合征　沿坐骨神经分布区域出现下肢放射性痛、麻，但无腰痛及活动功能障碍，压痛点局限在臀部梨状肌体表投影区，梨状肌紧张试验阳性。

3. 腰椎间盘突出症　腰痛伴下肢放射性疼痛，腰部活动功能障碍，尤以屈伸为甚；屈颈试验、直腿抬高及加强试验均为阳性，压痛点在棘突旁或腰骶部，且有叩击痛和放射痛。

【治疗】

1. 治法　舒筋活血，散结止痛。

2. 手法　㨰法、按法、揉法、弹拨法、摇法、推法、擦法。

3. 取穴与部位　肾俞、腰阳关、大肠俞、环跳、风市、阿是穴、腰臀部、腰部膀胱经、第3腰椎横突部。

4. 操作

（1）㨰腰臀部　医者用㨰法在患侧骶棘肌、骶骨背面、臀部往返施术，并配合腰部后伸被动运动，手法宜深沉缓和，时间约5分钟，以解痉止痛，舒筋活血。

（2）按揉穴位　医者以拇指按揉肾俞、腰阳关、大肠俞、环跳、风市等穴，重点按揉阿是穴，以患者能耐受为度，时间约3分钟，以通络止痛。

（3）按揉、弹拨横突部　医者用拇指按揉第3腰椎横突部，重点在横突周围肌肉、韧带、筋膜施术，然后弹拨条索状物、筋结部位，用力宜由轻渐重，手法宜深沉缓和，以患者能耐受为度，时间约5分钟，以舒筋活血，松解粘连，通络止痛。

（4）环转摇腰　患者仰卧，屈膝屈髋。医者站其体侧，环转动腰部3～5遍，以舒筋通络，滑利关节。

（5）掌推膀胱经　患者俯卧，医者自上而下掌推腰部两侧膀胱3～5遍。

（6）掌擦膀胱经　医者在患侧骶棘肌体表涂上介质，沿膀胱经走行方向施掌擦法，以透热为度。

【预防调护】

1. 注意纠正不良姿势，劳逸结合，避免久坐，加强腰背肌锻炼。

2. 急性期避免或减少腰部的前屈、后伸和旋转活动，对缓解症状、促进恢复有重要作用。

3. 治疗期间卧硬板床休息，注意腰部保暖，避免过劳。

【临证提要】

1. 本病以第3腰椎横突假性滑囊形成及其周围软组织痉挛、粘连为主要病理特点；推拿治疗的重点应放在第3腰椎横突部，选择适宜的手法和操作方向是临床取效的关键。

2. 对粘连较重或顽固性疼痛者，可配合神经阻滞疗法或针刀疗法治疗。

十三、腰椎退行性骨关节炎

腰椎退行性骨关节炎（Degenerative Lumbar Osteoarthritis）是指随着年龄的增长，由于腰椎间盘退变、椎体边缘及小关节骨质增生而导致的以腰腿疼痛为主要临床表现的一种脊椎骨关节退行性病证。本病起病缓慢，病程较长，症状迁延，多见于中老年人，男性多于女性。长期从事重体力劳动者、运动员及肥胖者则更早、更易患本病。本病属中医"骨痹""骨痿"范畴。

【应用解剖】

本病的发生与年龄增长及骨结构改变有关，形成老年人特有的骨结构解剖特征。

1. 椎体结构改变　随着年龄的增长，人体骨质逐渐疏松，单位体积骨量减少，椎体横行骨小梁逐渐变细，纵行骨小梁逐渐变粗，周围皮质逐渐变薄。由于骨质疏松及长期负重，轻微外力则易造成椎体变扁，形成压缩性楔形改变。

2. 椎间盘结构改变　椎间盘由纤维环、髓核和软骨终板构成，对脊柱起缓冲垫的作用。随着年龄增长及腰部负荷增加，易造成髓核脱水变性，使椎间盘的弹性及缓冲能力减弱，腰椎稳定性下降。椎间盘髓核向椎体内突出，形成许莫氏结节，椎体边缘出现代偿性骨质增生。

3. 椎管管径改变　椎管由椎体后缘、椎弓板和棘突基底构成，供脊髓通行。椎管的前壁由椎间盘纤维环、后纵韧带组成，两侧有黄韧带保护。由于椎体、椎间盘结构改变，黄韧带增生肥厚及椎体后外缘骨质增生，使椎管内径变小，压迫、刺激相应的脊髓和脊神经根，而产生腰腿痛、下肢麻木等一系列症状。

4. 韧带退变　脊柱韧带主要有前纵韧带、后纵韧带、黄韧带、棘上韧带、棘间韧带、横突间韧带等，共同维持躯干直立和限制脊柱过度屈伸运动。随着年龄的增长，韧带松弛、钙化、弹性变差，导致脊柱不稳定。

5. 关节突关节退变　关节突关节由相邻两椎体的上、下关节突关节面构成的关节及关节囊构成，具有稳定脊柱和引导腰椎旋转及屈伸运动的作用。随着年龄的增长，由于关节突关节磨损、退变，容易发生紊乱、错位、骨质增生、关节囊增厚等改变，使关节失稳而产生相应症状。

【病因病机】

引起本病的病因很多，但不外乎内因和外因两种，内因是变化的基础，外因是变化的条件。由于腰椎退行性改变，适遇各种急、慢性损伤，或感受风寒湿邪等外因作用下而产生临床症状。

1. 内因　退行性改变是主要的内因。随着年龄的增长，人体激素水平下降，新陈代谢减慢，人体各组织器官的细胞所含的水分和营养物质逐渐减少，游离钙质逐渐增加，骨质疏松加速退行性改变，腰椎椎体边缘形成不同程度的骨赘。椎间盘发生退变，失去固有的弹性，厚度变薄，椎间隙变窄，椎间孔缩小，从而又加速了髓核和纤维环的变性。椎间盘退变使椎间盘的吸收震荡能力进一步减弱，故造成椎体前、后缘应力增加，使椎体反复受到震荡、冲击和磨损等刺激，促使代偿性的骨刺形成，骨刺又造成椎体周围软组织发生反应性变化，刺激或压迫周围神经，产生临床症状。

2. 外因　各种损伤、慢性劳损是常见的外因。腰椎是承载人体重量最大、运动最频繁的部位，由于长期负重和过度活动，引起损伤和劳损的机会增多，进一步加速椎间盘退变，弹性减弱，椎间隙变窄，使周围韧带变得松弛，导致关节不稳定，反过来又导致椎体代偿性骨刺形成。骨刺多发生于脊柱生理弯曲的凹侧或椎体不稳定部位，这是机体生理代偿作用的结果。骨刺的产生与压力和承重力有密切的关系，压力可能是引起骨刺的主要因素之一。骨刺是椎体对压力的反应，是骨组织应对压力和承重力的代偿产物。同时，骨刺增生的程度与年龄增长成正比，年龄越大，增生越明显。可见，骨刺增生是机体应对脊柱压力和承重需要的自然反应，但如果刺激或压迫椎体周围组织产生无菌性炎症，则可加速粘连、钙化、挛缩，使腰腿痛症状持续加重。

《诸病源候论·腰背病诸候》曰："夫劳伤之人，肾气虚损，而肾主腰脚，其经贯肾络脊，风邪乘虚，猝入肾经，故猝然而患腰痛。"中医学认为，本病的发生与年龄及气血盛衰、筋骨强弱有关。内因是人过中年，肝肾亏虚，骨失充盈，筋失滋养；外因是感受风寒湿邪，客于脊隙骨节，或因积劳成伤，气血凝滞，节窍黏结，筋肌拘挛，脊僵筋弛而作痛，每遇劳累即发，病痛缠绵，发为本病。

【诊断】

1. 病史　有长期从事弯腰劳作和负重史。

2. 症状

（1）起病缓慢，腰背部酸痛不适、僵硬板滞呈典型的"板状腰"，不耐久坐、久站，晨起后症状较重，活动后减轻，但过度活动或劳累后又加重，腰部俯仰活动不利，阴雨天气或受寒冷刺激时症状加重。

（2）急性发作时，腰痛较剧，可牵掣至臀部及下肢。若骨刺压迫或刺激脊神经根时，可出现下肢疼痛、麻木无力、感觉障碍等症状。

3. 体征

（1）生理曲度改变　腰椎生理前凸减小或消失甚至反弓，明显者可见圆背。

（2）肌肉痉挛　腰肌僵硬，有时呈痉挛状态。

（3）压痛　骶棘肌有局限性压痛、叩击痛；臀上皮神经和股外侧皮神经分布区按之酸痛。

（4）活动受限　早期活动受限不明显，后期腰部均匀性活动受限，屈伸、侧屈活动范围减小，脊柱旋转受限。

（5）特殊检查　直腿抬高试验、下肢后伸试验可呈阳性。

4. 辅助检查　X 线检查可显示腰椎不稳、椎体边缘骨质增生、小关节骨质增生，严重者有唇样改变增生或骨桥形成；椎间隙变窄或不规则关节突关节模糊不清，或老年性骨萎缩。CT、MRI 检查可观察椎管形态，以及椎管内增生、椎间盘突出对脊神经根的压迫程度（图 5-24）。

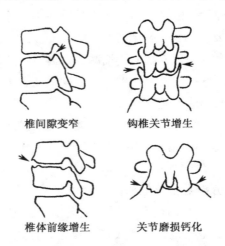

椎间隙变窄　　　　　钩椎关节增生

椎体前缘增生　　　　关节磨损钙化

图 5-24　腰椎退行性骨关节炎 X 线表现示意图

【鉴别诊断】

本病应与强直性脊柱炎鉴别（表 5-2）。

表 5-2　腰椎退行性骨关节炎与强直性脊柱炎鉴别

鉴别内容	腰椎退行性骨关节炎	强直性脊柱炎
年龄	多见于中老年人，男性多于女性	多见于男性青年
功能活动	活动一般无受限，急性期均匀性受限	脊柱强直出现较早，在前屈、左右、侧弯、后仰 4 个方向受限
X 线表现	骶髂关节正常，椎体轮廓清晰，椎体边缘唇样变化或骨桥形成，小关节间隙清晰	侵犯骶髂关节，骶髂关节密度增高，椎体轮廓模糊，呈竹节样改变，小关节间隙模糊
实验室检查	血沉、抗 "O" 正常，HLA-B27 阴性	活动期血沉增快，抗 "O" 增高，HLA-B27 多为阳性

【治疗】

1. 治法　活血止痛，补肾壮骨。

2. 手法　滚法、揉法、按法、点法、弹拨法、扳法、擦法。

3. 取穴与部位　命门、腰阳关、气海俞、大肠俞、关元俞、委中、腰段华佗夹脊、督脉、腰骶部。

4. 操作

（1）滚揉膀胱经及腰骶部　患者俯卧，医者用滚法、揉法沿腰部两侧膀胱经上、下往返施术，对肌肉紧张、僵硬部位做重点治疗，然后用滚法、按揉法在腰骶部施术，手法宜深沉缓和，时间约 5 分钟，以舒筋活血，解痉止痛。

（2）点按穴位　医者用拇指点按命门、腰阳关、气海俞、大肠俞、关元俞、委中等穴，以酸胀为度，时间约 3 分钟，以行气活血，通络止痛。

（3）拨揉腰段夹脊穴　医者用按揉法、拨揉法在腰段华佗夹脊穴交替施术，使作用力直达关节突关节，手法宜深沉缓和，时间约 5 分钟，以舒筋解痉，通络止痛。

（4）后伸、斜扳腰椎　患者俯卧或侧卧，医者用腰椎后伸扳法、侧卧位扳法于腰部施术，以整复错缝、纠正紊乱。

（5）滚揉下肢部　若有下肢牵涉痛者，患者俯卧，医者用滚法、按揉法沿牵涉痛区域施术，手法宜深沉缓和，时间约 3 分钟，以舒筋通络，行气止痛。

（6）擦腰骶部　医者在腰骶部涂上介质，先掌擦督脉及两侧夹脊穴，然后小鱼际横擦腰骶部，以透热为度，以温经通络，活血止痛。

【预防调护】

1. 避免外伤，睡硬板床，注意腰部保暖，加强腰背肌功能锻炼。
2. 劳作时可用腰围固定腰部，以增加腰部的稳定性。
3. 腰椎生理曲度变直或消失者，可采用仰卧位腰部垫枕法；腰椎生理曲度增大者，可采用仰卧位臀部垫枕法，以矫正或改善其生理曲度，对缓解症状有辅助作用。

【临证提要】

1. 本病以腰背部酸痛不适，不耐久坐、久站，过度活动或劳累后疼痛加重为诊断要点。
2. 推拿前要完善 X 片、CT、MRI 等检查，排除结核、肿瘤及其他内脏疾病引起的腰痛。
3. 伴有严重骨质增生、骨质疏松、椎体滑脱及合并心脑血管疾病者，均不宜用推拿治疗。
4. 推拿应以腰段华佗夹脊、腰骶部作为重点治疗部位；在排除禁忌证的情况下可做斜扳法以提高疗效。

十四、腰椎滑脱症

腰椎滑脱是指先天发育异常或腰椎退变、外伤、慢性劳损等原因造成上、下椎体骨性连接发生异常，上位椎体相对于下位椎体部分或全部滑移，其中引起临床症状者称为腰椎滑脱症（Lumbar Spondylolisthesis）。根据有无峡部裂可分为峡部裂性腰椎滑脱和退行性腰椎滑脱。腰椎滑脱以第 4 腰椎最为常见，其次是第 5 腰椎和第 3 腰椎。临床以腰骶部酸痛，腰椎生理曲度加大，严重时可出现坐骨神经受累症状为主要临床表现。本病多见于中老年人，女性多于男性。本病属于中医"脊骨节错"范畴。本节主要讨论退变引起的腰椎滑脱症。

【应用解剖】

1. 腰椎峡部　由椎弓上、下关节突之间的皮质骨梁组成，但此处骨质构造相对薄弱，受到外力时容易发生断裂，导致椎体滑移。

2. 椎间盘　椎间盘由纤维环、髓核和软骨终板构成，起缓冲垫的作用。但随着髓核含水量减少，弹性变弱，腰椎缓冲的能力减弱及稳定性下降，容易引起腰椎滑移。

3. 关节突关节　由相邻两椎体的上、下关节突关节面构成的关节及关节囊组成，具有稳定脊柱的作用，引导脊柱旋转、屈伸的作用，由于关节囊比较薄，当该关节发生紊乱、错位时，腰椎的稳定性受影响，容易引起腰椎滑移。

4. 长韧带　包括棘上韧带、前纵韧带、后纵韧带，三者良好的协同合作，共同保持躯干直立和限制脊柱椎体过度屈伸运动；当受到过度外力或者慢性损伤而致长韧带破裂或稳定性减弱时，腰椎及椎弓易发生断裂移位，产生腰椎滑移。

5. 腰骶角　由水平线与第 1 骶椎上终板所形成的夹角称为腰骶角。腰骶角正常夹角约为 41°，腰椎与骶椎椎体后缘弧度为弦弧距，正常值为 18 ～ 22mm。当躯干上身重力过度加载在腰骶角时，则腰骶角及弦弧距加大，则容易造成椎体滑脱。

【病因病机】

1. 椎间盘退变　中年以后，腰椎间盘发生退变，弹性下降，缓冲作用减弱，椎间隙变窄，小关节韧带松弛，过度活动及载荷增加，可使关节面咬合不稳，易造成腰椎滑脱。

2. 腰椎结构改变　正常情况下腰椎向前凸，骶椎向后凸，形成骶骨角承载上身重量。由于躯干重力加大，会造成上部腰椎向前倾斜，腰骶椎的负重力自然形成向前的分力，使第 5 腰椎有向前滑移的倾向。另外，第 4 腰椎高于两侧髂嵴，缺少骨盆软组织的支撑保护，脊柱前屈时小关节不易阻挡第 4 腰椎向前滑脱。正常状态下，腰椎的上、下关节突及周围的关节囊、韧带的力量可限制其滑移倾向，随着年龄的增长而力量减弱，某些激素水平下降可导致内分泌失调，韧带松弛，稳定性下降，更容易造成椎体向前滑脱。

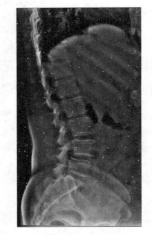

3. 外伤及劳损　由于先天性峡部崩裂或发育异常，其结构稳定性变差，急性损伤、慢性劳损或腰部过度后伸体位时，引起腰椎向前或向后滑脱。若导致马尾神经受到损伤或刺激，则可出现下肢无力，马鞍区麻木，大小便功能障碍等症状。

4. 过度肥胖　身体过度肥胖，上身重量加载于腰骶角，使腰骶角承重加大，迫使腰椎弦弧距加大，腰骶角也随之增大，使身体承重线前移，人体上身重量脱离骶骨承重，造成腰椎前滑脱。腰椎滑脱的 X 线表现见图 5–25。

图 5–25　腰椎滑脱的 X 线表现

腰椎滑脱分度：将下位椎体上缘分为 4 等份，根据椎体相对下位椎体向前滑移的程度，将腰椎滑脱分为四度：若滑脱不超过 1/4 为 I 度，若滑脱 1/4 ～ 2/4 为 II 度，若滑脱 2/4 ～ 3/4 为 III 度，若滑脱超过 3/4 为 IV 度。

中医学认为，腰为脊之下枢，督脉之要道，藏髓之骨节，藏筋会脉。"肾主骨生髓"，"肝主筋束骨"，肝肾功能正常则筋骨强健，肝肾亏虚则筋骨失养。每遇腰部闪失、扭挫，腰节受损，致使脊窍错移，气血瘀滞，筋肌挛急而痛，发为本病。

【诊断】

1. 病史　有腰部外伤史或劳损史。

2. 症状

（1）早期不一定有症状，部分患者可有下腰部酸痛，但症状轻重不一，常因轻度损伤后出现，或劳累后加重，多在休息或服用止痛药后缓解。

（2）腰痛初起为间歇性，多次反复发作后形成持续性疼痛，经休息不能自行缓解，严重者可影响日常生活。

（3）疼痛可向骶尾部、臀部及大腿后部放射；若引起腰椎管狭窄，常可出现间歇性跛行的症状；若伴发马尾神经损害，可出现马鞍区麻木、大小便功能障碍等症状。

（4）神经根症状常由滑脱节段刺激神经根引起，或经窦椎神经反射而产生的假性根性症状，其特点是平躺后症状减轻。真正马尾神经受压所致的神经压迫症状并不常见。部分患者可出现下肢放射性痛麻的症状。

3. 体征

（1）生理曲度及姿势改变　单纯性峡部崩裂而不伴滑脱者可见下腰部前凸增加。腰椎滑脱可见腰部前凸、臀部后凸的阶梯状畸形及腹部下坠和腰部缩短等特殊外形。部分患者可出现姿势异常，比如患者常弯腰或屈髋行走。

（2）腰椎活动受限　腰椎Ⅰ度滑脱者活动功能基本正常；Ⅱ度滑脱者活动受限；Ⅲ度、Ⅳ度滑脱者，腰部强直或活动受限明显，尤以前屈为甚。

（3）肌痉挛及压痛　腰部肌肉痉挛；相应的滑脱节段有压痛，有阶梯样凹陷，压痛常位于滑脱处棘突、相应棘间隙。重压腰骶部时可引起下肢放射性痛麻症状。

（4）特殊检查　部分患者双侧直腿抬高试验及加强试验可为阳性。

4. 辅助检查　X 线检查可对腰椎滑脱的程度做出判断；斜位片可显示是否有无腰椎峡部裂。CT 可明确椎弓根峡部裂、椎管狭窄、小关节不对称等情况。MRI 可观察到隐性峡部裂、硬膜囊及马尾神经受压状况，可排除腰椎骨质及脊髓内占位性病变。

【鉴别诊断】

1. 腰椎间盘突出症　腰痛伴下肢放射性痛、麻明显，腰部活动功能障碍，尤以屈伸为甚，脊柱侧弯，屈颈试验、直腿抬高及加强试验均为阳性，压痛点在棘突旁或腰骶部，且有叩击痛及下肢放射痛。

2. 腰椎管狭窄症　以间歇性跛行为最主要症状，腰部活动过伸受限；而腰椎滑脱患者也可出现间歇性跛行，但滑脱患者前屈受限明显。CT、MRI 检查可明确诊断。

【治疗】

1. 治法　舒筋活血，整复滑脱。

2. 手法　㨰法、揉法、按法、弹拨法、拔伸法、仰卧冲压法、仰卧卷腰法、扳法。

3. 取穴与部位　志室、腰眼、肾俞、大肠俞、腰阳关、滑脱相应节段、腰骶部。

4. 操作

（1）㨰揉腰骶部　患者俯卧，医者用㨰法、掌揉法在腰部两侧骶棘肌交替施术，再在腰骶部做重点治疗，手法宜深沉缓和，时间约 5 分钟，以舒筋活血，通络解痉。

（2）揉拨穴位　医者用拇指按揉、弹拨双侧志室、腰眼、肾俞、大肠俞、腰阳关等穴，以酸胀为度，时间约 5 分钟，以舒筋活血，通络止痛。

（3）拔伸腰椎　令患者两手把持住床头，一助手站于床头，双手固定患者腋下。医者站于床尾，握住患者双踝并沿纵轴方向进行拔伸牵引，牵引时应保持水平位，不能抬起下肢，以免加大腰椎前凸，可在患者腹部垫枕，防止腰椎过伸，做间歇性牵引 3 分钟，牵引力度以患者能耐受为度，以纠正滑脱。

（4）仰卧冲压法　适用于 L4 椎体前滑脱者。患者仰卧，双手叠放于上腹部，医者在其腰骶部垫一枕头，然后将患者下肢屈髋屈膝，嘱患者吸气后屏住呼吸，医者用胸部压于患者双膝，向腹部方向间歇性重复冲压 5 遍，以理筋整复，纠正 L4 椎体前滑脱。

（5）仰卧卷腰法　适用于 L5 椎体前滑脱者。患者仰卧，双手抱头，双下肢屈膝屈髋贴近腹部。医者左手及前臂压于患者双膝上，右手托住患者腰骶部抬臀，压膝与抬臀同步，行间歇性卷腰 5 遍，以理筋整复，纠正 L5 椎体前滑脱。

（6）腰椎后伸扳法　适用于腰椎后滑脱者。患者俯卧，医者以一手托起患者双下肢并靠近身体，另一手按压后滑脱的椎体，一压一抬做做间歇性腰椎后伸扳动5遍，以理筋整复，纠正腰椎后滑脱。

【预防调护】

1. 应避免或减少腰部过度后伸和旋转活动，疼痛明显时应卧硬板床休息，注意腰部保暖，避免过劳。

2. 腰椎前滑脱者取仰卧位屈膝屈髋，尽量收腹，双手抱膝如球状，使头部尽量贴近膝部，做前后滚动锻炼，可纠正腰椎前滑脱。

3. 腰椎前滑脱者，女性不宜穿高跟鞋，建议仰卧位在臀部用枕头垫高以矫正前滑脱；腰椎后滑脱者，女性宜穿高跟鞋，建议仰卧位在腰部用枕头垫高以矫正后滑脱。

【临证提要】

1. 本病以腰部疼痛、功能活动受限为诊断要点。推拿对腰椎Ⅰ度滑脱、Ⅱ度滑脱者临床疗效较好，对Ⅲ度滑脱者要慎重，Ⅳ度滑脱为推拿绝对禁忌证。

2. 治疗前首先要对滑脱程度进行评估，明确是前滑脱还是后滑脱。

3. 应用仰卧冲压法、仰卧卷腰法、腰椎后伸扳法治疗该病存在一定的风险，施术时应定位明确，手法使用恰当，不可用蛮力暴力，遵循"稳、准、巧、快"的手法施术原则。

十五、腰椎间盘突出症

腰椎间盘突出症（Lumbar Disc Herniation）是指腰椎间盘发生退行性改变以后，在外力作用下，纤维环部分或完全破裂，髓核膨出或突出，刺激或压迫窦椎神经、神经根或马尾神经而引起的以腰腿痛为主要临床表现的一种病证，是引起腰腿痛最常见的原因之一。本病多见于青壮年，好发于20～50岁之间，男女比例约（4～6）：1，以L4～5、L5～S1节段发病率最高，约占95%。本病属中医"腰痛"范畴。

【应用解剖】

1. 椎间盘　椎间盘由纤维环、髓核和软骨终板三部分构成。纤维环是由大量平行排列、整齐致密的Ⅰ型胶原纤维和少量蛋白多糖构成。其外2/3层呈典型的同心圆致密排列分层结构，并紧紧地锚靠在椎体上；而在内1/3层，斜行排列的纤丝板层与软骨终板交织在一起。纤维环胶原纤维上附有蛋白多糖或糖蛋白颗粒，主要在胶原纤维间起润滑作用，增加椎间盘的稳定性。Ⅰ型胶原溶解度小，纤维较粗，排列整齐致密，使纤维环具有可靠的抗张强度和抗剪切能力。

2. 髓核　髓核由不规则网状结构的Ⅱ型胶原和大量的蛋白多糖构成。Ⅱ型胶原含有羟赖氨酸和糖链，亲水性强，加之纤维较细、易分散，其上附有蛋白聚糖微颗粒，构成髓核胶冻状结构，使髓核具有形变、轴承、吸收应力和均匀传递应力的作用。

3. 腰丛　腰丛由第12胸神经前支的一部分、第1～3腰神经前支和第4腰神经前支的一部分组成。主要分支有：

（1）股神经　股神经较粗，穿越腹股沟韧带深面下行至股部，支配股前群肌和大腿前部、小腿内侧部和足内侧缘的皮肤。

（2）闭孔神经　闭孔神经较细，经骨盆穿过闭膜管分布于股内侧部，支配股内收肌群及大腿内侧面的皮肤。

4. 骶丛　骶丛由第 4 腰神经前支的一部分与第 5 腰神经前支合成的腰骶干以及骶、尾神经的前支吻合而成，位于骶骨和梨状肌前面，分支分布于会阴部、臀部、股后部、小腿和足的肌肉与皮肤。其主要分支有坐骨神经。

5. 坐骨神经　坐骨神经自梨状肌下孔穿出，经臀大肌深面沿股后侧下行，在腘窝上约 10cm 处分为胫神经和腓总神经。胫神经经腘窝下行，其肌支走行于小腿三头肌和胫后肌之间，支配小腿后侧屈肌群；其皮支分布于小腿及足底皮肤。腓总神经在腓骨小头内前方又分为腓浅神经和腓深神经。腓浅神经肌支支配腓骨长、短肌，皮支分布于足背及趾背的大部分皮肤；腓深神经沿途发出肌支支配小腿前肌群及足背肌，其皮支分布于第 1、2 趾相邻的皮肤。

【病因病机】

（一）病因

1. 椎间盘退变　腰椎间盘退变是本病发生的根本原因。腰椎间盘在脊柱的运动和负荷中承受巨大的应力，随着年龄的增长，椎间盘逐渐发生退变，纤维环和髓核的蛋白多糖及水的含量逐渐下降，髓核逐渐失去弹性，纤维环逐渐出现裂隙。在退变的基础上，积累性损伤和外力的作用使椎间盘发生破裂，髓核、纤维环甚至终板向后突出，严重者神经受到压迫而产生临床症状。

2. 损伤　积累损伤是加剧椎间盘退变的重要原因。腰部闪挫、强力举重、反复弯腰、扭转等动作最易引起椎间盘退变加速。如驾驶员长期处于坐位和颠簸状态，及从事重体力劳动者，因过度负荷均易加速椎间盘退变。急性外伤可在前期椎间盘退变的基础上诱发椎间盘的突出。

3. 外感风寒湿　在椎间盘退变的基础上，适遇风寒湿邪侵袭，血管收缩引起血液循环障碍，发生充血、水肿，导致腰部肌肉痉挛；而腰肌痉挛又可使椎间盘内压升高，导致椎间盘退变加速或突出。若脊神经根或马尾神经受到刺激或压迫，可引起神经根受压的临床症状。

4. 妊娠　妊娠期间整个韧带系统处于松弛状态，导致腰椎应力分布不均而失稳，而腰骶部又承受比平时更大的负荷。因此，妊娠可加速椎间盘退变，增加了腰椎间盘突出的风险。

5. 遗传因素　有色人种的发病率较低；小于 20 岁的青少年患者中约 32% 有阳性家族史。提示本病发生可与遗传因素有关。

6. 发育异常　腰椎骶化、骶椎腰化和关节突不对称等腰骶部先天发育异常，可使下腰椎承受异常应力，均会加速椎间盘退变，导致椎间盘突出。

《素问·刺腰痛》曰："衡络之脉令人腰痛，不可以俯仰，仰则恐仆，得之举重伤腰。"又曰："肉里之脉令人腰痛，不可以咳，咳则筋缩急。"中医学认为，腰为脊之下枢，藏髓之骨节，督脉之要道，连络诸筋，汇聚诸脉。腰部扭挫、闪失，腰节受损，致使脊窍错移，气血瘀滞，筋肌挛急而痛。窍骸受损，突出于窍，碍于脊髓，诸脉络受阻，气血凝滞于经络，则经气不通，不通则痛，沿经筋所循而发为太阳、阳明、少阳经筋的疼痛、麻木。

（二）病理及发病机制

椎间盘由纤维环、髓核和软骨终板构成。由于椎间盘承受躯干及上肢的负荷，在日常生活及劳动中，容易发生退变。而且，椎间盘仅有少量血液供应，其营养供应主要是通过软骨终板的渗透，因此，更容易发生椎间盘退变。

椎间盘的生化成分为胶原、蛋白多糖、弹性蛋白和水。在椎间盘退变时，Ⅰ型胶原增加而Ⅱ

型胶原减少，髓核中出现Ⅰ型胶原。同时椎间盘中蛋白多糖含量下降，弹性蛋白含量明显减少，弹性纤维密度降低，出现裂隙和不规则空洞等。髓核中的水分由出生时的90%下降到30岁的70%，至老年保持较稳定的状态。因此，在腰椎间盘退变的基础上，适遇外力或风寒湿邪侵袭，髓核通过纤维环的裂隙膨出或突出，刺激或压迫神经，导致神经根的炎性水肿或神经损伤，从而产生腰腿痛等一系列的临床症状与体征。

（三）病理分型

1. 根据髓核突出的方向　可分为以下3种类型：

（1）向前突出　髓核向椎体前缘突出，一般无临床症状。

（2）向椎体内突出　髓核经软骨终板向椎体内突出，椎体形成环状缺口，缺口边缘钙化。

（3）向后突出　髓核向椎管内突出，可压迫或刺激脊神经根或马尾神经而产生临床症状。

2. 根据髓核向后突出方向　可分为以下3种类型：

（1）后外侧型　髓核突出仅限于一侧，一侧脊神经根受到刺激或压迫，此型临床最为多见。由于后纵韧带包绕着椎间盘后缘，到L4、L5、S1平面时，后纵韧带只有上部的一半宽度，而L4～L5、L5～S1关节是承受应力最集中，损伤和劳损机会最多的部位。由于后纵韧带的变窄，造成了解剖结构中的薄弱点，导致髓核容易向后外侧突出。

（2）双侧型　髓核向后纵韧带两侧突出，双侧脊神经根均受到刺激或压迫，此类型临床较少见。

（3）中央型　髓核自椎间盘后中部突出，压迫的是下行的马尾神经，突出的髓核可忽左忽右，临床可见交替性脊神经根受压症状。

3. 根据髓核突出特点与神经根位置关系　可分为以下3种类型：

（1）根肩型　髓核突出位于神经根的前外侧（肩上型），将神经根压向后内方，引起神经根放射痛，腰椎多向健侧侧弯。

（2）根腋型　髓核突出位于神经根的前内方（腋下型），将神经根压向后外方，引起神经根放射痛，腰椎多向患侧侧弯。

（3）根前型　髓核突出位于神经根的前方，将神经根压向后方，引起神经根放射痛。腰椎生理前凸消失，前屈后伸活动受限，腰椎多无侧弯。少数情况下，神经根可左右滑动，引起交替性腰椎侧弯。

4. 根据其突出程度及影像学特征　可分为以下5种类型：

1. 膨出型　纤维环有部分破裂（图5-26），但表层完整，此时髓核因压力向椎管内局限性隆起，但表面光滑。这一类型保守治疗大多可缓解或治愈。

2. 突出型　纤维环完全破裂，髓核突向椎管（图5-27），但后纵韧带仍然完整。

3. 脱出型　髓核穿破后纵韧带，形同菜花状，但其根部仍然在椎间隙内。髓核脱出较大者可压迫马尾神经，表现为马尾神经受压症状（图5-28）。

4. 游离型　大块髓核组织穿破纤维环和后纵韧带，完全突入椎管，与原椎间盘脱离。

5. 许莫氏结节及经骨突出型　前者指髓核经上下软骨板的发育性或后天性裂隙突入椎体松质骨内；后者是髓核沿椎体软骨终板和椎体之间的血管通道向前纵韧带方向突出，形成椎体前缘的游离骨块。这两型临床上无神经症状。

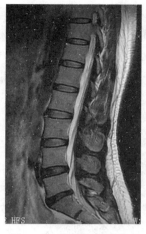
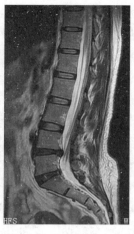
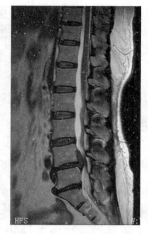

图 5-26　腰椎间盘膨出　　　　　　　图 5-27　腰椎间盘突出　　　　　　　图 5-28　腰椎间盘脱出

【诊断】

1. 病史　多有弯腰劳动或长期坐位工作史；或有腰部扭伤、慢性劳损、感受风寒湿邪病史。首次发病常在半弯腰持重或突然扭腰动作过程中发生。

2. 症状

（1）腰痛　大多数患者有腰痛，腰痛程度轻重不一，严重者可影响翻身和坐立，一般休息后腰痛减轻，咳嗽、喷嚏或大便用力时均可使疼痛加剧。腰痛可出现在腿痛之前，亦可在腿痛同时或之后出现。腰痛是由于椎间盘突出刺激了外层纤维环及后纵韧带中的窦椎神经纤维所致。

（2）下肢放射性疼痛　若 L4 ～ L5、L5 ～ S1 椎间盘突出者，可出现一侧下肢坐骨神经循行区域的放射性疼痛，常在腰痛消失或减轻时出现；疼痛由臀部开始，逐渐放射至大腿后侧、外侧、小腿后侧、外侧，有的可发展到足背外侧、足跟或足底，影响站立和行走；患者行走时常取前倾位，卧床时取弯腰侧卧屈髋屈膝位，坐骨神经痛可因打喷嚏或咳嗽时腹压升高而导致疼痛加剧；若双侧突出则放射痛可能为双侧性或交替性。若 L2 ～ L3 或 L3 ～ L4 椎间盘突出者，可出现一侧下肢股神经和闭孔神经放射性疼痛。

（3）腰部活动受限　腰部活动在各方向均受限，尤以前屈活动障碍最为明显，少数患者在后伸活动时也明显受限。

（4）主观麻木感　病程久者，常有主观麻木感。多局限于小腿后外侧、足背、足跟或足底。中央型髓核突出可发生马鞍区麻痹。

（5）患肢温度下降　不少患者患肢感觉发凉，有的足背动脉搏动亦较弱，此乃由于交感神经受刺激所致。

（6）大小便困难　少数中央型腰椎间盘突出症患者，可有大便干结，排出困难，小便淋漓难解，会阴部麻胀，个别伴有阳痿。

3. 体征

（1）腰椎侧凸及生理曲度改变　由于椎间隙变窄，使椎体间原有的解剖位置发生变异，使脊柱的正常生理曲度发生变化。同时，由于机体保护性的避痛作用，出现为减轻疼痛的姿势性代偿畸形，如脊柱侧凸、生理曲度变直或后凸畸形等。临床上 80% ～ 90% 患者有脊柱侧凸畸形。

（2）腰部活动受限　几乎所有患者都有不同程度的腰部活动受限，其中以前屈受限最明显，是由于前屈位时进一步促使髓核向后移位并增加对受压神经根的牵张之故。

（3）腰肌痉挛　为了避免和限制病损组织的活动而发生的一种保护性反应，主要发生在病变部位周围。由于肌肉的张力增大而发生痉挛，肌肉痉挛又可以加重临床症状，这不仅是形成疼痛的主要原因，也是形成恶性循环而加重临床症状的主要原因。

（4）局部压痛及放射痛　大部分患者在 L4 ～ L5、L5 ～ S1 病变间隙棘突旁 1cm 处有明显压痛，用力按压时可引起下肢放射性疼痛。在居髎、环跳、委中、阳陵泉、绝骨等穴也常有不同程度的压痛。

（5）肌力减退和肌萎缩　L5 神经根受压可引起伸踇肌肌力减退；L3 或 L4 神经根受压则引起股四头肌肌力减退，甚至出现肌肉萎缩。

（6）腱反射及皮肤感觉改变　若 L3 或 L4 神经根受压，可引起同侧膝腱反射减弱或消失；若 S1 神经根受压，则引起跟腱反射减弱或消失。早期患侧小腿后外侧及足背外侧的感觉过敏，后期感觉减退；若小腿上外侧及踇趾跟部感觉减退，多为 L5 神经根受压；若外踝部及足背外侧感觉减退，为 S1 神经根受压。L2 ～ L3 及 L3 ～ L4 椎间盘突出者，股神经受累时，大腿前侧肌肉（如股四头肌）松弛或萎缩，表现为主动伸膝力量减弱，大腿前方或腹股沟的皮肤感觉减退。中央型腰椎间盘突出症者，马鞍区感觉减退，提肛反射减弱或消失，男性患者提睾反射减弱或消失。

（7）特殊检查　直腿抬高试验及加强试验阳性，屈颈试验阳性，仰卧挺腹试验阳性。

4. 辅助检查

（1）X 线平片　腰椎间盘突出症患者腰椎平片的表现可以完全正常，但很多病人也会有一些阳性发现。在正位片上可见腰椎侧弯，在侧位片上可见生理前凸减少或消失，椎间隙狭窄。在平片上还可以看到纤维环钙化、骨质增生、关节突肥大硬化等退变的表现。

（2）CT　表现有椎间盘后缘变形突出、硬脊膜囊受压变形、硬膜外脂肪移位、硬膜外间隙中软组织密度影及神经根鞘受压移位等。CT 还能观察椎间小关节和黄韧带的情况。

（3）MRI　可以全面地观察各椎间盘退变情况，也可以了解髓核突出的程度和位置，并鉴别是否存在椎管内其他占位性病变。在读片时需注意矢状位片和横断面片要对比观察，方能准确定位。

（4）其他　肌电图等电生理检查有助于腰椎间盘突出的诊断，并可以推断神经受损的节段。

【鉴别诊断】

1. 梨状肌综合征　腰部症状不明显，无腰痛和脊柱侧弯，压痛限于梨状肌体表投影区，直腿抬高＜ 60°疼痛，＞ 60°反而减轻，梨状肌紧张试验阳性。

2. 急性腰扭伤　有外伤史，腰痛剧烈，无下肢放射痛，无踇趾背伸、跖屈肌力改变，无皮肤感觉异常，直腿抬高及加强试验阴性。

3. 腰椎管狭窄症　以间歇性跛行、主诉症状多而体征少为主要临床表现，一般步行200 ～ 300m 下肢出现酸困、麻木、无力，必须蹲下休息 3 ～ 5 分钟后才能继续行走。

【治疗】

1. 治法　舒筋活血，理筋整复，解除压迫。

2. 手法　滚法、按法、揉法、点法、拔伸法、扳法、擦法。

3. 取穴与部位　腰阳关、肾俞、大肠俞、环跳、居髎、承扶、殷门、委中、承山、阳陵泉、绝骨、丘墟、阿是穴、椎间盘突出相应节段、腰臀及下肢部。

4. 操作

（1）**揉揉腰臀及下肢部** 患者俯卧，医者用揉法、按揉法在其腰部膀胱经、患侧臀部及下肢部施术，以患侧腰部为施术重点，时间约 3 分钟，以舒筋活血，通络止痛。

（2）**叠掌按脊** 医者双手叠掌沿脊柱正中线由上至下按压至腰骶部，手法宜深沉缓和，时间约 2 分钟，以舒筋活血，理筋整复。

（3）**点按穴位** 医者用拇指或肘尖点按腰阳关、肾俞、大肠俞、环跳、居髎、承扶、殷门、委中、承山、阳陵泉、绝骨、丘墟、阿是穴，以酸胀为度，时间约 5 分钟，以舒筋通络，活血止痛。

（4）**定点拔伸腰椎** 在助手配合做腰椎拔伸状态下，医者用拇指重叠或肘尖用力，在患侧椎间盘突出相应节段与脊柱成 45°角向椎间孔方向顶推按揉，时间约 2 分钟，以理筋整复，解除神经压迫。

（5）**侧卧后伸扳腰** 患者侧卧，患侧在上，医者以一手按于病变节段，另一手握其患侧踝部后伸扳动腰椎，手法宜稳实深透，时间约 1 分钟，以舒筋活血，松解粘连。

（6）**扳腰卷腰抻筋** 患者侧卧，医者用腰部斜扳法左、右各操作 1 次；然后患者仰卧，医者做屈膝屈髋抱臀卷腰法，根据需要做向左、向右的操作，再强制行直腿抬高，以患者能耐受为度，以整复关节，松解粘连，改变突出物与神经根的位置关系，减轻突出物对神经根的刺激和压迫。

（7）**整复关节错缝** 医者可根据病情，采用踩跷法、背法、坐位腰椎定点扳法、屈膝屈髋旋转扳法于腰部施术，以调整后关节错缝，松解粘连，改变突出物与神经根的位置关系。

（8）**擦腰骶及下肢部** 患者俯卧，医者在腰部、腰骶部、小腿后外侧涂上介质，腰部沿骶棘肌用直擦法，腰骶部用横擦法，小腿后外侧顺肌纤维方向用直擦法，以透热为度。

【预防调护】

1. 避免腰部受风寒侵袭，避免长时间弯腰工作，纠正不良姿势，避免久坐、久站。

2. 正确用腰，如弯腰取物，最好采取屈髋、屈膝下蹲方式，以减少对腰椎间盘后方的压力。

3. 治疗期间，腰部注意保暖，患者宜卧硬板床休息，必要时佩戴护腰；病情好转后，适当进行腰背肌功能锻炼。

【临证提要】

1. 本病诊断宜采用三步定位诊断法：即症状与体征定位、神经分布定位、影像学检查定位，明确椎间盘突出节段，为推拿精准治疗奠定基础；推拿治疗的重点在椎间盘突出的相应节段。

2. 急性期手法刺激不宜过重，以消除炎性水肿、缓解疼痛为主；缓解期以松解神经根粘连、改变突出物与神经根位置关系、促进髓核回纳吸收为主。

3. 中央型突出且下肢放射性疼痛严重者，不宜做重手法或后伸扳法；若出现鞍区麻痹、大小便功能障碍者，或经保守治疗后症状改善不明显者，建议手术治疗。

十六、腰骶部劳损

腰骶部劳损（Lumbosacral Strain）是指腰骶部关节、韧带、肌肉及肌腱损伤引起的以腰痛或腰骶部疼痛，劳累后加重、休息后减轻为主要临床表现的病证，是老年人的常见病、多发病。本病属中医学"腰痛"范畴。

【应用解剖】

1. 腰骶关节　由第 5 腰椎与第 1 骶椎构成，是人体脊椎结构的枢纽。其解剖结构有以下特点：一是处于生理前凸的腰椎与生理后凸的骶椎交接处，其载荷应力最大，容易发生损伤。二是活动灵活的腰椎与髂骨支撑固定的骶骨组成关节，动与不动的关节最易产生劳损。三是第 5 腰椎下关节突和骶椎上关节突的方向各不相同，呈矢状面平行时，则脊柱前后屈伸、侧弯和旋转灵活，不容易损伤；呈额状面平行时，脊柱的侧弯和旋转受限，容易发生损伤；两侧关节不对称时，活动方向和范围不协调，容易发生劳损。四是来自躯干的全部重量凭借骶骨分载于下肢，而骶骨呈倒三角不稳定形态，容易产生劳损。

2. 腰骶角与弦弧距　腰骶角系由水平线与第 1 骶椎上终板所形成的夹角，腰骶角正常值约为 41°，正常情况下腰骶角为 34°，弦弧距为 18 ～ 22mm。当躯干上身重力持续作用于腰骶部时，则人体为适应承重应力，被迫以腰骶角及弦弧距来适应承重，易导致腰骶部稳定性变差，引起腰骶部劳损。

3. 先天性畸形　腰骶部是先天性畸形的好发部位，常见的有骶椎隐裂、第 5 腰椎隐裂、腰椎骶化、骶椎腰化、第 5 腰椎横突肥大与骶骨形成假关节等。由于腰骶椎先天性缺陷，使韧带肌肉附着部分减弱，腰骶部受力不平衡，引起损伤性炎症，是腰骶部劳损的主要原因之一。

【病因病机】

1. 急性损伤　腰骶部处于躯干与骨盆、下肢交接处，位于腰椎生理前凸与骶椎生理后凸的交接部，所受剪力最大。几乎所有的腰椎动作都以腰骶为轴完成，是人体承受负荷最大的关节。因此，姿势不当或急性损伤容易导致腰骶部关节、韧带、肌肉及肌腱等软组织的损伤。

2. 生理曲度改变　过度肥胖、妊娠，腰部承重增加，人体重心前移，使腰椎前凸增大，腰椎向前滑移，腰骶角及弦弧距相应增大，躯干承重线发生变化，腰骶角不稳定，从而导致腰骶关节及韧带损伤。

3. 先天发育异常　腰骶的先天性畸形是腰骶部劳损的重要因素之一。由于先天性缺陷，使腰骶部受力不平衡，引起损伤性关节炎，使腰骶关节劳损。先天性缺陷引起的腰骶部劳损的特点是青春发育期不会有疼痛，在某次腰部损伤后即出现腰痛，并呈持续性慢性腰骶痛。

4. 劳损　长期反复的过度腰部运动及过度承受负荷，如长期坐位、久站，手持重物、抬物，均可使腰肌长期处于高张力状态，造成慢性腰骶劳损。此外，腰部急性损伤失治误治，慢性腰肌劳损，风寒湿邪侵袭，也是导致腰骶部劳损的原因之一。

中医学认为，多因体质虚弱，妇女产后调护不当，气血虚亏，筋节不固；或腠理不固，寒湿之邪客于节隙络筋，或积劳损伤而致气血滞涩，节窍黏结，筋肌挛拘，筋节失荣，节僵筋弛，故每易复发，或遇劳累即复作痛。

【诊断】

1. 病史　有腰部外伤史或劳损史。

2. 症状

（1）腰部一侧或两侧或腰骶部疼痛，劳累后加重，休息后减轻，时轻时重，反复发作，每遇腰部受凉或阴雨天发作。

（2）腰骶常有僵滞感，活动不灵活，有腰部下坠感，常扶腰行走。

（3）急性发作时腰骶部疼痛明显，不能久站，行走姿势改变或跛行。

3. 体征

（1）腰骶部肌肉保护性紧张，僵硬呈板状，严重时腰部两侧肌肉痉挛，腰部活动轻度受限。

（2）腰骶部压痛范围较广，以酸胀痛为主，喜按，有叩击痛。

（3）脊椎活动功能多无异常，无下肢放射性疼痛。

4. 辅助检查　X 线检查可见腰椎、骶椎隐性裂，骶椎腰化或腰椎骶化，第 5 腰椎横突肥大与髂骨假关节形成等先天性缺陷，腰骶椎退行性改变，脊柱侧弯等。

【鉴别诊断】

1. 腰椎间盘突出症　腰痛伴下肢放射性痛、麻，腰部活动功能障碍，尤以屈伸功能障碍为主，脊柱侧弯畸形，压痛点在棘突旁或腰骶部，且有叩击痛和放射痛。屈颈试验、直腿抬高及加强试验均为阳性。

2. 腰椎管狭窄症　以间歇性跛行为主要临床表现，腰部活动过伸受限。CT、MRI 检查可明确诊断。

3. 腰椎退行性骨关节炎　腰痛为休息痛，即夜间、晨起腰痛明显，活动后腰痛减轻，脊柱可有叩击痛。X 线检查可见腰椎骨钙质沉着和椎体边缘增生骨赘。

【治疗】

1. 治法　舒筋活血，解痉止痛。

2. 手法　㨰法、按法、揉法、弹拨法、扳法、擦法、拍法。

3. 取穴与部位　肾俞、腰阳关、大肠俞、八髎、秩边、环跳、阿是穴、腰骶部。

4. 操作

（1）㨰揉腰骶部　患者俯卧，医者用㨰法、按揉法在腰骶部及两侧膀胱经往返施术，重点在腰骶关节处施术，要求作用力直达腰骶两侧，手法宜深沉缓和，时间约 5 分钟，以舒筋解痉，活血止痛。

（2）按揉穴位　医者用拇指依次按揉肾俞、腰阳关、大肠俞、八髎、秩边、环跳、阿是穴等，时间约 3 分钟，以活血通络止痛。

（3）弹拨痉挛肌束　医者弹拨腰骶部两侧痉挛肌束约 2 分钟，以酸胀为度，以舒筋通络，解痉止痛。

（4）扳、卷腰部　患者侧卧，医者做下腰段斜扳法，左、右各 1 次，以调整关节紊乱；然后患者仰卧，屈髋屈膝，医者一手按压其双膝部，另一手托住其臀部做卷腰法 5 次，以调整腰骶关节。

（5）擦、拍腰骶部　患者俯卧，医者在腰骶部涂上介质，先掌擦督脉及两侧膀胱经，再横擦腰骶部，以透热为度；最后用虚掌拍腰骶部 3 ～ 5 次。

【预防调护】

1. 保持正确姿势，劳逸结合，注意保暖，避风寒。

2. 适当进行腰、腹部肌肉功能锻炼，增加脊柱的稳定性。

3. 治疗期间避免腰部过度屈伸和旋转活动。

4. 腰椎生理曲度过大者，宜采用仰卧位臀部垫枕睡姿，以矫正曲度过大；腰椎生理曲度变小者，宜采用仰卧位腰部垫枕睡姿，以恢复腰椎生理曲度。

【临证提要】

1. 腰骶 X 线摄片应作为常规检查，明确脊柱是否存在先天性发育异常。
2. 若腰骶部韧带有损伤者，慎用卷腰法。

十七、特发性脊柱侧弯

特发性脊柱侧弯（Idiopathic Scoliosis）又称代偿性脊柱侧弯、功能性脊柱侧弯，是指生长发育期间原因不清的脊柱侧弯，表现为脊柱在冠状面上多个椎体连续偏离脊柱中线向侧方形成弯曲，常伴有脊柱旋转，矢状面上后凸或前凸增加或减小，肋骨和骨盆的旋转倾斜畸形，以及椎旁的韧带肌肉异常。本病好发于青少年女性，常在青春发育前期发病，其病因目前尚不清楚，发病率约占脊柱侧弯的 80%，女孩发病率占 60%～80%，10～16 岁儿童中有 2%～3% 可察觉到有脊柱侧弯。本病属中医学"脊僵"范畴。

【应用解剖】

1. 脊柱　脊椎伴随脊柱侧凸可发生一系列的脊柱解剖形态学改变，如顶椎椎体楔形变，凹侧椎弓根变短变窄，椎管变形。目前认为这是发生侧凸后的继发性改变，而非导致侧凸的原发病理改变。相反，胸椎椎体后高度略大于前高度的正常现象消失，可表现为前后高度相等，导致胸椎后突减小甚至发生前突。

2. 椎间盘　侧凸关节椎间盘主要表现出形态学上的改变，即凹侧椎间隙窄，凸侧椎间隙宽。在脊柱侧凸进入成年期后，椎间盘即可逐渐出现退变，特别是侧凸的下交界区或双弯型侧凸的两个弯曲交界区。由于该交界区上、下两部脊柱发生方向相反的旋转，可发生椎间盘早期退变，临床表现为进展性半脱位。而在顶椎区由于关节突的退变增生甚至融合，使顶椎区的椎间盘受力减少，因而椎间盘的退变反而相对较轻。

3. 胸廓　胸廓畸形为脊柱侧凸常见的伴随症状，是由于脊柱旋转或侧凸导致凸侧肋骨变形、相互分开、向后突出，而凹侧肋骨互相挤在一起、水平走向并向前突出，形成临床上的"剃刀背"畸形，脊柱侧凸发生越早、越严重，胸廓的畸形也就越重。

4. 心肺功能影响　较轻的脊柱侧凸虽也可造成不同程度的胸廓畸形和胸腔容量减少，但一般不会影响心肺功能。早发的或严重的脊柱侧凸或前突型侧凸可导致肺的扩张障碍，甚至在凸侧发生局部肺不张，由于肺间质发育一般在 10 岁左右才完成，所以在此以前发生的脊柱侧凸可导致肺发育障碍而影响心肺功能。

5. Cobb 角　在脊柱侧弯的上端椎体上缘、下端椎体的下缘各画一条横线，再在两条横线上各画一条垂直线，这两条垂直线的交角称为 Cobb 角。临床意义：Cobb 角 < 10° 为阴性；> 10° 为阳性；> 25° 需支具治疗；> 45° 为手术指征。

【病因病机】

本病的发病机制尚不清楚，多数研究表明可能与下列因素有关。

1. 遗传因素　该病发生有遗传因素的影响。多数学者认为与常染色体主导和不完全性连锁以及多样性表达等有关，此可解释疾病分布的性别特征。Cobb 角在 20° 左右的脊柱侧凸患者中，女男比例基本相当；而 > 20° 的脊柱侧凸患者中，女男比例超过 5∶1，严重侧凸的患者多为女孩。据统计，父母均有侧凸者，其子女患病的可能性是正常人的 50 倍。

2. 激素影响　患病女孩的身高常比同龄正常女孩高，提示脊柱侧凸可能与生长激素有关。但大量研究认为，生长激素分泌异常并不是脊柱畸形的真正病因。由于生长需要，包括生长激素在内的多种激素相互作用，因而生长的控制非常复杂。

3. 结缔组织发育异常　患者在结缔组织中可出现胶原与蛋白多糖质与量的异常。此是侧凸的原发因素还是继发因素，目前尚无定论。

4. 神经－平衡系统功能障碍　人体平衡系统的功能是控制作用于人体上的各种重力和维持在各种不同状态下的平衡，在这个平衡系统反射弧中的某个反射环节上出现功能障碍，脊柱就有可能发生侧凸来调整或建立新的平衡。

5. 神经－内分泌系统异常　褪黑素在特发性脊柱侧凸形成过程中起重要作用。血清褪黑素的降低可能是发生脊柱侧凸的重要始动因素，并与脊柱侧凸的进展相关。

6. 姿势因素　脊柱侧凸与坐姿及写字姿势有关。正坐书写，脊柱侧弯的发生率较小。习惯于左侧书写，脊柱侧凸常发生于右侧；而习惯于右侧书写，脊柱侧凸常发生于左侧。

中医学认为，脊为督脉所藏，藏经会脉，诸筋所系。先天禀赋不足，肝肾亏虚，骨失充盈，筋失濡养，以致筋骨柔弱，形成脊僵节黏之证；或后天失调，姿势不良，或风寒湿邪侵袭，客于脊隙骨节，气血凝滞，节窍黏结，筋肌拘挛，脊僵筋弛，发为本病。

【诊断】

（一）病理诊断

1. 按病理分型

（1）可逆型　即姿势性脊柱侧弯。多见于胸段或胸腰段，以单侧弯为主，站立或行走时侧弯明显，平卧或悬吊时消失。X线检查显示一个侧弯弧，骨质结构无改变。

（2）不可逆型　即结构性脊柱侧弯。脊柱侧弯畸形较固定，不会因体位改变而消失或增加。常伴有胸廓畸形，脊柱侧弯胸前壁凹陷，后壁隆起；凹侧胸前壁弯起，后壁下陷，呈"剃刀背"畸形；肺功能异常。X线检查显示呈"S"形畸形，中间侧弯为原发，上、下侧弯为代偿。脊柱侧弯同时合并脊柱旋转畸形。

2. 按年龄分型　可分为幼儿型（0～3岁）为结构性脊柱侧弯；少年型（4～9岁）为特发性脊柱侧弯；青春型（10～16岁）为姿势性脊柱侧弯。

3. 按解剖位置分型　可分为颈侧弯，顶椎在C1～C6之间；颈胸弯，顶椎在C7～T1之间；胸弯，顶椎在T2～T11之间；胸腰弯，顶椎在T12～L1之间；腰弯，顶椎在L2～L4之间；腰骶弯，顶椎在L5或S1。

（二）临床诊断

1. 婴儿型特发性脊柱侧弯

（1）症状　①常在3岁内被发现，以男婴多见。②通常脊柱侧弯凸向左侧，侧弯多位于胸段和胸腰段。③多数侧弯在出生后6个月内开始进展。④该病分为自限型和进展型，自限型约占婴儿型特发性脊柱侧凸的85%。⑤双胸弯，易进展并发展为严重畸形。

（2）体征　①两肩不等高。②肩胛骨一高一低。③一侧腰部皱褶皮纹。④腰前屈时两侧背部不对称，即剃刀背征。⑤脊柱偏离中线。

（3）辅助检查　年幼男孩，以目测和专科检查为主，一般不考虑X线检查。确实需要者在甲状腺、胸腺、睾丸部位铅板遮盖下进行 X 线检查，可确定侧弯的范围、程度及类型。

2. 少儿型特发性脊柱侧弯

（1）症状　①年龄在 4 ～ 10 岁之间，以女孩多见。②以右侧胸弯和双侧弯为主，右侧胸弯约占 2/3；双侧弯约占 20%；胸腰段侧弯占 15%。③左侧胸弯少见，若出现应考虑椎管内病变的可能。④约 70% 的患者呈进行性加重。

（2）体征　同"婴儿型特发性脊柱侧弯"。

（3）辅助检查　同"婴儿型特发性脊柱侧弯"。

3. 青少年型姿势性脊柱侧弯

（1）症状　①年龄在 10 ～ 16 岁之间，以女孩多见。②多数患者侧弯的度数较小，日常生活不受影响。③常伴有进展性肺功能下降和后背痛，肺活量通常下降到预期值的 70% ～ 80%。④严重脊柱侧凸者可损害肺功能。

（2）体征　同"婴儿型特发性脊柱侧弯"。处于发育期女孩多数两侧乳房发育不对称，易导致心理障碍。

（3）辅助检查　X 线检查可确定侧弯的范围、程度及类型。男孩需在甲状腺、胸腺、睾丸部位铅板遮盖下进行 X 线检查（图 5-29、图 5-30）。

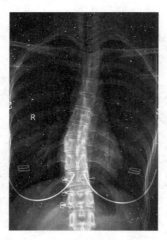 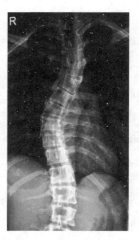

图 5-29　脊柱单侧弯　　　　　图 5-30　脊柱"S"形侧弯

【鉴别诊断】

1. 先天性脊柱侧弯　由异常椎体的形成引起，如椎体缺失、半椎体或者椎体间联合等，引起不对称生长导致畸形，X 线、CT 检查可明确诊断，予以鉴别。

2. 神经肌肉性脊柱侧弯　由神经系统疾病引起的脊柱弯曲，常见的神经系统疾病包括脑瘫、脊柱裂、神经肌肉营养失调及脊髓损伤等，常伴有神经系统检查的异常。

【治疗】

1. 治法　舒筋解痉，理筋整复，纠正侧弯。

2. 手法　滚法、按法、揉法、摇法、扳法、错动整复法。

3. 取穴与部位　心俞、肺俞、肝俞、肾俞、大肠俞、华佗夹脊、膀胱经、脊柱侧弯相应节段。

4. 操作

（1）滚脊柱膀胱经　患者俯卧，医者用滚法沿脊柱两侧膀胱经上、下往返施术，在侧弯节段做重点治疗，手法宜深沉缓和，时间约 5 分钟，以舒筋活血，解痉通络。

（2）按揉穴位　医者先用按揉法沿脊柱两侧的华佗夹脊穴施术，在侧弯节段做重点治疗，以患者能耐受为度，时间约 5 分钟，以舒筋解痉，活血通络；然后按揉心俞、肺俞、肝俞、肾俞、大肠俞等穴，以酸胀为度，时间约 5 分钟，以舒筋解痉，活血通络。

（3）错动整复法　医者以两手置于侧弯节段两侧关节突关节处，近胸侧用小鱼际着力，对侧用大鱼际着力，先下压再向两侧撑开，然后双手分别向手指方向进行错动整复施术，按侧弯脊椎逐节整复，以整复关节紊乱，纠正侧弯。

（4）俯卧后伸扳法　医者立于患者凸侧，以一手掌按抵在侧凸最明显处，另一手提起对侧下肢，做一推一扳的操作。操作时两手要同步，用力要稳实，不可用蛮力，重复操作 5 ～ 10 次，以纠正脊柱侧弯。

（5）擦脊柱侧弯部　患者俯卧，医者在脊柱侧弯节段涂上介质，直擦华佗夹脊、膀胱经，以透热为度，以温经通络，舒筋解痉。

（6）牵引脊椎　治疗后可配合牵引疗法。牵引力以患者自身体重的 50% 作为首次牵引重量，以后可逐渐增加，每次 20 分钟，每日 1 次，有助于纠正脊柱侧弯。

【预防调护】

1.避免过劳、外伤，避风寒，注意保暖。

2.纠正不良姿势，已发生脊柱侧弯者更应纠正不良姿势；书包重量控制在背包者体重的 10%以下，建议背双肩包。

3.轻度脊柱侧弯可通过形体训练、游泳等体育运动进行控制和矫正。

4.采用侧凸侧卧位，在侧凸节段下垫枕矫正侧弯，垫枕的高度视侧弯程度而定。

【临证提要】

1.早发现、早诊断、早治疗是防治本病的关键。

2.推拿治疗对特发性脊柱侧弯 Cobb 角＜ 25°效果较好，＜ 45°有一定疗效；推拿治疗结构性脊柱侧弯疗效较差。对脊柱侧弯 Cobb 角＞ 45°，且每年进展＞ 5°者，建议手术治疗。

3.本病的治疗目的是对侧弯畸形进行最大限度的矫正，以求消除症状，恢复功能；临证时要根据具体的病情特点选择最适宜的治疗方法。

十八、骶髂关节损伤

骶髂关节损伤（Sacroiliac Joint Injury）是指骶髂关节遭受外力的作用，或因妇女孕产骶髂关节面对合不良，导致骶髂关节韧带损伤或骶髂关节错缝，引起的以骶髂部疼痛和功能障碍为主要临床表现的病证。临床以持续性下腰痛或腰臀痛、长短腿、跛行为主要临床特征。本病好发于青壮年，尤以女性及运动员最为多见。近年来，由于驾车右足用劲过多，动作变换频繁，牵拉骶髂关节，造成骶髂关节损伤，导致发病率明显上升。本病属中医学"骨错缝"范畴，又称"胯骨错缝"。

【应用解剖】

1. 关节面　骶髂关节由髂骨内侧关节面与上 3 节骶骨的外侧关节面构成，其关节面凹凸、粗糙不平。骶髂关节为耳状面关节，结构稳定性好，属于微动关节，具有一定弹性，可维持骨盆稳定性，承受人体躯干重量，起到连接脊柱与下肢间的枢纽作用，是躯干重量的缓冲地带。骶髂关节是人体最大而又最稳固的关节，非特殊外力或分娩原因，一般不容易损伤。

2. 关节腔　骶髂关节的上 2/3 为滑膜关节，结构稳固；下 1/3 狭窄呈裂隙状，内有少量关节液，正常情况下呈负压状态，具有缓冲外力的作用。

3. 关节囊　关节囊附着于关节面的外周缘，骶髂关节是由两个相对的耳状面相互交错、嵌合而形成。在损伤情况下，关节囊嵌入关节间隙而引起疼痛。

4. 韧带　骶髂关节前方有骶髂前韧带、骶棘韧带，后上方有髂腰韧带和骶髂后长韧带，后下方有骶髂后短韧带和骶髂骨间韧带。在外力作用下导致韧带损伤，易产生关节错缝或半脱位。

5. 肌肉　骶髂关节前方有髂腰肌、阔筋膜张肌，后方有臀大肌、臀中肌、臀小肌、梨状肌，对骶髂关节有一定的保护作用。

6. 耻骨联合　耻骨联合是骶髂关节的前联合装置，两侧耻骨支之间由耻骨韧带连接，对骶髂关节的稳定性起重要作用。分娩时易导致耻骨韧带撕裂或断裂，是造成骶髂关节不稳定的重要因素之一。

【病因病机】

1. 急性损伤　外力突然作用引起的损伤，常见于弯腰负重扭转骨盆，或一侧下肢不动，脊柱突然向对侧旋转，牵拉骶髂韧带致其损伤，引起骶髂关节错缝；或猝然跌倒时单侧臀部着地，或单侧下肢负重跳跃、坠跌等，地面的作用力向上传导，而躯体向下的冲击力向下传导，两种作用力汇集于骶髂关节，而导致骶髂关节损伤；或下蹲位负重起立时扭错，或身体向前、向后跌仆，使骶髂关节过度前后旋转，导致骶髂关节损伤。另外，腹直肌、股后肌等肌肉的强烈收缩，也可使骶髂关节绞锁在不正常的位置，从而导致损伤。这些突然损伤使腰背肌肉受损，血脉瘀滞，经络受阻，发为腰部疼痛、腰部转侧不能，导致腰部活动受限。

2. 慢性损伤　长期弯腰工作、经常过度负重或脊柱疾病，可引起骶髂关节退行性改变，久之导致骶髂关节错位、关节面密度增高（图 5-31）。

3. 分娩损伤　女性在妊娠期或产后，因内分泌的作用，使骶髂关节松弛，怀孕时骶髂关节面被撑开，婴儿产出（包括剖腹产），腹压骤降，骶髂关节瞬间对合，由于关节面对合欠佳而形成错缝，导致一侧或两侧的腰骶及下腰部持续性疼痛。

4. 耻骨韧带损伤　由于胎儿过大，或胎位不正，或骨盆狭小，分娩时造成耻骨韧带撕裂或断裂，耻骨支向一侧或两侧分离，使骶髂关节稳定性下降而损伤（图 5-32）。

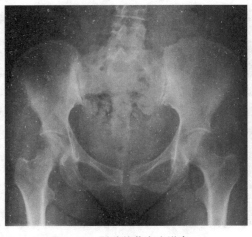 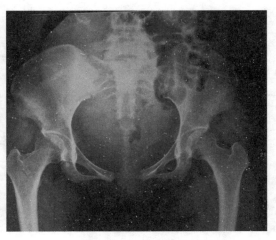

图 5-31　骶髂关节密度增高　　　　　　　　　图 5-32　耻骨联合分离

中医学认为，本病常因屈髋、转侧过度，牵掣骶髂关节，伤及经筋所结尻处及节之连接处；或因孕产，腰骶、骶髂骨节松弛，诸筋弛缓，节隙松懈，致使骨节错缝，气血瘀滞，发为本病。

【诊断】

1. 病史　大多有外伤史，部分因产后引起。

2. 症状

（1）下腰部疼痛，伴有一侧或两侧腰臀部疼痛，弯腰、转身、仰卧时可使疼痛加剧，咳嗽或打喷嚏时可引起患侧疼痛加重，或伴有下肢放射痛。

（2）腰骶部酸软乏力，常用手支撑患侧，或经常更换坐姿；产后女性可引起耻骨联合处疼痛。

（3）腰部活动明显受限，患者躯干微向患侧侧屈，患侧下肢不敢着地，个别患者可有跛行；有长短腿现象，常呈撅臀跛行，患肢撅腿、穿鞋袜困难。

（4）有盆腔脏器功能紊乱症状，如下腹部胀闷不适，肛门坠胀感，排便习惯改变，排便次数增加，尿频、尿急，排尿困难，会阴部不适，阳痿，痛经等。

3. 体征

（1）可见患侧骶髂关节较健侧隆起；双侧对比触摸髂后上棘时，患侧髂后上棘有凸起或凹陷，触诊髂后上棘下缘，患侧较健侧偏下者为后错位，反之为前错位。

（2）骶髂关节的投影区（即髂后上棘以下到髂骨后侧的内方）有压痛，并有深在性叩击痛，有时可触及痛性筋结。

（3）腰部前屈、后伸活动受限，患侧侧弯明显；腰臀部的肌肉紧张，臀上皮神经、臀中肌压痛明显。

（4）患侧下肢伸直叩击足跟时，骶髂关节可产生明显的传导性疼痛。两侧下肢不等长或有"阴阳足"。

（5）特殊检查：骨盆分离和挤压试验阳性，"4"字试验、床边试验阳性，骶髂关节旋转试验阳性。

4. 辅助检查　X线检查可见骨盆形态改变，部分患者有患侧骶髂关节间隙增宽，耻骨联合分离或上下错移。陈旧性损伤可见骶髂关节下缘骨质增生，关节面毛糙或骨密度增高影。

【鉴别诊断】

1. 骶髂关节炎　本病为隐匿发作，持续钝痛，多发生于活动以后，休息可以缓解。随着病情进展，关节活动可因疼痛而受限，甚至休息时也可发生疼痛。

2. 强直性脊柱炎　多见于男性青年，腰和（或）脊柱、腹股沟、臀部或下肢酸痛不适，或不对称性外周骨关节炎，尤其是下肢骨关节炎，症状持续≥6周；脊柱前屈、侧弯、后仰活动受限。X线检查可见骶髂关节密度增高，椎体轮廓模糊，呈竹节样改变，小关节间隙模糊。实验室检查显示 HLA–B27 多为阳性。

【治疗】

1. 治法　活血止痛，理筋整复。

2. 手法　牵引法、扳法、滚法、按法、揉法、弹拨法。

3. 取穴与部位　肾俞、大肠俞、八髎、秩边、环跳、腰骶部、骶髂关节。

4. 操作

（1）蛙式四步扳法（前错位、后错位均可）

①自体牵引法：患者俯卧，在患侧髂前部垫一枕头，身体的 3/4 连同患侧下肢悬于治疗床外面，自然下垂，下肢不能着地，利用自身重量做自体牵引（图 5-33）。牵引 10 ～ 15 分钟。

②屈膝屈髋扳法：在自体牵引的基础上，医者以一手托住患侧膝部，另一手按压在骶髂关节处，做极度的屈膝屈髋运动，一压一屈同步进行（图 5-34），操作 3 次左右。

③蛙式外展扳法：在极度屈髋姿势的基础上，医者置于骶髂关节处的手用力向下按压，同时托膝关节的手用力做蛙式外展扳动，再回到极度屈曲姿势做外展扳动，按压与外展扳动同步进行（图 5-35），操作 3 次左右。

④外展后伸扳法：在蛙式外展姿势的基础上，由蛙式扳法转为后伸扳法，在进行后伸扳法时，医者托膝关节的手用力做后伸扳动，另一手同时用力向下按压骶髂关节部，按压与向后扳动同步进行（图 5-36），操作 3 次左右。上述②③④步骤要循序渐进地重复操作 3 遍。

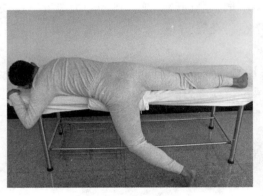

图 5-33　自体牵引法

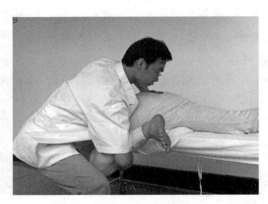

图 5-34　屈髋屈膝扳法

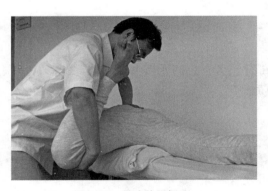

图 5-35　蛙式外展扳法

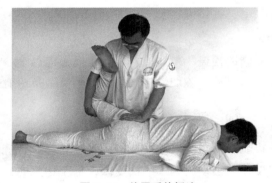

图 5-36　外展后伸扳法

（2）理筋通络法　患者俯卧，医者用㨰法、按揉法在腰骶部、患侧骶髂关节及臀部施术，再在肾俞、大肠俞、八髎、秩边、环跳及患侧骶髂关节等部位用拇指按揉法、弹拨法进行重点施术，时间约 5 分钟；然后在患侧骶髂关节处涂上介质，用掌擦法治疗，以透热为度。

【预防调护】

1. 注意锻炼腰臀部肌肉，如臀桥（仰卧位双腿屈曲略宽于肩，脚跟踩地发力将臀部抬起至大腿与身体呈一条直线，臀部抬起时上背部支撑地面下落时下背部贴地，但臀部悬空）、仰卧位空中蹬自行车等，增强肌肉力量，增加骨盆的稳定性，预防骶髂关节损伤。

2.坐姿正确，避免"跷二郎腿"等不良姿势。

3.治疗期间，患者宜卧床休息，并注意腰骶部保暖；推拿治疗后症状可立即缓解，但因骶髂关节韧带损伤需要一个修复过程，故在短期内不宜做腰及下肢大幅度的活动。

【临证提要】

1.推拿治疗骶髂关节损伤疗效较好，尤以急性期为佳。

2.推拿治疗骶髂关节错位或半脱位，有整复关节错缝的作用。对早期患者，手法治疗可立竿见影，即刻复位；但对后期或病情延误者，则较难复位。因此，早诊断、早治疗，方可达到事半功倍的效果。

第一节 概 述

　　推拿治疗四肢病证主要是以解剖学为基础进行手法施术。因此，熟悉和掌握四肢的应用解剖是四肢病证诊疗的前提。四肢病证推拿既要在中医理论指导下，又要结合现代医学知识，运用望、闻、问、切或视、触、叩、听等检查方法，配合辅助检查，辨明症因，明确诊断，审因论治，方能取得较好的临床疗效。临证时应根据主诉、病史、症状、体征及全身情况，结合辅助检查（X线、CT、MRI、造影等），加以综合分析判断，得出正确的诊断，为四肢病证推拿奠定基础。现将四肢常用检查方法、推拿施术要点简述如下：

一、上肢病证常用检查及推拿施术要点

（一）上肢病证常用检查

1. 肩部病证常用检查

（1）**肩关节活动度检查**　肩关节上臂下垂为中立位，其活动度为：前屈70°～90°，后伸45°（图6-1），外展80°～90°（图6-2），上举90°，外展上举180°，外旋位外展上举180°，内收20°～40°（图6-3），屈肘外旋45°～60°（图6-4），屈肘内旋45°～70°（图6-5），伸肘外旋70°，伸肘内旋70°，水平位前屈135°，水平位后伸45°～50°，前屈上举50°～170°（图6-6）。

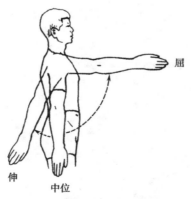

图6-1　肩关节屈伸功能检查

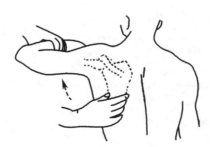

图6-2　肩关节外展功能检查

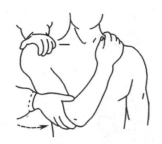

图 6-3 肩关节内收功能检查

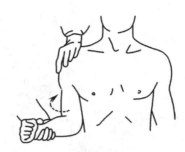

图 6-4 肩关节外旋功能检查

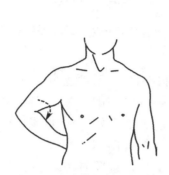

图 6-5 肩关节内旋功能检查

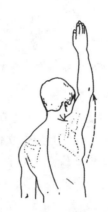

图 6-6 肩关节上举功能检查

（2）肩部常见压痛点检查 肩峰外下方压痛，常见于肩峰下滑囊炎；肩峰顶部压痛，常见于冈上肌肌腱炎或肩袖损伤；肩前喙突处压痛，常见于肱二头肌短头肌腱损伤；肱骨结节间沟处压痛，常见于肱二头肌长头肌腱炎或腱鞘炎；三角肌止点压痛，常见于三角肌下滑囊炎；肩关节周围广泛性压痛，常见于肩关节周围炎。

（3）肩部常用特殊检查

1）上臂外展外旋试验：患者主动做上臂外展外旋活动，如肱骨结节间沟处出现疼痛为试验阳性，常见于肱二头肌长头肌腱炎或腱鞘炎（图 6-7）。

2）肱二头肌抗阻力试验：患者屈肘 90°，检查者一手扶住患者肘部，一手扶住腕部，嘱患者用力屈肘，前臂旋后，检查者拉前臂抗屈肘时，如在肱骨结节间沟处出现疼痛为试验阳性，常见于肱二头肌长头肌腱炎或腱鞘炎。

3）搭肩试验：嘱患者端坐位或站立位，肘关节取屈曲位，将手搭于对侧肩部，如果手能够搭于对侧肩部，且肘部能贴近胸壁即为正常。如果手能够搭于对侧肩部，但肘部不能贴近胸壁；或者肘部能贴近胸壁，但手不能搭于对侧肩部，均为试验阳性，提示可能有肩关节脱位（图 6-8）。

4）上臂外展后伸试验：患者主动做上臂外展后伸活动，如肩前喙突处疼痛为试验阳性，常见于肱二头肌短头肌腱损伤。

5）肩关节外展试验：患者取立位或坐位，嘱其外展或被动外展其上肢。①若肩关节只能轻度外展，并引起剧痛者，可能为肩关节脱位或骨折。②从外展到上举过程中均疼痛，为肩关节周围炎。③外展开始时不痛，越接近水平位时越痛，可能为肩关节粘连。④在外展过程中疼痛，上举时反而不痛，可能为三角肌下滑囊炎。⑤外展上举在 60°～ 120°范围内疼痛，超过 120°反而不痛，可能为冈上肌腱炎。⑥外展动作小心翼翼，并有突然疼痛，可能为锁骨骨折。

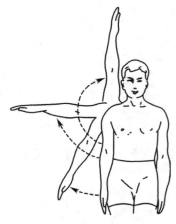
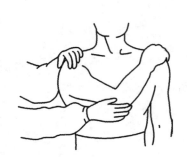

图 6-7　肩关节外展试验　　　　　　　　图 6-8　肩关节搭肩试验

2. 肘部病证常用检查

（1）肘关节活动度检查　肘关节中立位为前臂伸直，其活动度为：屈曲 135°～150°，过伸 0°～10°；尺桡关节拇指在上为中立位，其活动度为：旋前 80°～90°，旋后 80°～90°。

（2）肘部常见压痛点检查　肱骨外上髁处压痛，常见于肱骨外上髁炎；肱骨外侧肱桡关节处压痛，常见于肱桡关节滑囊炎；肱骨内上髁处压痛，常见于肱骨内上髁炎；尺骨鹰嘴处压痛，常见于骨折或滑囊炎；桡骨头可于肘后桡侧窝处触及，同时旋转前臂，可触到桡骨头转动的感觉，骨折时该处有压痛。

（3）肘部常用特殊检查

①网球肘试验（Mills 征）：患者坐位，检查者一手握住肘部，嘱患者肘关节伸直位握拳，然后另一手使患者前臂旋前，腕关节屈曲，若患者肱骨外上髁部疼痛，则为阳性，常见于肱骨外上髁炎。

②前臂伸肌紧张试验（前臂伸肌抗阻力试验）：屈肘 90°，前臂旋前，手半握拳，掌心向下屈腕，检查者一手握前臂下段，一手按手背，使患者抗阻力背伸腕关节，如引起肱骨外上髁处疼痛为阳性，常见于肱骨外上髁炎。

③前臂屈肌紧张试验（前臂屈肌抗阻力试验）：患者伸手指和背伸腕关节，检查者以手按压患者手掌，患者抗阻力屈腕，肘内侧疼痛为阳性，常见于肱骨内上髁炎。

3. 腕部病证常用检查

（1）腕关节活动度检查　腕关节与手腕关节中立位为手与前臂成直线，手掌向下，其活动度为：背伸 35°～60°，掌屈 50°～60°（图 6-9），桡偏 25°～30°，尺偏 30°～40°（图 6-10）。

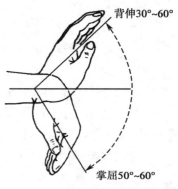
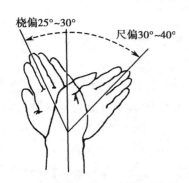

图 6-9　腕关节背伸、掌屈功能检查　　　　图 6-10　腕关节尺偏、桡偏功能检查

（2）腕部常见压痛点检查　鼻咽窝处压痛，常见于舟状骨骨折；腕背侧第 3 掌骨基底部和桡骨远端之间压痛，常见于月骨损伤；桡骨茎突处压痛，常见于桡骨茎突狭窄性腱鞘炎；尺骨茎突处压痛，常见于尺骨茎突骨折或尺侧伸腕肌腱腱鞘炎；掌指关节掌侧部压痛，常见于拇屈及指屈肌腱狭窄性腱鞘炎；掌侧腕横纹中央区压痛，且伴手指放射痛和麻木感，常见于腕管综合征；远侧和近侧指间关节侧方压痛或伴有侧向活动，常见于侧副韧带损伤。

（3）腕部常用特殊检查

①腕三角软骨挤压试验：患者端坐位，检查者一手握住患者前臂下端，另一手握住手部，用力将手腕极度掌屈、旋后并向尺侧偏斜，并施加压力旋转，若在尺侧远端侧方出现疼痛，即为阳性，常见于三角软骨损伤。

②屈腕试验：将患者腕关节极度掌屈，1 ～ 2 分钟后，如患手桡侧三个半指麻木疼痛加重为阳性，常见于腕管综合征。

③屈拇握拳试验：嘱患者拇指内收，然后屈曲其余各指，在紧握拳后向尺侧倾斜屈曲，若桡骨茎突部出现疼痛，即为阳性。有些患者在拇指内收时，即可产生疼痛，尺偏时疼痛加重，表示患有桡骨茎突狭窄性腱鞘炎。

（二）上肢病证推拿施术要点

上肢部筋伤，多为关节及其周围软组织的急慢性损伤所致，为一种非特异性炎性改变。推拿治疗以活血祛瘀，舒筋通络，恢复关节功能活动，防止肌肉萎缩为主。

1. 施术原则　推拿治疗上肢部疾病，以改善和消除损伤性炎症，促进关节功能恢复为主。操作时应考虑关节主动肌与拮抗肌的相互关系和协同作用。对关节功能障碍应充分考虑关节、肌肉、肌腱、韧带这四个因素的相互作用与影响；对神经因素引起的痛、麻等，应根据神经相应节段和分布规律，选择脊柱相应节段和神经分布相关的穴位或部位操作。手法应用要求刚柔并济、轻重有节，合理应用运动关节类手法。

2. 施术体位　患者取坐位或仰卧位，坐位操作灵活方便，治疗时可配合各方向的被动运动手法。仰卧位操作对年老体弱者较适宜。

3. 常用手法、穴位及部位推拿

（1）常用手法　常用一指禅推、按、点、揉、弹拨等手法操作，刺激量适中，操作时应掌握轻→重→轻的原则，以局部有酸胀感为宜。

（2）常用穴位　肩髃、肩髎、肩贞、臑会、臂臑、巨骨、天宗、曲池、手三里、小海、尺泽、偏历、阳溪、内关、外关、合谷、列缺、大陵、鱼际等穴。根据"经络所过，主治所及"的取穴原则，按不同病证和所牵涉的部位选择应用。另外，根据"以痛为腧"的原则，上肢部强调"阿是穴"的推拿施术。

（3）常用部位推拿　肩部施㨰、按、揉、弹拨、擦法，配合关节被动运动手法，对肩关节周围炎性损伤等病证具有松解粘连、消炎止痛的作用。肘部为上肢肌群起止连接部位，手法治疗应以捏、拿、按、揉为主，有利于炎性水肿吸收。腕部是骨与肌腱分布的部位，治疗手法应以推、按、揉、拨手法为主，舒筋解痉，解除对肌腱、神经、血管的刺激和压迫。

4. 骨关节类手法应用原则　常用骨关节类手法有摇法、扳法、拔伸法等，以松解关节粘连、恢复关节功能。操作时应视患者体质、患病时间、损伤程度，有选择性地应用。切忌粗暴生硬，也不能急于求成，以免造成不良后果。

对疼痛剧烈的患者，应先施以轻柔镇痛的手法缓解疼痛，消除肌痉挛，然后再进行针对性的骨关节类手法治疗。

二、下肢病证常用检查及推拿施术要点

（一）下肢病证常用检查

1. 髋部病证常用检查

（1）髋关节活动度检查　髋关节中立位为髋关节伸直，髌骨向上。其关节活动度为：仰卧位，被检查侧大腿屈曲膝关节，髋关节尽量屈曲，正常可达 130°～140°；俯卧位，一侧大腿垂于检查台边，髋关节屈曲 90°，被检查侧髋关节后伸，正常可达 10°～15°（图 6-11）。检查者一手按在髂嵴上，固定骨盆，另一手握住踝部，在伸膝位下外展下肢，正常可达 30°～45°；固定骨盆，被检查的下肢保持伸直位，向对侧下肢前面交叉内收，正常可达 20°～30°（图 6-12）。俯卧位，将膝关节屈曲 90°，正常外旋 30°～40°，内旋 40°～50°；仰卧位，髋、膝关节均屈曲 90°，做髋关节旋转运动，正常时外旋 30°～40°，内旋 40°～50°（图 6-13）。

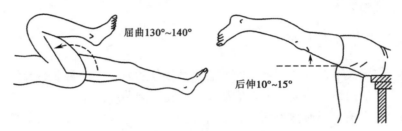

图 6-11　髋关节屈伸活动范围

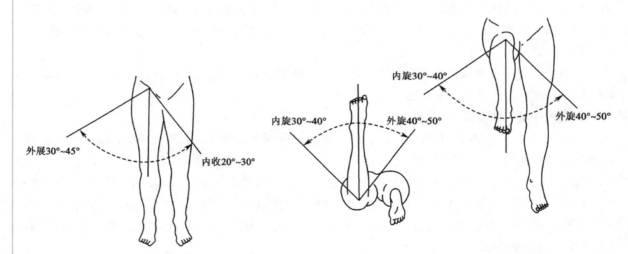

图 6-12　髋关节外展、内收活动范围　　**图 6-13　髋关节内旋、外旋活动范围**

（2）髋部常见压痛点检查　腹股沟处压痛，常见于髋部骨折、髋关节扭伤、退行性髋关节炎、急性化脓性髋关节炎、髋关节结核等；梨状肌体表投影区压痛，常见于梨状肌综合征；坐骨结节部压痛，常见于坐骨结节滑囊炎；股骨大转子压痛，常见于股骨大转子滑囊炎、髋关节扭伤；股三角外侧压痛，常见于髂耻滑囊炎；大腿外侧局部压痛，常见于髂胫束损伤、股外侧筋膜炎等；大腿内侧内收肌广泛压痛，耻骨部内收肌起点处压痛，常见于股内收肌损伤。

（3）髋部常用特殊检查

①梨状肌紧张试验：患者仰卧位，两下肢伸直，医者用力使患肢做髋内旋动作，若有坐骨神

经放射痛，再迅速外展、外旋患肢，若疼痛立刻缓解即为阳性，提示梨状肌有病变。

②髋关节过伸试验：患者俯卧位，患膝屈曲90°，医者一手握踝部并将下肢提起，使患髋过伸。若骨盆亦随之抬起，即为阳性，说明髋关节不能过伸。腰大肌脓肿、髋关节早期结核、髋关节强直，可有此阳性体征。

③屈膝屈髋分腿试验：患者仰卧位，屈双膝外旋髋关节，使两足心相对，两下肢主动外展外旋，如不能完成外展外旋大腿或被动分腿疼痛为阳性，提示股内收肌痉挛。

④抗阻力屈髋试验：患者仰卧位，两下肢伸直放松。医者一手施压力于患侧膝部，嘱患者做抗阻力屈髋。如伤处疼痛加重为阳性，提示髂前上、下棘肌腱附着处损伤。

⑤ "4" 字试验：患者仰卧位，患者一侧下肢膝关节屈曲，髋关节屈曲、外展、外旋，将足放置于另一侧膝关节上，使双下肢呈 "4" 字形。检查者一手放在屈曲的膝关节内侧，另一手放在对侧髂前上棘前面，然后两手向下按压，如被检查侧骶髂关节处出现疼痛即为阳性，提示骶髂关节病变（图6-14）。

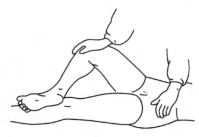

图6-14 "4"字试验

2. 膝部病证常用检查

（1）膝关节活动度检查 中立位为膝关节伸直。其活动度为：屈曲120°～150°，伸直0°（可过伸5°～10°）；屈膝时内旋约10°，外旋约20°。

（2）膝部常见压痛点检查（图6-15）髌骨边缘压痛，常见于髌骨软化症；髌韧带两侧压痛，常见于髌下脂肪垫损伤；关节间隙压痛，常见于半月板损伤；胫骨结节压痛，常见于胫骨结节骨骺炎；侧副韧带附着点压痛，常见于侧副韧带损伤；髌骨下端压痛，常见于髌韧带损伤。此外，骨折时局部压痛明显，还可触及断端，有异常活动和骨擦音。

（3）膝部常用特殊检查

①浮髌试验：患者仰卧位，患肢伸直放松，医者一手虎口压在髌上囊部，向下挤压使囊内液体局限于关节腔；另一手拇、中指固定髌骨内外缘，示指按压髌骨，这时可感到髌骨有漂浮感，重压时下沉，松指时浮起，称浮髌试验阳性，常见于关节腔内有积液（图6-16）。

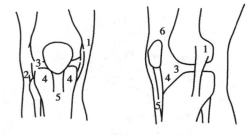

图6-15 膝关节压痛点检查

1.胫侧副韧带损伤压痛点 2.腓侧副韧带损伤压痛点
3.半月板损伤压痛点 4.髌下脂肪垫损伤压痛点
5.髌韧带损伤压痛点 6.髌上囊损伤压痛点

②侧副韧带损伤侧向试验：患者仰卧位，患腿伸直，检查者一手扶膝侧面，另一手握住踝部，然后使小腿做被动的内收或外展动作。如检查内侧副韧带，则一手置膝外侧推膝部向内，另一手拉小腿外展，若产生松动感和内侧疼痛为阳性。若检查外侧副韧带，则一手置膝内侧推膝部向外，另一手拉小腿内收，若发生膝外侧疼痛和产生松动感亦为阳性，常见于膝关节侧副韧带断裂或损伤（图6-17）。

③麦氏征试验（回旋挤压试验）：此法为检查半月板损伤及定位的方法。患者仰卧位，使患侧髋关节和膝关节充分屈曲。尽量使足跟碰触臀部。检查内侧半月板时，检查者一手握膝部，以稳定大腿及注意膝关节内的感觉，另一手握足部使小腿在充分内收、外旋位伸直膝关节，在伸直过程中，股骨髁经过半月板损伤部位时，因产生摩擦可感触到或听到弹响声，同时患者感觉膝关

节内侧有弹响和疼痛。检查外侧半月板时，再使小腿充分外展、内旋位伸直膝关节使出现膝关节外侧有弹响和疼痛。

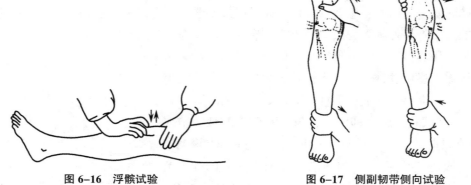

图 6-16　浮髌试验　　　　　　　图 6-17　侧副韧带侧向试验

④研磨试验：患者俯卧，使患膝屈曲 90°，检查者一手按住大腿下端，另一手握住患肢踝部提起小腿，使膝离开床面，做外展、外旋或内收、内旋活动，若出现膝外侧或内侧疼痛，则为研磨试验阳性，说明有内侧或外侧副韧带损伤。若检查者双手握足踝部，使膝关节在不同角度被动研磨加压，同时做外展外旋或内收内旋活动，如出现膝关节疼痛和弹响为阳性，说明有内侧或外侧半月板损伤。本试验多用于鉴别膝关节半月板损伤和侧副韧带损伤（图 6-18）。

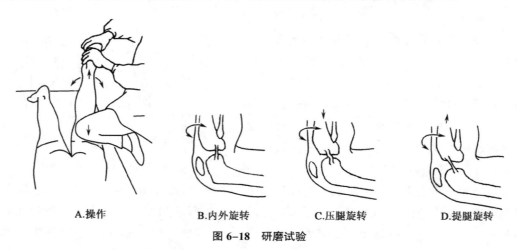

A.操作　　　　B.内外旋转　　　　C.压腿旋转　　　　D.提腿旋转

图 6-18　研磨试验

⑤抽屉试验：患者取坐位或仰卧位，双膝屈曲 90°，嘱患者用双手按住大腿下段，检查者双手握住小腿上段，用大腿夹住患肢的足部防止移动，同时做小腿前后推拉动作。若能明显向前移动约 1cm，即前抽屉试验阳性，常见于膝关节前交叉韧带断裂；若能明显向后移动约 1cm，即后抽屉试验阳性，常见于后交叉韧带断裂（图 6-19）。

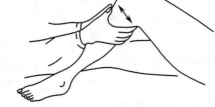

图 6-19　抽屉试验

⑥髌骨摩擦试验：患者仰卧位，下肢伸直，股四头肌放松，医者一手按压髌骨，并使髌骨在股骨的髌面上做左右、上下移动，若有摩擦音或感到疼痛为阳性。常见于髌骨软骨软化症。

⑦脂肪垫挤压试验：患者仰卧位，患膝伸直放松，医者两拇指分别按其两侧膝眼处，余四

指握住小腿后侧，嘱患者先做屈膝，再做伸膝运动，若膝眼处疼痛为阳性，常见于髌下脂肪垫损伤。

3. 踝部病证常用检查

（1）踝、足部关节活动度检查　踝关节中立位为足与小腿间呈 90°角，而无足内翻或外翻。其活动度为：背伸 20°～ 30°，跖屈 40°～ 50°（图 6-20）；跟距关节内翻 30°，外翻 30°～ 35°（图 6-21）；跖趾关节正常背伸约 45°，跖屈为 30°～ 40°；跗骨间关节（足前部外展或内收）之活动度，跟骨保持中立位，采用被动活动，正常各约 25°。

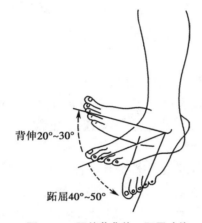

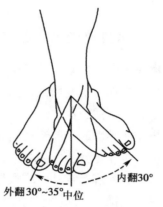

图 6-20　踝关节背伸、跖屈功能　　　　　图 6-21　跟距关节内、外翻功能

①踝关节背伸跖屈：正常时背伸可达 20°～ 30°，跖屈可达 40°～ 50°。

②跟距关节内翻外翻：正常时内翻可达 45°，外翻可达 20°。

③跖趾关节背伸跖屈：正常时背伸可达 45°，跖屈可达 30°～ 40°。

（2）踝部常见压痛点检查　踝内翻时外踝疼痛，可能为外侧副韧带损伤，或外踝骨折（图 6-22 中的"1"）；踝外翻时内踝疼痛，可能为内侧副韧带损伤，或内踝骨折；跟腱压痛可能为跟腱损伤，或跟腱腱周围炎（图 6-22 中的"2"）；跟骨结节压痛可能为跟腱滑囊炎（图 6-22 中的"3"）；跟部后下方压痛可能为塞渥氏病，又名跟骨骨骺炎（图 6-22 中的"4"）；跟骨跖面压痛，偏后可能为跟骨骨刺形成或脂肪垫病变（图 6-22 中的"5"），偏前可能为跖筋膜病变（图 6-22 中的"6"）；跟骨内、外侧压痛可能为跟骨本身病变

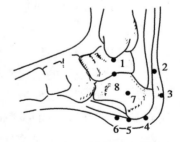

图 6-22　足踝部压痛点检查

（图 6-22 中的"7"），而近内、外踝直下压痛可能为距下关节病变（图 6-22 中的"8"）；外踝前下方及外侧压痛常见于距腓韧带损伤；足外侧第 5 跖骨近端压痛常见于第 5 跖骨基底部骨折。

（3）踝、足部常用神经反射检查

①踝阵挛：检查者一手托住腘窝，一手握足，用力使其踝关节突然背屈，然后放松，若踝关节产生连续交替的伸屈运动者为阳性，常见于锥体束损害（图 6-23）。

②巴彬斯基征：检查者用医用棉签轻划跖外侧，再转向蹈趾侧，引起蹈趾背屈，余趾呈扇形分开者为阳性，提示锥体束受损（图 6-24）。

③弹趾试验：轻叩足趾基底部或用手将足趾向背面挑动，如引起足趾跖屈为阳性，常见于锥体束损害。

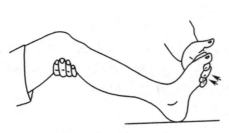

图 6-23　踝阵挛试验

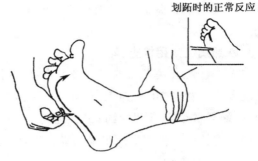

划跖时的正常反应

图 6-24　巴彬斯基征

（二）下肢病证推拿施术要点

下肢部肌肉较丰厚，肌腱、韧带强劲，多发生筋伤、关节退变等病证。常因下肢关节及其周围软组织的急慢性损伤、退变所致，为一种非特异性炎性改变。故推拿治疗时，常选用深透力较强的手法（如按法、揉法、滚法、拿法、推法、点法、弹拨法等）以通络止痛、缓解痉挛，配合摇法、扳法、拔伸法等以改善关节活动功能。

1. 施术原则　推拿治疗下肢部疾病，以改善和消除损伤性炎症、促进关节功能的恢复为主。对神经因素引起的痛、麻等症状，应根据神经相应节段和分布规律，选择脊柱相应节段和神经分布相关的穴位或部位操作；对关节功能障碍，应充分考虑关节、肌肉、肌腱、韧带这四个因素的相互作用与影响，刚柔并济、缓急适宜、标本兼顾，以合理应用骨关节类手法为原则。

2. 施术体位　患者一般取仰卧、俯卧或侧卧位，医者一般取床旁立位。

3. 常用手法、穴位及部位推拿

（1）常用手法　常用手法有按法、揉法、点法、一指禅推法等，刺激量适中，施术时应掌握轻→重→轻的原则，以局部有酸胀感为宜。

（2）常用穴位　环跳、承扶、委中、髀关、伏兔、风市、血海、梁丘、鹤顶、膝眼、阳陵泉、足三里、绝骨、解溪、昆仑、阴陵泉、三阴交、太溪、承山、承筋等。临床应根据"经络脉所过，主治所及"的取穴原则，按不同病证和所牵涉的部位灵活选择应用。

另外，根据"以痛为腧"的原则，下肢部强调"阿是穴"的推拿施术。如臀部与股后部的压痛点多见于神经走行的投影区处；膝及小腿部的压痛点多见于髌骨边缘、膝关节内外侧等；踝及足部的压痛点多见于踝关节周围、足跟周围等。

（3）常用部位推拿　手法用按法、揉法、推法、滚法、拿法、弹拨法、点法等手法，作用于臀及大腿、膝关节周围、踝关节及足部等病证的治疗。

4. 骨关节类手法应用原则　应用骨关节类手法，如摇法、扳法、拔伸法等，应视患者的体质、损伤的程度、骨质是否疏松等不同情况合理应用，活动幅度不能超过各关节正常的生理活动范围，切忌粗暴生硬，以免造成不良后果。对疼痛剧烈者，应先施以轻柔镇痛的手法缓解疼痛，消除肌痉挛，然后再进行针对性手法治疗。

第二节　四肢关节病证

一、肩关节周围炎

肩关节周围炎（Periarthritis of Shoulder Joint）是指肩关节周围肌肉、韧带、肌腱、滑囊、关节囊等软组织损伤、退变而引起的关节囊和关节周围软组织的慢性非特异性炎症，以肩部疼痛及肩关节活动受限为主要临床表现。本病又有"五十肩""漏肩风""冻结肩"之称，好发年龄在50 岁左右，女性多于男性，多见于体力劳动者。一般发于单侧，左右侧无明显差异。本病属中医"肩痹"范畴。

【应用解剖】

肩关节（图 6-25）是人体活动范围最大的关节，可做前屈、后伸、外展、内收、内旋、外旋、上举 7 个方向的运动。

1. 盂肱关节　由关节盂和肱骨头构成，依赖盂肱韧带维系固定，关节盂小而肱骨头大，形成关节的灵活性（图 6-26、图 6-27）。

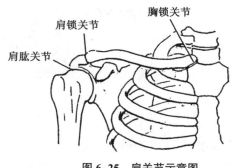

图 6-25　肩关节示意图

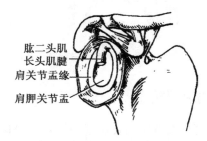

图 6-26　肩关节盂示意图

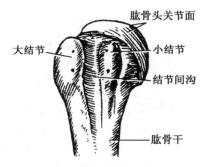

图 6-27　肱骨头及结节间沟示意图

2. 关节囊　主要有肩肱关节囊、肩峰下滑囊、三角肌下滑囊等，有分泌滑液、润滑关节、减少摩擦的作用。当滑液分泌大于吸收时，关节囊张力增加而肿胀、疼痛，日久则粘连、钙化（图6-28）。

3. 关节韧带　主要有盂肱韧带、喙肩韧带、喙肱韧带、喙锁韧带等，起到维持关节稳定和运动的作用（图 6-29）。

4. 参与肩关节运动的肌肉　前屈：喙肱肌、

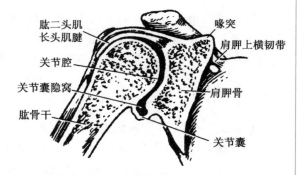

图 6-28　肩关节冠状断面示意图

肱二头肌、三角肌前部、胸大肌锁骨部；后伸：背阔肌、大圆肌、三角肌后部；内收：胸大肌、背阔肌、肩胛下肌、喙肱肌、大圆肌、肱二头肌；外展：冈上肌、三角肌；内旋：肩胛下肌、大圆肌、胸大肌、背阔肌；外旋：冈下肌、小圆肌、三角肌后部。关节的运动涉及肌肉的主动与拮抗关系，当关节运动障碍时，应分清是主动肌原因还是拮抗肌原因（图 6-30）。

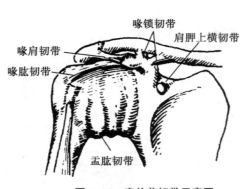
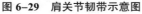

图 6-29　肩关节韧带示意图

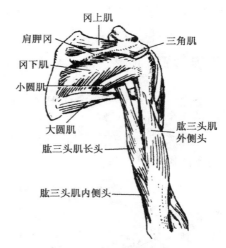

图 6-30　肩部肌肉示意图

【病因病机】

肩关节周围炎的发病多与年龄、气候环境、劳损及关节周围软组织病变等有关。

1. 外感风寒湿邪　中年以后，形体气血渐衰，骨节疏弛，复感风寒湿邪，致使肩部气血凝滞，筋失濡养，筋脉拘急，发为本病。

2. 损伤　肩关节活动范围大，关节灵活，活动频繁，关节囊薄弱，参与肩部活动的肌肉、韧带、滑囊多，易受到来自各方面的摩擦、挤压和牵扯，而致非特异性炎症或退变；肩部的急慢性劳损，可造成关节周围韧带、肌腱、关节囊广泛性炎性渗出、水肿、增厚、粘连，导致关节活动功能障碍。

3. 肩周软组织病变　肩关节周围软组织的病变，如冈上肌肌腱炎、肩袖损伤、肩峰下滑囊炎等，日久也可引起肩关节功能障碍。上肢其他部位的骨折或脱位后的固定，使肩关节长期处于不活动状态，也可引起肩关节粘连。

本病的发展过程可分为炎症期、粘连期和肌肉萎缩期。炎症期由于局部充血、炎性渗出、水肿明显，刺激神经末梢而导致疼痛剧烈，其功能障碍为主动运动受限明显，而被动活动则不明显；粘连期由于关节囊及周围软组织广泛性粘连导致关节活动功能障碍，此期疼痛明显减轻，而关节主动运动和被动运动均受限；肌肉萎缩期由于粘连日久，关节功能障碍出现失用性肌萎缩，尤以三角肌、冈上肌萎缩明显，萎缩的程度与病程的长短有关。

【诊断】

1. 病史　有肩部劳损或感受风寒湿邪史。部分可由肩部急性损伤、脱位、骨折后引起。

2. 症状

（1）急性期　肩周炎的早期。肩部持续性疼痛，多数是慢性疼痛，有的只觉肩部不舒适及有束缚的感觉。疼痛多局限于肩关节的前外侧，可延伸到三角肌的抵止点。常涉及肩胛区、上臂或前臂。活动时，如穿上衣时耸肩或肩内旋时疼痛加重，不能梳头洗脸，患侧手不能摸背。以后肩痛迅速加重，尤其夜间为甚，患者不敢患侧卧位。

（2）慢性期　肩痛逐渐减轻或消失，但肩关节挛缩僵硬逐渐加重呈"冻结状态"。肩关节各方向活动均有不同程度的受限。梳头、穿衣、举臂，向后解带均感困难。此期持续时间较长，通常为2～3个月。

（3）恢复期　肩痛基本消失，个别患者可有轻微的疼痛，肩关节慢慢地松弛，关节的活动度也逐渐增加，外旋活动首先恢复，继则为外展和内旋活动。恢复期的长短与急性期和慢性期的时间有关。冻结期越长，恢复期也越长；病程短，恢复期也短。整个病程短者1～2个月，长者可达数年。

3. 体征

（1）压痛　肩部无明显肿胀。压痛点广泛，以结节间沟、肱骨大结节、喙突、肩峰下滑囊处最为多见。

（2）活动受限　轻者仅为内、外旋活动受限。检查时应将肩胛骨固定再做运动检查，并且把双侧肩关节加以对照，即可显出患侧肩关节存在的活动障碍；重者肩关节各方向活动均受限，尤其以外展、外旋、后伸受限明显，甚至可因活动不当引起刀割样疼痛。

（3）肌肉痉挛或萎缩　部分持续性疼痛者可出现肩关节周围肌肉的痉挛，病程长者会产生三角肌萎缩。

（4）感觉异常　个别病人因并发血管痉挛而出现同侧上肢血液循环障碍，表现为患肢中远段肿胀、发凉、疼痛等现象。

4. 辅助检查　X线检查可排除骨质病变。病程较久者可有骨质疏松，肌腱、韧带有不同程度的钙化。MRI检查可以确定肩关节周围结构信号是否正常，是否存在炎症，可以作为确定病变部位和鉴别诊断的有效方法。关节镜检查可以发现肩肱关节囊纤维化、增厚等异常。

【鉴别诊断】

1. 神经根型颈椎病　受刺激或压迫的颈脊神经走行方向有烧灼样或刀割样疼痛，伴有针刺样或过电样麻感；一侧或两侧上肢有放射性痛、麻，伴有发沉、肢冷、无力、握力减弱；肩关节活动正常，臂丛神经牵拉试验阳性。

2. 肩峰下滑囊炎　疼痛部位在肩外侧深部，并向三角肌止点放射；活动受限以外展、外旋为主。

3. 冈上肌肌腱炎　压痛点常位于冈上肌肌腱的止点，即肱骨大结节之顶部和肩峰下滑囊区、三角肌的止端，疼痛弧试验阳性。

【治疗】

1. 治法　初期以舒筋通络、活血止痛为主；中期以松解粘连、滑利关节为主；后期以促进关节功能恢复为主。

2. 手法　滚法、按法、揉法、拿法、一指禅推法、弹拨法、摇法、扳法、搓法、擦法、抖法。

3. 取穴与部位　肩内陵、肩髃、肩贞、秉风、天宗、臂臑、曲池、肩关节周围。

4. 操作

（1）滚揉肩周　患者坐位，医者站于患侧，以一手托起患肢，另一手用滚法或按揉法在肩前部、肩后部施术；然后用滚法、揉拿法于三角肌部施术，同时配合患侧肩关节被动外展、前屈、后伸和内旋、外旋运动，时间约5分钟，以舒筋活血、解痉通络。

（2）推揉穴位　医者站于患侧，用一指禅推法、按揉法在肩内陵、肩髃、肩贞、秉风、天宗、臂臑及曲池等穴施术，手法宜深沉缓和，以酸胀为度，时间约 3 分钟，以活血止痛。

（3）揉拨肩周　医者将患肩抬至最大上举幅度，分别在肩前部、胸大肌、肱二头肌短头肌腱处和肩后部、大圆肌、小圆肌及冈下肌处，用按揉法、弹拨法施术，手法宜深沉缓和，时间约 3 分钟，以松解粘连、滑利关节。

（4）托肘摇肩　医者站于患侧，进行托肘摇肩或大幅度摇肩施术，操作时幅度应由小渐大，顺时针、逆时针方向各做 5 ～ 8 次，以松解粘连，促进关节功能恢复。

（5）肩关节杠杆扳法　医者站于患侧，前臂置于患肩腋下，另一手置于患肢肘部，使患肢肘关节于胸前屈曲约 90°。此时医者将置于腋下的前臂上抬，同时置于肘部的手以一定力量向患者胸前推动，至有明显阻力时保持 30 秒再放松，再按上法重复操作 3 ～ 5 遍（图 6-31），以松解粘连，恢复关节功能。

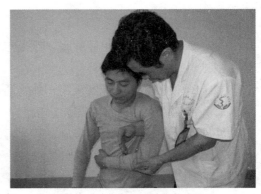

图 6-31　肩关节杠杆扳法

（6）搓抖肩部　医者站于患侧，双手合抱患肩做抱肩搓揉法和肩关节擦法，以透热为度；然后用搓法从肩关节至前臂往返操作 3 ～ 5 遍，外展约 60°行抖上肢 1 分钟，以舒筋活络。

【预防调护】

1. 重视肩部保暖，勿使肩部受凉；避免肩部外伤；加强肩周肌肉的锻炼。

2. 炎症期以制动为主，应减少关节活动；粘连期配合主动运动，预防粘连；肌肉萎缩期应积极进行功能锻炼，促进肩关节功能恢复。

3. 肩部功能锻炼应持之以恒，循序渐进。常用的锻炼方法有以下几种：

（1）背墙外旋法　患者背靠墙站立，患肢屈肘 90°，握拳，掌心向上，上臂逐渐外旋，尽可能使拳眼接近墙壁。适用于外旋功能障碍者。

（2）越头摸耳法　患侧手指越过头顶摸对侧耳朵。适用于梳头功能障碍者。

（3）面壁摸高法　患者面朝墙壁站立，患侧手沿墙壁做摸高动作，尽量使胸部贴近墙壁。适用于上举功能障碍者。

（4）背后拉手法　双手放于背后，用健侧手握住患肢手腕部，逐渐向健侧牵拉并向上抬举。适用于内旋后弯摸背功能障碍者。

（5）扶墙压肩法　患侧手外展扶墙，用健侧手向下压肩至最大幅度。适用于外展功能障碍者。

（6）单臂环转法　患者站立，患肩做顺时针和逆时针方向交替的环转运动。适用于旋转功能障碍者。

【临证提要】

1. 治疗前，应先拍摄肩关节 X 线片，以排除骨关节病变；由于骨折而继发的冻结肩，须待 X 线检查显示骨折完全愈合后，方能进推拿治疗。

2. 炎症期疼痛明显，主动运动功能障碍，但被动运动功能多数无障碍，手法宜轻柔，以活血止痛、促进炎症吸收为主；粘连期疼痛减轻，主动运动、被动运动均障碍，应加用被动运动手法，以松解粘连为主；肌肉萎缩期关节功能障碍明显，手法宜深沉有力，以恢复肩关节功能为主。

3.治疗关节运动功能障碍时，既要注重主动肌的作用，又要考虑拮抗肌的因素。

二、冈上肌肌腱炎

冈上肌肌腱炎（Tendinitis of Supraspinatus Muscle）又称冈上肌综合征、外展综合征，是指因劳损、轻微外伤或感受风寒湿邪而引起的肌腱无菌性炎症，从而导致以肩部外侧疼痛，并在肩外展 60°～120°时产生疼痛弧为主要临床表现的一种病证。好发于中青年、体力劳动者、家庭主妇和运动员。本病属中医伤科"痹证"范畴。

【应用解剖】

1. 冈上肌　冈上肌是肩袖的一个组成部分，起于冈上窝，止于肱骨大结节的上部，被视为肩关节外展的起动肌，肩关节活动从 0°～30°由冈上肌完成（图6-32）。冈上肌肌腱从喙肩韧带及肩峰下滑囊下面的狭小间隙通过，与肩关节囊紧密相连，虽然增加了关节囊的稳定性，却影响了本身的活动。冈上肌与三角肌协同动作使上肢外展，在上肢外展 60°～120°时，肩峰与肱骨大结节之间的间隙最小，冈上肌在其间易受肩峰与大结节的挤压磨损（图6-33）。冈上肌由肩胛上神经支配，肩胛切迹处为易受损伤的嵌压点，同时冈上肌肌腱细长，过度大幅度运动容易受损伤。

2. 喙肩弓　喙肩弓由喙突、肩峰与喙肩韧带构成，冈上肌肌腱在上举运动时需在喙肩弓与肱骨头之间的间隙中滑动摩擦，肩部撞击、挤压易导致冈上肌损伤。

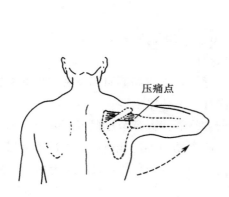

图6-32　冈上肌肌腱止点示意图

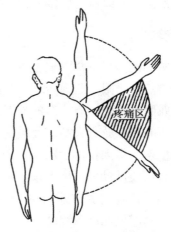

图6-33　冈上肌肌腱炎上臂外展时疼痛范围

【病因病机】

冈上肌肌腱炎的发病与损伤、劳损及局部软组织的退行性病变有关。

1. 损伤　急性损伤有明显肩部撞击史，冈上肌腱直接损伤，导致局部充血、炎性渗出、水肿，引起疼痛、活动功能受限；继发损伤多见于过度反复上举劳作，冈上肌受喙肩弓与肱骨大结节的反复挤压摩擦，日久可致肌腱肿胀、纤维化、粘连，肿胀的肌腱纤维又加重了肌腱的挤压和摩擦损伤。

2. 软组织退变　随着年龄的增长，冈上肌腱退变，以及肩峰下滑囊炎等，促进了钙盐沉积，以致继发冈上肌肌腱钙化。

手阳明经筋循肩络节，凡肩部用力不当损伤，或扭挫伤及筋络，血瘀经络，筋肌挛急而为筋拘；或积劳成伤，气血瘀滞，久之不散；或为风寒湿邪所侵，肌僵筋挛，筋肌失荣，引起气血凝滞，脉络痹阻，不通则痛，发为痹证。

【诊断】

1. 病史　有肩部外伤或劳损史。

2. 症状

（1）肩部疼痛　疼痛多在肩峰、大结节及三角肌止点处。有时疼痛可向上放射到颈部，向下放射到肘部、前臂以及手指，外展活动时痛甚，劳累及阴雨天症状加重。发生冈上肌肌腱钙化者，疼痛更为剧烈。

（2）活动受限　患者惧怕做外展活动，常外展到某一角度时突然疼痛而不敢再活动，为本病的主要特点。

3. 体征

（1）压痛　压痛点多局限于冈上肌肌腱抵止处，大结节顶部，并可随肱骨头的旋转而移动。

（2）活动受限　肩关节主动外展到 60° 时开始疼痛，至 120° 以后疼痛消失，是因为肿胀的冈上肌肌腱与已有炎症的肩峰下滑囊发生摩擦引起的疼痛，称之为"疼痛弧"。肩关节被动运动不受限。

（3）肌肉萎缩　病程久者可见三角肌萎缩。

（4）特殊检查　肩外展试验（肩关节疼痛弧试验）阳性。

4. 辅助检查　X 线检查可排除骨质病变，少数患者可有冈上肌肌腱钙化、骨质疏松。

【鉴别诊断】

1. 肩关节周围炎　上举疼痛范围不仅仅限于 60°～120°，肩关节周围广泛性压痛，具有典型的疼痛、关节活动受限、肌肉萎缩循序渐进的三大特征。

2. 冈上肌肌腱钙化　肩关节的外展活动亦严重受限，患肩局部肌肉痉挛，皮肤温度升高，有红肿压痛，压痛点在肱骨大结节处最明显。X 线检查可见钙化阴影。

3. 肩袖损伤　多因投掷运动等外伤所致，肩前方疼痛伴大结节近侧或肩峰下区域压痛，主动外展困难，将患肢被动地外展上举到水平位后，不能主动地维持此体位。肩部疼痛较冈上肌肌腱炎剧烈，疼痛出现在肩关节外展 60°～120° 范围内，小于 60° 或大于 120° 时无疼痛。MRI 检查可显示肌腱损伤的部位和严重程度。

【治疗】

1. 治法　舒筋活血，通利关节。

2. 手法　滚法、拿法、一指禅推法、按法、揉法、弹拨法、擦法、摇法、搓法、抖法。

3. 取穴与部位　肩井、肩髃、肩髎、秉风、肩关节周围肌腱、冈上肌、上肢部。

4. 操作

（1）滚拿肩部　患者坐位，医者站其患侧，一手托起患肢至 45°～60°，另一手用滚法于肩外部、肩后部及三角肌处施术，同时配合患肢做外展、内收和旋转活动；然后用拿法操作，时间约 3 分钟。

（2）推揉穴位　医者在患侧肩井、肩髃、肩髎及秉风等穴用一指禅推法、按揉法施术，手法宜深沉缓和，时间约 3 分钟。

（3）揉拨患处　医者在肩峰下痛点及病变处、冈上肌锁骨与肩峰结合部，用按揉法配合弹拨法重点施术，手法宜深沉缓和，时间约 5 分钟。

（4）掌揉肩峰部　医者用手掌置于肩峰部做掌揉法施术，手法宜深沉，时间约 3 分钟。

（5）掌擦肩外侧　医者用掌擦法在肩关节外侧施术，以透热为度。

（6）摇肩及搓抖上肢　医者用托肘摇肩法或大幅度摇肩法于肩部施术，然后搓抖上肢，时间约 2 分钟。

【预防调护】

1. 平素运动与劳动时，避免突然大范围强力外展、后伸、上举肩关节，以免造成肌腱损伤。

2. 损伤后注意休息，避免剧烈活动肩部；慢性期应配合肩部适当功能锻炼，注意局部保暖。

3. 冈上肌肌腱钙化患者应卧床休息，并将患肢置于外展 30° 以枕垫起，以减缓肩部肌肉紧张。

4. 补充维生素、蛋白质、钙和其他微量元素，为肌腱和肌肉的修复提供营养物质。

【临证提要】

1. 冈上肌肌腱炎推拿治疗的重点在冈上肌部位，充分暴露冈上肌是临床取效的关键，推拿的最佳体位以外展 45°～ 60° 为宜。

2. 急性损伤期，手法宜轻柔缓和，以免加重损伤，必要时用三角巾悬吊患肢制动；慢性期，手法宜深沉柔和，使力达病所。推拿结束后可配合局部湿热敷。

3. 无论急、慢性损伤，在应用弹拨手法时，手法力度要柔和，以免加重损伤。

三、肩袖损伤

肩袖损伤（Shoulder Rotator Cuff Injury）是常见的运动损伤，是指覆盖在肩关节周围的冈上肌、冈下肌、肩胛下肌和小圆肌组成的肩腱袖损伤。肩袖急性损伤多见于肩部撞击损伤，导致肩袖撕裂，严重时肌腱断裂；慢性损伤常由于肌腱退化，肩袖受到挤压、摩擦而损伤，产生无菌性炎症，以疼痛、活动功能障碍为主要临床表现。好发于运动员或重体力劳动者，男性多于女性。本病属中医"筋伤"范畴。

【应用解剖】

1. 肩袖　又称肩腱袖。它是由起自肩胛骨，覆盖于肩关节前、上、后方的冈上肌、冈下肌、小圆肌和肩胛下肌的肌腱组成扁而宽的共同肌腱，在肱骨头解剖颈处形成袖套状结构，附着处形如衣袖口，故名腱袖。又因冈下肌和小圆肌外旋肱骨，而肩胛下肌内旋肱骨，故又称旋转腱袖。

2. 肩袖与关节囊　肩袖位于由肩峰、喙肩韧带、喙突组成的喙肩弓和肱骨头之间，其深面为关节囊，浅面为肩峰下滑囊。肩袖与肩关节囊相混合包绕肩关节的前、上、后方，但滑液囊与关节腔互不相通，若肩袖破裂，两者就直接相通。肩袖与周围组织之间的空隙非常狭小，当肩关节外展，特别是完成略带内旋的外展位姿势时，肩袖肌腱和肩峰下滑囊受到肱骨头和肩峰或喙肩韧带的不断挤压、摩擦和牵拉，易引发肩袖损伤。肩袖的双重作用和它所处的特殊位置，构成了肩袖易损伤的解剖生理原理。

3. 肩袖的作用　肩关节是人体中最灵活的关节，也是最不稳定的关节，肩关节周围关节囊薄而松弛，关节韧带少而弱，肩关节的稳定性主要依靠肩袖协助维持。肩袖还协同肩部其他肌肉群共同完成肱骨外展和在不同方向上的旋转。

【病因病机】

1. 直接暴力损伤 多见于肩部撞击伤。肩袖肌腱受到喙肩弓的碰撞、挤压而发生瘀血、充血、水肿，甚至肩袖撕裂，如摔倒时肩部着地、交通事故等。

2. 间接暴力损伤 常因上肢外展，手掌扶地骤然内收，上肢旋转发力过猛，引起肩袖撕裂损伤。据统计，95% 的肩袖撕裂是由于间接暴力损伤引起，如投掷、举重运动及打高尔夫球挥棒损伤等。

3. 退变与劳损 肩袖损伤随年龄的增长而增多，老年人冈上肌腱在肱骨头附着点的肌腱纤维严重变性，细胞排列紊乱和肌腱断裂，表明退变是肩袖慢性损伤的基础，而慢性劳损又是促进退变的因素。随着年龄的增长，肩部过度活动，超负荷运动，使肩袖受肩峰、喙肩韧带的摩擦而诱发慢性炎症，致使退变加速，当肩关节在外展位而遭受急骤的内收活动时，则容易发生肩袖撕裂。由于肢体的重力和肩袖牵拉，裂口越拉越大，形成慢性损伤，经久不愈。

根据肩袖损伤撕裂程度，可分为部分撕裂与完全撕裂两大类。部分撕裂仅发生在肩袖某一部分，又分为肩袖骨膜侧断裂、肩袖滑囊侧断裂、肩袖内肌纤维断裂和肩袖纵行断裂四种病理类型。完全撕裂是整层肩袖撕裂，关节腔与肩峰下滑液囊直接相通。

中医学认为，肩部受外力直接碰撞损伤，或扭挫、撕裂伤髃之络筋，或积劳陈伤，致使气血瘀滞不通，不通则痛；筋失濡养而黏涩，动则牵掣，僵滞作痛；或风寒湿邪客留肩髃之筋，致使气血痹阻，失于荣养而筋挛拘急为病。

【诊断】

1. 病史 有外伤或劳损史。

2. 症状

（1）肩部疼痛 疼痛是肩袖损伤初期的主要症状。急性损伤者疼痛限于肩峰部，并向三角肌止点放射，当肩袖撕裂时，患者自觉有撕裂声响，局部有肿胀，皮下出血；慢性劳损者疼痛呈间歇性，以夜间为甚，不能卧向患侧，或呈持续性钝痛，疼痛分布在肩关节前方和三角肌区。

（2）活动受限 肩关节上举、外展功能均受限，常受限于肩关节外展 60°～ 120°范围内，或不能外展。

3. 体征

（1）压痛 肩峰外侧腱袖撕裂处可有明显的触痛和深压痛。冈上肌撕裂时，压痛在大结节的顶部；冈下肌撕裂时，压痛在大结节顶部的外侧；肩胛下肌撕裂时，压痛在大结节的前下方。

（2）弹响 急性损伤者上举及旋转上臂时可有弹响，慢性劳损者弹响较少见。

（3）肌肉萎缩 病史超过 3 周以上者，冈上肌、冈下肌和三角肌可见萎缩。

（4）特殊检查 肩外展抗阻力试验、肩坠落试验、撞击试验、疼痛弧试验等可出现阳性。

4. 辅助检查 X 线检查对本病无直接诊断价值，但有助于鉴别和排除肩关节骨折、脱位及其他骨关节疾患。肩关节造影摄片为诊断肩袖撕裂的经典方法。MRI 检查是目前临床上常用的诊断肩袖损伤的方法，可显示肩袖损伤的程度、大小和残余肩袖组织的情况。

【鉴别诊断】

1. 肩关节周围炎 主要表现为肩部疼痛和肩关节活动障碍逐渐加剧，而本病多以外展及上举受限为主，多数患者表现为典型的疼痛弧。

2. 冈上肌肌腱钙化　症状与本病相类似，主要区别是冈上肌肌腱钙化。X 线检查可见钙化阴影。

3. 肩峰下滑囊炎　主要表现为患肩外展、内旋活动受限，急性期由于滑囊的充血、水肿，可在肩关节前方触及肿胀的滑囊。

【治疗】

1. 治法　舒筋通络，活血止痛。

2. 手法　急性损伤可用"人"字形石膏固定；恢复期可施以㨰法、按法、揉法、拿法、弹拨法、扳法、搓法、擦法、抖法。

3. 取穴与部位　肩髃、肩贞、臂臑、肩井、秉风、曲池、阿是穴、肩部、上肢部。

4. 操作

（1）㨰揉肩部　患者坐位，医者站其患侧，一手托起患肢手臂，另一手用㨰法、按揉法在肩前部、肩后部施术；然后于三角肌部用㨰法、揉拿法施术，同时配合患肩做外展、前屈、后伸、内旋、外旋被动活动，手法力度由轻渐重。时间约 5 分钟，以舒筋活血、解痉通络。

（2）按揉穴位　医者按揉肩髃、肩贞、臂臑、肩井、秉风、曲池等穴，手法宜深沉缓和，以酸胀为度，时间约 5 分钟，以活血止痛、舒筋活络。

（3）揉拨患肩　医者将患肩外展至 40°～ 60°，分别在肩前部、冈上肌、冈下肌、小圆肌等处用按揉法、弹拨法施术，手法宜深沉缓和，时间约 3 分钟，以松解粘连、滑利关节。

（4）肩关节杠杆扳法　医者前臂置于患肩腋下，患肘于胸前屈曲呈 90°，医者以一手推肘尖至胸前，推至最大限度时稍停顿，一推一松重复操作 5 遍，以松解粘连、舒筋通络。

（5）搓揉肩部　医者用两掌在肩部做抱肩搓揉法，时间约 1 分钟，以舒筋活血。

（6）擦肩关节　医者用擦法于肩关节周围施术，以透热为度，以温经止痛。

（7）搓抖上肢　医者用搓法从肩关节至前臂往返操作 3 ～ 5 遍，然后抖动上肢，时间约 1 分钟，以舒筋活络。

【预防调护】

1. 避免撞击、摔倒、过度负重，以防肩关节损伤。

2. 从事或爱好游泳、举重、拍球运动者，要注意日常及运动前的锻炼与准备活动，同时注意正确的运动姿势、发力姿势及技巧。

3. 损伤后注意休息及保暖，避免患臂做上举运动。

【临证提要】

1. 本病以肩部损伤后出现肩峰部疼痛、肩关节功能受限为诊断要点。

2. 为防止病情加重，推拿治疗时手法宜轻柔，被动运动幅度应由小渐大，自主功能锻炼要严格遵循循序渐进的原则。

3. 对肩袖撕裂者，若非手术治疗 3 周，肩关节功能改善仍不明显者，建议手术治疗。

四、肱二头肌长头肌腱腱鞘炎

肱二头肌长头肌腱腱鞘炎（Tenosynovitis of Long Head Tendon of Brachial Biceps）又称"肱

二头肌长头腱鞘炎"，是指因肩关节急慢性损伤、退变及感受风寒湿邪等，引起肱二头肌长头肌腱的慢性无菌性炎症，导致以肱骨结节间沟部疼痛、肩关节活动受限为主要临床表现的一种病证。本病是肩痛的常见原因之一，疼痛多局限在肱二头肌腱附近，有时可牵扯到上臂前侧，上臂无力，好发于 40 岁以上的中老年人。本病属中医"筋伤"范畴。

【应用解剖】

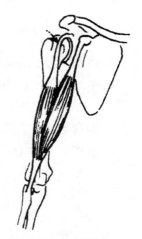

1. 肱二头肌肌腱　肱二头肌长头肌腱起于肩胛骨盂上结节，越过肱骨头穿行于肱骨横韧带和肱二头肌腱鞘，藏于结节间沟的纤维管内，出鞘后与肱二头肌短头于肱骨中部汇合组成肌腹。在肩部用力外展、外旋时，该肌腱在腱鞘内上下滑动，易引起损伤炎症（图 6-34）。

2. 肱二头肌长头肌腱　肱二头肌长头肌腱较长，可分为三部分：上部分称关节内部分，即肩胛骨盂上结节至结节间沟上界之间；中间部分称管内部分，走行于结节间沟内，外有滑膜鞘包裹；下部分称关节外部分，为结节间沟下界至腱与肌腹的移行部。肱二头肌长头腱的关节内部分是肱二头肌长头腱盂上结节附着处附近与关节囊滑膜层移行，管内部分表面覆有一层滑膜，对肌腱起保护作用。

图 6-34　肱二头肌长头肌腱与结节间沟示意图

【病因病机】

1. 外伤　经常用力做肩关节的外展外旋活动或长期从事举重、提重、投掷等动作的运动员，肱二头肌长头肌腱在结节间沟内反复地受到摩擦、牵引、挤压等损伤刺激，使肌腱和腱鞘发生充血渗出、水肿、增厚、粘连等损伤性炎症反应。如病程迁延日久，肌腱发生变性，腱鞘增厚，腱内积液不能迅速吸收，产生纤维性渗出而使肌腱和腱鞘发生粘连，形成狭窄性腱鞘炎。

2. 解剖结构异常　肱二头肌长头肌腱细长，起于肩胛骨的盂上粗隆，经肩关节上方关节囊内，至狭窄的结节间沟，肌腱自起点到肌腹之间经过一段曲折径路，在肩关节环转、旋前、旋后、外展、后伸时，肌腱受到不间断的牵拉、摩擦，易受损伤而导致肌腱腱鞘炎。

3. 筋骨退变　当肩外展外旋时，肱二头肌长头肌腱在结节间沟鞘内滑动幅度最大。随着年龄的增大，尤其是 40 岁以上的中老年人，筋骨组织逐渐发生退变，使结节间沟槽内粗糙、变窄，肌腱腱鞘弹性、光泽减退，变粗，增厚，从而影响肌腱在鞘内的滑动，加剧肌腱与腱鞘之间的摩擦，逐渐导致肌腱腱鞘炎的发生。

中医学认为，肩前部为手太阴经筋、络筋所聚，凡扭掠撞挫，伤及肩髃；或慢性积劳，致使血瘀凝聚，气滞不通而为肿痛；或风寒湿邪客于肩髃之筋，寒主收引，湿性重着，气血痹阻，筋失濡养，筋挛拘急，发为本病。

【诊断】

1. 病史　有急、慢性损伤史。

2. 症状

（1）常因投掷活动，或肩关节外展，或前屈及上举动作而发病。慢性发病者，病程较长，活动稍多或受轻微外伤后症状加重，呈急性发作。

（2）肩前部疼痛，肱骨结节间沟处酸胀痛，昼轻夜重。疼痛可向上臂及前臂放射，活动后疼痛加重，患肢为减轻疼痛常保持在体侧垂直位或内旋位。主动或被动牵拉肱二头肌长头肌腱时均可产生疼痛。

（3）劳累、肩部受寒，或肱二头肌的收缩可使症状加重，休息或局部热敷后减轻。

3. 体征

（1）压痛　肱骨结节间沟、肱二头肌长头肌腱处有明显压痛，少数患者可触及条索状物。

（2）活动受限　肩关节活动早期可无明显障碍；后期肩关节活动明显受限，尤以外展、外旋受限为甚。

（3）摩擦感　肱二头肌收缩时，常能触及轻微的摩擦感。

（4）肌肉萎缩　急性期，肩关节主动、被动活动均受限，三角肌有保护性痉挛。病程较久或合并肩周炎者，可见肩部僵硬及肌肉萎缩。

（5）特殊检查　肩关节外展内旋试验阳性；肱二头肌抗阻力试验阳性。

4. 辅助检查　X 线检查可排除骨质病变。部分患者结节间沟可见变窄、变浅，沟底或沟边有骨赘形成。肌肉超声检查可见肱二头肌长头肌腱腱鞘处炎性水肿、积液。

【鉴别诊断】

1. 肱二头肌短头肌腱损伤　肩前偏于内侧部疼痛，喙突附近有明显的压痛点。临床以肩部前屈、后伸、外展、外旋时，诱发喙突部疼痛为主要特征。

2. 肩关节周围炎　多无明显的外伤史。疼痛范围较广泛，可在肩前侧、外侧及后上侧触及压痛点。肩关节的功能障碍主要表现在外展、上举、后伸时活动受限。

3. 肩峰下滑囊炎　多无明显的外伤史。肩关节前外侧邻近三角肌止点部位疼痛，肩峰前下部有明显的深压痛，严重者可触及球形囊性物。肩关节外展活动受限。

【治疗】

1. 治法　急性损伤：活血化瘀、消肿止痛；慢性劳损：舒筋通络、松解粘连。

2. 手法　㨰法、一指禅推法、按法、揉法、弹拨法、拿法、摇法、擦法、搓法、抖法。

3. 取穴与部位　肩内陵、肩髃、肩髎、肩贞、曲池、阿是穴、肩前部、上臂前外侧部、上肢部。

4. 操作

（1）㨰肩前及肩外部　患者坐位，医者站其患侧，一手托起患肢手臂，另一手用㨰法于肩前与肩外部施术，手法宜深沉缓和，重点在肱二头肌长头肌腱与三角肌前部施术，操作时配合肩部被动运动，时间约 5 分钟，以舒通经络，消肿止痛。

（2）推揉穴位　医者用一指禅推法、按揉法在肩内陵、肩髃、肩髎、肩贞、曲池、阿是穴等处施术，手法由轻渐重，以患者能耐受为度，时间约 5 分钟，以活血化瘀，解痉止痛。

（3）弹拨拿揉肌腱　医者用拇指弹拨结节间沟内的肱二头肌长头肌腱，手法宜深沉缓和，配合拿法、按揉法施术，时间约 3 分钟，以松解粘连，滑利关节。

（4）揉、摇肩关节　医者掌揉肩前部，然后用托肘摇肩法或大幅度摇肩法施术，时间约 3 分钟，以舒筋解痉，滑利关节。

（5）擦肩关节　医者用擦法于肩关节周围施术，以透热为度，以温经通络，活血止痛。

（6）搓抖上肢　医者搓抖上肢 3～5 遍，以舒筋通络。

【预防调护】

1. 体育锻炼或户外活动时应进行热身活动，做好防护措施，如肩部护垫等。
2. 初期应适当限制肩部活动，后期应配合肩部功能锻炼，以防肩关节粘连。
3. 注意局部保暖，避风寒，可配合局部湿热敷。

【临证提要】

1. 本病以肩关节结节间沟部疼痛、外展功能受限为诊断要点，治疗重点应在肩前部。
2. 推拿治疗本病以疏通经络、促进炎性水肿吸收为主，达到活血止痛、松解粘连及改善关节功能的目的，手法宜轻柔缓和，避免引起症状加重。
3. 本病若因肩关节脱位、肱骨外科颈骨折等引起者，应先整复脱位、骨折，待骨痂形成后，方可推拿治疗。

五、肩峰下滑囊炎

肩峰下滑囊炎（Subacromial Butsitis）又称三角肌下滑囊炎，是指因直接或间接外伤、冈上肌腱损伤或退行性变、长期挤压和刺激而引起的肩峰下滑囊无菌性炎症，导致以肩部疼痛、活动受限和局限性压痛为主要临床表现的一种病证。本病好发年龄为 40～50 岁，属中医学"肩痹"范畴。

【应用解剖】

1. 肩峰下滑囊　位于三角肌深面，肩峰、喙肩韧带与肩袖和肱骨大结节之间，将肱骨大结节与三角肌、肩峰突隔开，冈上肌肌腱在肩峰下滑囊的底部，可分为肩峰下滑囊和三角肌下滑囊两部分。正常情况下，滑囊分泌滑液，起润滑作用，能减少肱骨大结节与肩峰及三角肌之间的磨损，有协助三角肌、大圆肌等骨骼肌顺利进行运动的功能（图 6-35）。

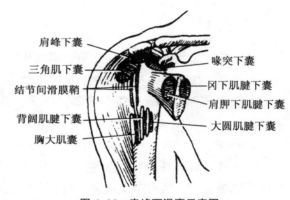

图 6-35　肩峰下滑囊示意图

2. 神经支配　肩峰下滑囊主要由腋神经、肩胛上神经和肩胛下神经等分支支配。

【病因病机】

1. 外伤　外力直接作用于三角肌，使其深层的滑囊损伤，导致充血、出血、炎性渗出，造成损伤性滑囊炎；或肩关节频繁举臂用力劳动，使肩峰下滑囊在肱骨上端和喙肩韧带之间反复受到摩擦、挤压、碰撞、嵌夹或牵伸，也可以造成急性或慢性滑囊炎的发作，引起局部充血、渗出、水肿等急性创伤性炎症反应，使囊壁增厚，囊内积液增多，临床表现为局部疼痛和肿胀。损伤日久滑液减少，滑膜增厚明显，囊内纤维素渗出引起粘连而影响肩关节的活动功能。同时炎症波及周围组织，从而引起邻近组织的慢性炎症性反应，出现相应的临床症状。

2. 筋骨退变　40 岁以后，滑囊和周围的肌肉、肌腱均可以发生退行性改变，组织弹性减弱，增厚变粗，分泌液减少，加上慢性损伤、邻近组织的退行性改变及炎症的波及，更促使肩峰下滑囊发生慢性损伤性炎症，从而出现相应的临床症状。

中医学认为，肩髃部为手少阳经筋所循，手阳明、手太阴经筋所结。髃节乃八大虚窍之一，诸筋络附其节，筋隙亦多气多血。筋肌筋膜因气血所充营，津液之润泽而滑利。凡磕碰扭挫、慢性劳损，所循经筋受累，筋肌挛急，气滞血瘀，渗液积聚，故肿胀疼痛，久滞不散则筋肌失荣，拘僵牵掣。

【诊断】

1. 病史　有急、慢性损伤和劳损史，多继发于冈上肌肌腱炎。

2. 症状

（1）肩部疼痛　伤后不一定立即出现症状，数日后患者感到三角肌附着处疼痛，其特点是夜间疼痛较重，肩外展时更重。慢性发作患者肩部疼痛往往是逐渐发生的，肩部活动时疼痛加重，尤以肩外展外旋时更为明显。疼痛部位多在肩部的前外侧，可以沿三角肌向上臂中段放射，也可以向颈肩放射。

（2）肩部活动受限　初期肩关节活动受限较轻，日久因粘连和炎症反应的扩散，肩关节活动受限逐渐加重。

3. 体征

（1）压痛　肩关节外侧肩峰下和肱骨大结节处有明显的局限性压痛，上肢下垂时三角肌止点处饱满，有广泛性深压痛。

（2）肿胀　急性期因滑囊积液较多，可以在三角肌前缘出现圆形肿胀。

（3）活动受限　肩关节外展、外旋功能障碍。急性期多因疼痛引起，慢性期多因粘连而限制功能活动。

（4）摩擦感　肩关节被动活动时，局部有摩擦感。

（5）包块　若滑囊积液较多或慢性囊壁增厚时，局部可以触到一囊性包块。

（6）肌肉萎缩　病程日久可出现冈上肌萎缩，甚至三角肌也可出现失用性萎缩。

4. 辅助检查　X线检查可排除骨质病变。后期可见冈上肌肌腱内有钙盐沉着。

【鉴别诊断】

1. 冈上肌肌腱炎　疼痛多在肩外侧冈上肌肌腱止点处，局部压痛，且可触及肌腱增粗、变硬等。肩外展出现典型的疼痛弧是诊断本病的重要依据。

2. 肱二头肌长头肌腱腱鞘炎　疼痛部位局限在肩前肱骨结节间沟处，少数患者可触及条索状物。肩关节内旋试验、肱二头肌肌腱抗阻力试验阳性。

【治疗】

1. 治法　急性期：活血消肿，解痉止痛；慢性期：舒筋通络，滑利关节。

2. 手法　㨰法、拿法、按法、揉法、一指禅推法、弹拨法、擦法、摇法、搓法、抖法。

3. 取穴与部位　肩井、肩髃、肩髎、臂臑、阿是穴、肩峰下方、三角肌止点处、上肢部。

4. 操作

（1）㨰拿肩外侧　患者坐位，医者站其患侧，一手托起患肢手臂，另一手用㨰法、拿法于患肩外侧施术，重点在肩峰下及三角肌部位施术，时间约5分钟，以活血消肿，解痉止痛。

（2）揉推穴位　医者用按揉法或一指禅推法在肩井、肩髃、肩髎、臂臑及阿是穴施术，以三角肌止点处为施术重点，时间约 5 分钟，以舒筋解痉，通络止痛。

（3）弹拨肩外侧　医者用拇指弹拨肩外侧变性、增厚的组织，时间约 1 分钟，以舒筋通络，松解粘连。

（4）揉擦三角肌　医者用掌揉法于患侧三角肌施术，时间约 3 分钟；然后配合冬青膏或按摩乳施擦法，以透热为度，以舒筋活血，消肿止痛。

（5）摇肩　医者用托肘摇肩法或大幅度摇肩法于患肩施术，时间约 1 分钟，以松解粘连，滑利关节。

（6）搓抖上肢　医者搓抖上肢 3 ～ 5 遍，以舒筋通络。

【预防调护】

1. 体育锻炼或户外活动时准备热身活动，做好防护措施。
2. 治疗期间避免患肩过度活动，局部注意保暖，避风寒。
3. 应适当进行肩关节各方向的活动，以防肩关节粘连。

【临证提要】

1. 本病以肩峰下肿痛及肩关节功能活动受限为诊断要点，推拿治疗的重点部位应在肩峰下及三角肌部位。

2. 推拿治疗本病以舒筋活血、促进炎性水肿吸收为治疗原则。急性期手法宜轻柔，切忌用力过重，以免加重滑囊损伤；慢性期手法宜深透柔和，可配合局部热敷，以促进炎性水肿的吸收。

3. 冈上肌肌腱在肩峰下滑囊的底部，冈上肌肌腱炎可累及肩峰下滑囊，肩峰下滑囊炎可累及冈上肌肌腱。因此，两者应同时治疗，方取得较好的疗效。

六、肱骨外上髁炎

肱骨外上髁炎（Humeral External Epicondylitis）又称"网球肘"，是指因急、慢性损伤而引起的肱骨外上髁及周围软组织的无菌性炎症，导致以肘外侧疼痛、局部压痛及伸腕抗阻痛为主要临床表现的一种病证。本病为肘部疾病中的常见病，多见于男性，好发于右侧，并与职业、工种有密切的关系，以反复前臂旋前、用力伸腕作业者多见，如网球运动员、木工、钳工等。本病属中医学"筋伤"范畴，又称"肘劳"。

【应用解剖】

1. 肘关节　肘关节是由肱骨下端及尺骨、桡骨上端所组成。包括三个关节，即肱尺关节、肱桡关节及桡尺近侧关节。肱尺关节由肱骨滑车与尺骨半月切迹构成；肱桡关节由肱骨小头与桡骨小头凹构成；桡尺近侧关节由桡骨头的环状关节面与尺骨的桡骨切迹构成（图 6-36）。

2. 肘关节活动功能　肘关节的主要功能为伸、屈，并有协助前臂旋前、旋后功能。关节前后方覆盖的肌肉比较丰富，而两侧则无肌肉覆盖；关节囊前后部较松弛，而两侧分布的韧带坚韧而紧张，防止关节向侧方移动而增强关节的稳定性。

3. 肘三角　肘关节屈曲时，其后方由肱骨内、外上髁及尺骨鹰嘴 3 个骨突形成的"肘三角"呈等腰三角形；当肘关节伸直时，3 个骨突则处于同一直线上（图 6-37）。

4. 肘关节韧带　肘关节韧带主要有 3 条。桡侧副韧带位于关节囊的桡侧，由肱骨外上髁向下延伸止于桡骨环状韧带；尺侧副韧带位于关节囊的尺侧，由肱骨内上髁向下呈扇形延伸止于尺骨滑车切迹内侧缘；桡骨环状韧带包绕桡骨小头，两端附着于尺骨桡切迹的前、后缘，有防止桡骨小头脱出的作用（图 6-38）。

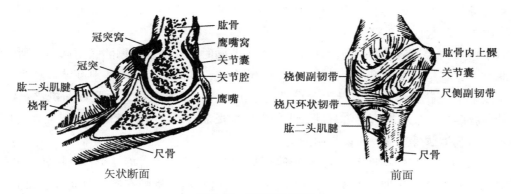

图 6-36　肘关节示意图

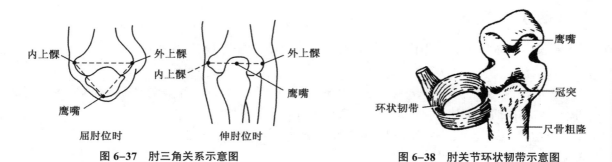

图 6-37　肘三角关系示意图

图 6-38　肘关节环状韧带示意图

5. 携带角　由于肱骨滑车略低于肱骨小头，当肘关节伸直时呈现的 5°～15°桡偏角称为携带角。该角对持重提物具有重要作用，是肘关节脱位或骨折复位重点关注的解剖角度之一（图 6-39）。肱骨内、外上髁及髁上嵴发出的肌肉，除肘后肌外，均非直接作用于肘关节，而主要作用于腕关节。

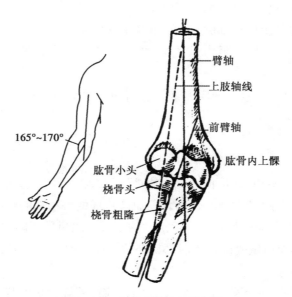

图 6-39　肘关节携带角示意图

【病因病机】

1. 急性损伤   本病多发生在前臂旋前位，做腕关节主动背伸时，突然猛力动作使前臂桡侧腕伸肌强烈收缩，引起伸肌总腱起点处的损伤而致本病。

2. 积累性损伤   当前臂做旋前活动时，如腕关节同时做背伸、尺偏的联动动作，则肱骨外上髁的伸肌群，尤其是桡侧伸腕长短肌的附着处受到牵拉，如此经常反复，则可导致慢性劳损。

其主要病理变化为：①伸肌腱附着点骨膜下出血，形成小血肿，血肿逐渐机化，导致骨膜炎；②伸肌腱附着点发生撕裂；③环状韧带的创伤性炎症或纤维组织炎；④肱桡关节处的滑囊炎或肱桡关节滑膜被肱骨与桡骨头嵌挤引起炎症。

中医学认为，肘节外廉系手阳明经筋所络结。若因直接暴力碰撞、牵拉、扭转，伸屈旋臂，或风寒湿邪客犯筋络，致使气血瘀滞，积聚凝结，筋络黏涩，壅肿作痛，肌筋拘挛而活动受限。若节伤则节隙瘀滞，凝涩屈伸，旋转不利，发为本病。

【诊断】

1. 病史   有肘部积累性损伤史，大部分患者无明显外伤史，与工作职业有关。

2. 症状

（1）肘外侧疼痛，疼痛呈持续渐进性发展。做拧衣服、扫地、端壶倒水等动作时疼痛加重，同时沿前臂伸腕肌向下放射。劳累、阴雨天疼痛加重，休息则疼痛缓解。

（2）前臂旋转无力，握力减弱，甚至持物落地，手掌向下不能负重平举。

3. 体征

（1）压痛   肱骨外上髁压痛，为桡侧腕短伸肌起点损伤；肱骨外上髁上方压痛，为桡侧腕长伸肌损伤；肱桡关节处压痛，为肱桡关节滑囊损伤；桡骨小头附近压痛，可能为环状韧带或合并桡侧副韧带损伤。伴有前臂桡侧伸腕肌群痉挛、广泛压痛。

（2）局部肿胀   肱骨外上髁局部肿胀，可触及活动的假性滑囊。

（3）特殊检查   前臂伸肌抗阻力试验阳性，网球肘试验（即Mills 试验）阳性（图 6-40）。

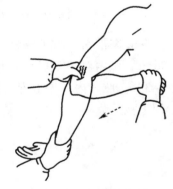

图 6-40   网球肘试验

4. 辅助检查   X 线检查一般无异常，部分患者可见肱骨外上髁部粗糙或钙化影。

【鉴别诊断】

1. 桡管综合征   肘外侧钝痛，可向近端沿桡神经放射，也可向远端沿骨间后神经放射，夜间疼痛加重。痛点在由肱桡肌和桡侧腕长、短伸肌肌腹构成的可移动的软组织块的中点。桡管压迫试验阳性（距肱骨外上髁约 5cm 处触及一可滑动的小束，此为骨间后神经穿过 Frohse 弓的部位，轻触压痛为阳性）、中指伸指试验阳性（肘部旋前位、前臂完全伸直时，使患者中指对抗阻力伸指，桡管区疼痛者为阳性。）。

2. 肱骨内上髁炎   肱骨内上髁处的疼痛与压痛，前臂外旋、腕关节背伸时，被动伸直肘关节可引起局部疼痛加剧；Mills 试验阴性。

【治疗】

1. 治法 舒筋通络，活血止痛。

2. 手法 㨰法、按法、揉法、一指禅推法、弹拨法、拿法、拔伸法、推法、擦法、搓法、抖法。

3. 取穴与部位 曲池、手三里、外关、阿是穴、前臂、肱骨外上髁处、上臂肌群。

4. 操作

（1）㨰揉肘及前臂部　患者坐位或仰卧，将前臂旋前屈肘放于软枕上。医者用㨰法、按揉法在患侧肘部至前臂桡侧往返施术，时间约 5 分钟，以舒筋通络。

（2）弹拨肱骨外上髁处　医者用一指禅推法和弹拨法重点在肱骨外上髁处交替施术，时间约 2 分钟，以活血通络，松解粘连。

（3）揉穴拿臂　医者按揉曲池、手三里、外关、阿是穴，然后拿前臂桡侧一线，时间约 3 分钟，以舒筋活血，通络止痛。

（4）牵伸、顿拉肘关节　医者一手拇指按于肱骨外上髁处，其余四指握住肘关节内侧部，另一手握住其腕部做对抗牵伸肘关节；然后让患者屈肘，前臂旋前至最大限度时，快速向后伸直肘关节形成顿拉，连续操作 3 次，可使假性滑囊撕破。

（5）推擦前臂　医者用拇指自肱骨外上髁沿前臂桡侧伸腕肌群做直线推动 3 ～ 5 次，然后用掌擦法沿患肘至前臂桡侧一线施术，以透热为度，以舒筋理筋，温经通络。

（6）搓抖揉肘　医者搓揉肘部，然后牵抖肘部，最后掌揉患侧肱骨外上髁处，时间约 1 分钟，以舒筋活血。

【预防调护】

1. 进行网球、高尔夫球等运动时，做好热身，选择设计优良并适合自己的运动器材，掌握正确的技巧和动作。

2. 锻炼手臂、肩部和上背部的肌肉力量，避免过度使用手臂进行重复的抓握和扭转动作，以防肘关节的过度劳损。

3. 局部注意保暖，避免寒冷刺激。

4. 急性期应制动，避免做腕部用力背伸动作；缓解期可进行功能锻炼，如甩鞭法，即前臂内旋的同时屈肘，然后伸肘。

【临证提要】

1. 本病以肱骨外上髁处疼痛及局部压痛为诊断要点。

2. 推拿治疗本病以舒筋通络、理筋活血、促进炎性水肿吸收为治疗原则。急性期疼痛剧烈者，手法宜轻柔缓和，以止痛为主。

3. 本病常与神经根型颈椎病同时发病，须明确诊断以指导治疗。

4. 顽固性疼痛者，可配合局部封闭或针刀治疗。

附：肱骨内上髁炎、尺骨鹰嘴滑囊炎

肱骨内上髁炎

肱骨内上髁炎（Humeral Internal Epicondylitis）是指由于急、慢性损伤而引起的肱骨内上髁及周围软组织的无菌性炎症，出现局部疼痛，前臂旋前、主动屈腕受限为主要临床表现的病证，又称"高尔夫球肘""学生肘"。本病疼痛位于尺侧，多见于青壮年工人，其发病率较肱骨外上髁炎低，属中医"肘劳"范畴。

【应用解剖】

肱骨内上髁　肱骨内上髁邻近尺神经沟，为前臂屈肌总腱附着处；其亦是肘关节囊开始移行于骨膜的连接点，感觉神经分布较丰富。

【病因病机】

外伤、劳损，或外感风寒湿邪，导致肱骨内上髁处的腕屈肌总腱纤维出现部分撕裂或肱骨内上髁骨膜出现炎性水肿、出血、血肿机化、纤维增生、瘢痕组织形成等病理变化，以致局部粘连、钙化，从而引起肘、腕关节活动功能障碍。

【诊断】

1. 病史　有肘部外伤或劳损史。

2. 症状

（1）肘部疼痛　肘内侧部疼痛，初起为阵发性，逐渐变为持续性，尤其是前臂旋前、主动屈腕时疼痛加剧，并可向前臂尺侧部扩散；劳累或感寒可致疼痛加重，休息后症状减轻。

（2）肘关节活动受限　用力握拳、提物等腕关节有屈曲活动时疼痛明显；日久则出现肘部肌肉萎缩，屈腕无力，肘关节屈伸活动障碍。

3. 体征

（1）压痛　肱骨内上髁处有明显压痛，尺侧腕屈肌及指浅屈肌有广泛压痛。

（2）活动受限　前臂被动旋后、腕关节被动背伸活动受限。

（3）特殊检查　前臂抗阻力旋前试验阳性。前臂抗阻力屈腕试验阳性。

4. 辅助检查　X线检查一般无异常改变，少数患者可见肱骨内上髁增生样改变。

【治疗】

1. 治法　舒筋活血，通络止痛。

2. 手法　滚法、按法、揉法、拿法、弹拨法、擦法。

3. 取穴与部位　小海、少海、阿是穴、肘内侧部、前臂尺侧部。

4. 操作

（1）滚揉肘内侧部　患者仰卧，患肢上举并放在治疗床上，医者用滚法、按揉法自肘内侧至前臂尺侧往返施术，手法宜轻柔，时间约5分钟，以舒筋活血。

（2）揉穴拿臂　患者坐位，医者用中指勾揉小海、少海、阿是穴，然后揉拿肘内侧部和前臂尺侧，手法宜缓和，时间约5分钟，以舒筋活血，通络止痛。

（3）弹拨肱骨内上髁处 医者用弹拨法于肱骨内上髁及前臂尺侧部往返施术，手法宜轻柔缓和，以免损伤尺神经，时间约3分钟，以松解粘连。

（4）擦肱骨内上髁处 医者用掌擦法在肱骨内上髁及前臂尺侧处施术，以透热为度，以温经通络。

【预防调护】

1. 锻炼手臂、肩部及上背部的肌肉力量；避免反复做前臂屈曲、桡偏运动，以防肘关节劳损。

2. 局部注意保暖，避免寒冷刺激；治疗期间，避免用力屈腕。

3. 嘱患者自我推拿，配合功能锻炼，可做展旋、叉腰、伸屈肘关节、翻掌运臂等动作。

【临证提要】

1. 因肱骨内上髁和周围腕屈肌群较表浅，推拿治疗时不宜强刺激，以免造成新的损伤。

2. 急性期疼痛较甚者，手法宜轻柔；病程较长，局部粘连且有功能障碍者，手法宜较重。

尺骨鹰嘴滑囊炎

尺骨鹰嘴滑囊炎（Bursitis of Olecranon）是指因损伤引起尺骨鹰嘴滑囊无菌性炎症，导致以局部疼痛、活动受限和局限性压痛为主要临床表现的病证。由于过去本病多发于矿工，又称为"矿工肘"，属中医"肘劳"范畴。

【应用解剖】

尺骨鹰嘴滑囊 滑膜囊为封闭的结缔组织囊，多存在于两个坚韧结构的摩擦面之间，具有增加润滑、减少摩擦、减轻压力、促进运动灵活的功能。滑囊壁分为两层，外层为薄而致密的纤维结缔组织，内层为滑膜内皮细胞，有分泌滑液的功能。囊腔为裂隙状，内含少量滑液。尺骨鹰嘴部有两个滑囊，一个位于鹰嘴突与皮肤之间，另一个位于肱三头肌肌腱与鹰嘴上端的骨面之间。本病多发生于前者。

【病因病机】

尺骨鹰嘴滑囊炎有急性与慢性之分，以后者为多见。

1. 急性外伤 多在直接暴力作用下出现，为创伤性炎症反应，使滑囊充血、水肿、渗出。滑膜囊内容物多为血性积液，渐转为黄色，至慢性期则多为正常黏液。

2. 慢性损伤 尺骨鹰嘴部受到长期反复的机械性刺激，如压迫、摩擦等，致使局部产生无菌性炎症，滑膜壁充血、水肿、渗出及增生，在尺骨鹰嘴部出现特异性的囊性肿胀物。继而囊壁水肿，肥厚或纤维化，滑膜增生，从而在囊底或肌腱内有钙质沉着。

【诊断】

1. 病史 有肘部外伤或劳损史。

2. 症状

（1）**局部肿痛** 急性损伤者症见尺骨鹰嘴部红、肿、痛，囊内积液多为血性；若合并感染，可出现全身症状，而囊内容物多为脓血性积液。慢性损伤者症见尺骨鹰嘴部皮下囊性肿物渐增，直径 2 ～ 4cm，囊内容物多为无色清亮黏液。

（2）活动受限　肘关节活动轻度受限，患肢无力，活动时疼痛加重。

3. 体征

（1）肿块　尺骨鹰嘴部皮下触及圆形或椭圆形肿块，大小不等，直径 1 ～ 2.5cm，质软，可以活动，有轻度波动感。

（2）压痛　局部有轻度压痛。

（3）活动受限　肘关节伸屈轻度受限。

4. 辅助检查　X 线检查一般无异常，部分患者可见钙化阴影。

【治疗】

1. 治法　软坚散结，松解粘连。

2. 手法　按法、揉法、摩法、点法、擦法。

3. 取穴与部位　天井、曲池、肘髎、四渎、尺骨鹰嘴部。

4. 操作

（1）揉摩尺骨鹰嘴部　患者坐位，屈肘。医者站其患侧，按揉尺骨鹰嘴部，然后以囊肿高点为中心，由里向外进行螺旋形摩动，时间约 5 分钟，以舒筋活血，散瘀消肿。

（2）点按穴位　医者点按天井、曲池、肘髎及四渎等穴，以酸胀为度，时间约 3 分钟，以活血通络。

（3）被动屈伸肘关节　医者一手托肘，另一手握住患者前臂的下端，做肘关节的被动屈伸运动 30 余次，以松解粘连。

（4）擦肘后部　患者伸肘位，医者用掌擦法于其肘后部施术，以透热为度，以温经通络。

【预防调护】

1. 避免肘部外伤；肘关节接触硬物表面时，应使用软垫。

2. 局部注意保暖，避免寒冷刺激；治疗期间注意不能过度活动肘部。

【临证提要】

1. 急性损伤或伴有全身症状时，暂不予推拿治疗，待病情稳定后再择时治疗。

2. 积液较多时可考虑囊内穿刺抽吸内容物，并予以加压包扎，或配合局部封闭治疗。

七、桡骨茎突狭窄性腱鞘炎

桡骨茎突狭窄性腱鞘炎（Tenosynovitis Stenosans of Styloid Process of Radius）是指因腕及拇指用力过度或劳损，而致通过桡骨茎突部的拇长展肌腱与拇短伸肌腱在腱鞘内因摩擦或损伤后而引起的以桡骨茎突部肿痛、活动受限、拇指活动无力为主要临床表现的病证。狭窄性腱鞘炎在手腕、手指、踝、趾等部位均可发生，但以桡骨茎突部最为多见。本病多见于腕部频繁活动者，女性发病率较男性高，男女之比约为 1 ：6。本病属中医学"筋痹"或"筋凝症"范畴。

【应用解剖】

1. 腱鞘　腱鞘是保护肌腱的滑囊，可分为两层，外层为纤维性鞘膜，内层为滑液膜。滑液膜亦分为壁层和脏层，壁层衬于纤维性鞘膜之内面，脏层则覆于肌腱表面。脏层与壁层两端形成盲端，层间含有少量滑液，具有润滑和保护肌腱的作用，可减少肌腱活动时的摩擦，保持肌腱润滑。

2. 桡骨茎突　其表面有一浅而狭的骨腱沟，腱沟浅窄而粗糙不平，上面覆以腕背侧韧带形成一纤维性鞘管，拇长展肌腱和拇短伸肌腱共同通过鞘管后，以 105°折角分别止于拇指近节指骨和第 1 掌骨，故当拇指与腕部活动时，上述折角增大而产生肌腱与腱鞘间的摩擦。女性的折角较男性大。

【病因病机】

1. 慢性劳损　腕部及拇指的频繁活动引起拇长展肌腱和拇短伸肌腱在纤维性鞘管中的过度摩擦是导致本病的主要原因。桡骨茎突表面的纤维性鞘管的伸展空间有限，拇指内收和腕关节过度尺偏动作使肌腱走行方向发生角度改变，引起肌腱、腱鞘的无菌性炎症。

2. 寒湿侵袭　在寒湿之邪侵袭下，肌肉痉挛，增加了肌腱的张力，肌腱与腱鞘间机械性摩擦力增强，早期发生充血、水肿、渗出等无菌性炎症反应，腱鞘因水肿受挤压而变细，两端增粗形成葫芦状，以致肌腱从腱鞘内通过变得困难，影响拇指的功能活动，可产生绞锁现象。迁延日久则发生慢性结缔组织增生、肥厚、粘连等变化。由于腱鞘的增厚致使腱鞘狭窄，腱鞘与肌腱间亦可发生不同程度的粘连，活动障碍更为明显。

中医学认为，因拇指频繁屈伸，或因积劳损伤，或因挫伤其筋，致使手阳明经筋受损，肌筋挛急，气滞血瘀，津液涩竭，久则黏结为病。

【诊断】

1. 病史　一般无明显外伤史，但有慢性劳损或受寒史。

2. 症状

（1）起病缓慢，早期仅感局部酸痛，腕部无力。

（2）腕背桡骨茎突及拇指掌指关节部疼痛，初起较轻，逐渐加重，可放射到肘部及拇指，严重时局部有酸胀感或烧灼感，遇寒冷刺激或拇指活动时疼痛加剧。

（3）拇指活动无力，伸拇指或外展拇指活动受限，常突然处于某一位置不能活动，日久可引起大鱼际萎缩。

3. 体征

（1）压痛　桡骨茎突部有明显压痛。

（2）肿胀　早期局部轻度肿胀，后期可触及硬结节。

（3）摩擦感　拇指活动时，局部有摩擦感或摩擦音。

（4）活动受限　提物无力，拇指对掌及腕关节尺侧屈受限。

（5）特殊检查　屈拇握拳试验阳性（图 6-41）。

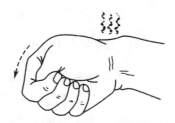

图 6-41　屈拇握拳试验示意图

【鉴别诊断】

1. 腕关节损伤　多有明显的外伤史，腕部肿痛明显，活动时疼痛加剧，腕关节活动受限。

2. 腕舟骨骨折　有明显外伤史，腕桡侧深部疼痛，鼻咽窝部肿胀及压痛，第 1、2 掌骨远端腕部叩击痛阳性，X 线检查可明确诊断。

3. 桡侧伸腕肌腱周围炎　腕桡侧部疼痛、乏力，在前臂中下 1/3 段桡骨背侧肿胀疼痛明显，患处可感到或闻及"吱吱"捻发音。

【治疗】

1. 治法   舒筋活血，消肿止痛。

2. 手法   一指禅推法、点法、按法、弹拨法、推法、揉法、拔伸法、摇法、擦法。

3. 取穴与部位   手三里、偏历、阳溪、列缺、合谷、前臂桡侧部、桡骨茎突部。

4. 操作

（1）一指禅推前臂   患者坐位或仰卧，患侧前臂处于中立位。医者用一指禅推法于前臂桡侧伸肌群往返施术，时间约 3 分钟，以舒筋活血。

（2）点按穴位   医者用拇指点按手三里、偏历、阳溪、列缺、合谷穴，时间约 2 分钟，以活血通络。

（3）弹拨经筋   医者用轻快柔和的弹拨法沿前臂拇长展肌与拇短伸肌到第 1 掌骨背侧，做上下往返施术，时间约 2 分钟，以松解粘连。

（4）拔伸摇腕   医者一手握住患腕，另一手握其拇指做拔伸法，同时配合做拇指的外展、内收活动，缓缓摇动腕关节，时间约 3 分钟，以舒筋通络。

（5）伸拔揉筋   以右侧为例，医者以右手示、中二指夹持患者拇指近侧节向下牵引，以理顺肌筋，扩张筋隙；在右手的持续牵引下，医者将患腕向尺侧极度偏屈，左手拇指压于桡骨茎突处的拇短伸肌与拇长展肌腱鞘，拇指用力向掌侧推按挤压，手腕先向掌侧屈曲，继而背伸；最后医者用拇指在原处轻轻按揉。时间约 3 分钟，以松解粘连，散结止痛。

（6）推擦桡骨茎突处   医者用掌推法自拇指根沿桡骨茎突向前臂施术 3 遍，然后配合介质擦桡骨茎突处，以透热为度，以温经通络，消肿止痛。

【预防调护】

1. 避免腕关节的过度外展及内收活动；注意保暖，避免接触冷水等寒冷刺激。

2. 恢复期可适当进行功能锻炼，如拇指的外展、背伸活动锻炼，以防肌腱与腱鞘粘连。

【临证提要】

1. 本病以桡骨茎突处肿痛、活动受限为诊断要点，手法操作应柔和，避免刺激量过大。

2. 对局部有粘连且推拿效果欠佳者，可配合针刀治疗。

八、腕关节扭伤

腕关节扭伤（Sprain of Wrist Joint）是指腕关节因用力不当或突受暴力使关节周围韧带、肌肉、肌腱、关节囊等软组织受到过度牵拉而发生损伤，导致以腕周肿痛和功能障碍为主要临床表现的病证。本病可见于各年龄段、各种人群，属于中医学"腕部筋伤"范畴。

【应用解剖】

1. 腕关节   腕关节是由桡尺骨下端和掌骨之间的两排横向腕骨组成。近端腕骨包括舟状骨、月骨、三角骨和豌豆骨，远端腕骨有大多角骨、小多角骨、头状骨和钩骨。腕骨在纵向排列上分为内、中、外三行。中间行是头骨和月骨，连接桡骨与掌骨，伸屈腕关节的肌肉多附着于中间行远侧的掌骨；外侧行由舟状骨和大、小多角骨组成，主司腕桡尺关节活动；内侧行由三角骨与钩骨组成，腕关节的旋转活动由此行完成。

2. 腕部肌肉活动　腕关节的肌肉共有 6 块。背侧有桡侧腕长伸肌、桡侧腕短伸肌和尺侧伸腕肌；掌侧有尺侧腕屈肌、桡侧腕屈肌和掌长肌。腕屈肌的力量大于腕伸肌，二者间的力量对比约为 13：5。指伸肌和指屈肌亦有使腕关节伸屈的功能。

3. 腕部韧带　腕关节的稳定性取决于其周围的韧带。掌侧腕韧带较背侧腕韧带更为强大，是腕关节稳定的主要结构，腕骨间均由韧带连接。腕关节韧带的损伤程度主要取决于以下几种情况：①腕部的三个活动链主要部位的负荷情况；②负荷量的大小及持续时间；③腕部的活动范围。

【病因病机】

一般多有外伤史，由直接或间接暴力所致。如在生产劳动、体育运动或日常生活中，不慎跌仆手掌猛力撑地，或因持物而突然旋转及伸屈腕关节，或因暴力直接打击而致伤者，亦有因腕关节超负荷量的过分劳累或腕关节长期反复劳作积累而引起者。以上损伤均可造成腕关节周围韧带、肌腱等软组织的撕裂伤。当暴力过大时可合并发生撕脱骨折和关节脱位。

由于损伤的作用机制不同，所造成损伤的部位也各不相同。常见损伤的部位有腕掌侧韧带、腕背侧韧带、腕桡侧副韧带和腕尺侧副韧带，其相应部位疼痛明显。

中医学认为，腕节乃多气少血之节，筋多而长，肉少而薄，为手六经起循之处，故活动灵巧而有力。若因跌仆冲撞，持物受力，牵拉扭转，或因积劳损伤，腕节错动，肌筋拘挛，气滞血瘀，则为肿为痛，功能障碍。

【诊断】

1. 病史　有腕部扭挫伤或慢性劳损史。

2. 症状

（1）急性损伤者，腕部疼痛，关节肿胀，皮下瘀青；慢性损伤者，握持力减弱，运动不灵活，疼痛较轻，仅在某一姿势或大幅度活动时诱发疼痛加重。

（2）桡骨茎突部疼痛多为桡侧副韧带损伤；尺骨茎突部疼痛多为尺侧副韧带损伤；腕背伸疼痛或掌屈疼痛多为掌、背侧副韧带损伤或屈、伸肌腱损伤。

3. 体征

（1）压痛　腕关节及周围压痛：①腕背侧韧带损伤，压痛点常在桡腕背侧韧带处。②腕掌侧韧带损伤，压痛点常在桡腕掌侧韧带处。③腕桡侧副韧带损伤，压痛点常在桡骨茎突处。④腕尺侧副韧带损伤，压痛点常在尺骨小头处。

（2）肿胀　受伤部位可见肿胀。

（3）活动受限　腕关节活动功能受限：①腕背侧韧带损伤，腕掌屈时疼痛，活动受限。②腕掌侧韧带损伤，腕背伸时疼痛，活动受限。③腕桡侧副韧带损伤，腕尺屈时疼痛，活动受限。④腕尺侧副韧带损伤，腕桡屈时疼痛，活动受限。若腕关节各个方向活动均明显受限，多为韧带和肌腱等的复合损伤。腕关节活动时可有响声，部分患者可出现关节积液。

4. 辅助检查　X 线检查可排除桡、尺骨远端骨折，舟状骨骨折，月骨骨折或脱位，三角骨背侧撕脱骨折等。

【鉴别诊断】

1. 腕骨、尺桡骨骨折　相应骨折处疼痛，肿胀瘀青，关节畸形，压痛，骨摩擦音，异常活动，挤压试验阳性，X 线可明确诊断。

2. 月骨骨折及脱位　以月骨及舟状骨处肿胀，压痛明显，韧带有松弛感；若正中神经受压时，手部运动或感觉功能障碍。

3. 三角纤维软骨盘撕裂　下尺桡关节背侧有持续性疼痛及压痛，突然旋转或用力抗旋转时疼痛，有时可闻及响声。

【治疗】

1. 治法　急性损伤：活血祛瘀，消肿止痛；慢性损伤：理筋通络，滑利关节。

2. 手法　一指禅推法、按法、揉法、弹拨法、拔伸法、摇法、擦法。

3. 取穴与部位　内关、外关、阳谷、阳溪、大陵、阳池、腕骨、太渊、腕部。

4. 操作

（1）推揉患处　患者坐位，损伤侧朝上，腕下垫枕。医者根据患处循经取穴按揉内关、外关、阳谷、阳溪、大陵、阳池、腕骨、太渊等；然后采用一指禅推法、按揉法在损伤局部周围施术，逐渐移向伤痛处；最后吸定在痛处施术。时间约 8 分钟，以活血祛瘀，消肿止痛。

（2）弹拨患处　医者一手持腕，另一手在患处做轻柔的弹拨，弹拨方向与肌腱方向垂直，时间约 2 分钟，以消肿散瘀，理筋通络。

（3）拔伸摇腕　医者一手握其前臂下端，另一手握其手的掌骨部，先做腕关节的拔伸摇动 3 ～ 5 次，再做腕关节的旋转、背伸、掌屈、侧偏等动作 3 ～ 5 次，以理筋通络，滑利关节。

（4）掌擦患处　医者在腕关节损伤处用掌擦法治疗，以透热为度。局部可配合湿热敷。

【预防调护】

1. 避免腕部受寒凉刺激或过度用力。

2. 治疗时注意局部保暖，可佩戴"护腕"保护；腕部要注意休息，减少手持重物，不宜做手工工作。

3. 疼痛减轻后可进行功能锻炼。如五指屈伸运动，即先将五指伸展张开，然后用力屈曲握拳。

【临证提要】

1. 治疗前应排除骨折、脱位、肌腱断裂等禁忌症，方可推拿治疗。推拿治疗应在损伤后 24 ～ 48 小时进行。

2. 急性损伤局部肿胀、皮下出血严重者，应及时给予冷敷或加压包扎，以防出血渗出。

3. 损伤初期手法宜轻柔缓和，以免加重损伤；损伤后期手法宜深沉，促进损伤由内向外修复。

九、腱鞘囊肿

腱鞘囊肿（Ganglion Cyst）是一种关节囊周围结缔组织退变所致的病证，是指发生于关节囊或腱鞘附近的囊性肿物，内含有无色透明或微呈白色、淡黄色的浓稠冻状黏液，有单房性和多房性之分。囊肿多发于关节的肌腱滑动处，如腕背和足背部，其中腕手部腱鞘囊肿占 70% 左右。任何年龄均可发病，以青壮年和中年多见，女性多于男性。本病属中医学"筋瘤""筋结"范畴。

【应用解剖】

腱鞘　腱鞘包于某些长肌腱表面，多位于手、足摩擦较大的部位。位于腱纤维鞘内的腱滑膜鞘是由滑膜构成的双层圆筒形的鞘。鞘的内层衬于肌腱表面，为脏层；鞘的外层贴在腱纤维层的内面或骨面，为壁层。脏、壁两层之间含少量滑液，使肌腱能在鞘内自由滑动，两端则形成盲端。腱鞘具有约束肌腱、减少肌腱摩擦的作用。

【病因病机】

本病的发病机制尚不明确，但与各种损伤刺激有一定的关系。关节囊、腱鞘或韧带上的结缔组织因急性损伤或慢性劳损导致营养不良，逐渐发生退行性改变而形成囊性肿物。囊壁为致密的纤维结缔组织，囊内容物为无色透明的胶冻状黏液，囊腔大多为单房，亦有多房者。囊肿与关节囊、腱鞘关系密切，腔隙间可相互连通（图6-42）。

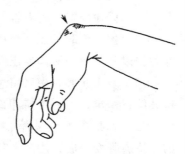

图6-42　腱鞘囊肿示意图

中医学认为，本病多因患部关节过度活动、反复慢性劳伤经筋，经气受阻，络脉受损，气血凝滞，以致气血运行不畅，积液于骨节经络，久而不去，凝滞筋脉而成筋瘤。

【诊断】

1. 病史　有外伤史或劳损史。

2. 症状

（1）大多囊肿发生隐匿，生长缓慢。

（2）若囊肿和腱鞘相连，患部远端则会出现软弱无力的感觉。

（3）局部皮下半球状隆起物多见于腕背，其次是腕掌、手掌、指掌、足背等。

（4）局部酸痛或胀痛，发于腕掌、手掌部者可出现手指麻木。部分患者无不适感。

3. 体征

（1）囊肿形态　囊肿多呈半球状或椭圆状，直径一般不超过2cm。表面光滑，质地柔软，可有波动感，移动度差，轻触无痛，重压痛增。囊肿多数张力较大，囊肿坚韧，少数柔软，但都有囊性感。

（2）囊肿动度　沿肌腱鞘管垂直的方向触摸囊肿则稍能推动，沿平行方向不能推动。

（3）感觉运动障碍　部分患者可出现感觉与运动障碍。

（4）压痛　囊肿局部有不同程度的压痛。

【鉴别诊断】

1. 腕背隆突综合征　表现为第2、3掌骨基底部背侧的局限性骨性隆起，局部压痛，但腕关节活动不受限或背伸有轻度受限。X线摄片可鉴别。

2. 滑膜囊肿　此为类风湿关节炎的并发症，其特点是炎性过程广泛，病变范围较大，基底部较宽广。

【治疗】

1. 治法 行气活血，理筋散结。

2. 手法 拿法、揉法、拔伸法、摇法、按法、叩击法、推法。

3. 取穴与部位 以囊肿局部为主。

4. 操作

（1）拿揉前臂 患者坐位或仰卧，医者站其患侧。以右侧腕背部腱鞘囊肿为例，首先拿揉前臂肌群，视囊肿所在部位，选择伸肌群或屈肌群进行重点施术，以舒筋活血。

（2）拔伸摇腕 医者拔伸并摇转患侧腕关节，以松解肌筋。

（3）按压囊肿 医者将患者腕部固定并略呈掌屈，然后用右指用力持续按压囊肿，直至挤破囊肿，以利于囊内液体流出而吸收。

（4）敲击囊肿 患者将患腕平置于软枕上，腕背向上并略呈掌屈，医者一手握其患手，以维持其位置稳定，另一手持叩诊锤，迅速而准确地用力将囊肿击破，使囊内液体流出而吸收。

（5）推挤囊肿 医者用拇指将囊肿沿肌腱鞘管方向做向心性推挤，将囊内液体推回腱鞘管内，待囊肿变小后，用软纸片叠成钱币大小置于囊肿处，再加压包扎，以防再渗出。

【预防调护】

1. 避免腕关节外伤或过度活动。

2. 治疗期间发生囊肿的关节应避免用力，注意保暖。

【临证提要】

1. 手法操作时要注意动作的协调，避免暴力挤压，伤及其他软组织。

2. 必要时可刺破囊肿。局部常规消毒后，囊肿处注射少量利多卡因，然后用三棱针或小针刀刺破囊壁，使渗出液流出，局部贴创可贴以防感染。

十、腕管综合征

腕管综合征（Carpal Tunnel Syndrome）又称腕部正中神经卡压综合征，是指由于腕管内容积减少或压力增高，使正中神经在腕管内受压而引起以拇指、示指、中指疼痛麻木，有时伴有拇指活动失灵为主要临床表现的一种病证。好发于中年人，女性多于男性，常单侧发病，右侧多于左侧。本病属中医学"筋伤"范畴。

【应用解剖】

1. 腕管 腕管是腕部的一个骨纤维管道，由背侧腕骨和掌侧腕横韧带构成。腕骨有 8 块，分近侧及远侧两列，每列各 4 块，近侧自桡侧至尺侧依次为舟骨、月状骨、三角骨、豌豆骨，远端自桡侧至尺侧为大多角骨、小多角骨、头状骨和钩骨（图 6–43）。

2. 腕横韧带 腕横韧带横架于大多角骨和钩骨之间，为宽广的致密腱性组织。腕横韧带与腕骨沟构成骨

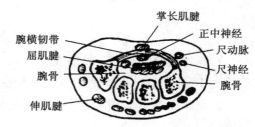

图 6–43 腕管横断面示意图

纤维性的腕管，腕管横断面呈略圆的三角形，三角尖朝向桡侧，底面朝向尺侧，具有保护管内组

织的作用。

3.腕管内容物　腕管内组织有位于最浅层正中神经和屈拇长肌腱、屈指浅肌腱（4根）、屈指深肌腱（4根）通过。当管内压增高时，由管内通过的组织受卡压而产生相应的临床症状（图6-44）。

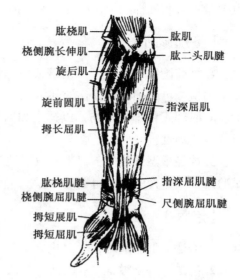

图中标注：肱桡肌、桡侧腕长伸肌、旋后肌、旋前圆肌、拇长屈肌、肱桡肌腱、桡侧腕屈肌腱、拇短展肌、拇短屈肌、肱肌、肱二头肌腱、指深屈肌、指深屈肌腱、尺侧腕屈肌腱

图6-44　腕掌侧肌腱示意图

【病因病机】

在正常情况下，因腕管有一定的容积，屈指肌腱在腕管内滑动，不会影响正中神经的功能，但当腕管内容物体积增大或腕管缩小时，就会挤压腕管内肌腱及正中神经而出现症状。引起腕管内容积变小的原因主要有：①腕管绝对狭窄：桡骨远端骨折，腕骨骨折脱位，腕骨骨质增生，腕横韧带增厚，脂肪瘤、腱鞘囊肿、钝性创伤所致局部血肿，导致腕管绝对的狭窄，正中神经被卡压而发生神经压迫症状。②腕管相对狭窄：指屈浅、深肌腱无菌性炎症，使肌腱肿胀，导致腕管相对的狭窄，刺激压迫正中神经而发生神经压迫症状。③职业因素：长期从事手工作业者，如IT行业、电脑操作员等，容易引起腕部劳损。

当神经纤维受到机械卡压、刺激后，神经外膜血供持续减少，神经鞘膜内、外膜间逐渐产生压力差，最终可导致神经内膜与外膜的水肿，轴浆转运障碍，内膜毛细血管壁通透性增高，蛋白外漏至组织中，导致水肿加重，引发恶性循环。因神经束膜可耐受高张力，水肿被限制于内膜内难以释放压力，导致神经功能受损。

中医学认为，若因跌仆、闪挫或牵伸过度，损伤腕部筋络，气血瘀滞于腕，致使经筋拘挛而痛急；或伤经络，血瘀内积，气机逆乱，而走窜痛麻；或寒湿淫筋，气滞血凝，阻塞经络，筋肌失荣而麻木，废萎失用。

【诊断】

1.病史　有急性损伤或慢性劳损史。

2.症状

（1）大多数发病缓慢，早期表现为手腕桡侧三个半手指（拇、示、中指及环指桡侧半指）感觉麻木、刺痛。一般夜间较重，当手部温度增高时更显著；劳累后症状加剧，偶可向上放射到臂、肩部；用力甩动手指，症状可缓解；患肢可发冷、发绀、活动不利。

（2）疾病后期表现为患手的大鱼际肌萎缩及肌力减弱，肌萎缩程度与病程长短有密切关系，一般病程在4个月以后可逐渐出现；或桡侧三个半手指感觉消失，拇指手掌的一侧不能与掌面垂直。

3.体征

（1）压痛　按压患肢腕横纹中央，手指麻木刺痛，症状加剧。

（2）肌肉萎缩　大鱼际肌萎缩，肌力减弱；拇指对掌、外展功能受限。

（3）感觉障碍　正中神经支配区域感觉大多减弱或消失，但掌部刺痛感觉存在。

（4）特殊检查　腕管叩击试验阳性，屈腕试验阳性。

4.辅助检查　腕部X线检查可发现腕部陈旧性骨折、骨质增生及关节脱位等病理改变。肌电图检查可明确神经损伤的部位及性质。

【鉴别诊断】

1. 旋前圆肌综合征　以前臂或肘部掌侧不明原因的疼痛，拇长屈肌和拇短展肌无力为特征。肌电图检查可明确神经损伤的部位。

2. 肘部正中神经损伤　以拇指和示指不能屈曲，握拳时拇指和示指仍处于伸直状态为特征，可伴有烧灼性神经痛。

3. 神经根型颈椎病　以上肢放射性麻木、疼痛为特征。臂丛神经牵拉试验阳性，压顶、叩顶试验阳性。影像学检查可明确诊断。

【治疗】

1. 治法　舒筋通络，活血化瘀。

2. 手法　一指禅推法、按法、揉法、弹拨法、拔伸法、擦法、推法。

3. 取穴与部位　内关、大陵、鱼际、劳宫、前臂、腕部。

4. 操作

（1）一指禅推腕管部　患者坐位，医者用一指禅推法沿前臂手厥阴心包经往返施术，重点在腕管及鱼际处，手法由轻渐重，时间约 5 分钟，以活血化瘀。

（2）按揉穴位及腕管部　医者按揉腕管部，然后按揉内关、大陵、鱼际、劳宫穴，时间约 5 分钟，以舒筋通络。

（3）拨揉腕管部　医者用拇指在腕管部沿肌腱做垂直方向的轻柔弹拨，然后揉腕管部，时间约 3 分钟，以松解粘连。

（4）拔伸腕关节　医者一手握患侧掌部，另一手握住前臂拔伸腕关节 5～8 次，然后用拇指按压腕部做背伸、掌屈及左右旋转 5～8 次。

（5）推擦腕管部　患者屈肘 45°，医者用推法自腕管向前臂方向施术，将渗出液推挤到前臂以缓解管内压力；然后医者沿肌腱方向掌擦腕管部，以透热为度。推拿治疗后局部可加用湿热敷。

【预防调护】

1. 保护腕关节，避免外伤。

2. 避免腕关节的过度活动，如长时间的握鼠标或敲键盘。

3. 治疗期间，腕部避免用力和受寒，必要时可应用护腕或制动休息。

4. 指导患者进行手部功能锻炼。如拇指与各指轮流划圈，或者手握圆珠笔或铅笔在手中滚动，练习精细动作。

【临证提要】

1. 本病以桡侧手指麻木、刺痛、感觉异常为诊断要点。治疗前应通过检查排除骨折、脱位及占位性病变。

2. 做腕关节的拔伸牵引和被动运动时，切忌强力、暴力，以免发生新的损伤。尤其因类风湿关节炎所致本病者，更需注意。

3. 经保守治疗无效者，建议手术治疗，以防正中神经损伤加重。

十一、指屈肌腱狭窄性腱鞘炎

指屈肌腱狭窄性腱鞘炎（Tenosynovitis of Finger Flexor Tendon）又称扳机指、弹响指，是指屈指肌腱在纤维鞘起始部滑动障碍所致的腱鞘炎症，导致以患指疼痛、发僵及屈伸活动时有弹响为主要临床表现的一种病证。好发于掌侧，以拇指、示指、中指、环指的屈指肌腱腱鞘多见，可发生于任何年龄，以妇女及手工作业者多见。本病属中医"筋伤"范畴。

【应用解剖】

1. 腱鞘　掌骨头掌面与手指屈指肌腱腱鞘构成狭窄的骨性纤维管道，手指屈指肌腱从骨性纤维管道内通过。手指腱鞘由包绕肌腱的滑液鞘及包绕于滑液鞘外的纤维鞘构成。

2. 腱滑液鞘　腱滑液鞘为双层圆筒状，内层紧贴于肌腱表面，外层贴附于纤维鞘内面，两层之间的腔内有少量滑液，以减少肌腱运动时的摩擦，在靠指骨掌面，腱滑液鞘内、外两层互相移行处形成双层的腱系膜，有供应肌腱的血管通过。

3. 腱纤维鞘　腱滑液鞘外围由深筋膜增厚形成管状腱纤维鞘，纤维鞘附着于指骨骨膜和指间关节囊的两侧，形成骨性纤维管，以约束腱滑液鞘。

在骨性纤维管道内的肌腱由于摩擦变粗，形成一个球状的膨大，当它通过狭窄的腱鞘时则遇到暂时性的阻碍，导致指间关节活动受限，一旦强行通过时，弹响由此产生。

【病因病机】

1. 急性损伤　跌仆损伤、手指扭挫伤等均可引起指部腱鞘发生炎性水肿。

2. 慢性劳损　由于指部肌腱在腱鞘内长期、反复和快速用力活动，导致早期腱鞘充血、水肿及渗出增多，反复损伤，迁延日久，则肌腱和腱鞘发生慢性结缔组织增生肥厚、肉芽组织形成、透明样变和粘连等病理变化。腱鞘水肿和增生使骨纤维管道狭窄，压迫水肿和增生的肌腱形成葫芦样肿大，限制肌腱的滑动。腱鞘的厚度可由正常的0.1cm增至0.3cm。肿大的肌腱通过狭窄的腱鞘时，可发生扳机动作和弹响声（图6-45）。

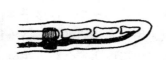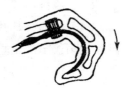

图6-45　弹响指示意图

3. 其他因素　类风湿或风湿性疾病、先天性肌腱异常等也可导致腱鞘炎的发生。

中医学认为，手指频繁劳作过度伤筋或受凉而致气血凝滞，经筋失于濡养而致关节屈伸不利；涩滞不行，筋腱失荣，壅聚而挛结，指动筋掣而绞锁，动则弹响，发为本病。

【诊断】

1. 病史　有手指过度劳作史。

2. 症状

（1）起病缓慢，初期表现为掌指关节掌侧面局限性酸痛，劳作或晨起加重，疼痛可向腕部及指端放射，活动受限不明显。

（2）后期表现为上述症状进一步加重，屈伸功能受限明显并产生弹响，重者手指不能主动屈曲，或绞锁于屈曲位不能伸直。

3. 体征

（1）活动受限 患指活动受限，严重者手指活动到某一位置时不能主动屈伸，或绞锁在屈曲位不能伸直，或绞锁在伸直位而不能屈曲，用力屈伸时呈扳机状。

（2）压痛 患者掌面局部有压痛。

（3）活动弹响 掌指关节掌侧压痛，可触及痛性结节，手指屈伸时有弹响。

（4）摩擦感 掌指关节屈伸活动时可扪及痛性结节在腱鞘内摩擦移动。

【鉴别诊断】

1. 手指类风湿关节炎 多见于 25～45 岁的青壮年，起病缓慢，常侵犯近端指间关节，对称分布，初期两侧指间关节出现梭形肿胀、疼痛、屈伸活动受限，久之关节呈爪形畸形或强直。

2. 手指骨关节炎 多因外伤或持续慢性劳损引起手指关节软骨损伤或发生退行性变，常发生于远端、近端指间关节，表现为患病关节疼痛、僵硬，重者可出现关节肿胀、肌肉萎缩等。

【治疗】

1. 治法 舒筋活血，消肿止痛。

2. 手法 搓法、揉法、推法、拔伸法、摇法、擦法。

3. 取穴与部位 阿是穴、患指结节处。

4. 操作

（1）搓揉患指 患者坐位或仰卧，腕部下垫软枕，掌面朝上。医者搓揉其患指，重点在结节处，同时配合掌指关节的屈伸活动和环转摇动，时间约 2 分钟，以舒筋活血。

（2）拔伸患指 医者以一手拇指和示指捏住患指的远端，另一手握住患指的掌指关节近端进行对抗拔伸。

（3）推挤结节 医者用拇指在结节处向指根方向做单向推挤，时间约 1 分钟，以松解粘连。

（4）屈曲挤压狭窄部 医者用左手紧握患手拇指，先做屈曲活动，再以右手拇指指尖与患者拇指腱鞘狭窄部呈垂直位，用力向桡侧推按、挤压其狭窄部，时间约 1 分钟，以松解粘连。

（5）擦患指结节 医者用指擦法配合介质在患指结节处施术，以透热为度。可配合热敷。

【预防调护】

1. 对于长期伏案工作人员，应采用正确的工作姿势，尽量让双手平衡，手腕不要悬空，每半小时休息 3～5 分钟。

2. 劳动时手指、手腕采取正确姿势，不要过度弯曲、后伸。

3. 治疗期间应避免或减少患指活动及寒冷刺激，局部可用热敷或中药熏洗；恢复期应进行主动功能锻炼。

【临证提要】

1. 施术时手法宜轻柔缓和，避免强力按揉或弹拨刺激，以防局部软组织损伤加重。

2. 早期可局部注射曲安奈德，有助于炎性渗出物的吸收，减少粘连，按规定剂量及方法进行，执行无菌技术操作，药物应准确注入鞘管内。1～3 次为 1 个疗程。

3. 病久出现肌腱与腱鞘严重粘连或腱鞘增厚伴有巨大硬结者，可建议针刀或手术治疗。

十二、指间关节扭伤

指间关节扭伤（Sprain of Interphalangeal Joint）是指在外力的作用下，指间关节超过正常活动范围或超过关节所能承受的最大负荷，引起指间关节侧副韧带、关节囊、肌腱及关节软骨等出现不同程度的损伤，导致以指间关节周围肿胀、疼痛明显及活动功能障碍为主要临床表现的病证。本病属中医学"筋伤"范畴。好发于球类项目（如篮球、排球）运动员和手工作业者，以尺侧副韧带损伤多见，拇指损伤的概率较大。本病属中医"筋伤"范畴。

【应用解剖】

1. 掌指关节　是由掌骨头与近节指骨底构成，属球窝关节。第 2～5 掌指关节的关节囊较松弛，附于关节面的周缘。两侧由侧副韧带加强，侧副韧带起于掌骨头的两侧，由近背侧斜向远掌侧，止于近节指骨底的侧方。侧副韧带在掌指关节伸直时松弛，屈曲时紧张。拇指掌骨头尺侧与第 2 掌骨头桡侧之间没有掌骨深横韧带，故二者间有较大的活动度。

2. 指间关节　是由相邻指骨近端与远端构成，是单轴向滑车关节。拇指只有一个指间关节，其他四指有近侧和远侧两个指间关节。指间关节的关节囊松弛，两侧有侧副韧带，掌侧有掌板、指深屈肌腱，背侧有指背腱膜加强。

【病因病机】

手指突然遭受外来暴力撞击，或因过伸、侧向或旋转暴力，致使掌指关节、指间关节关节囊、伸肌肌腱、屈肌肌腱、侧副韧带损伤。侧向暴力常造成侧副韧带损伤；指过伸暴力常造成掌侧关节囊、屈指肌腱损伤；指过屈暴力常造成背侧关节囊、伸指肌腱损伤；旋转暴力常造成关节囊和侧副韧带同时损伤。损伤后轻者局部充血、水肿、渗出，重者即出现瘀血、肿胀，日久可有粘连和韧带挛缩，导致掌指、指间关节功能障碍。

中医学认为，本病多因指节挫伤，或过度拉伸、旋扭，致使筋腱撕裂损伤，筋伤节错，瘀阻筋络，气血凝滞，不通则痛。

【诊断】

1. 病史　有指关节撞击、扭伤史。

2. 症状

（1）指间关节剧痛，迅速肿胀，关节屈伸活动功能障碍，关节囊破裂时可见皮下瘀紫。

（2）伸肌腱损伤时，掌屈受限；屈肌腱损伤时，背伸受限；侧副韧带损伤时，相应关节桡侧偏或尺侧偏受限。

（3）损伤后期肿痛减轻，但仍存在不同程度的活动功能受限，较长时间内不能随意活动。

3. 体征

（1）压痛　损伤侧明显压痛，常有被动侧向异常活动。

（2）活动受限　多以指屈、指伸活动功能受限明显。

（3）畸形　若伴有侧副韧带撕裂则手指偏向一侧，并可产生侧向异常活动；若合并关节脱位或骨折时则见错位畸形；背伸肌腱断裂则手指屈曲；掌屈肌腱断裂则背伸畸形。

（4）特殊检查　损伤关节侧向试验阳性。

4. 辅助检查　X 线检查可排除指间关节有无侧方移位或骨折。

【鉴别诊断】

1.骨关节病变可与相应关节的骨折、脱位、骨结核或肿瘤相鉴别。
2.指关节炎可与类风湿关节炎、痛风性关节炎相鉴别。

【治疗】

1.治法　急性期：活血散瘀，消肿止痛；恢复期：舒筋通络，滑利关节。
2.手法　按法、揉法、捻法、擦法、抹法、捏法、拔伸法。
3.取穴与部位　阿是穴、损伤部位。
4.操作　患者坐位，患手置于治疗台上，医者与患者相对而坐。

（1）急性期　①揉捻患指：医者用按揉法、捻法于患处施术，先从患处的周围开始，再对患处进行施术，手法宜深沉柔和，以患者能耐受为度。②擦抹患指：医者在患处涂上介质，用擦法、抹法交替施术，以透热为度。上述操作时间约10分钟，以活血散瘀，消肿止痛。

（2）恢复期　①捻揉患指：医者用按揉法、捻法于患处施术，手法宜深沉柔和，以患者能耐受为度。②揉捏拔伸患指：医者揉捏拔伸患指指节处，手法宜深沉缓和。③擦患指：医者在患处涂上介质，用擦法操作，以透热为度。上述操作时间约10分钟，以舒筋通络，滑利关节。

【预防调护】

1.运动前做好准备活动，增强自我保护意识，避免外伤。
2.劳逸结合，避免长时间保持同一姿势。
3.治疗期间不宜做患手手指部的持力工作。
4.注意休息及保暖，避免寒冷刺激。

【临证提要】

1.推拿治疗前须明确诊断，排除骨折、脱位及韧带断裂等。
2.损伤出血时即刻予以冰敷或冷敷止血，应视出血程度在伤后24～48小时才能推拿。
3.急性期手法宜轻；恢复期可适当增加手法力度与时间。

十三、髋关节滑囊炎

髋关节滑囊炎（Hip Joint Bursitis）是指由于急慢性创伤，或感受风寒湿邪，或长期慢性机械刺激等原因，引起髋关节周围滑囊的无菌性炎症，导致以髋关节疼痛、肿胀、跛行等主要临床表现的病证。临床常见的有坐骨结节滑囊炎、股骨大转子滑囊炎、髂耻滑囊炎等。本病多见于3～10岁儿童，中老年人劳动强度过大或关节松弛者也容易发生本病。

【应用解剖】

1.髋关节　髋关节由股骨头和髋臼组成，为多轴性球窝状关节，能做屈伸、收展、旋转及环转运动（图6-46）。
2.髋关节滑囊　髋关节滑囊很多，位于髋关节肌腱和关节周围。滑囊内含有少量滑液，起到减少摩擦、缓冲震荡的作用。滑囊可分为外面的纤维层和内面的滑膜层。纤维层由致密的结缔组织构成，其松紧厚薄随关节的部位和运动的情况而不同，此层有丰富的血管、神经和淋巴管分布。滑膜层柔润而薄，以薄层疏松结缔组织为构成基础，内面衬以单层扁平上皮，周缘与关节软骨相连续。滑膜上皮可分泌滑液，滑液是透明的蛋清样液体，略呈碱性，除具润滑作用外，还是关节及软骨等进行物质代谢的媒介。

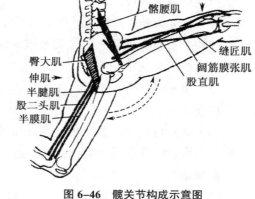

图6-46　髋关节构成示意图

3.髋关节滑囊的分布

（1）股骨大转子滑囊　股骨大转子滑囊是位于臀大肌肌腱移行于髂胫束处的腱膜与大转子之间的滑囊，左、右各一个。该滑囊是髋关节3个滑囊中位置最表浅的一个，易与股骨大转子产生摩擦损伤。

（2）坐骨结节滑囊　坐骨结节滑囊是位于臀大肌与坐骨结节的坐骨突之间的臀大肌坐骨滑囊，左、右各一个，易受挤压摩擦损伤。

（3）髂耻滑囊　髂耻滑囊位于髂腰肌和骨盆之间，其上方为髂耻隆凸，下方为髋关节囊，内侧为股神经和血管，是髋部最大的滑囊，80%与关节囊相通。

上述滑囊包在关节的周围，两端附着于与关节面周缘相邻的骨面，有助于髋关节活动，减少摩擦。

【病因病机】

1.股骨大转子滑囊炎　由于该滑囊位置表浅，凡直接或间接的外伤，或髋关节的过度活动摩擦，均是导致股骨大转子滑囊炎的主要原因。损伤后出现滑囊积液增多、肿胀和炎性反应的症状。早期主要为囊内浆液性渗出增加，形成局限性肿胀，日久则滑囊壁变厚，渗出液的吸收受到阻碍，活动时可产生弹响。

2.坐骨结节滑囊炎　本病好发于文职人员，尤其是臀部肌肉瘦弱者。久坐硬凳，坐骨结节滑囊长期受到压迫和摩擦刺激，是导致坐骨结节滑囊炎的主要原因。

3.髂耻滑囊炎　髂耻滑囊与髋关节囊相通，故凡髋关节的损伤均可引起局部无菌性炎症，滑囊分泌滑液增多，流入髂耻滑囊，继发性引起髂耻滑囊炎。

中医学认为，髋关节过度劳累或损伤，或外为风寒湿邪所侵袭，导致气血凝滞，津液输布受阻，瘀滞为肿，筋肌拘挛为痛，发为本病。

【诊断】

1.病史　有髋部急慢性损伤史。

2.症状　髋部疼痛，疼痛可位于髋关节外侧、腹股沟部、臀部，病变滑囊处肿胀，关节活动受限，跛行。患肢常处于强迫体位，其假性变长在2cm以内。

（1）股骨大转子滑囊炎　行走时股骨大转子有弹响声。患者不能向患侧卧，髋关节内旋可使疼痛加剧，患肢常呈外展、外旋位。

（2）坐骨结节滑囊炎　坐骨结节部疼痛、肿胀，久坐不能，坐硬板凳时疼痛加剧，臀肌收缩时可产生疼痛并向臀部放射，坐骨神经受刺激时，可出现坐骨神经痛。

（3）髂耻滑囊炎　髂腰肌收缩、屈曲髋关节或臀大肌收缩、伸直髋关节时疼痛加剧，疼痛可沿大腿前侧放射至小腿内侧。

3.体征　髋关节活动受限，滑囊炎部位压痛明显，患部可触及一较硬、大小不定、界线清楚的圆形或椭圆形肿块。

（1）股骨大转子滑囊炎　股骨大转子后方有明显压痛，髋关节内收内旋时疼痛加重；局部可摸到肿块，有时有波动感；髋关节被动活动不受限，可有双下肢不等长；"4"字试验阳性，重者髋关节屈曲挛缩试验阳性。

（2）坐骨结节滑囊炎　可在坐骨结节部较深层摸到边缘较清晰的椭圆形囊性肿胀，并与坐骨结节粘连，压痛明显。

（3）髂耻滑囊炎　股三角外侧疼痛和压痛，过度肿胀时腹股沟的正常凹陷消失或隆起，髋关节活动受限，疼痛可沿大腿前侧放射至小腿内侧，双下肢不等长，"4"字试验阳性。

4. 辅助检查

（1）X线检查　有时可见骨盆轻度倾斜，若关节积液较多时，关节间隙增宽，但股骨头无骨质破坏。

（2）滑囊穿刺　滑囊穿刺时，慢性期可见滑液清晰，急性期可见血性液体。

【鉴别诊断】

本病应与股骨头骨骺炎、化脓性髋关节炎及髋关节结核鉴别要点（表6-1）。

表6-1　髋关节滑囊炎、股骨头骨骺炎、化脓性髋关节炎、髋关节结核鉴别要点

	髋关节滑囊炎	股骨头骨骺炎	化脓性髋关节炎	髋关节结核
强迫体位	有	常无	可有	有
跛行	有	有	有	有
压痛部位	腹股沟、大转子处	腹股沟韧带下	腹股沟韧带下	腹股沟韧带下
肿胀	有	无	可有红肿	无或漫肿色白
局部皮温	可高	不高	高	不高
WBC	常不高	常不高	高	常不高
ESR	不高	不高	可高	高
结核菌素试验	阴性	阴性	阴性	阳性
肺TB	无	无	无	可有
髋部X线	可有关节囊肿胀	骨骺炎改变	可有关节囊肿胀	因滑膜结核致关节间隙增宽，骨结核可有骨脱钙、空洞

【治疗】

1. 治法　舒筋通络，活血止痛。

2. 手法　㨰法、按法、揉法、弹拨法、摇法、擦法。

3. 取穴与部位　阿是穴、髋关节周围、坐骨结节部、腹股沟区。

4. 操作

（1）股骨大转子滑囊炎

①㨰揉髋部：患者侧卧，患侧在上，医者用㨰法、按揉法于髋部外侧施术，时间约5分钟，以舒筋活络。

②拨揉阿是穴：医者在股骨大转子阿是穴施弹拨法、按揉法操作，手法宜深沉缓和，时间约3分钟，以松解粘连，活络止痛。

③摇髋：医者摇患侧髋关节，时间约2分钟，以滑利关节。

④擦大转子滑囊部：医者直擦股骨大转子滑囊部，以透热为度。

（2）坐骨结节滑囊炎

①㨰揉坐骨结节部：患者俯卧，医者用㨰法、按揉法于坐骨结节部及其周围施术，时间约5分钟。

②揉拨阿是穴：医者用按揉法、弹拨法在阿是穴处施术，手法宜深沉缓和，时间约3分钟。

③擦坐骨结节部：患者侧卧，患肢屈膝屈髋，医者用擦法在坐骨结节部施术，以透热为度。

（3）髂耻滑囊炎

①按揉腹股沟区：患者仰卧，稍屈膝、屈髋，医者用按揉法于腹股沟区施术，时间约5分钟，以舒筋活络。

②摇髋关节：医者将患者双下肢伸直，一手扶髋部前方，另一手握住小腿，轻轻摇晃髋关节，同时配合做髋关节屈伸运动，时间约3分钟，以滑利关节。

③揉拨阿是穴：医者用按揉法、弹拨法在股三角外侧部阿是穴施术，手法宜深沉缓和，时间约3分钟，以舒筋解痉。

④擦髋部：医者用擦法在髋关节前侧和外侧施术，以透热为度。

【预防调护】

1. 避免髋关节反复长期的活动、外伤和受凉。
2. 治疗时应配合卧床休息1～2周；不宜坐硬、冷板凳。
3. 避免上下楼、跑步等活动，当疼痛减轻后，可逐渐开始恢复活动。

【临证提要】

1. 髋关节滑囊炎发生的部位不同，治疗时应有区别，被动运动髋关节时要适度。
2. 弹拨手法操作时，力量宜柔和，以免引起剧烈疼痛。

十四、梨状肌综合征

梨状肌综合征（Pyriformis Syndrome）是指间接外力（如闪、扭、下蹲、跨越等）使梨状肌受到牵拉损伤，引起局部充血、水肿、肌痉挛，进而刺激或压迫坐骨神经，引起以坐骨神经痛、间歇性跛行为主要临床表现的病证。好发于青壮年，男性多于女性，属中医学"伤筋"范畴。

【应用解剖】

1. 梨状肌　梨状肌位于臀大肌的深面和臀中肌的下方，起于骶骨盆面第2～4骶前孔外侧，经坐骨大孔出盆腔，止于股骨大转子。由髂后上棘到尾骨尖画一连线，在连线上距髂后上棘2cm处做一标点，此点至股骨大转子的连线，即为梨状肌的体表投影。梨状肌收缩可使髋关节外旋、外展，受梨状肌神经支配。

2. 梨状肌孔　梨状肌由内上向外下横跨于坐骨大孔，将坐骨大孔分成梨状肌上孔和梨状肌下孔。上、下孔中均有神经、血管进出骨盆。正常情况下坐骨神经从梨状肌下孔穿出。

3. 坐骨神经　坐骨神经由腰神经和骶神经组成，从梨状肌下孔出骨盆到臀部，在臀大肌深面向下行，约在腘窝上 10cm 处分为胫神经和腓总神经。腓总神经于腓骨小头前下方又分为腓浅神经和腓深神经，腓浅神经支配小腿前外侧皮肤，腓深神经支配小腿外侧伸肌群；胫神经支配除腓总神经支配外的小腿及足的全部肌肉及皮肤。

4. 坐骨神经变异　坐骨神经穿越梨状肌的变异较大。坐骨神经以总干形式从梨状肌下孔穿出的约占 62%，而坐骨神经高位分支穿越梨状肌者约占 38%。这种变异表现为：一是坐骨神经在骨盆内就分支为腓总神经和胫神经，腓总神经从梨状肌肌腹中穿出，而胫神经从梨状肌下孔穿出者约占 35%；二是坐骨神经总干从梨状肌肌腹中穿出，或从梨状肌上孔穿出者，约占 3%。

【病因病机】

1. 损伤　由于髋臀部闪、扭、下蹲、跨越等间接外力所致，尤其在下肢外展、外旋位突然用力，或外展、外旋蹲位突然起立；在负重情况下，髋关节突然内收、内旋，使梨状肌受到过度牵拉而损伤，导致梨状肌撕裂、出血、渗出、痉挛。日久，局部粘连，损伤经久不愈，刺激坐骨神经而出现下肢放射性疼痛、麻木。

2. 变异　梨状肌综合征与坐骨神经各种变异有关。由于坐骨神经变异，当臀部受风寒湿邪侵袭，可导致梨状肌痉挛、增粗，局部充血、水肿，引起无菌性炎症，使局部张力增高，刺激或压迫穿过其肌腹的坐骨神经和血管而出现一系列临床症状。

中医学认为，本病为足少阳经筋病。骶尻部为足少阳经筋所络，凡闪、扭、蹲起、跨越等损伤，或受风寒湿邪侵袭，日久而致气血瘀滞，经气不通，经筋失于条达，出现循足少阳经筋的挛急疼痛。若累及足太阳经筋则出现循足太阳经筋的腿痛。

【诊断】

1. 病史　有髋部闪扭或蹲位负重起立损伤史，或臀部受凉史。

2. 症状

（1）患侧臀部深层疼痛，呈牵拉样、刀割样或烧灼样疼痛，且有紧缩感，多数患者可出现沿坐骨神经分布区域的放射痛，偶有小腿外侧麻木，会阴部下坠不适。

（2）患肢不能伸直，自觉患肢变短，行走跛行或呈鸭步移行。髋关节外展、外旋活动受限。

（3）腹压增高（如咳嗽、大小便、喷嚏）时可引起疼痛加剧，患者常呈胸膝卧位。

3. 体征

（1）压痛　梨状肌体表投影区深层有明显压痛，有时沿坐骨神经分布区域出现放射性痛、麻等。

（2）肌痉挛　在梨状肌体表投影处可触及条索样痉挛或弥漫性肿胀的肌束隆起，日久可出现臀部肌肉松弛、无力，重者可出现萎缩。

（3）活动受限　髋内旋、内收活动受限。

（4）特殊检查　梨状肌紧张试验阳性；直腿抬高试验 60° 以下疼痛明显，超过 60° 以上疼痛反而减轻或不痛。

4. 辅助检查　X 线检查可排除髋关节骨质病变。

【鉴别诊断】

1. 腰椎间盘突出症　多发于 20～40 岁的青壮年，以腰痛伴一侧下肢放射性疼痛、麻木为主要临床表现；椎间盘突出相应节段椎旁有明显压痛并伴下肢放射性痛、麻，直腿抬高试验阳性。

CT、MRI 检查可明确诊断。

2.臀上皮神经损伤　以一侧臀部及大腿后外侧疼痛为主，一般痛不过膝；在髂嵴中点下方 2cm 处有一压痛明显的条索状物，梨状肌紧张试验阴性。

【治疗】

1.治法　舒筋活血，通络止痛。
2.手法　㨰法、按法、揉法、弹拨法、点法、推法、拨揉法、擦法。
3.取穴与部位　环跳、承扶、秩边、风市、阳陵泉、委中、承山、梨状肌体表投影区、下肢后外侧。
4.操作

（1）㨰揉臀部及下肢后侧　患者俯卧，医者站其患侧，先用柔和而深沉的㨰法沿梨状肌体表投影区往返施术，再用按揉法于患处施术；然后用㨰法和按揉法在患侧大腿后侧、小腿前外侧施术。时间约 5 分钟，以舒筋活血通络，使臀部及大腿后外侧肌肉充分放松。

（2）弹拨梨状肌　医者用弹拨法沿与梨状肌走行垂直的方向进行施术，时间约 2 分钟，以松解粘连，舒筋解痉。

（3）点按穴位　医者点按环跳、承扶、秩边、风市、阳陵泉、委中、承山等穴，以酸胀为度，时间约 3 分钟，以舒筋通络，活血止痛。

（4）推按、拨揉梨状肌　医者用推法、按法在梨状肌体表投影区施做深层按压施术，再以肘尖拨揉深层梨状肌，然后顺肌纤维走行方向用肘尖反复推压 5～8 次，力达深层，时间约 5 分钟，以舒筋止痛，缓解肌痉挛。

（5）活动髋关节　医者一手扶按髋臀部，另一手托扶患侧下肢，做患髋后伸、外展及外旋等被动活动 3～5 遍，以舒筋通络，松解粘连。

（6）擦梨状肌　医者用擦法在梨状肌体表投影区沿肌纤维方向施术，以透热为度，以温经通络。

【预防调护】

1.注意坐姿，避免久坐、久卧及长时间弯腰活动，避免臀部外伤。
2.加强臀部肌肉筋膜韧带力量的锻炼，以增强梨状肌力量和耐受性。
3.急性期应减少活动，注意局部保暖。

【临证提要】

1.本病以梨状肌痉挛、炎性水肿为病理特点，推拿治疗的关键是缓解梨状肌痉挛，解除对神经、血管的压迫；同时可加速局部血液循环，促进新陈代谢，有利于损伤组织的修复。
2.急性损伤时应注意休息，手法宜轻柔；恢复期手法可稍重，并配合弹拨法。
3.因梨状肌位置较深，临床常用按揉法和弹拨法施术，但不能因为位置深而用蛮力，以免造成新的损伤。

十五、臀上皮神经损伤

臀上皮神经损伤（Gluteal Epithelial Nerve Injury）又称臀上皮神经炎，是指臀上皮神经在腰臀部的腰背筋膜和臀筋膜交汇处受到挤压、牵拉而引起无菌性炎症，引起以腰臀部疼痛，大腿后侧膝以上部位可有牵扯痛，但痛不过膝为主要临床表现的病证，是临床常见的"臀腿痛"发病原因之一。本病属中医"筋伤""筋出槽"的范畴。

【应用解剖】

臀上皮神经臀上皮神经由 L1～L3 脊神经后支的外侧支组合而成，经骶棘肌外缘穿出腰背筋膜，穿出后的各支行于腰背筋膜的表面，向外下方形成臀上皮神经血管束，越过髂嵴进入臀上部分叶状结缔组织中，至臀大肌肌腹缘处，支配相应部位的臀筋膜和皮肤组织的感觉。

【病因病机】

由于腰背筋膜与臀筋膜的纤维方向不一致，臀上皮神经分布其中，若弯腰动作过猛或过久，突然的腰骶部扭转、屈伸牵拉损伤，局部受到直接暴力的撞击，都会引起筋膜撕裂损伤。其病理表现为局部充血、水肿、炎性渗出增多，刺激臀上皮神经而出现分布区域疼痛。损伤不愈或反复损伤则出现局部组织粘连、变性、机化、肥厚或瘢痕挛缩，压迫周围血管、神经，使疼痛缠绵不愈。

中医学认为，本病由于肌筋直接遭受撞击，或长时间被牵拉卡压损伤，肌挛筋拘，筋离其位，损伤脉络，气机受阻，经络不通，气血运行不畅，发为本病。

【诊断】

1. 病史　有腰骶部闪挫或扭伤史，部分患者外伤史不明显或仅臀部受凉后发病。

2. 症状

（1）一侧腰臀部疼痛，呈刺痛、酸痛或撕裂样疼痛，急性发作者疼痛剧烈，且有患侧大腿后部牵拉样痛，但多不过膝。

（2）行走不便，弯腰受限，坐或起立困难，改变体位时，疼痛加剧。严重者下坐或起立需他人搀扶，或自己扶持物体方能行走。

（3）若为慢性损伤者则表现为腰腿酸困不适、软弱无力、发胀钝痛等，可有臀上皮神经分布区域感觉麻木、迟钝等。

3. 体征

（1）活动受限　腰功能在后伸位或侧弯位略有受限。

（2）压痛　髂嵴最高点内侧 2～3cm 处有明显压痛。

（3）筋结　在髂嵴中点直下，2～3cm 处皮下，可触及隆起的、可滑动的条索状筋结物，推则动，按则痛，按压时可有胀麻及放射痛。

（4）特殊检查　患侧下肢直腿抬高可受限，但无神经根性症状。

4. 辅助检查　X 线排除腰骶部骨性病变。

【鉴别诊断】

1. 坐骨神经痛　坐骨神经痛无论是神经根性疼痛还是神经干性疼痛，疼痛症状均沿下肢后侧到达足底，甚至达踇趾，压痛部位较深，压痛点常位于棘突旁、臀部，或神经干走行区等部位。

2. 腰椎间盘突出症　本病好发于 L4～L5、L5～S1 椎间盘，其放射性痛、麻以小腿、足、趾部位明显。直腿抬高试验阳性，CT、MRI 检查可确诊。

【治疗】

1. 治法　舒筋通络，活血止痛。

2. 手法　㨰法、按法、揉法、一指禅推法、弹拨法、擦法。

3. 取穴及部位　阿是穴、肾俞、白环俞、环跳、秩边、承扶、委中、腰臀部、大腿后外侧部。

4. 操作

（1）㨰揉腰臀部及大腿后外侧　患者俯卧位，医者立于其患侧，用㨰法、按揉法在患侧腰臀部及大腿后外侧往返施术，用力宜深沉和缓，时间约5分钟，以放松局部及相关的筋肌组织，促进炎性水肿的吸收，达到舒筋活血的目的。

（2）推揉穴位　医者用一指禅推法、按揉法在阿是穴、肾俞、白环俞、环跳、秩边、承扶、委中施术，尤以阿是穴、白环俞、秩边为施术重点，时间约5分钟，达到舒筋活血、通络止痛的目的。

（3）拨揉条索状肌筋　医者用弹拨法在髂嵴中点直下3～4cm皮下条索状肌筋处施术，手法由轻渐重，以患者能耐受为度，可与揉法交替操作，时间约2分钟，以松解粘连，消散挛缩筋结，达到解痉止痛的目的。

（4）擦腰臀部　医者沿神经血管束走行方向施擦法，以透热为度，以促进局部血液循环，达到祛瘀散结、活血止痛的目的。

【预防调护】

1. 避免久坐、久卧及长时间弯腰活动，避免暴力外伤。

2. 急性期绝对卧床休息。治疗期间注意休息及局部保暖，减少腰臀部活动，避免过度劳累。

【临证提要】

1. 本病以臀上皮神经支配区域的臀部、大腿后外侧痛、麻明显，其痛、麻症状不过膝为诊断要点，应与腰椎间盘突出症相鉴别。

2. 推拿治疗本病以舒筋活络止痛、松解粘连、促进炎性水肿吸收为主，达到缓解疼痛的目的。

3. 因臀上皮神经位置表浅，急性期推拿应注意避免重刺激，以免加重症状。

4. 可配合局部封闭治疗。

十六、膝关节内外侧副韧带损伤

膝关节内外侧副韧带损伤（Injury of Medial and Lateral Ligaments of Knee Joint）是指膝关节过度内翻或外翻时，被牵拉的内、外侧副韧带超出生理负荷而发生撕裂、断裂等损伤，导致以膝关节内侧或外侧疼痛、肿胀、局部压痛、关节活动受限，小腿外展或内收时疼痛加重为主要临床表现的病证。可发生于任何年龄，以内侧副韧带损伤多见，严重者可合并内侧半月板或交叉韧带的损伤，以运动损伤居多。本病属中医学"筋伤"范畴。

【应用解剖】

膝关节韧带主要有内、外侧副韧带和前后交叉韧带。

1. 内侧副韧带　位于膝关节内侧偏后部，呈宽扁束状，起自股骨内上髁，其前部纤维较直，并与关节囊壁分离；其后部纤维向下、后方斜行，至内侧半月板水平斜向前方，止于胫骨内侧髁，与关节囊及内侧半月板相连，可随膝关节活动而前后滑动，可固定关节，防止膝关节外翻及限制外旋（图 6-47）。

2. 外侧副韧带　位于膝关节外侧，呈条索状，起自股骨外上髁，向下止于腓骨头，内面有腘肌肌腱及关节囊与外侧半月板相隔。膝外侧副韧带与其浅面的股二头肌腱与髂胫束协同限制膝关节的过度内翻（图 6-48）。

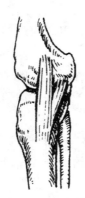
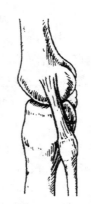

图 6-47　内侧副韧带示意图　　　　图 6-48　外侧副韧带示意图

3. 交叉韧带　前交叉韧带位于膝关节内，前交叉呈扇形，起自胫骨髁间隆起的前方内侧，斜向后上方外侧；后交叉韧带较前者短而坚韧，并较垂直，起自胫骨髁间隆起后方，斜向前上方内侧，附着于股骨内侧髁外侧面。前者伸膝时紧张，防胫骨前移；后者屈膝时紧张，防胫骨后移。

【病因病机】

膝关节内、外侧副韧带于膝关节伸直位时紧张，固定关节，半屈曲位时松弛，关节稳定性差，易在外力作用下发生损伤。由于膝外侧副韧带受膝外侧肌肉的保护，因此损伤较少。膝内侧的稳定主要依靠膝内侧副韧带来维持，由于膝关节的生理外翻和膝部外侧易受暴力影响，故内侧副韧带损伤较为多见。

当膝关节遭受侧向暴力作用时，迫使膝关节过度内翻或外翻，相应一侧的关节间隙增宽，侧副韧带受暴力牵拉损伤或撕裂损伤。膝伸直位，膝或腿部外侧受强大暴力打击或重压，使膝过度外展，内侧副韧带可发生部分或完全断裂。相反，膝或腿部内侧受暴力打击或重压，使膝过度内收，外侧副韧带可发生部分或完全断裂，在严重创伤时，侧副韧带、交叉韧带和半月板可同时损伤。

内侧副韧带损伤时可伴有内侧关节囊损伤，严重时可伴有内侧半月板及交叉韧带损伤；外侧副韧带损伤时可伴有外侧关节囊撕裂，腘绳肌损伤，严重时常合并腓总神经损伤、腓骨小头撕脱骨折。按照韧带损伤程度可分为韧带拉伤、部分撕裂、完全断裂 3 种类型。

中医学认为，膝为诸筋之会，膝关节的急、慢性损伤，伤及筋脉，筋脉痹阻，气血失运，致筋脉拘挛，关节肿胀疼痛，屈伸不利，不通则痛；筋络受损，气血凝滞，经筋失荣，不荣则痛。

【诊断】

1. 病史　多有小腿急骤外旋、外展或内收史，甚者膝关节遭遇暴力打击或重物压迫史。

2. 症状

（1）急性期　膝关节损伤侧皮下出血、瘀紫、肿胀、疼痛，皮温偏高，关节屈伸活动受限。若是韧带断裂伤，在关节间隙可以触及筋之凹陷处及两端痉挛之结节。若合并半月板损伤，膝部出现绞锁痛；如合并半月板和前交叉韧带或胫骨棘撕脱骨折伤，则为膝部的严重损伤，称为"膝关节损伤三联征"。一般外侧韧带损伤不合并外侧半月板损伤，而易合并腓总神经损伤，症见足下垂及小腿外侧下 1/3 及足背外侧面的感觉障碍等。

（2）恢复期　瘀肿消退，瘀斑由紫转紫黄，韧带起止点疼痛，关节活动受限。严重损伤者，后期可出现关节不稳定、膝关节积液、绞锁及股四头肌萎缩等现象。

3. 体征

（1）肿胀瘀斑　膝内侧有局限性肿胀，2～3 天可出现皮下瘀斑。

（2）压痛　内侧副韧带损伤，压痛点在股骨内上髁；外侧副韧带损伤，压痛点在股骨外上髁或腓骨小头。韧带损伤局部压痛明显，若完全断裂者可于断端触及凹陷。

（3）活动受限　患侧膝关节保持半屈曲体位，膝外旋或内旋活动受限。

（4）肌肉萎缩　后期肌肉出现失用性萎缩，以股四头肌、胫骨前肌、腓骨长肌较为明显。

（5）特殊检查　膝关节侧向运动试验阳性。

4. 辅助检查　X 线检查，在局麻下伸直膝关节，强力使膝内收或外展，侧副韧带完全断裂者伤侧关节间隙增宽。有撕脱骨折者可见小片状游离骨块。合并半月板损伤或交叉韧带损伤者，膝关节 MRI 检查可明确诊断。

【鉴别诊断】

1. 内侧半月板损伤　一般有膝部外伤史，伤后膝关节肿胀明显，活动受限，后期膝关节出现绞锁征和弹响声，股四头肌萎缩，研磨试验阳性，麦氏征阳性。膝关节 MRI 检查可明确诊断。

2. 交叉韧带损伤　多有较严重的膝部外伤史，膝关节疼痛剧烈，肿胀明显，抽屉试验阳性。

【治疗】

1. 治法　急性期：舒筋活血，消肿止痛；恢复期：松解粘连，滑利关节。

2. 手法　㨆法、揉法、按法、弹拨法、摇法、摩法、擦法。

3. 取穴与部位　犊鼻、血海、曲泉、阴陵泉、足三里、膝阳关、阳陵泉、膝部局部压痛点、髌骨周围。

4. 操作

（1）急性期　①㨆揉患处：患者仰卧，患肢膝下垫枕呈半屈曲位，医者一手固定患肢，另一手在损伤侧用㨆法、掌揉法施术，先从患处周围开始，后于损伤局部重点施术，手法宜轻柔缓和，时间约 8 分钟，以舒筋活血。②按揉穴位：医者按揉犊鼻、血海、曲泉、阴陵泉、足三里、膝阳关、阳陵泉等穴，手法力度由轻渐重，以酸胀为度，时间约 3 分钟，以活血止痛。③摩膝：医者配合介质用掌摩法于患侧膝部施术 2 分钟，重点在损伤处。

（2）恢复期　①㨆揉患处：患者仰卧，医者用㨆法、揉法在患处交替施术，手法宜深沉缓和，时间约 3 分钟，以舒筋通络。②按揉穴位：医者按揉犊鼻、血海、曲泉、阴陵泉、足三里、膝阳关、阳陵泉等穴，以酸胀为度，时间约 3 分钟，以活血通络止痛。③拨揉患处：医者用拨揉法于侧副韧带损伤处施术，以患者能耐受为度，时间约 2 分钟，以松解粘连。④摇膝：医者一手扶其膝关节，一手握其踝关节，做膝关节的屈伸或环转摇法，幅度由小渐大，各做 3～5 次，以患者能耐受为度，以滑利关节。⑤摩、擦膝部：医者配合介质用掌摩法于患侧膝部施术1分钟，然后用擦法在膝关节两侧施术，重点在损伤处，以透热为度。

【预防调护】

1. 避免膝关节突受内翻或外翻暴力。
2. 加强下肢力量的锻炼，保证膝关节的稳定性和灵活性。
3. 避免膝关节的过度劳累，肥胖者应积极减重。注意膝关节的保暖。
4. 急性损伤者应严格制动，卧床休息，避免患肢负重。

【临证提要】

1. 急性损伤应视损伤程度确定能否推拿治疗，一般在伤后24～48小时方可推拿。急性损伤时即刻选用冰敷以止血，24小时后可改用热敷以活血消肿。
2. 急性期肿痛明显者，手法宜轻柔缓和，随着膝关节肿胀消失，手法宜深沉缓和，以患者能耐受为度。
3. 合并有侧副韧带完全断裂、半月板破裂、交叉韧带损伤者，应建议手术治疗。

十七、半月板损伤

膝关节半月板损伤（Meniscus Injury of Knee）是指因外伤、久行，或高空跳落失稳，或负重情况下膝关节突然扭转，引起半月板损伤，导致以膝关节肿胀、疼痛、打软腿或关节绞锁为主要临床表现的病证。内侧半月板受损较外侧更为常见。以青壮年多见，常发生在半蹲位工作的矿工、搬运工和运动员等。本病属中医"筋伤"范畴。

【应用解剖】

半月板是两个如同月牙形的纤维软骨，位于胫骨平台内侧和外侧的关节面，分内侧半月板、外侧半月板，每侧半月板又分前、后两角与内、外两缘。半月板外侧缘较厚，内侧缘较薄，如同楔形嵌入于胫股关节的胫骨平台，具有承重、传递膝关节负荷、缓冲震荡、维持膝关节运动协调、维持稳定、吸收震荡和润滑关节的作用。

1. 内侧半月板　内侧半月板较大，呈"C"形，前2/3窄，后1/3宽，前角起于胫骨髁间前窝，前交叉韧带附着点之前；后角附着于髁间后窝，位于外侧半月板与后交叉韧带附着点之间。其外缘与关节囊纤维层及胫侧副韧带紧密相连。

2. 外侧半月板　外侧半月板较小而厚，近似"O"形，前后部较窄，中部较宽。其前角附着于髁间前窝，位于前交叉韧带的后外侧；后角止于髁间后窝，位于内侧半月板止点前方，外缘附着于关节囊，不与腓侧副韧带相连。其活动度较内侧半月板为大（图6-49）。

半月板是一种纤维软骨组织，本身无血液循环，所以损伤后修复能力极差。半月板可随着膝

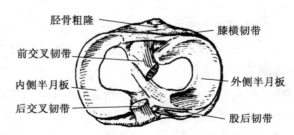

图6-49　内、外侧半月板与膝关节内韧带示意图

关节运动而有一定的移动，伸膝时半月板向前移动，屈膝时向后移动。膝关节半屈曲位时，膝内、外翻与扭转活动较大，因此，膝关节半屈位时半月板损伤较为多见。

【病因病机】

　　膝关节由于外伤、久行等，或在负重情况下膝关节屈曲时，突然做强力内旋、伸膝或外旋伸膝，半月板黏着股骨髁部分随之活动，夹在胫骨平台之间，形成旋转剪力，当旋转剪力超过半月板承受极限时，导致内侧半月板或外侧半月板撕裂。严重者，可伴有十字交叉韧带和侧副韧带同时损伤。

　　半月板撕裂类型有纵行撕裂、横行撕裂、水平撕裂、边缘撕裂。临床上以边缘撕裂多见，有如"桶柄样"撕裂，纵行、边缘撕裂最易形成"绞锁"，而横行撕裂多位于半月板中央部，不易发生绞锁。同时，破裂的半月板容易导致创伤性关节炎。由于半月板缺乏血运，只有边缘有少量血液循环，因此除边缘撕裂外，其他部分撕裂很难修复。破裂的半月板不但破坏了膝关节的稳定性，而且还影响膝关节的活动功能，并与股骨髁、胫骨髁相互磨损，甚至发展成创伤性关节炎，严重者可发生关节"绞锁"（图6-50、图6-51、图6-52）。

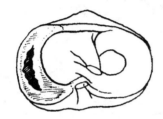 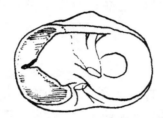 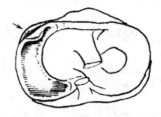

图6-50　内侧半月板纵形撕裂　　　图6-51　内侧半月板横行撕裂　　　图6-52　内侧半月板水平撕裂

　　中医学认为，本病或因急性损伤，气滞血瘀，关节失稳，经筋失养，筋络痹阻，不通则痛；或因损伤日久或手术后，每遇外邪侵袭，或劳累过度，引起膝部气血凝滞，而致局部疼痛，活动不利。

【诊断】

　　1. 病史　有膝关节急性旋转暴力动作或跳跃落地扭伤史。

　　2. 症状

　　（1）膝部疼痛、肿胀，疼痛局限于膝关节内、外侧，影响膝关节伸直。半月板损伤后，反应性疼痛使患膝伸直，患者多抱膝勉强做屈伸运动。屈伸活动受限，行走跛行，股四头肌肌力减弱。

　　（2）患者上下台阶或行走于不平坦的道路时，常常自觉膝关节不稳固，有滑落感。上下楼梯或行走高低不平的路面时常出现"绞锁"，经摇摆或旋转活动患肢后，可自行"解锁"。

　　（3）膝关节屈伸时可出现弹响声。

　　3. 体征

　　（1）关节肿胀　常因出血所致。伤后几小时内膝关节肿胀明显，绞锁未开者更为显著，多可见浮髌现象。损伤后期肿胀多不明显。

　　（2）弹响　损伤时即可产生"清脆"的关节响声，如以指弹墙声。慢性期，膝关节伸屈时可闻及弹响声。

　　（3）压痛　多局限于患侧相应的膝关节间隙，以两侧膝眼及腘窝的内、外侧尤甚。膝关节间隙处的压痛是半月板损伤的重要诊断依据。

　　（4）膝关节活动受限　膝关节活动功能障碍，被动过屈、过伸试验阳性。

（5）肌肉萎缩　此为膝内病变的废用性肌肉萎缩。多见于半月板损伤的慢性患者，以股四头肌之内侧头萎缩为临床最常见。

（6）特殊检查　麦氏征阳性，研磨试验阳性，回旋挤压试验阳性，伴有交叉韧带损伤的抽屉试验阳性。

4.辅助检查　CT、X线检查可排除骨折及骨质病变；膝关节镜检查可确定半月板损伤的程度；MRI检查可明确半月板损伤的诊断。

【鉴别诊断】

1.髌骨软骨软化症　髌股关节软骨面的一种退行性病变，以膝部疼痛、膝软，上下楼梯或蹲下站起疼痛加重为主要临床表现。严重时形成骨性关节炎，髌骨软化症产生的弹响更清脆，弹动感更明显，无关节"绞锁"，结合影像学检查可鉴别。

2.膝关节内游离体　关节绞锁时有时无，当游离体受卡压时则绞锁，膝关节剧痛。X线检查可见关节内软骨性游离体（又称关节鼠），MRI、关节造影及关节镜检查可明确诊断。

【治疗】

1.治法　舒筋通络，活血止痛。

2.手法　滚法、揉法、牵引法、推法、按法、摇法、擦法。

3.取穴与部位　风市、血海、委中、阴陵泉、阳陵泉、膝眼、膝部。

4.操作

（1）滚揉膝部　患者仰卧，患肢放松，医者用滚法、揉法在膝关节及周围施术，重点在髌骨周围及股四头肌部位施术，时间约5分钟，以舒筋活络，消肿止痛。

（2）被动旋转小腿　患者屈膝屈髋，医者一手按住膝部，另一手握其踝部，做下肢缓慢的内、外旋转运动5～8次，以患者能耐受为度，以舒筋理筋，通络止痛。

（3）半月板解锁法　患者坐位，屈膝屈髋90°，助手用双手固定患侧大腿下端并保持屈髋90°，医者用双手握住患者踝部，与助手对抗牵引1分钟，然后轻柔的向内、向外旋转小腿3～5次，最后使膝关节最大限度的屈曲，再伸直膝关节，绞锁即可解除。

（4）半月板前角损伤治法　患者仰卧，腘窝部垫枕，使患膝屈曲40°～60°，治疗内侧半月板前角损伤时，医者一手握其踝部外旋，使内侧半月板暴露；治疗外侧半月板前角损伤时，使踝部内旋，使外侧半月板暴露。另一手拇指偏锋按于膝眼，分别向内侧、外侧关节间隙方向推动，时间约3分钟，以活血化瘀，消肿止痛。

（5）半月板后角损伤治法　患者俯卧，使患膝屈曲40°～60°，治疗内侧半月板后角损伤时，医者一手握其踝部外旋，使内侧半月板暴露；治疗外侧半月板后角损伤时，使踝部内旋，使外侧半月板暴露。另一手拇指偏锋按于腘窝的内、外侧，分别向内侧、外侧关节间隙方向推动，时间约3分钟，以活血化瘀，消肿止痛。

（6）按揉穴位　患者仰卧，医者用拇指按揉风市、血海、委中、阴陵泉、阳陵泉、膝眼等穴，手法宜深沉缓和，以酸胀为度，时间约3分钟，以通络止痛。

（7）擦膝关节　医者在损伤侧膝关节涂上介质，沿关节间隙施擦法，以透热为度。

【预防调护】

1.运动前应充分做好热身活动，注意运动姿势和强度，可佩戴运动护具以防意外损伤。

2.加强股四头肌的力量锻炼；上下公交或楼梯时借助扶手，踏稳后再迈步。

3.注意局部保暖，体重超标者应减体重，以减轻膝关节的负重。

4.急性损伤者患膝应制动休息，避免出现新的损伤。

【临证提要】

1.以膝部肿痛、绞锁及半月板损伤相关特殊检查阳性为诊断要点。推拿治疗半月板前、后角损伤有效，对纵行撕裂、横行撕裂、水平撕裂、边缘撕裂疗效不理想。

2.半月板损伤急性期可局部冰敷止血，但不宜超过 8 分钟。推拿干预时间视出血程度而定，一般在伤后 24 ～ 48 小时后进行。

3.严重损伤者可用夹板或石膏托固定膝关节于170°制动，避免行走或下蹲动作，以防加重损伤。

4.推拿治疗半月板前、后角损伤，通过旋转小腿使前、后角暴露，有利于手法作用于损伤部位而奏效。

5.治疗期间应积极配合股四头肌收缩活动，以防肌肉萎缩；肿胀严重者，抽取关节积液后，可进行膝关节主动或被动屈伸运动，防止软组织粘连。

6.经保守治疗无效者，可建议做半月板切除术。

十八、髌骨软骨软化症

髌骨软骨软化症（Chondromalacia Patellae）是指因慢性损伤，髌骨软骨面与股骨髌面的关节软骨相互磨损，引起髌股关节软骨面退行性变，导致以膝部疼痛、膝软，上下楼梯或蹲下站起疼痛加重为主要临床表现的病证。好发于青壮年、运动员和体育爱好者，女性发病率较男性高。本病属于中医"筋伤""骨痹"范畴。

【应用解剖】

1.髌骨　是人体最大的籽骨，位于股骨下端前面，上宽下尖，前面粗糙，后面为关节面，与股骨髌面相接，上端与股四头肌相连，下端以髌韧带固定于胫骨结节，具有保护膝关节，避免股四头肌腱与股骨髁软骨面摩擦，传递股四头肌的力量，维持膝关节在半蹲位的稳定性，防止膝关节过度内收或外展，增加膝关节回转能力等作用（图 6-53）。

2.髌股关节　由髌骨的关节面与股骨的内外髁形成，膝关节做伸膝运动时，髌骨在股骨滑车间滑动。髌股关节面有软骨基质保护，有防止磨损的作用。

3.髌韧带　为股四头肌肌腱的延续，止于胫骨粗隆，具有防止髌骨向前滑移的作用。

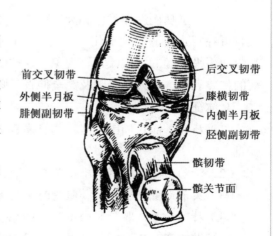

前交叉韧带
后交叉韧带
外侧半月板
膝横韧带
腓侧副韧带
内侧半月板
胫侧副韧带
髌韧带
髌关节面

图 6-53　髌骨及膝关节结构示意图

【病因病机】

1.损伤　损伤是较公认的致病因素，包括直接损伤、间接损伤，外在的应力刺激超越了关节软骨所承受负荷的生理范围，引起关节软骨的"薄壳结构"和"拱形结构"破坏，导致软骨细胞失去保护能力，软骨基质合成减少，造成关节软骨退行性改变。

2. 髌骨不稳定　高位髌、低位髌、髌骨倾斜、髌骨半脱位或脱位等均可造成髌股关节面上压力增大、应力分布异常，引起关节软骨损伤。

3. 髌股压力增高　研究表明，骨内压过高对髌骨软骨软化有较大的影响。

4. 生物化学因素　自身免疫缺陷，关节软骨表面丧失阻止抗胶原抗体进入软骨深层组织的能力，而失去保护作用；软骨营养障碍，影响髌软骨正常的生理生化过程，促使软骨变性；关节滑膜受伤后渗透压改变，血浆中的酶增多、活性增强，进而溶解软骨。

5. 运动过度　膝关节快速的屈伸运动，增加了髌骨与股骨的摩擦，久之亦可发生慢性劳损，髌骨软骨面受损而发生退行性改变。

6. 慢性劳损　慢性劳损可促使髌骨软骨肿胀、侵蚀、龟裂、破碎、脱落，最后与之相对应的股骨髁软骨也发生相同的病理改变，从而形成髌股关节的退行性病变。

《素问·宣明五气》曰："肝主筋，脾主肉，肾主骨。"肝肾亏虚，肾虚不能主骨，肝虚无以养筋，筋骨失养，是本病发生的内在基础。各种急、慢性损伤，使筋络受损，气血瘀滞；或素体亏虚，复感风、寒、湿三邪，气血凝滞，运行不畅，关节得不到濡养，久之则髌骨软骨软化，筋骨失去濡养，发为本病。

【诊断】

1. 病史　有膝部外伤史，或者经常性户外运动史。

2. 症状

（1）早期的髌骨软化症只有在运动、劳动之后出现膝疼、膝软，上下楼时更为显著，休息后，症状可消失。

（2）随着病程延长，稍有运动、活动即可出现疼痛及膝无力。尤其是膝关节在半蹲位时，自觉"腿不受用"，诉说"跳则跳不起来"，反应迟钝失调，最后走路时做任何动作皆有疼痛及膝软无力。

（3）个别病例疼痛发作和天气变化有关，很类似类风湿关节炎的症状，应注意鉴别。有的病人自诉在行走时膝有"卡住"的现象，轻微的活动即在髌骨下部出现清脆"响音"。这是因髌骨软骨面不平引起的"假绞锁"现象，易被误认为半月板损伤。膝关节过伸位及半蹲位时疼痛是本病的主要表现，病人在全蹲及完全伸直时则无痛感。

3. 体征

（1）压痛　髌骨周围压痛，内侧痛者多，外侧下缘痛者次之，外侧痛更次之，髌骨下缘痛最少见。

（2）活动受限　患者可出现关节积液，严重者膝关节屈伸活动受限，股四头肌萎缩。

（3）关节面磨擦音　错动髌骨时，其下出现错动响音。

（4）特殊检查　髌骨研磨试验、伸膝抗阻试验、单足半蹲试验及挺髌试验阳性。

4. 辅助检查　X线检查，早期一般可无异常，晚期可发现髌骨与股骨髁部间隙变窄，髌骨和股骨髁部边缘可有骨质增生。

【鉴别诊断】

1. 髌下滑囊炎　髌腱周围酸楚胀痛，稍活动后减轻，囊肿较大时可挤压两侧脂肪垫而出现明显的隆起，局部压痛，触压肿胀处可有囊性感，并向髌韧带两侧移动。

2. 髌下脂肪垫劳损　以膝关节隐痛和屈伸不利为主要临床表现，患者站立或运动时，膝关节过伸则发生局部酸痛无力，髌韧带及其两膝眼部位肿胀、膨隆，有压痛。后期脂肪垫肥厚并与髌韧带粘连，可影响膝关节活动。

3. 髌腱周围炎　多由于外伤或劳损所致，髌腱周围疼痛，膝关节伸屈活动时加重，局部有压痛，有时可触及捻发感，伸膝抗阻时疼痛加重。

【治疗】

1. 治法　舒筋通络，滑利关节。
2. 手法　滚法、按法、揉法、拿法、扳法、摇法、搓法、擦法。
3. 取穴与部位　膝眼、血海、阴陵泉、阳陵泉、足三里、膝部。
4. 操作

（1）滚揉拿膝　患者仰卧，医者用滚法、揉法、拿法于患侧股四头肌、膝关节周围施术，手法宜轻柔缓和，时间约 5 分钟，以舒筋活血。

（2）按揉髌周　医者用按揉法在患侧髌骨周围施术，操作时可配合移动髌骨，以防止髌股关节粘连，时间约 2 分钟，以活血通络，松解粘连。

（3）按揉穴位　医者按揉膝眼、血海、阴陵泉、阳陵泉、足三里等穴，以酸胀为度，时间约 3 分钟，以行气活血。

（4）膝关节杠杆扳法　医者一手置于患侧腘窝部，另一手握住小腿下端，做屈膝屈髋按压法，重复操作 5～8 次，以增宽关节间隙。操作时动作宜缓慢，以有一定阻力感为度，以患者能耐受为宜，以滑利关节，松解粘连。

（5）摇搓揉膝　医者先屈伸、环转摇膝 5～8 次，然后搓揉患膝，以舒筋通络，滑利关节。

（6）擦髌周　医者用掌擦法配合介质擦髌骨周围，以透热为度，以温通经络。

【预防调护】

1. 加强股四头肌力量的锻炼，如静蹲（半蹲位）、负重起蹲等。

2. 锻炼方式要合理，防止膝关节过多单一训练和运动，避免在硬路面上穿薄底鞋长跑或远行。

3. 避免反复下跪、极度屈膝及长时间半蹲、下蹲动作等；避免膝关节发生急性和慢性软组织损伤，特别是搬抬重物时应小心谨慎。

4. 治疗期间注意局部保暖，避免膝关节长期的做用力、快速的屈伸运动；体重超标者应减体重，以减轻膝关节的负荷。

【临证提要】

1. 手法操作宜轻柔缓和，以促进炎性水肿吸收。

2. 严重者可选择关节腔内注射玻璃酸钠注射液，每次 2mL，每周 1 次，5 次为 1 个疗程，以保护关节软骨，缓解疼痛，增加关节活动度。

3. 经保守治疗无效，或有先天膝关节畸形者，可建议手术治疗。

十九、髌下脂肪垫损伤

髌下脂肪垫损伤（Infrapatellar Fat-Pad Injury）是指外力引起髌下脂肪垫的急性损伤或慢性劳

损，导致以膝部酸痛、无力、伸直时疼痛加重，以及髌韧带及两膝眼的部位肿胀、膨隆、压痛等为主要临床表现的病证。好发于运动员、肥胖者、运动量过度的人群。本病属中医"筋伤""痹证"范畴。

【应用解剖】

膝关节为连接胫骨与股骨的枢纽，两者的间隙处为脂肪垫所衬，起到稳定膝关节的作用。髌下脂肪垫位于髌骨下方，髌韧带后面及两侧与关节囊之间呈三角形，充填于髌骨、股骨髁下部、胫骨髁上缘及髌韧带之间。伸膝时脂肪垫进入关节间隙，屈膝时脂肪垫被挤到髌韧带两侧的关节间隙。脂肪垫有稳定膝关节、吸收震荡和减少对髌韧带摩擦的作用。当脂肪垫遭受挤压、刺激时，则易产生脂肪垫损伤。

【病因病机】

1. 急性损伤　正常情况下，髌韧带和脂肪垫之间有光滑的鞘膜相隔，当膝关节突然极度过伸或直接遭受外力的撞击或摔倒时，使髌下脂肪垫受到挤压损伤，引起局部血肿、水肿和无菌性炎症等病理改变。

2. 慢性劳损　长时间的步行、登山爬坡、骑自行车等，过度屈、伸膝关节，使脂肪垫嵌于胫股关节之间，受到挤压、摩擦，形成退变或慢性劳损，引起脂肪垫增生和局部无菌性炎症，造成出血、机化、增生、肥厚、粘连等病理改变，刺激皮神经而引起疼痛。

3. 继发性损伤　多见于膝部其他疾病所致，如髌骨软骨炎、创伤性滑膜炎、半月板损伤等，诱发脂肪垫炎症。

4. 其他　由于髌韧带和脂肪垫发生粘连及脂肪垫嵌顿，失去原来的缓冲作用，影响膝关节的功能。无菌性炎症反应促使渗出液增多，导致两膝眼饱满。损伤日久或反复损伤，出现脂肪垫肥厚，并与髌韧带发生粘连，从而影响膝关节的屈伸活动。

《素问·脉要精微论》曰："膝者筋之府，屈伸不能，行者偻俯，筋将惫矣。"膝为宗筋之所聚，胫股之纽，隙为脂垫所充，外伤和劳损导致膝部气血瘀滞，使膝部筋脉失于气血濡养而退变；气血运行不畅，不通则痛，甚至导致关节屈伸不利。

【诊断】

1. 病史　有膝关节外伤史，或经常步行、登山、骑自行车等运动史。

2. 症状

（1）膝部疼痛，膝关节过伸时疼痛加重。此疼痛有时可放射至腘窝，并沿小腿后侧肌肉放射至足跟部。每遇阴雨天或劳累后疼痛加重。疼痛严重者可出现跛行。

（2）严重者膝关节不能伸直，足尖外撇时有嵌顿、被卡住现象。

3. 体征

（1）肿胀、压痛　髌韧带及两膝眼处肿胀、膨隆，髌韧带两侧压痛。

（2）活动受限　膝关节屈伸活动受限，被动伸膝时疼痛加重，有假性绞锁现象。

（3）肌肉萎缩　病久者可出现股四头肌萎缩，肌张力降低。

（4）特殊检查　膝关节过伸试验阳性，脂肪垫挤压试验阳性。

4. 辅助检查　X线检查可见脂肪纹理增强，髌下脂肪垫可有浑浊现象或钙化。MRI 检查可明确诊断。

【鉴别诊断】

1. 髌腱周围炎　多由于外伤或劳损引起，髌腱周围疼痛，膝关节伸屈活动时加重，局部有压痛，有时可触及捻发感，伸膝抗阻时疼痛加重。

2. 髌下滑囊炎　髌腱周围酸楚胀痛，稍活动后减轻，较大的囊肿可挤压两侧脂肪垫而出现明显的隆起，局部压痛，触压肿胀处可有囊性感，并向髌韧带两侧移动。

3. 髌骨软骨软化症　膝部疼痛，上下台阶时加重，有时有打软腿现象，压痛点位于髌骨两侧，屈伸膝关节时可触及粗糙的摩擦感，无关节绞锁征，髌骨研磨试验阳性。

【治疗】

1. 治法　舒筋活血，通络止痛。

2. 手法　滚法、揉法、按法、一指禅推法、弹拨法、扳法、摇法、擦法。

3. 取穴与部位　梁丘、血海、膝眼、阴陵泉、阳陵泉、足三里、膝关节周围、髌下脂肪垫处。

4. 操作

（1）滚揉膝周　患者仰卧，患膝微屈曲，膝下垫枕。医者用滚法、揉法在患侧膝周施术，重点在髌骨下缘部，时间约 3 分钟，以舒筋通络。

（2）按揉穴位　医者用拇指按揉梁丘、血海、膝眼、阴陵泉、阳陵泉、足三里等穴，以酸胀为度，时间约 3 分钟，以通络止痛。

（3）推揉膝眼　患者屈膝约 60°，膝下垫枕。医者用一指禅推法或按揉法在患侧膝眼处重点施术，时间约 3 分钟，以活血通络。

（4）弹拨髌韧带　医者弹拨患侧髌韧带，用力由轻渐重，深透至关节间隙，以有酸胀感为度，时间约 2 分钟，以活血通络。

（5）膝关节杠杆缓扳法　患者屈膝 90°，医者以一手置于患膝腘窝部，另一手握住小腿下端，缓慢屈膝屈髋，操作时动作宜缓慢，以患者能耐受为宜，重复操作 5～8 次，以松解脂肪垫卡压。

（6）牵引环转、屈伸膝关节　患者屈髋、屈膝各 90°，医者一手扶膝，另一手握踝部，在牵引下环转摇晃小腿 6 次，然后做膝关节屈伸运动 3 次，以舒筋通络，松解粘连。

（7）擦膝眼处　医者擦内、外侧膝眼处，以透热为度。

【预防调护】

1. 充分做好运动前后的准备与放松活动；出汗后勿用冷水即刻冲洗，以防风寒湿邪侵袭；适度屈伸与左右旋转膝关节。

2. 急性期应注意休息和局部保暖，避免膝部负荷过重、运动时间过长。

【临证提要】

1. 本病以膝部酸痛无力，髌韧带及膝眼处肿胀、膨隆、压痛为诊断要点。

2. 治疗时患膝的体位很重要，可使手法作用力直达脂肪垫，以消除炎性水肿，而膝关节的杠杆扳法能有效缓解脂肪垫卡压。

3. 保守治疗无效者，可建议手术切除肥厚的脂肪垫。

二十、膝关节创伤性滑膜炎

膝关节创伤性滑膜炎（Traumatic Synovitis of the Knee Joint）是指因急性创伤引起膝关节滑膜损伤后毛细血管破裂出血、滑膜充血、关节内液渗出、关节内压升高，导致膝关节腔内积血或积液的一种非感染性炎症，临床以关节肿胀、疼痛、活动受限为主要表现的一种病证。本病可发生于任何年龄，以青壮年多见。本病属中医学"筋伤""痹证"范畴。

【应用解剖】

1. 膝关节滑膜结构　膝关节滑膜是全身关节中最大的滑膜，起于膝关节软骨边缘，然后反折于关节囊纤维层内面，是组成膝关节的主要结构。膝关节的关节腔除股骨下端、胫骨平台和髌骨的软骨面外，其余大部分为关节滑膜所遮盖。膝关节囊宽大而松弛，分为纤维层和滑膜层，其纤维层的内面由滑膜层覆盖，滑膜层包裹胫、股、髌关节，是人体关节中滑膜面积最大的关节。除关节软骨与半月板表面外，其纤维层、交叉韧带、髁间窝和髁间隆起处均覆盖一层滑膜。

膝关节滑膜囊宽大而松弛，膝关节滑膜向上方囊状膨出构成髌上囊，可达到髌骨上缘4cm左右。在髌骨下部的两侧，滑膜形成皱襞，突入关节腔内，皱襞内以脂肪和血管充填，称翼状襞。两侧的翼状襞向上方逐渐合成一条带状的皱襞，称为髌滑膜襞，伸至股骨髁间窝的前缘。

2. 膝关节滑膜功能　滑膜富有血管，其血运丰富。滑膜层分泌少量滑液，可保持关节软骨面润滑，以增加关节的活动范围，并能营养无血管的关节软骨，扩散关节运动时所产生的热量。

【病因病机】

1. 急性损伤　急性损伤包括膝关节扭伤、半月板损伤、侧副韧带或十字交叉韧带损伤，关节内积液或有时积血，表现为急性膝关节外伤性滑膜炎，以青壮年多见。

2. 慢性损伤　慢性损伤常因软骨退变与骨质增生导致的机械性、生物化学性刺激，继发滑膜水肿、渗出和积液等，以老年人多发。也可因单纯膝关节滑膜损伤或长期慢性膝关节劳损所致，使膝关节逐渐出现肿胀和功能障碍，进而形成慢性膝关节滑膜炎。

上述急、慢性损伤，使关节囊滑膜层受损，出现充血、渗出等病理改变，关节腔内逐渐积聚大量的积液，其中含有纤维素、血浆、白细胞等。关节内压力的增高，影响了淋巴系统的循环，进而引起疼痛、肿胀、功能受限，积液如不能及时被吸收，或反复多次损伤，病程迁延，则转为慢性滑膜炎。当滑膜受到外伤后，其分泌失调则使滑膜腔积液，而滑膜在长期炎症的刺激下逐渐肥厚，纤维素沉着、机化，导致关节粘连、运动受限。久之可继发创伤性关节炎、股四头肌萎缩，严重影响膝关节的功能。

《医宗金鉴·正骨心法要旨》曰："若素受风寒湿气，再遇跌倒损伤，瘀血凝结，肿硬筋翻，足不能直行。"膝为诸筋之会，多气多血之枢，机关之室。凡外感风、寒、湿邪，或外伤、劳损等，致膝部脉络受损，血不循经，溢于脉外，以成瘀血；瘀血阻络，津液输布不利，聚而成湿；瘀血久而化热，凝滞经脉，故为肿胀、僵硬，久之则节黏不能用。

【诊断】

1. 病史　有外伤或慢性劳损史。

2. 症状

（1）膝关节疼痛、肿胀，滑膜有摩擦发涩的声响和局部温度增高。其疼痛特点为膝关节主动极度伸直时特别是抗阻力伸膝运动时髌下部疼痛加剧，被动极度屈曲时疼痛也明显加重。

（2）慢性损伤性滑膜炎表现为膝关节酸痛无力，肿胀在活动后较明显，关节活动无明显受限。

3. 体征

（1）压痛　膝关节周围有广泛性压痛，以髌上囊处尤为明显，局部肤温升高。

（2）关节肿胀　屈膝时两侧膝眼饱满；久病者，可扪及膝关节囊肥厚感。

（3）活动受限　膝关节屈伸活动受限，尤以膝关节过伸、过屈时为甚，下蹲困难并伴有疼痛，抗阻力伸膝时疼痛加重。

（4）关节积液　当关节腔积液超过 50mL 时，髌骨出现漂浮。

（5）膝关节穿刺　关节穿刺液为淡粉红色液体，表面无脂肪滴。

（6）特殊检查　浮髌试验阳性。

4. 辅助检查　X 线检查可见骨关节边缘有骨刺形成，关节内可有游离气体。

【鉴别诊断】

1. 膝关节血肿　多为严重的急性损伤，如骨折或韧带、半月板损伤等。一般于伤后立即出现肿胀、疼痛剧烈、关节活动明显受限。早期关节穿刺抽出的液体为血性，X 线检查或造影可明确诊断。

2. 慢性滑膜炎　多为急性创伤性滑膜炎失治转化而成，或由其他慢性劳损导致滑膜的炎性渗出，造成关节积液，以两腿沉重不适、膝部伸屈困难为主要临床表现，但被动运动均无明显障碍，疼痛不剧烈，局部红肿不明显，膝关节功能检查一般无明显的阳性体征。浮髌试验可呈阳性。

【治疗】

1. 治法　活血化瘀，消肿止痛。

2. 手法　滚法、揉法、拿法、弹拨法、点法、按法、拔伸法、摇法、擦法。

3. 取穴与部位　内膝眼、外膝眼、鹤顶、梁丘、委中、阳陵泉、阴陵泉、承山、膝周。

4. 操作

（1）滚揉膝周　患者仰卧，膝关节伸直。医者站其体侧，用滚法、揉法在膝关节周围施术，先于病变周围施术，再治疗病变部位，时间约 3 分钟，以舒筋活血，通络止痛。

（2）拿拨膝部　医者用拿法于股四头肌处施术，手法由轻渐重，然后弹拨膝周，以患者能耐受为度，时间约 2 分钟，以活血化瘀，消肿止痛。

（3）点按穴位　医者用拇指点按内膝眼、外膝眼、鹤顶、梁丘、委中、阳陵泉、阴陵泉、承山等穴，以局部酸胀为度，时间约 3 分钟，以舒筋通络，活血止痛。

（4）牵引环转、屈伸膝关节　患者屈膝屈髋各 90°，医者一手置于腘窝部，另一手握踝上，在拔伸牵状态下，左、右环转摇膝各 6 ～ 7 次，然后将膝关节充分屈曲，再将其伸直，反复操作5 次。动作要求轻柔缓和，以免损伤滑膜组织，以舒筋通络，活血消肿。

（5）擦揉膝周　医者先用掌摩法于患侧膝部施术；然后用擦法在髌骨周围及膝关节两侧施术，以透热为度；最后用双掌搓揉膝关节两侧，时间约 3 分钟，以舒筋活血。

【预防调护】

1. 增强自我保护意识，运动前做好充分的热身运动，避免外伤。

2. 适当做膝关节的屈伸活动，多做下肢肌肉的静力性肌紧张练习，加强股四头肌力量锻炼。

3. 患膝不宜过度活动，局部注意保暖，避免寒湿侵袭。

4. 急性损伤立刻用冰敷法止血，以减少炎性物质的渗出，时间不宜超过 8 分钟。

5. 急性期过后嘱患者做股四头肌自主收缩，以防肌肉萎缩；后期主动做膝关节屈伸锻炼，增强股四头肌的力量。

【临证提要】

1. 本病以膝关节屈伸活动受限，下蹲困难，膝关节积液以及关节穿刺滑液检查为诊断要点。

2. 急性期应卧床休息，手法宜轻柔，忌用暴力按压髌上囊，避免患肢负重而加重炎性渗出。

二十一、膝骨关节炎

膝骨关节炎（Knee Osteoarthritis）是指因外伤、过度劳累、体重过重、不正确的走路姿势、长时间下蹲、膝部受凉受寒等因素引起的膝关节退行性改变，导致以膝部酸痛、肿胀、关节弹响、活动受限及关节形变等为主要临床表现的病证。多发于中老年人，女性发病率高于男性，是引起老年人腿疼的主要原因。本病属于中医"骨痹"范畴。

【应用解剖】

1. 膝关节结构　膝关节是人体最大、结构最复杂的关节，由股骨下端、胫骨上端和前方的髌骨组成。股骨远端和胫骨近端构成胫股关节，主司承重功能。髌骨是人体最大的籽骨，依赖股四头肌腱膜维系，以髌韧带的形式止于胫骨结节，髌骨关节面与股骨构成髌股关节，具有防止股骨前移的功能。三骨的关节面上有软骨覆盖，具有保护关节、防止关节磨损的作用。

2. 膝关节囊　膝关节囊附着在关节面周围骨膜及软骨膜上，使关节腔处于密封状态。

3. 膝关节韧带　膝关节韧带主要有 3 条，内侧有内侧副韧带，起自股骨内上髁，止于胫骨内侧髁的内侧缘，宽而扁，其纤维与关节囊融合在一起；外侧有外侧副韧带，起于股骨外上髁，止于腓骨小头，呈圆索状，它和关节囊之间被脂肪组织隔开。这两条侧副韧带的主要功能是加强膝关节侧方的稳定性，屈膝时韧带松弛，伸膝时韧带紧张。髌韧带位于胫股关节前方，是股四头肌的腱性部分延续，形成韧带止于胫骨结节，它的作用是伸直膝关节。

4. 膝关节辅助结构　主要有位于胫股关节两侧的半月板，半月板外侧缘厚、内侧缘薄，其底面与胫骨关节面紧贴相连，形如楔状垫在胫骨内、外侧髁关节面上，具有加深关节窝、缓冲震荡和防止膝关节侧向滑移的功能。

【病因病机】

本病的病因目前尚不十分明确，一般认为与年龄、性别、职业、代谢及损伤有关，尤其与膝关节的损伤关系密切。

1. 损伤　当膝关节遭受长期、反复的超负荷刺激时，导致关节软骨面和相邻软组织的慢性积累性损伤，关节应力集中的部位受到过度的磨损，膝关节腔逐渐变窄，使膝关节内容物的耐受力降低并相互摩擦，产生炎性改变，关节腔内压力增高，导致作用于关节的应力和对抗该应力的组织性能失调。早期因关节软骨积累性损伤导致关节软骨的胶原纤维变性，而使软骨变薄或消失，引起关节活动时疼痛与受限；在后期，关节囊形成纤维化增厚，滑膜充血、肿胀、肥厚，软骨呈象牙状骨质增生。同时，膝关节周围肌肉也因受到刺激而出现先痉挛后萎缩的病理变化。总之，其病理改变是一种关节软骨退行性变化所引起的以骨质增生为主的关节病变，滑膜炎则是继发的一种病理变化。

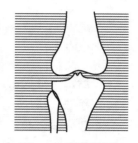

2. 增龄与退变　中老年人的内分泌系统功能减弱，骨关节系统随之逐渐发生退变，导致营养关节的滑液分泌减少，各种化学成分也逐渐改变，出现骨质疏松、关节软骨面变软变薄等退行性改变，从而导致关节面变形或关节间隙变窄。同时，膝关节承受机械压力的能力随之降低，关节软骨面出现反应性软骨增生，经骨化形成骨刺或骨赘，对滑膜产生刺激，导致膝关节疼痛、活动受限（图6-54）。

图6-54　膝关节退行性改变示意图

此外，关节畸形、关节损伤、关节本身炎症继发膝骨关节炎，也是常见因素之一。

《素问·痹论》曰："风、寒、湿三气杂至，合而为痹，其风气胜者为行痹，寒气胜者为痛痹，湿气胜者为着痹也。"中医学认为，本病一是由于慢性劳损、受寒或外伤，致使局部气机阻滞，血行不畅，引起筋骨、肌肉、关节处疼痛、酸楚、麻木或关节肿胀、屈伸不利；二是由于年老体弱，肝肾亏损，气血不足，筋骨失养，导致筋骨疲软，步履不便，发为本病。

【诊断】

1. 病史　有创伤史或慢性劳损史。

2. 症状

（1）疼痛　发病缓慢，多见于中老年肥胖女性。膝关节疼痛，逐渐出现髌骨疼痛或小腿骨端关节面边缘痛。潮湿环境、寒冷天气或行走劳累后痛甚；起立下蹲、上下楼梯（或上下坡）时疼痛加剧。

（2）异响　关节活动时可有弹响、摩擦音。

（3）活动受限　膝关节活动受限，甚则跛行，严重时可出现关节绞锁现象或关节积液。若有软骨脱落在关节腔内，造成关节内的游离软骨片，可致关节滑膜嵌顿（卡住），引起疼痛，运动功能障碍。

3. 体征

（1）压痛　疼痛多位于髌股之间或髌骨周围、膝关节内侧。

（2）肿胀　初期膝关节肿胀，后期由于肌肉萎缩形成膝关节假性肥大。

（3）畸形　严重者出现膝内翻，形成典型的"O"形腿。

（4）活动受限　关节僵硬不适，屈伸运动受限，关节活动时可触及摩擦感。

4. 辅助检查　X线检查可见髌骨、股骨髁、胫骨平台关节缘呈唇样骨质增生，胫骨髁间隆突变尖，关节间隙变窄，软骨下骨质致密硬化，有时可见关节内游离体。

【鉴别诊断】

1. 半月板损伤　疼痛主要位于关节间隙，旋转运动时疼痛加重，其弹响声比膝骨关节炎的弹响和摩擦音更为响亮清脆，其关节为真性绞锁，引起的疼痛及心理恐惧感比本病所引起的假性绞锁严重。

2. 膝关节结核　病史较长，其起病缓慢，多伴有下午低热和盗汗等全身症状。X 线检查可见膝关节骨质破坏。

3. 类风湿关节炎　有对称性手指小关节疼痛和肿胀，后期关节强直畸形和邻近肌肉萎缩，可出现典型的皮下结节，血沉加快，类风湿因子检查阳性，影像学检查显示关节间隙变窄、骨质疏松等改变。

【治疗】

1. 治法　舒筋活血，滑利关节。

2. 手法　㨰法、揉法、拿法、点法、按法、推法、扳法、摇法、擦法。

3. 取穴与部位　膝眼、梁丘、血海、阴陵泉、阳陵泉、足三里、太溪、伏兔、委中、委阳、承山、阿是穴、膝部周围、腘窝部。

4. 操作

（1）㨰揉膝周　患者仰卧，膝下垫枕，医者用㨰法、揉法在股四头肌、膝关节周围施术，手法由轻渐重，以酸胀为度，时间约 3 分钟，以舒筋通络。

（2）拿揉膝周　患者仰卧，医者用拿法、揉法在股四头肌、髌骨周围施术，手法由轻渐重，以酸胀为度，时间约 2 分钟，以舒筋通络，解痉止痛。

（3）点按穴位　医者以拇指点按内膝眼、外膝眼、梁丘、伏兔、血海、阴陵泉、阳陵泉、足三里、太溪穴，以患者能耐受为度，时间约 3 分钟，以通络止痛。

（4）推揉髌骨　医者用拇指分别向上、下、左、右方向推挤髌骨 3～5 次，并按揉髌骨边缘，在压痛明显处进行重点施术，力量由轻渐重，然后用一手掌根部按揉髌骨下缘，时间约 3 分钟，以舒筋活血，通络止痛。

（5）膝关节杠杆扳法　患者屈膝 90°，医者以一手置于患侧腘窝部，另一手握住小腿下端，充分屈膝屈髋 5～8 次，操作时动作宜缓慢，以患者能耐受为度，以增宽膝关节间隙。

（6）摇擦膝关节　患者仰卧屈膝屈髋，医者先环转摇膝，然后做膝关节屈伸、内旋、外旋等被动活动，最后擦膝关节周围，以透热为度，以舒筋解痉，温经通络。

（7）㨰揉、拿点腘窝部　患者俯卧，医者用㨰法、揉法、拿法在腘窝部施术，配合点按阿是穴、委中、委阳及承山等穴，时间约 3 分钟，以舒筋通络，活血止痛。

【预防调护】

1. 减轻膝关节负荷，如避免上下楼梯、负重行走、长时间蹲跪及剧烈活动，减轻体重，少穿高跟鞋。

2. 注意膝部保暖，以防风寒湿邪侵袭；治疗期间应卧床休息，避免膝关节负重。

3. 适当做膝关节主动锻炼，加强膝部肌肉力量锻炼，改善膝关节活动度。

【临证提要】

1. 本病以中老年发病、上下楼疼痛、活动受限、肌肉萎缩及关节变形为诊断要点。

2. 手法治疗时，宜用轻柔灵巧的手法，勿用暴力或蛮力手法，以免加重病情。

3. 对症状较重的骨性关节炎或推拿疗效不佳者，可予以膝关节腔内注射玻璃酸钠注射液治疗，每周 1 次，连续治疗 5 周，以滑利关节，减轻疼痛，恢复膝关节的活动功能。

二十二、腓肠肌痉挛

腓肠肌痉挛（Gastrocnemiusspasm）又称损伤性腓肠肌炎、腓肠肌损伤等，是指小腿后侧肌群因急、慢性损伤，或受风寒湿邪侵袭，引起小腿后部肌肉痉挛、抽搐、疼痛为主要临床表现的一种病证。多见于运动员或长时间站立者。本病属中医"筋伤"范畴，有"转筋""脚挛急"等记载。

【应用解剖】

1. 腓肠肌结构　腓肠肌位于小腿后面，比目鱼肌表面，当以足尖站立时，可在小腿后面看到其隆起的肌腹轮廓。其外侧头起自股骨外上髁，在腘肌腱及膝关节腓侧副韧带附着点上方；内侧头较高，起自股骨内上髁。由两个头起始的肌束向下，于小腿的中部相互结合，移行于较厚的腱膜，此腱膜再与比目鱼肌腱膜结合，构成一个粗大的肌腱（即跟腱），抵止于跟骨结节。

2. 腓肠肌功能　此肌的作用为上提足跟，使足跖屈并稍使足内翻，其内、外侧头还可以内、外旋小腿。腓肠肌在行走及站立时能提足向上，直立时，腓肠肌和比目鱼肌都参与稳定膝关节，并调节小腿与足的位置。

3. 腓肠肌的血供及神经支配　腓肠肌的血供直接起自腘动脉，内侧头的血供主要为腓肠内侧动脉，外侧头的血供主要为腓肠外侧动脉。腓肠肌受胫神经（L4 ～ S3）支配。

【病因病机】

1. 急性损伤

（1）常因弹跳时用力过猛，小腿肌肉强力收缩，或踝关节过度背伸并用力牵拉等原因，造成腓肠肌急性损伤。

（2）因直接暴力撞击小腿后部造成损伤。伤势较轻者多为小腿腓肠肌牵拉损伤；重者则可能引起腓肠肌部分或完全断裂。

（3）少数患者可在游泳、睡眠时发生小腿突然抽筋，或某次剧烈运动后引起疼痛、痉挛。前者可能与小腿受凉有关；后者可能由于运动后乳酸积聚所致。

2. 慢性劳损　一般多因腓肠肌长期反复牵拉，超过肌肉负荷所致。损伤常发生在肌腹及股骨内、外侧髁附着处和肌腹与肌腱联合部。

此外，腓肠肌痉挛还和动脉硬化有关。当动脉发生硬化时，腿部血液循环受阻，下肢血供减少，代谢产物增加，当达到一定浓度时，刺激肌肉引起收缩，导致疼痛、抽筋；血流受阻、血供减少后，局部组织缺血缺氧，生理生化机能紊乱，导致腓肠肌疼痛、抽筋。

《诸病源候论·转筋候》曰："转筋者，由荣卫气虚，风冷气搏于筋故也。"本病可分气滞筋拘和血瘀筋僵两种证型。小腿为足太阳经筋所过，凡小腿牵拉过度，或直接扭挫筋肌，伤及足太阳经筋，致筋肌挛急，气血瘀滞而作肿痛，形成血瘀筋僵型；或受寒冷刺激，致经筋挛急，气滞筋拘，筋肌硬结，膝屈不能伸，形成气滞筋拘型。

【诊断】

1. 病史　有急、慢性损伤史，或小腿受凉史。

2. 症状

（1）急性损伤时即感小腿后部疼痛，不能行走或踮足尖行走；慢性劳损者多为局部酸痛；小腿受凉者常于游泳、睡眠中突然小腿抽筋、疼痛剧烈。

（2）损伤严重者在伤后数小时出现小腿肿胀、疼痛，可有弥漫性的皮下出血。

3. 体征

（1）压痛　患侧腓肠肌痉挛，局部肿胀可有硬结，有明显压痛；急性损伤者压痛点多在腓肠肌肌腹或肌腱联合部；慢性劳损者压痛点多在股骨内、外侧髁腓肠肌起点处。

（2）活动受限　踝关节主动跖屈或被动背伸时，疼痛加重。

（3）出血肿胀　肌纤维完全断裂或部分断裂时，可见皮下广泛性出血和肿胀。可触及肌纤维断裂处凹陷，断裂两端隆起。

4. 辅助检查　X 线检查一般无明显异常。超声或 MRI 检查，急性损伤者在肌肉损伤区可出现水肿、出血或肌腱断裂等影像学改变。

【鉴别诊断】

1. 跟腱周围炎　多见于运动员，起跳、落地站立时小腿后侧疼痛，跟腱周围明显压痛，有明显的摩擦感。

2. 小腿静脉血栓形成　大多数患者没有症状，少数感到小腿发胀、紧迫感，于立位、坐位及步行后症状加重，少数可出现小腿和足部水肿，腓肠肌压痛。

【治疗】

1. 治法　舒筋通络，解痉止痛。

2. 手法　㨰法、按法、揉法、拿法、擦法、搓法。

3. 取穴与部位　委中、承山、承筋、飞扬、昆仑、阳陵泉、小腿后侧肌群。

4. 操作

（1）㨰腓肠肌　患者俯卧，医者站其患侧，用㨰法沿腓肠肌至跟腱部往返施术，手法宜轻柔缓和，并配合踝关节被动跖屈和背伸运动，时间约 3 分钟，以舒筋解痉。

（2）按揉穴位　医者用拇指按揉委中、承山、承筋、飞扬、昆仑、阳陵泉等穴，以酸胀为度，时间约 3 分钟，以通络止痛。

（3）揉拿腓肠肌　医者用掌按揉腓肠肌至跟腱处，并用拇指按揉腓肠肌内、外侧头附着处，配合五指拿腓肠肌 3～5 遍，时间约 3 分钟，以解痉止痛。

（4）擦腓肠肌　医者沿腓肠肌走行方向自腘窝至跟腱处用擦法施术，以透热为度，以温经通络。

（5）揉捏腓肠肌　患者仰卧，屈膝屈髋约 45°。医者面向患者，站其足侧，沿腓肠肌做上下往返的揉捏法，时间约 2 分钟，以舒筋解痉。

（6）搓揉小腿　患者仰卧，屈膝屈髋约 45°。医者搓揉其小腿部，时间约 1 分钟，以舒筋通络。

【预防调护】

1. 运动前要做充分准备活动；若天气炎热且运动量较大时，应在运动前或运动中补充含盐类饮料。

2. 注意下肢保暖；补充含钙量高的食物，如牛奶、大豆等。

3. 急性炎症期要注意适当休息，以减少炎性渗出。

4. 对因受凉、游泳引起的腓肠肌急性痉挛，可立即采用一手扳踝关节背伸，另一手捏拿腓肠肌的方法使其缓解。

【注意事项】

1. 本病以小腿后侧肌肉疼痛、痉挛、抽搐为诊断要点。

2. 急性损伤且有内出血者，视出血程度宜在 24 ～ 48 小时后方可推拿。

3. 若腓肠肌完全断裂者，应尽早行手术治疗；部分断裂或肌肉牵拉、慢性劳损者，应视其损伤情况选择适宜的手法进行治疗。

二十三、踝关节扭伤

踝关节扭伤（Sprain Ankle Joint）是指外力致踝部扭转的急性软组织损伤，以踝部疼痛、肿胀及活动功能障碍为主要临床表现的病证。本病是临床上常见的一种损伤，可发生于任何年龄，尤以青壮年多见。本病属中医"筋伤"范畴。

【应用解剖】

踝关节由胫骨、腓骨下端与距骨滑车所构成。人体在站立、行走过程中，踝关节的稳定性和灵活性十分重要。踝关节为屈戍关节，主要功能为负重，其运动主要限于冠状轴做屈伸运动。

1. 关节面　踝穴是由胫骨、腓骨下端关节面构成。外踝较内踝低 1cm 左右，并偏后 1cm。胫骨下端后缘较前缘更向下延伸，又称后踝，加上胫腓横韧带，可以防止距骨在踝穴内后移。胫骨滑车前宽后窄，当踝关节背屈时，其宽部进入踝穴，则关节稳固；当跖屈时，其窄部进入踝穴，则关节不稳，易向侧方移位。因此，踝关节在跖屈位时，易发生扭伤。

2. 关节囊　关节囊前、后松弛薄弱，两侧有增强的韧带。

3. 内侧副韧带　位于踝关节内侧强韧的三角韧带，起自胫骨内踝，呈扇形向下止于距骨、跟骨、足舟骨的内侧，限制足过度外翻，且十分坚韧，不易损伤（图 6-55）。

4. 外侧副韧带　呈束状，分前、中、后三束：前束为距腓前韧带，起自外踝前缘，向前下方止于距骨颈；中束为跟腓韧带，起自外踝尖端，向下止于跟骨外侧面的隆起处；后束为距腓后韧带，起自外踝内后缘，水平向后止于距骨后突。外侧副韧带有防止小腿移位和限制足过度内翻的功能，但不如内侧副韧带坚韧，所以极易损伤（图 6-56）。

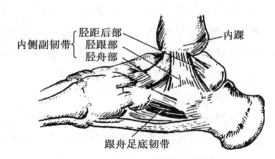

图 6-55　踝关节内侧副韧带示意图

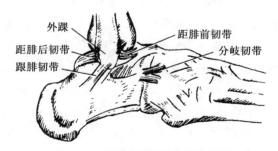

图 6-56　踝关节外侧副韧带示意图

【病因病机】

踝关节扭伤主要引起外侧、内侧副韧带损伤，其中外侧副韧带损伤临床最为常见，约占踝部损伤的 70% 以上。

1. 外侧副韧带损伤　外踝长，内踝短，外侧副韧带比内侧副韧带薄弱，而足外翻背屈的肌肉（第三腓骨肌）不如内翻的肌肉（胫前肌）强大，足部向外的力量不如向内的力量大，因此当路面场地不平，跑、跳时失足，或下楼梯、下坡时，易使足在跖屈位突然向内翻转，身体重心偏向外侧，导致外侧副韧带突然受到强大的张力牵拉而损伤。最易造成损伤的是距腓前韧带，其次是跟腓韧带，距腓后韧带损伤则较少见。损伤后，轻者韧带附着处骨膜撕裂，骨膜下出血；重者韧带纤维部分撕裂；更甚者韧带完全断裂，可伴有撕脱性骨折或距骨半脱位。

2. 内侧副韧带损伤　内侧副韧带比较坚韧，损伤机会相对较少。损伤常发生在踝关节突然外翻及旋转时。在跑、跳运动中，由于落地不稳，身体重心偏移至足内侧，踝关节突然向外侧搬扭，超过了踝关节的正常活动范围及韧带的维系能力，致使内侧副韧带撕裂损伤。如果外翻的作用力继续增强，可造成内侧副韧带撕脱，伴胫腓下联合韧带撕裂，或胫腓骨下端分离，伴内踝撕脱骨折。

中医学认为，踝为足之枢纽，足之三阴、三阳经筋所结。因足跗用力不当，经筋牵抻过度，致使经筋所结之处撕裂，阳筋弛长，阴筋拘挛，气血离经，为瘀为肿，活动牵掣，屈伸不利，伤处作痛。

【诊断】

1. 病史　有足踝急性内翻位或外翻位损伤史。

2. 症状

（1）踝关节外侧或内侧出现肿胀、疼痛，多数有皮下出血。内翻损伤者，外踝前下方压痛明显，若将足做内翻动作时则疼痛加重；外翻扭伤者，内踝前肿胀疼痛明显，压痛明显，做被动外翻动作时，疼痛加剧。肿胀程度与出血量的多少有关，轻者可见局部肿胀，重者则整个踝关节均出现肿胀。

（2）踝关节活动受限，行走呈跛行或不敢用力着地行走。

3. 体征

（1）肿胀瘀血　损伤部位常见皮下瘀血、肿胀，轻者局限于外踝前下方或内踝下方，重者可扩散到整个踝关节。伤后 2～3 天，皮下瘀血、青紫更为明显。

（2）压痛　外侧副韧带损伤时，压痛点主要在外踝前下方（距腓前韧带）或下方（跟腓韧带）；内侧副韧带损伤时，压痛点常位于内踝下方；胫腓下联合韧带损伤时，则在胫腓下关节处压痛；骨折患者的压痛点主要在骨折断端，沿小腿纵向叩击足底，骨折断端疼痛剧烈，有时可闻及骨擦音或触及骨碎片。

（3）活动受限　踝关节被动内、外翻并跖屈时，局部疼痛剧烈。

（4）特殊检查　外侧副韧带损伤，踝内翻试验阳性；内侧副韧带损伤，踝外翻试验阳性。

4. 辅助检查　X 线检查可明确是否有骨折、脱位及骨折和脱位的程度。做足部强力内翻或外翻位摄片，若见踝关节间隙明显不等宽或距骨脱位，提示韧带完全断裂。

【鉴别诊断】

踝部骨折　有严重踝部扭伤史，局部肿胀明显，疼痛剧烈，踝关节活动功能丧失。骨折处有严重压痛，有时可闻及骨擦音或触及异常活动。X 线检查可确诊。

【治疗】

1. 治法　活血化瘀，消肿止痛。

2. 手法　㨰法、按法、揉法、摩法、拔伸法、摇法、抹法、擦法。

3. 取穴与部位　外侧副韧带损伤：足三里、阳陵泉、丘墟、解溪、申脉、金门、外踝部；内侧副韧带损伤：商丘、照海、太溪、内踝部。

4. 操作

（1）外侧副韧带损伤

①㨰揉小腿外侧及外踝部：患者仰卧，医者沿其患侧小腿外侧至踝外侧用㨰法、按揉法上下往返交替施术，以外踝前下方为施术重点，手法宜轻柔缓和，时间约 3 分钟，以舒筋活血。

②按揉穴位：医者按揉患侧足三里、阳陵泉、丘墟、解溪、申脉、金门等穴，以患者能耐受为度，时间约 3 分钟，以通络止痛。

③揉摩患处：医者用鱼际或掌根先在患处周围揉摩，待疼痛缓解后再在患处揉摩，手法宜轻柔缓和，以患者能耐受为度，时间约 3 分钟，以活血散瘀消肿。

④拔伸摇踝：患者仰卧，医者一手托其患侧足跟部，另一手握其足趾部做牵引拔伸，在拔伸的同时轻轻摇动踝关节，并配合足部内翻、外翻被动活动，重复 3～5 次，以舒筋通络。

⑤推抹擦踝：医者先用推抹法自上而下进行施术，以理顺筋肌，时间约 2 分钟；然后在患处施擦法，以透热为度，以温经通络。

（2）内侧副韧带损伤

①㨰揉内踝部：患者患侧卧位，健肢屈曲，患肢伸直。医者自小腿下端经内踝至内侧足弓部用按揉法或㨰法上下往返施术，重点在内踝下方，手法宜轻柔缓和，时间约 3 分钟，以舒筋通络。

②揉摩内踝：医者用掌根或鱼际先在患处周围揉摩，待疼痛缓解后再在患处揉摩，手法宜轻柔缓和，以患者能耐受为度，时间约 3 分钟，以活血散瘀消肿。

③按揉穴位：医者用拇指按揉商丘、照海、太溪等穴，以患者能耐受为度，时间约 3 分钟，以通络止痛。

④拔伸摇踝：患者仰卧，医者一手托其患侧足跟部，另一手握其足趾部做牵引拔伸，在拔伸的同时轻轻摇动踝关节，并配合足部内翻、外翻被动活动，重复 3～5 次，以舒筋通络。

⑤推抹擦踝：医者先用推抹法自上而下进行施术，以理顺筋肌；然后在损伤处施擦法，以透热为度，以温经通络。局部可加用湿热敷，以消肿止痛。

【预防调护】

1. 运动前应充分做好热身活动，选择合适的运动鞋，穿高跟鞋不要做剧烈活动。

2. 避免在不平整地面行走或跑步；加强踝部肌肉力量锻炼，如提跟练习、单脚站立等。

3. 注意踝部保暖，恢复期加强功能锻炼，有利于损伤恢复。

4. 避免再次扭伤，有踝关节扭伤史者在锻炼前宜佩戴踝关节保护装置。

【临证提要】

1. 踝关节损伤者首先应排除韧带完全断裂、脱位，或合并骨折等情况，方能进行推拿治疗。

2. 急性损伤有内出血者，即刻用冰敷止血，冰敷时间不宜超过 8 分钟。推拿应视出血程度，在伤后 24 ～ 48 小时方能施术。

3. 急性期患足宜做固定，用弹性绷带包扎固定 1 ～ 2 周。内侧副韧带损伤者应内翻位固定，外侧副韧带损伤者应外翻位固定，以减少损伤韧带的张力，有利于损伤韧带的修复。外固定期间，应练习足趾的屈伸活动和小腿肌肉收缩活动；拆除外固定后，要逐渐练习踝关节的内、外翻及跖屈、背伸活动，以防关节粘连，恢复踝关节的活动功能。

二十四、踝管综合征

踝管综合征（Tarsal Tunnel Syndrome）是指踝管内容积减少或压力增高，使胫后神经在踝管内受压而引起以内踝后疼痛不适、足底和跟部内侧感觉异常，压迫跖管时症状加重，行走困难等为主要临床表现的病证。本病临床上不易引起注意，常易误诊，好发于男性，尤其是经常运动的青壮年或者从事体力劳动者。本病属中医"痹证"范畴。

【应用解剖】

1. 踝管　踝管位于内踝的后下方，是小腿后深层骨性纤维性筋膜鞘的延续，由屈肌支持带、内踝、距骨、跟骨、三角韧带和跟腱围成的骨性纤维性管道。踝管是一个缺乏弹性的骨纤维管，由后向前下方走行，由一顶、一底两个口构成，并形成一个约 90° 的弯曲。两个口分别是上口（入口）和下口（出口）。顶为屈肌支持带，起自内踝后下方，止于跟骨结节内侧面；其底为跟骨内侧面，由距骨、跟骨、三角韧带、关节囊和下关节的相应部分组成。上口由屈肌支持带上缘及其周围结构组成；下口由屈肌支持带下缘及其周围结构组成。

2. 踝管内容物　屈肌支持带向深面被三个纤维隔分为四个骨纤维管，由前向后依次为：①胫骨后肌腱及腱鞘；②趾长屈肌腱及腱鞘；③胫后动、静脉及胫神经；④长屈肌腱及腱鞘（图 6-57）。

3. 胫后神经及其分支　胫后神经自小腿后内侧，腓肠肌与小腿深层肌之间穿出，后进入踝管内，一般呈圆形，直径 5 ～ 6mm，分为跟支内侧神经、足底内侧神经和足底外侧神经三支。跖内侧神经，沿外展踇

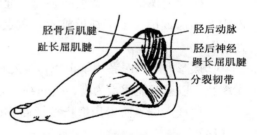

图 6-57　踝管与踝管内组织示意图

肌上缘行进，最后在外展踇肌筋膜纤维管通过，支配外展踇肌、5 个屈趾短肌、第一蚓状肌、屈踇屈趾肌及内侧 3 个半足趾的感觉；跖外侧支潜入外展踇肌深面，通过屈踇长肌腱旁纤维弓，然后经过足跖面，支配跖方肌、外展小趾肌和外侧的一个半足趾的感觉。胫后神经在踝管内受压，出踝管后亦可在外展肌筋膜纤维弓使跖内侧和跖外侧神经受压。

【病因病机】

1. 先天解剖异常　先天性马蹄内翻足、外展肌肥大、副外展肌、跟骨外翻畸形、跟距骨间异常纤维束带存在、扁平足等致踝管有效容积变小，均为踝管综合征的易发因素。

2. 损伤

（1）骨或关节外伤　胫骨远端骨折、踝关节扭伤或挤压伤、关节固定术后、跟骨骨折、创伤后水肿和后期纤维化，造成胫后神经在踝管内粘连。

（2）踝内侧软组织慢性损伤　长期行走、蹲姿可使屈肌支持带增厚，跑跳过多使足过度跖屈和背伸活动而致踝管内软组织损伤，踝管内肌腱肿胀、纤维化，肌腱腱鞘炎，胫后静脉瘀血，血栓栓塞性静脉炎，静脉曲张，肉芽肿性动脉炎，外展肌水肿、肥大和增生，也可使局部神经水肿、神经外膜纤维化，使踝管相对狭窄，管内压力增高，刺激和压迫胫后神经及血管而致踝管综合征。

3. 肿瘤　如踝内侧及邻近部位的脂肪瘤、腱鞘囊肿、胫动脉瘤、胫静脉瘤、神经和骨关节的相关肿瘤等，可直接或间接压迫胫后神经。

4. 其他　妊娠、高脂血症、甲状腺功能低下、糖尿病、类风湿关节炎、强直性脊柱炎、心力衰竭、筋膜室综合征，可诱发神经卡压。高度肥胖者，一定条件下，脂肪可突入踝管导致踝管容积变小，压迫胫后神经。

中医学认为，内踝为足三阴经筋所过，由于寒湿淫筋，风邪袭肌，痹阻经络；或足跗用力不当，跗管劳损，经筋牵抻过度，气血瘀滞，跗管肿胀，经筋受阻，筋拘黏结，故作肿痛，发为本病。

【诊断】

1. 病史　有足踝部外伤史。

2. 症状

（1）早期在站立过久或步行过多时，内踝后方出现酸胀不适，但休息后症状消失，踝关节比以前容易出现疲劳。随着病情发展，以上症状更加明显，并且可以出现足底的灼痛、麻木或蚁行感，夜间加重，起床后减轻。在分裂韧带的远端，足底内侧的皮肤发白、发凉，血管搏动减弱。

（2）后期足趾的皮肤可出现干燥、肿胀、发亮、变薄、指甲失泽、变脆等神经营养不良的现象，亦可有足底肌肉的萎缩。

3. 体征

（1）压痛　叩击或压迫踝管处可使疼痛加重。

（2）感觉障碍　足底感觉减退或消失。其范围：内侧神经受压者表现为内三个半趾、跖骨部；外侧神经为外侧一个半趾；足跟支为足跟内侧，两点辨别能力明显降低。

（3）其他　内踝后方可触及棱形肿块或小结节。

（4）特殊检查　足外翻试验阳性，足背伸试验阳性，止血带试验阳性。

4. 辅助检查　X线检查一般无异常，少数患者可见距骨、跟骨内侧有骨刺形成。肌电图检查可显示跖侧神经传导异常。MRI 可以发现占位性病变或静脉曲张。

【鉴别诊断】

1. 跖痛症　多见于 30 岁左右的女性，尤其好发于穿尖头高跟鞋者。最早可见前足掌部疼痛、灼痛或束紧感，严重者疼痛可累及足趾或小腿，一般在更换平底鞋后可缓解。

2. 痛风性关节炎　多见于男性，初发时多在第一跖趾关节，发病急骤，疼痛剧烈，压痛明显，局部皮肤有红肿，间歇期无任何症状，发作期血尿酸可增高，慢性患者 X 线检查可见关节面附近有虫蚀样阴影。

3. 类风湿关节炎 多见于女性，局部表现为足部疼痛，行走时疼痛加重，跖趾关节最易受累。晚期可出现前足畸形，如尖足、足内翻、足外翻等，红细胞沉降率增快，X 线检查可见关节间隙狭窄、骨质疏松、关节破坏及脱位等。

【治疗】

1. 治法 舒筋活血，散瘀消肿。

2. 手法 㨰法、按法、揉法、弹拨法、摩法、推法、拔伸法、摇法、擦法。

3. 取穴与部位 三阴交、太溪、照海、涌泉、小腿内后侧、内踝后部、足弓内侧面。

4. 操作

（1）㨰揉内踝部 患者仰卧，患肢外旋，医者用㨰法、按揉法在小腿内侧、内踝部及足弓内侧面施术，手法宜轻柔缓和，时间约 5 分钟，以舒筋通络。

（2）按揉穴位 医者用拇指按揉三阴交、太溪、照海、涌泉等穴，以酸胀为度，时间约 3 分钟，以活血通络。

（3）弹拨经筋 医者在内踝后部沿肌腱走行方向垂直进行轻柔弹拨，时间约 2 分钟，以松解粘连。

（4）摩推踝管部 医者先在踝管部用掌摩法施术，时间约 3 分钟，以散瘀消肿；然后用拇指自踝管部向小腿单方向推挤 8～10 次，以舒筋理筋。

（5）拔伸摇踝 医者一手托住患侧足跟部，另一手握足趾部做牵引拔伸，在拔伸的同时轻轻摇动踝关节，并配合足部背伸、跖屈、内翻及外翻被动运动，重复 3～5 次，以舒筋通络。

（6）擦踝管部 医者用擦法在踝管部沿肌腱方向施术，以透热为度，以温经通络。

【预防调护】

1. 避免长期站立及过度行走；运动时做好充分热身活动，避免外伤，必要时可以佩戴护踝。

2. 治疗期间适当减少踝关节活动，局部注意保暖。配合足浴或湿热敷，每日 1～2 次，以改善局部血液循环。

【临证提要】

1. 本病以足底跖侧疼痛、麻木，按压踝管时症状加重为诊断要点，配合肌电图检查可明确诊断。

2. 缓解踝管内压力是临床取效的关键，重点施术部位应在踝管部。

二十五、跟痛症

跟痛症（Heel Pain）是指因急、慢性损伤引起的跟骨及周围软组织的无菌性炎症，导致以站立或行走时疼痛、局部压痛、行走困难为主要临床表现的一类病证。本病包括跟骨滑囊炎、跟下脂肪垫损伤、跖筋膜炎、跟骨骨刺等基础性病证。跟骨骨刺往往和跟痛症同时存在，但跟骨骨刺并不一定是跟痛症的原因。好发于 40～60 岁的中老年人及肥胖者，以及中长跑、跳跃、体操、篮球等运动员。本病属中医学"骨痹"范畴。

【应用解剖】

1. 跟骨 跟骨是七块跗骨中最大的一块，位于足后下部，构成踵（脚后跟）。跟骨形状不规则，近似长方形。其前部窄小，后部宽大。跟骨体后面呈卵圆形隆起，分上、中、下三部分：上部光滑；中部为跟腱附着部，跟腱止点上方有小滑囊；下部移行为跟骨结节，有展肌、趾短屈肌、小趾展肌及趾腱膜附着，起维持足弓的作用，在人体负重和行走中起重要的作用。人体站立时至少有 50% 的体重需要跟骨与距骨来负担。

2. 跖筋膜　此为足底的深筋膜，其主体起自跟骨结节，向远端行至各足趾的近节趾骨，由纵行的纤维组成，可保护足底的肌肉、肌腱、神经、血管和关节，并提供足底肌的附着点，同时帮助维持足纵弓。

3. 跟骨滑液囊　包括跟腱止点滑囊、跟骨后滑囊以及跟下滑囊。滑囊是一个潜在的囊性间隙，位于正常关节周围的骨、肌肉、筋膜之间。由结缔组织构成的密闭囊，其内壁由内皮细胞组成，薄如腹膜，外层为较致密的结缔组织。滑囊内含少量滑液，起润滑及营养关节的作用。

4. 跟骨下脂肪垫　此为特殊的弹性脂肪组织，在重力支撑点的足跟、皮肤以及跟骨之间，上至跟骨，下至皮肤，向前至跖筋膜。脂肪垫内有弹性纤维组织形成的致密间隔脂肪组织，形成一个个密闭的小房，每个小房及其内的脂肪组织均与相邻的小房隔开。

【 病因病机 】

跟痛症的基本病机为因急、慢性损伤而引起的跟骨结节附着处、跖筋膜、跟骨滑囊、跟骨下脂肪垫等软组织发生充血、炎性水肿等而致跟部疼痛。

1. 跟骨下骨刺症　多发生于跟骨底面结节部分的前缘。由于劳动、行走等慢性牵拉，结节止点处的纤维反复微小断裂、修复过程，使断裂处微小出血、钙盐沉着、骨化而形成骨刺，增生的骨质对足跟软组织长期的压迫刺激，造成不同程度的损伤和炎症反应，引起局部出血、水肿、渗出、组织纤维化、炎性细胞浸润、代谢产物积聚等，从而形成本病。

2. 跖筋膜炎　因长期的职业关系或因扁平足，腰椎生理曲度消失、反弓，躯体承重力线后移，加重跟骨负荷，跖筋膜处于长期反复的超负荷状态，从而诱发炎症，形成退变、纤维化，最终导致跖筋膜炎，加速跟骨骨刺形成。

3. 跟骨滑囊炎　外伤、压迫、反复摩擦或邻近关节有炎症等，导致滑囊发生慢性无菌性炎症，使滑囊增大，囊壁增厚，炎症刺激促进骨刺形成。

4. 跟骨下脂肪垫炎　炎症、退变或损伤会降低跟垫厚度或破坏其纤维组织间隔，从而使其压缩性减弱。当突然遭受外力或长时间反复损伤时，脂肪垫发生充血、水肿、增生、肥厚等病理改变，刺激痛觉神经纤维释放神经递质，进而出现足跟肿痛，造成骨刺形成。

5. 肾虚型跟痛症　老年体弱，或久病卧床，肾气虚衰，则骨痿筋弛。现代医学认为久病卧床，足跟部易发生退行性变，皮肤变薄，跟下脂肪垫萎缩，骨骼发生脱钙变化而致本病。

中医学认为，跟底为足太阳经筋所结，因足底着力不当，或用力过度，牵掣经筋损伤，气血瘀滞，筋拘黏结，故肿痛。或年老体弱，肝肾亏虚，肝主筋，肾主骨，久虚及骨，以致骨赘形成而为骨痹。

【 诊断 】

1. 病史　有急、慢性损伤史。

2. 症状

（1）初起时仅为跟底酸胀痛，逐渐发展为足跟疼痛。疼痛以晨起下床开始站立或走路时剧烈，活动后减轻，但久站久行之后疼痛则加重，休息后又减轻。

（2）站立、行走、跑、跳时，足跟不敢着地，呈跖足尖跛行。

（3）伴有足底麻胀感或紧张感，劳累后症状加重，得热则舒，遇冷痛增。

3. 体征

（1）压痛　足跟部有明显压痛。脂肪垫损伤和跟骨下滑囊炎的压痛点在跟底中部或偏内侧；跟骨骨膜炎的压痛点在跟底后偏外侧；跟骨骨刺的压痛点在跟底脂肪垫前、跟骨结节前内侧。

（2）肿胀　足底部肿胀，局部皮肤增厚，少数患者肿胀不明显。

（3）骨性隆起　跟骨骨刺形成，足底跟骨基底结节处可触及骨性隆起，并有明显压痛；其疼痛程度与骨刺的方向有关。

4. 辅助检查　X线检查可排除跟骨骨折。多数患者在跟骨结节部有粗糙的骨质增生或骨刺形成；跟骨骨膜炎后期显示骨膜增厚；肾虚型跟痛症可见跟骨骨密度降低。

【鉴别诊断】

1. 跟骨应力骨折　压痛多在跟骨体部后方，X线及CT（冠状位）检查可明确诊断。

2. 跖管综合征　灼痛可放射至足趾跖面，伴有感觉过敏、运动及感觉障碍。Tinel征阳性。肌电图检查可有助于诊断。

3. 跟骨结核　患处肿胀、持续性疼痛，病变若累及附近关节可致关节功能障碍。伴有低热、盗汗、乏力等全身症状。X线检查显示骨质破坏、空洞及死骨形成等骨结核表现。

4. 跟骨骨髓炎　本病虽有跟痛症状，但局部可有明显的红肿热痛等急性感染的表现，严重者可伴有高热等全身症状。实验室检查和X线检查可明确诊断。

【治疗】

1. 治法　舒筋通络，活血止痛。

2. 手法　滚法、按法、揉法、擦法、敲击法、摩法。

3. 取穴与部位　涌泉、然谷、太溪、昆仑、足跟部。

4. 操作

（1）滚揉足跟部　患者俯卧，医者用滚法、按揉法自足跟部至足心跖筋膜往返施术，手法宜深沉缓和，时间约3分钟，以舒筋通络，活血止痛。

（2）按揉足跟及穴位　医者用拇指重点按揉足底跟骨结节部，以深层有温热感为度；然后按揉涌泉、然谷、太溪、昆仑穴，以酸胀为度，时间约3分钟，以活血止痛。

（3）揉擦跟骨结节部　医者在跟骨结节部涂上介质，先用掌揉法施术，再沿足跟至跖筋膜方向施擦法，以透热为度，时间约3分钟，以舒筋活血，温经止痛。

（4）跟底敲击法　适用于跟骨骨刺症。在上述推拿的基础上，患者俯卧，患侧屈膝90°，足底朝上。医者一手握其足跖部，使足背屈以固定踝关节，另一手持敲击槌，对准骨刺部位敲击20～30次；或在踝前部垫枕使足悬空，用敲击槌敲击。敲击时要求用腕力，如蜻蜓点水状，频率要快，有节奏感，不能用蛮力，以被敲击部位有麻木感为宜，以松解粘连，散结止痛（图6-58）。

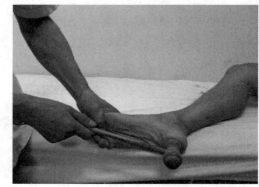

图6-58　跟底敲击法

（5）揉摩足跟部　医者用掌揉法或摩法在足跟部施术，时间约3分钟，以舒筋活络。

【预防调护】

1. 避免长期站立、行走；肥胖者建议减体重，腰椎生理曲度消失者建议穿高跟鞋，以减少足跟负荷。

2. 急性期宜休息，可在鞋内跟部垫一块海绵，或在骨刺相应部位挖一个洞，可以缓冲对骨刺的过度刺激。

3. 可自行对骨刺部位进行敲击，配合湿热敷，每日1～2次，改善局部血液循环。

【临证提要】

1. 本病以中老年人跟下疼痛、不能着地行走为诊断要点。

2. 跟痛症常伴有骨刺形成，疼痛与骨刺大小无关，但与骨刺的方向有一定的关系。推拿可使骨刺引起的炎性水肿吸收，但不能使骨刺消失。

第七章
内科病证推拿

第一节　概　述

内科病证主要分外感病和内科杂病两大类。外感病应掌握六淫致病引起人体气血、经络、脏腑、阴阳变化的规律；内科杂病则应掌握脏腑病证的辨证基础，重视情志、劳伤、起居、饮食等对脏腑功能的影响。内科病证具有病情复杂、证候多变等特点，在推拿治疗前，必须通过望、闻、问、切四诊，仔细收集病情资料，掌握病因病机特点和病证变化规律，运用八纲辨证、脏腑辨证等方法，认真分析病情，明确诊断，方能进行推拿治疗。正如《幼科铁镜·推拿代药赋》所曰："寒热温平，药之四性，推拿揉掐，性与药同，不明何可乱推。"本节简要介绍与推拿治疗相关的内科病证辨证与手法操作要点。

一、内科病证辨证要点

（一）分清表里，辨别病位深浅

1. 表证　表证多为六淫之邪侵袭肌表腠理，常见于病证的早期阶段。症见恶寒、发热、头痛身痛、鼻塞流涕。表证分为表寒、表热、表虚、表实四种（表7-1）。

表 7-1　不同表证的临床鉴别要点

证别	症状	舌苔与脉象
表寒	恶寒重，发热轻，无汗，头痛，项背痛	苔薄白，脉浮紧
表热	发热重，恶寒轻，多有汗，头痛，口渴	舌尖红，脉浮数
表虚	自汗、汗出恶风为特点	舌淡，脉浮缓无力
表实	无汗为特点	苔薄白，脉浮有力

2. 里证　里证则为外邪入里，或七情内伤，病从里发，病变部位较深，病情较重。症见壮热或潮热、烦躁、口渴、便秘、腹痛、呕吐、泄泻，甚者神昏谵语。苔黄或厚，脉沉。里证不仅有寒、热、虚、实之分，而且会交错出现（表7-2）。

表 7-2　不同里证的临床鉴别要点

证别	症状	舌苔与脉象
里寒	肢冷不渴，恶寒喜热，腹痛便溏，小便清长	舌苔白滑，脉沉迟
里热	壮热口渴，目赤唇红，烦热不宁，小便黄赤	舌红苔黄，脉沉数
里虚	气弱懒言，食减倦怠，头昏心跳	舌胖苔白，脉沉弱
里实	壮热气粗，神昏谵语，大便秘结	舌苔老黄，脉沉实

（二）分清寒热，辨别病证属性

辨别寒热的性质，主要是根据患者口渴与否、大小便情况、肢体冷热、舌质、舌苔及脉象等表现来进行辨识。

1. 寒证　多因寒邪侵袭，或人体阳气虚衰所致。症见恶寒、四肢不温、口不渴或喜热饮、尿清长、大便溏。舌淡苔白，脉沉细。寒证有虚、实之分。实寒证多见寒邪盛而正气不虚，虚寒证多见正气不足且寒邪盛（表7-3）。

表 7-3　实寒证与虚寒证的鉴别要点

证别	症状	舌苔与脉象
实寒证	四肢厥冷，腹痛胸闷或便秘	脉沉弦或沉迟有力
虚寒证	食少，口淡，吐涎沫，气短，便稀或泄泻	舌淡苔白，脉沉细或沉弱无力

2. 热证　多因热邪内扰，或素体阴虚而生内热所致。症见发热面红、渴喜冷饮、烦躁不安、尿少便结。舌红苔黄、脉洪大而数。热证有虚、实之分（表7-4）。

表 7-4　实热证与虚热证的鉴别要点

证别	症状	舌苔与脉象
实热证	高热烦渴，谵语，声音粗壮	舌红苔黄，脉滑数或沉实
虚热证	低热或潮热，倦怠食少，消瘦	舌淡红少苔或舌绛无苔，脉细数无力

（三）分清虚实，辨别正气的盛衰

虚实辨证，主要抓住患者的体质、疾病的病程及舌质、脉象等几个方面来辨识。

1. 虚证　多见于重病或久病之后，或身体虚弱、正气不足者。症见面色苍白、精神萎靡、气弱懒言、心悸气短、食少便溏、自汗盗汗。舌淡嫩，脉无力。

2. 实证　多见于体质壮实，发病较急或病势较盛者。症见高热口渴、烦躁谵语、便秘腹痛而满。舌质苍老，苔黄干燥，脉有力。

（四）分清阴阳，抓住辨证的总纲

阴阳是八纲辨证的总纲，凡辨证必明阴阳。在八纲辨证中，凡属热、实、表的为阳；属寒、虚、里的为阴。临床上常见证候很少是单纯性的，往往是表里、寒热、虚实交织在一起，随着时间的推移或病情的变化，阴阳又可以相互转化。因此，辨证必须先分清阴阳。

二、内科病证推拿施术要点

内科病证推拿时应用手法作用于人体经穴，通过疏通经络、调和气血、平衡阴阳、扶助正气来实现其治疗疾病的目的。因此，合理应用推拿手法，正确选择经络腧穴，是临床取效的关键。

（一）手法选择原则

凡邪气盛实、病情较急者，当用一指禅推法、拿法、按法、㨰法和掐法等，以求泻其实；凡正气不足、身体虚弱者，当应用揉法、摩法、擦法等，以求补其不足，使正气充实。一般来说，治疗内科病证的推拿手法应以轻快柔和为主，切忌使用粗暴手法。

（二）穴位选择原则

一般常用近部取穴、远部取穴、辨证取穴、对症取穴等原则。穴位的选用及推拿处方组方的合理性，与临床疗效有着密切的关系。

1.近部取穴　在病变部位周围取穴，一般多用于治疗体表或局限性病证。如鼻塞按迎香、头痛揉太阳、近视按睛明、牙痛按颊车等，阿是穴也属于近部取穴法。

2.远部取穴　是指在离病变较远的部位选取推拿治疗穴位。如足三里属胃经，胃痛可取之；内关属心包经，心绞痛可取之。"肚腹三里留，腰背委中求，头项寻列缺，面口合谷收"均属于远部取穴。

（三）体表内脏相关学说的应用

中医学认为，体表与脏腑之间存在着特定联系。临床实践表明，脏腑病变可在体表特定部位反映出来（如疼痛），手法刺激体表特定部位能对脏腑产生影响，此为辨证推拿提供了依据。推拿治疗内科病证可通过刺激体表相应穴位或特定部位来调整脏腑功能而取得疗效。

现代研究证实，不同强度的手法刺激对内脏功能的影响也不同。轻柔、缓和的连续刺激可起到抑制中枢神经系统，兴奋周围神经系统的作用；急速、较重的短时间刺激可抑制周围神经系统，兴奋中枢神经系统。当中枢处于抑制状态时，副交感神经则处于优势；当中枢处于兴奋状态时，交感神经则占优势。因此，手法刺激量的强弱要根据病证性质的不同和治疗目的合理选择应用。

第二节　内科病证

一、感冒

感冒（Common Cold）是指感受外邪，以发热恶寒，头身疼痛，鼻塞流涕，喉痒咳嗽等为主要表现的疾病。病程一般 3 ～ 7 日，在整个病程中很少传变。本病四季皆可发生，但以冬、春两季气候骤变之时更为常见。"感冒"一词，首见于北宋《仁斋直指方·诸风》，书曰："感冒风邪，发热头痛，咳嗽声重，涕唾稠黏。"元代朱丹溪在《丹溪心法·头痛》中始把"感冒"作为病证名，并与"伤风"互称。明清医家多将感冒、伤风互称。

感冒有轻重之分，轻者一般称"伤风"；病情较重者称为"重伤风"；引起流行且病情类似者，称"时行感冒"。现代医学所称的普通感冒、上呼吸道感染属于感冒的范围，流行性感冒属于时行感冒的范围，两者均可参考本节内容进行辨证施术。

【病因病机】

感冒是由六淫、时行之邪侵犯肺卫所致，病变部位主要在肺卫。其发病主要由外感风邪所致，但风邪多与寒热暑湿之邪夹杂为患。其主要病机分述如下：

1. 外感六淫　风寒暑湿燥火均可为感冒的病因，因风为六气之首，百病之长，故感受风邪为感冒的主因。风邪多与寒热暑湿之邪夹杂为患，秋冬多感风寒，春夏多感风热，长夏多夹暑湿。肺司呼吸，外合皮毛，开窍于鼻。感冒风邪自口鼻而入，故呈现一系列的肺卫症状。

2. 感受时行疫毒　时行疫毒（天行疫疠之气）流行人间，伤人而致病，其特点为病情重而多变，往往相互传染，广泛流行，且不限于季节。正如《诸病源候论·时气病诸候》曰："因岁时不和，温凉失节，人感乖戾之气而生病者，多相染易。"

六淫病邪或时行疫毒能够侵袭人体引起感冒，除因邪气特别盛之外，总是与人体的正气失调有关。或是由于正气素虚，或是素有肺系疾病，不能调节肺卫而感受外邪。即使体质素健，若因生活起居不慎，如疲劳、饥饿而机体功能状态下降，或因汗出衣裹冷湿，或餐凉露宿，冒风沐雨，或气候变化时未及时加减衣服等，正气失调，腠理不密，邪气得以乘虚而入。因此，感冒是否发生取决于正气与邪气两方面的因素，一是正气能否御邪，有人常年不易感冒，即是正气较强常能御邪之故，有人一年多次感冒，即是正气较虚不能御邪之故，"邪之所凑，其气必虚"，提示了正气不足或卫气功能状态暂时低下是感冒的决定因素；二是邪气能否战胜正气，即感邪的轻重，邪气轻微不足以胜正则不病感冒，邪气盛如严寒、时行疫毒，邪能胜正则亦患感冒，所以邪气是感冒的重要因素。

由于四时六气之不同，人体体质之差异，在临床上有风寒、风热和暑湿等不同的证候，在病程中还可见寒与热的转化或错杂。感受时行疫毒者，病邪从表入里，传变迅速，病情急且重。

【辨证论治】

（一）基本操作

1. 治法　疏风解表。

2. 手法　推法、抹法、按法、揉法、拿法、扫散法、擦法。

3. 取穴与部位　印堂、太阳、肩井、风池、风府、大杼、风门、肺俞、前额、眼眶、头部五经、头侧胆经、背部督脉、膀胱经。

4. 操作

（1）头面部操作　①患者坐位，医者站其对面，用双手拇指自下而上由印堂推至前发际，分推前额，分抹眼眶，按揉太阳穴，操作 5 ~ 10 遍。②拿五经 5 ~ 8 遍。③扫散头部颞侧胆经3 ~ 5 遍。

（2）项背部操作　①患者坐位，医者由上而下拿颈项、拿肩井，操作 5 ~ 10 遍。②按揉风池、风府、大杼、风门、肺俞穴，每穴 1 分钟，以"得气"为度。③用小鱼际或手掌直擦背部督脉及膀胱经，均以透热为度。

（二）随证加减

1. 风寒感冒

证候：恶寒发热，头痛无汗，肢体酸痛，鼻塞，时流清涕，喉痒声重，咳嗽，咳痰清稀色白，口不渴或喜热饮，舌苔薄白，脉浮或浮紧。

治法：疏散风寒，宣肺通窍。

手法：按法、揉法、拿法。

取穴与部位：风府、风门、列缺、外关、风池、肩井、合谷。

操作：医者站其侧后方，按揉风府、风门、列缺、外关，拿风池、肩井、合谷，每穴1分钟。

2. 风热感冒

证候：发热重，微恶寒，汗出不畅，头胀且痛，咳嗽有痰，黏稠而黄，鼻塞流黄浊涕，口渴欲饮，咽痛红肿，舌苔薄白或微黄，脉浮数。

治法：疏散风热，宣肺止咳。

手法：按法、揉法、一指禅推法、点法。

取穴与部位：大椎、曲池、尺泽、外关、鱼际、中府、云门。

操作：①患者坐位，医者站其体侧，按揉或一指禅推大椎、曲池、尺泽、外关、鱼际穴，每穴1分钟。②点按中府、云门穴，每穴1分钟。

3. 暑湿袭表

证候：发生于夏季，面垢，身热汗出，但汗出不畅，身热不扬，身重倦怠，头昏重痛，或有鼻塞流涕，咳嗽痰黄，胸闷欲呕，小便短赤，舌苔黄腻，脉濡数。

治法：清暑祛湿解表。

手法：摩法、点法、按法、揉法。

取穴与部位：中脘、足三里、丰隆、肺俞、脾俞、胃俞。

操作：①患者仰卧，医者坐其体侧，顺时针摩中脘约5分钟。②点按足三里、丰隆穴，每穴1分钟。③按揉背部肺俞、脾俞、胃俞，约2分钟。

4. 体虚感冒

证候：平素体虚，反复感冒。气虚则倦怠乏力，气短懒言，舌淡苔白，脉浮无力；阳虚则自汗，四肢不温，舌淡苔白，脉沉无力；血虚则面色不华，头晕心悸，舌淡苔白，脉细无力；阴虚则干咳少痰，手足心热，咽干舌红，脉细数。

治法：扶正解表。

手法：摩法、点法、按法。

取穴与部位：气海、关元、足三里、三阴交、膏肓俞、脾俞、肾俞。

操作：①患者仰卧，医者坐其体侧，摩气海、关元穴各2分钟。②点按足三里、三阴交、膏肓俞、脾俞、肾俞穴，每穴1分钟。

【预防调护】

1. 平时加强锻炼，提高机体的抗病能力。

2. 保持室内环境和个人卫生，应经常开窗，以使空气新鲜，并有充足的阳光照射。在气候骤变之时及时增减衣服，以防寒保暖。

3. 如遇感冒流行季节，避免接触时行感冒患者，以免时邪入侵，可用食醋熏蒸法进行空气消毒。

4.感冒伴有发热者要注意多休息，多饮开水；饮食宜清淡，忌油腻、辛辣、燥热、鱼腥之物。

【临证提要】

1.感冒的预防很重要，尤其是对有时行感冒流行趋势的地区，应尽早采取措施，以免成蔓延之势。

2.风寒感冒者手法刺激量宜大，以求发汗；风热感冒者手法刺激量宜轻，以免发汗太过，伤及阴津。

3.对流行性感冒并发肺炎者，若出现高热不退、气急、紫绀、咯血等，不可单独应用推拿治疗，应积极配合中、西药物综合治疗。

二、咳嗽

咳嗽（Cough）是指由外邪袭肺，或脏腑功能失调导致肺失宣肃而出现以咳嗽、咯痰为主要表现的病证。有声无痰为咳，有痰无声为嗽，既有声又有痰为咳嗽。因临床上很难将两者截然分开，故统称为咳嗽。咳嗽是内科中最为常见的病证之一，发病率甚高，据统计慢性咳嗽的发病率为3%～5%，在老年人中的发病率可达10%～15%，在寒冷地区发病率更高。咳嗽可见于多种疾病，本节讨论的是以咳嗽为主症的病证。现代医学的上呼吸道感染、急慢性支气管炎、支气管扩张、肺炎等以咳嗽为主症者可参考本节进行辨证施术。

【病因病机】

咳嗽的病因有外感、内伤两大类。病变部位主要在肺，与肝、脾有关，久则及肾。其基本病机主要为邪气犯肺，肺气上逆而致。其主要病机分述如下：

1.外感　由于气候突变或调摄失宜，外感六淫从口鼻或皮毛侵入，使肺气被束，肺失肃降，正如《河间六书·咳嗽论》曰："寒、暑、湿、燥、风、火六气，皆令人咳嗽。"由于四时之气的不同，因而人体所感受的致病外邪亦有区别。风为六淫之首，其他外邪多随风邪侵袭人体，所以外感咳嗽常以风为先导，或挟寒，或挟热，或挟燥，其中尤以风邪挟寒者居多。《景岳全书·咳嗽》曰："外感之嗽，必因风寒。"

2.内伤　内伤病因包括饮食、情志及肺脏自病。饮食不当，嗜烟好酒，内生火热，熏灼肺胃，灼津生痰；或生冷不节，肥甘厚味，损伤脾胃，致痰浊内生，上干于肺，阻塞气道，致肺气上逆而作咳。情志刺激，肝失调达，气郁化火，气火循经上逆犯肺，致肺失肃降而作咳。肺脏自病者，常由肺系疾病日久，迁延不愈，耗气伤阴，肺不能主气，肃降无权而肺气上逆作咳；或肺气虚不能布津而成痰，肺阴虚而虚火灼津为痰，痰浊阻滞，肺气不降而上逆作咳。

外感咳嗽与内伤咳嗽可相互影响为病，病久则邪实转为正虚。外感咳嗽若迁延失治，邪伤肺气，更易反复感邪，而致咳嗽频作，转为内伤咳嗽；肺脏有病，卫外不固，易受外邪引发或加重，特别在气候变化时尤为明显。久则从实转虚，肺脏虚弱，阴伤气耗。由此可知，咳嗽虽有外感、内伤之分，但两者又可互为因果。

【辨证论治】

（一）基本操作

1.治法　宣肃肺气，止咳化痰。

2. 手法　按法、揉法、擦法、推法、一指禅推法。

3. 取穴与部位　天突、中府、膻中、大杼、风门、肺俞、胸胁部。

4. 操作

（1）胸胁部操作　①患者仰卧，医者站其体侧，以双手拇指或双掌分推胸胁部，自上而下反复操作3～5遍。②指揉天突、中府穴，每穴1分钟。③一指禅推膻中穴1分钟。

（2）肩背部操作　①患者俯卧，医者站其体侧，以双手拇指按揉大杼、风门、肺俞穴，每穴1分钟。②横擦肺俞穴，以透热为度。

（二）随证加减

1. 风寒咳嗽

证候：咳嗽，痰稀薄色白，鼻塞，流清涕，喉痒身重，或伴头痛，恶寒，无汗，咽部不红，苔薄白，脉浮紧。

治法：疏散风寒，宣肺止咳。

手法：拿法、点法、按法、擦法。

取穴与部位：风池、风府、风门、合谷、肩井、背部膀胱经、督脉。

操作：①患者俯卧，医者站其体侧，以拇指与其余四指相对用力重拿风池穴2～3分钟；然后点按风府、风门、合谷穴1分钟，重拿肩井1分钟。②医者以小鱼际擦背部膀胱经、督脉，以透热为度。

2. 风热咳嗽

证候：咳嗽频作，痰黄而稠，鼻流浊涕，发热恶风，气粗声哑，口燥咽干，咽红肿痛，舌尖红，苔薄黄，脉浮数。

治法：疏风清热，宣肺止咳。

手法：点法、按法、擦法、揉法、拿法。

取穴与部位：大椎、风门、肺俞、曲池、尺泽、孔最、列缺、合谷、肩井。

操作：①患者坐位，医者站其身后，依次点按大椎、风门、肺俞穴，以疏风清热，宣肺止咳，每穴1分钟；然后横擦肺俞、大椎穴，以透热为度。②患者坐位，医者站其体侧，用拇指按揉曲池、尺泽、孔最、列缺、合谷穴，每穴1分钟，以酸胀为度。③双手轻柔的交替拿肩井穴1分钟。

3. 内伤咳嗽

证候：痰湿咳嗽，症见痰多且黏稠易咳，胸脘痞满，胃纳减少，倦怠乏力，舌苔白腻，脉濡滑；肝火咳嗽，症见胸胁引痛，气逆而咳，痰少而稠，面赤咽干，苔黄少津，脉弦数；肺阴亏虚咳嗽，症见干咳无痰，或痰少而黏，不易咯出，口渴咽干，咳声嘶哑，手足心热，舌红少苔，脉细数。

治法：痰湿咳嗽，宜健脾燥湿，理气化痰；肝火咳嗽，宜清肝泻肺；肺阴亏虚咳嗽，宜养阴润肺，宁嗽止咳。

手法：一指禅推法、擦法、按法、揉法、擦法、拿法、捏法。

取穴与部位：肺俞、肝俞、脾俞、列缺、尺泽、肩井、胁肋部、背部膀胱经。痰湿咳嗽加中脘、足三里、阴陵泉、丰隆、公孙；肝火咳嗽加阳陵泉、太冲、行间、鱼际；肺阴亏虚咳嗽加中府、云门、膻中、太溪、三阴交。

操作：①患者俯卧，医者站其体侧，用一指禅推法或擦法在患者背部两侧膀胱经往返施术，时间3～5分钟；然后用拇指按揉肺俞、肝俞、脾俞穴，每穴1分钟；最后沿背部两侧膀胱经用擦法施术，以透热为度。②患者坐位，医者站其体侧，按揉列缺、尺泽穴，拿肩井穴，每穴 1 分钟；然后搓两胁部，以微热为佳。③随证加减：痰湿咳嗽，加按揉中脘、足三里、阴陵泉、丰隆、公孙等穴；肝火咳嗽，加按揉阳陵泉、太冲、行间、鱼际等穴；肺阴亏虚咳嗽，加一指禅推中府、云门、膻中等穴，然后于大腿内侧做横擦法，最后拿捏三阴交、太溪穴，时间 3 ～ 5 分钟。

【预防调护】

1. 适当参加体育锻炼，增强体质，提高机体的抗病能力。
2. 注意气候变化，防寒保暖。
3. 饮食宜清淡，忌食肥甘厚腻，戒除吸烟、饮酒等不良习惯。

【临证提要】

1. 风寒咳嗽者手法刺激量宜大，以求发汗；风热咳嗽者手法刺激量宜轻，以免发汗太过，伤及阴津。
2. 咳嗽既是独立的病症，又是多种呼吸系统疾病的症状。因此，必须明确诊断，以免延误治疗。症状严重者，不可单独应用推拿治疗，应配合其他疗法。

三、哮喘

哮喘（Asthma）是指以发作性的呼吸困难，伴有喉间痰鸣，甚则张口抬肩，难以平卧为主要临床表现的一种病证。本病一年四季均可发生，寒冷季节及气候剧变时更为多见。可发生于任何年龄，但以小儿及老年人多见。现代医学的支气管哮喘、哮喘性支气管炎、阻塞性肺气肿、心源性哮喘等疾病可参照本病辨证施术。

【病因病机】

哮喘的病因主要分为外感、内伤两类。证型有虚实之分：实者，多为外邪侵袭，或痰浊阻肺；虚者，多为精气不足，肺失宣降，肾失摄纳所致。实喘病位在肺，虚喘病位在肺、肾。其主要病机分述如下：

1. 风寒袭肺　外感风寒之邪，侵袭于肺，内则肺气壅塞，外则腠理郁闭，使肺失宣降，气道受阻而致哮喘。

2. 风热袭肺　风热之邪，从口鼻而入，或外感风寒郁而化热，热不得出，则肺气壅实，肺失清肃，导致肺气上逆而致哮喘。

3. 痰浊阻肺　饮食不节，恣食肥甘生冷，脾失健运，聚湿生痰，上壅于肺，肺气不得宣肃，而致哮喘。

4. 肺虚　久咳或平素汗出过多，导致肺之气阴不足，气失所主，肺气失于肃降，而致气短而喘。

5. 肾虚　年老体弱、肾气不足或劳欲伤肾，精气内夺，导致肾不纳气，而致少气而喘。

【辨证论治】

（一）基本操作

1. 治法　宣肃肺气，降逆平喘。实证以祛邪为主，虚证以扶正为主。

2. 手法 推法、扫散法、拿法、搓法、抖法、擦法、一指禅推法、按法、揉法。

3. 取穴与部位 桥弓、极泉、曲池、合谷、内关、外关、孔最、天突、膻中、中府、云门、定喘、风门、肺俞、膏肓、膈俞、脾俞、肾俞、头部颞侧胆经、头部五经、颈项部、上肢部、胸部、脊柱。

4. 操作

（1）头颈部操作 患者坐位，医者站其体侧，用拇指由上而下交替推左、右桥弓 10 ～ 20 次；然后扫散颞侧胆经 5 ～ 10 遍；最后拿五经、拿项后大筋各 5 遍。

（2）上肢部操作 患者坐位，医者站其体侧，拿上肢，重点在极泉、曲池、合谷、内关、外关、孔最穴施术，每穴 1 分钟；然后搓抖双上肢、理十指各 2 遍；最后直擦双上肢内外侧，以透热为度。

（3）胸部操作 患者仰卧，医者站其体侧，用一指禅推法从天突推向膻中，再从膻中向两旁胁肋分推 20 遍；然后按揉中府、云门穴，每穴 1 分钟；最后从锁骨下缘至季胁横擦前胸，以透热为度。

（4）背部操作 患者俯卧，医者站其体侧，按揉定喘、风门、肺俞、膏肓、膈俞、脾俞、肾俞穴，每穴 1 分钟；然后直擦脊柱，横擦肺俞、膈俞、脾俞、肾俞穴，均以透热为度。

（二）随证加减

1. 风寒袭肺

证候：喘息气促，胸闷咳嗽，痰白质稀薄，多伴有恶寒发热，头身疼痛，口不渴，苔薄白，脉浮紧。

治法：祛风散寒，宣肺平喘。

手法：拿法、擦法。

取穴与部位：风门、太渊、风池、肩井、背部膀胱经。

操作：患者取坐位，医者站其体侧，按揉风门、太渊穴，拿风池、肩井穴，每穴 1 分钟；然后直擦背部膀胱经，以透热为度。

2. 风热犯肺

证候：喘促气粗，甚则鼻翼扇动，痰黄黏稠，不易咳出，胸闷烦躁，身热面赤，甚则汗出，口渴喜冷饮，便秘溲赤，舌红苔黄，脉浮数。

治法：疏风清热，宣肺平喘。

手法：按法、揉法、拿法、擦法。

取穴与部位：大椎、风门、曲池、合谷、背部膀胱经。

操作：患者俯卧，医者站其体侧，按揉大椎、风门，拿曲池、合谷穴，每穴 1 分钟；然后直擦背部膀胱经，以透热为度。

3. 痰浊阻肺

证候：喘咳痰多，痰多白滑，甚则喉中痰鸣，或兼有恶心，或呕吐痰涎，恶心纳呆，口淡乏味，舌苔白腻，脉滑。

治法：健脾化痰，降逆平喘。

手法：按法、揉法、擦法。

取穴与部位：上脘、中脘、气海、足三里、丰隆。

操作：患者仰卧，医者站其体侧，按揉上脘、中脘、气海穴，每穴 1 分钟；然后擦上脘、中脘穴，以透热为度；最后按揉足三里、丰隆穴，每穴 1 分钟。

4. 肺虚

证候：喘息气短，咳声低弱，语声低微，自汗畏风，舌质淡红，脉弱。

治法：补肺益气，宣肺平喘。

手法：按法、揉法、擦法。

取穴与部位：肺俞、膈俞、脾俞、膻中、足三里。

操作：①患者俯卧，医者站其体侧，重点按揉肺俞、膈俞、脾俞穴，每穴 2 分钟；然后擦肺俞、膈俞、脾俞穴，以透热为度。②患者仰卧位，医者站其体侧，按揉膻中、足三里穴，每穴 1 分钟。

5. 肾虚

证候：喘促日久，气息短促，呼多吸少，动则喘息更甚，形体瘦弱，形神疲惫，汗出肢冷，舌质淡，脉沉细。

治法：补肾纳气，止咳平喘。

手法：按法、揉法、擦法。

取穴与部位：肾俞、命门、太溪、命门、腰骶部。

操作：患者俯卧，医者站其体侧，重点按揉肾俞、命门、太溪等穴，时间约 5 分钟；然后横擦命门、腰骶部，以透热为度。

【预防调护】

1. 注意防寒保暖，慎起居，节饮食，忌烟酒、辛辣、海鲜等刺激性食物。

2. 平素适当加强体育锻炼，提高机体免疫力。

3. 哮喘发作时，应卧床休息，或取半卧位休息，充分给氧。密切观察病情的变化，保持室内空气新鲜，避免理化因素刺激，消除紧张情绪。

【临证提要】

1. 哮喘发作多为外邪引动伏痰，阻塞气道所致，其病程长，反复发作，顽固难愈。

2. 证型有虚实之分，临床治疗应注意辨别，实证以祛邪为主，虚证以扶正为主。

3. 轻、中型哮喘可采取推拿治疗，疗效较好；而对于重型哮喘合并感染，应配合其他疗法，以防病情恶化。

四、胃脘痛

胃脘痛（Stomachache）是指因外邪犯胃、饮食不节、情志不畅或脾胃虚弱等导致胃气失和、胃络不通或胃失温养而引起的以胃脘部近心窝处疼痛为主要临床表现的一种病证。本病在脾胃病证中最为多见，常反复发作，久治难愈。现代医学中的急慢性胃炎、胃及十二指肠溃疡、胃痉挛、胃下垂、胃黏膜脱垂症、胃神经官能症等疾病，当其以上腹部胃脘疼痛为主要证候表现时，均可参照本节辨证施术。

【病因病机】

胃脘痛的病位在胃，但与肝、脾的关系最为密切。病因有虚实之分，初发多由外邪、饮食、情志所伤，多属实证；后期多为脾胃虚弱，成为虚证；亦有夹湿、夹瘀等虚实夹杂者。本病病机为胃气失和，胃络不通，不通则痛，或胃失温养，不荣则痛等。其主要病机分述如下：

1. 寒邪犯胃　气候寒冷，寒邪由口吸入，或脘腹受凉，寒邪直中，内客于胃，或服药苦寒太过，或寒食伤中，致使寒凝气滞，胃气失和，气机阻滞，不通而致胃脘痛。

2. 饮食伤胃　饮食不节，暴饮暴食，损伤脾胃，饮食停滞，致使胃气失和，胃中气机阻滞，不通则痛；或五味过极，辛辣无度，或恣食肥甘厚味，或饮酒如浆，则伤脾碍胃，蕴湿生热，阻滞气机，以致胃气阻滞，不通则痛，而致胃脘痛。

3. 肝气犯胃　忧思恼怒，情志不遂，肝失疏泄，肝郁气滞，横逆犯胃，以致胃气失和，胃气阻滞，而致胃脘痛；或肝郁日久，化火生热，邪热犯胃，导致肝胃郁热而痛。

4. 脾胃虚寒　素体脾胃虚弱，加之劳倦过度或饥饱失常，或过服寒凉药物，或久病脾胃受损，均可引起脾胃虚弱，中焦虚寒，致使胃失温养，而致胃脘痛。

【辨证论治】

（一）基本操作

1. 治法　理气止痛。

2. 手法　一指禅推法、摩法、按法、揉法、擦法、擦法。

3. 取穴与部位　中脘、气海、天枢、足三里、膈俞、肝俞、脾俞、胃俞、三焦俞、胃脘部、背部膀胱经。

4. 操作

（1）胃脘部操作　患者仰卧，医者站其体侧，用轻快的一指禅推法、摩法在胃脘部施术，时间约5分钟；然后按揉中脘、气海、天枢、足三里穴，每穴1分钟。

（2）背部膀胱经操作　患者俯卧，医者站其体侧，用一指禅推法或㨰法于背部膀胱经自上而下至三焦俞往返施术3～5遍；然后重按膈俞、肝俞、脾俞、胃俞、三焦俞穴，每穴1分钟；最后擦背部膀胱经，以透热为度。

（二）随证加减

1. 寒邪犯胃

证候：胃痛暴作，恶寒喜暖，得热痛减，遇寒加重，口淡不渴，或喜热饮，舌淡，苔薄白，脉弦紧。

治法：温胃散寒，行气止痛。

手法：按法、揉法、振法、擦法。

取穴与部位：梁丘、足三里、脾俞、胃俞、胃脘部、背部膀胱经。

操作：①患者仰卧，医者站其体侧，按揉梁丘、足三里，每穴各1分钟；然后掌振胃脘部2分钟。②患者俯卧，医者站其体侧，按揉脾俞、胃俞穴各1分钟，然后直擦背部膀胱经，以透热为度。

2. 饮食伤胃

证候：胃脘疼痛，胀满拒按，嗳腐吞酸，或呕吐不消化食物，其味腐臭，吐后痛减，不思饮食，大便不爽，得矢气及便后稍舒，舌红，苔厚腻，脉滑。

治法：消食导滞，和胃止痛。

手法：按法、揉法、摩法。

取穴与部位：中脘、下脘、梁门、内关、天枢、腹部。

操作：患者仰卧，医者站其体侧，按揉中脘、下脘、梁门、内关、天枢穴，每穴1分钟；然后顺时针摩腹约5分钟。

3. 肝气犯胃

证候：胃脘胀痛，痛连两胁，遇烦恼则痛作或痛甚，胸闷嗳气，喜太息，大便不畅，舌红，苔多薄白，脉弦。

治法：疏肝理气，和胃止痛。

手法：一指禅推法、按法。

取穴与部位：膻中、章门、期门、太冲、肝俞、胆俞。

操作：①患者仰卧，医者站其身侧，用一指禅推法于膻中、章门、期门、太冲穴施术，时间约5分钟。②患者俯卧，医者站其身侧，重按肝俞、胆俞穴各1分钟。

4. 脾胃虚寒

证候：胃脘隐隐作痛，绵绵不休，喜温喜按，空腹痛甚，得食则缓，劳累或受凉后发作或加重，泛吐清水，神疲纳呆，四肢倦怠，手足欠温，大便溏薄，舌淡苔白，脉虚弱或迟缓。

治法：温中健脾，和胃止痛。

手法：按法、揉法、擦法。

取穴与部位：气海、关元、足三里、脾俞、肾俞、命门、背部督脉及两侧膀胱经、背部脾胃区。

操作：①患者仰卧，医者站其体侧，用轻柔的按揉法在气海、关元、足三里穴施术，每穴1～2分钟，重点在气海穴施术。②患者俯卧，医者站其体侧，直擦督脉及两侧膀胱经，横擦左侧背部脾胃区（第7～12胸椎）及脾俞、肾俞、命门穴，以透热为度。

【预防调护】

1. 养成良好的生活与饮食习惯，忌暴饮暴食、饥饱不均。

2. 胃痛持续不已者，宜进流质或半流质饮食，少食多餐，宜食清淡易消化的食物，忌食烈酒及辛辣刺激性食物。

3. 避免情志刺激与过度疲劳，要保持心情舒畅。

4. 对一些可诱发、加重或引起胃出血的药物（如肾上腺皮质类固醇、阿司匹林和咖啡因等）应忌用或慎用。

【临证提要】

1. 推拿对胃脘痛具有明显的镇痛效果，如坚持治疗，远期疗效较好。

2. 对胃、十二指肠溃疡出血期的患者，应禁止推拿治疗；伴有严重胃下垂者，可用胃托辅助治疗。

3. 饮食和精神方面的调摄是治疗及预防胃脘痛不可或缺的措施。

五、胃下垂

胃下垂（Gastroptosis）是由于膈肌悬力不足，支撑内脏器官韧带松弛，或腹内压降低，腹肌松弛，导致站立时胃大弯抵达盆腔，胃小弯弧线最低点降到髂嵴连线以下，常伴有十二指肠球部位置改变的一种病证。胃下垂可有上腹部不适、胀痛、饱胀感、嗳气、纳差及排便异常等症状，是一种慢性功能性疾病，具有病势缠绵的特点。多见于瘦长体型、经产妇及消耗性疾病进行性消瘦者。本病属中医学"胃缓""胃痞"等范畴。慢性萎缩性胃炎、胃神经官能症及在各种慢性病中所出现的胃肠功能障碍等病证有类似胃下垂症状者，均可参考本节辨证施术。

【病因病机】

胃下垂的病因主要为饮食不节、情志内伤和劳倦太过等，基本病机为脾胃虚弱，运化无力，气血乏源，肌肉失于充养，以致中气下陷、升举无力而引起本病。本病的病位在脾胃，与肝相关。其主要病机分述如下：

1. 气虚下陷 因经常暴饮暴食及饭后剧烈运动脾胃受损，生化乏源，日久则中气亏虚，升举无力；或劳倦久伤，或是由于病后、产后耗伤元气，造成中气不足，无力托举，而致胃下垂。

2. 肝脾失调 因七情所伤，肝气失于疏泄，横逆犯胃，中焦正常升降功能失调，保持脏器正常位置的能力下降，而致胃下垂。

【辨证论治】

（一）基本操作

1. 治法 益气和胃，固本升提。

2. 手法 点法、揉法、推法、摩法、插法、按法。

3. 取穴与部位 百会、膻中、中脘、关元、气海、足三里、阴陵泉、脾俞、胃俞、膈俞、腹部、肩背部。

4. 操作

（1）腹部操作 患者仰卧，医者站其体侧，点揉百会、膻中、中脘、关元、气海、足三里、阴陵泉穴，每穴1分钟；然后用托摩法于上腹部施术5分钟；最后顺时针方向摩腹1分钟，再逆时针方向摩腹2分钟。

（2）肩背部操作 患者俯卧，医者站其体侧，一手固定肩前部，另一手自膈关穴从肩胛骨内侧缘插入肩胛骨与肋骨间隙，用插法施术2分钟；然后按揉脾俞、胃俞、膈俞穴，每穴2分钟。

（二）随证加减

1. 气虚下陷

证候：食后脘腹痞满，嗳气不舒，或者腹胀而坠，或有呕吐清水痰涎，面色萎黄，精神不振，倦怠乏力，不思饮食，肌肉瘦弱，舌淡苔白，脉缓无力。

治法：益气升陷。

手法：揉法、按法。

取穴与部位：气海、百会、丹田、背部夹脊。

操作：①患者仰卧，医者站其体侧，重揉气海、百会、丹田穴各1分钟。②患者俯卧，医者站其体侧，按揉背部夹脊穴3～5遍。

2. 肝脾失调

证候：脘腹坠胀，嗳气呃逆，腹胀吞酸，恶心欲吐，胁痛不舒，烦躁易怒。舌质暗，苔厚，脉弦细。

治法：调和肝脾。

手法：按法、揉法、擦法。

取穴与部位：章门、期门、太冲、肝俞、胁肋部、背部脾胃区。

操作：①患者仰卧，医者站其体侧，按揉章门、期门、太冲穴，每穴 1 分钟。②患者俯卧，医者站其体侧，按揉肝俞穴 1 分钟。③患者坐位，医者站其身后，斜擦两胁肋，横擦背部（第 7 ～ 12 胸椎）脾胃区，以透热为度。

【预防调护】

1. 平素应加强腹肌锻炼，提高肌肉、韧带的强度。

2. 嘱患者进食易于消化的食物为宜，饮食有规律，每餐不可过饱，禁食生冷、刺激性及不易消化的食物。

3. 生活起居要有规律，精神放松，心情舒畅；胃下垂严重者，进餐后可平卧一段时间，平素可用胃托帮助。

【临证提要】

1. 推拿治疗时可配合腹部呼吸运动训练，增强腹部肌肉力量。

2. 手法刺激力度宜轻柔，不可重刺激。

六、呕吐

呕吐（Vomiting）是因胃失和降，胃气上逆，引起胃中之物从口中吐出的一种病证。古人称"有声有物谓之呕，有物无声谓之吐"，二者常同时并见，故统称"呕吐"。其发病多与饮食失调有关。现代医学中的急慢性胃炎、贲门痉挛、幽门痉挛、肝炎、胰腺炎、胆囊炎等出现以呕吐为主症时，可参考本节辨证施术。

【病因病机】

呕吐多因外邪侵袭、内伤饮食、情志不调、禀赋不足所引起，其基本病机为胃失和降，胃气上逆。呕吐可分为虚、实两类。虚证为脾胃亏虚，运化失常，胃失和降；实证多因外邪、食滞、痰饮等邪气犯胃，胃气升降失调，气逆作呕。其主要病机分述如下：

1. 外邪犯胃　由于感受风寒暑湿火热之邪或秽浊之气侵犯胃腑，使胃失和降，水谷随气逆而上，即发生呕吐。一般情况下，猝然而呕吐者，多为邪客胃腑，在长夏多为暑湿之邪所干，在秋冬多为风寒所犯。然而，在外邪所致呕吐中，又以寒邪致病最为常见，这是因为寒邪最容易损耗中阳，使邪气凝聚胸膈，动扰胃腑而致。

2. 饮食内伤　由于饮食不节，或因过食生冷油腻不洁食物，停滞不化，伤及胃腑，致胃气上逆而致呕吐；或因脾胃运化失常，导致水谷不能化生精微，停痰留饮，积于中脘，导致胃气上逆而发呕吐。

3. 肝胃不和　情志不舒，肝气横逆犯胃，以致肝胃不和，胃气上逆而作呕吐；或忧思伤脾，脾失健运，食难运化，胃失和降而发呕吐。

4. 脾胃虚弱　脾胃虚寒，中阳不振，不能腐熟水谷，造成运化与和降失常，而致呕吐。或因病后胃阴不足，失其润降，亦可引起呕吐。

【辨证论治】

（一）基本操作

1. 治法　理气和胃，降逆止呕。

2. 手法　一指禅推法、摩法、点法、按法、揉法。

3. 取穴与部位　中脘、天枢、神阙、内关、足三里、脾俞、胃俞、膈俞、腹部、背部膀胱经。

4. 操作

（1）腹部及下肢部操作　患者仰卧位，医者站其体侧，用轻快的一指禅推法沿腹部任脉自上而下往返施术，重点在中脘穴，时间约 5 分钟；然后在上腹部做顺时针方向摩腹，时间约 3 分钟；最后点按中脘、天枢、神阙穴、内关、足三里穴，每穴 1 分钟。

（2）背部操作　患者俯卧，医者站其体侧，用一指禅推法沿背部两侧膀胱经往返施术 3～5 遍；然后用拇指按揉脾俞、胃俞、膈俞穴，每穴 1 分钟，以有酸胀感为度。

（二）随证加减

1. 外邪犯胃

证候：突然呕吐，起病较急，胸脘满闷、嘈杂泛酸、恶心，吐后诸症减轻，有感寒等病史，伴发热、恶寒、身痛，苔白腻，脉滑。

治法：疏邪解表，和胃降逆。

手法：揉法、运法。

取穴与部位：外关、合谷、下脘、水分、脘腹部。

操作：患者仰卧，医者站其体侧，按揉外关、合谷，每穴 1 分钟，掌揉下脘、水分穴各 2 分钟；然后运脘腹部，以患者感觉胃脘部有热感为度。

2. 饮食内伤

证候：呕吐酸腐，胃脘胀满，嗳气厌食，腹痛，吐后反觉舒服，大便干结臭秽，完谷不化，苔白腻，脉滑。

治法：消食化滞，和胃降逆。

手法：揉法、按法。

取穴与部位：下脘、梁门、足三里、丰隆、解溪、上腹部。

操作：患者仰卧，医者站其体侧，掌揉上腹部 5 分钟；然后按揉下脘、梁门、足三里、丰隆、解溪穴各 1 分钟。

3. 肝胃不和

证候：呕吐清水痰涎或食物，每因情志刺激而诱发，胸胁胀满，攻撑作痛，泛酸，烦闷易怒，舌红苔薄，脉滑或弦。

治法：疏肝理气，和胃降逆。

手法：推法、按法。

取穴与部位：璇玑、期门、太冲、胸部、胁肋部。

操作：患者仰卧，医者站其体侧，用手掌沿胸骨正中璇玑穴自上而下分推至胁肋部，往返操作 5 遍；然后按压期门、太冲穴各 1 分钟。

4.脾胃虚弱

证候：呕吐反复发作，稍有不慎即恶心欲吐，脘腹痞闷，口淡不渴，饥不欲食，消瘦乏力，四肢不温，面色苍白，大便溏薄，舌淡苔白，脉濡弱无力。

治法：健脾和胃，降逆止呕。

手法：揉法、按法。

取穴与部位：关元、气海、三焦俞、脾俞、胃俞。

操作：①患者仰卧，医者站其体侧，用拇指按揉关元、气海穴各1分钟。②患者俯卧，医者用拇指按揉三焦俞、脾俞、胃俞穴各1分钟。

【预防调护】

1. 养成良好的生活习惯，保持生活规律，饮食有节，注意休息，劳逸结合。
2. 避免风寒暑湿之邪或秽浊之气的侵袭，避免精神刺激，避免进食腥秽之物，不可暴饮暴食，忌食生冷辛辣香燥之品，嘱患者进食营养易消化的食物。

【临证提要】

1. 对呕吐不止的患者，应卧床休息，密切观察病情变化；反复呕吐导致水、电解质代谢紊乱者，应及时给予静脉补液。
2. 腹部推拿时手法应轻柔，以免引起腹压升高导致呕吐。

七、呃逆

呃逆（Hiccup）是指胃气上逆，气逆上冲，喉间频频作声，声急而短促，不能自制的一种病证。古代文献又称之为"哕"。本病可偶然发作，但发作时大都比较轻微，若持续不断，则需治疗方能渐平。本节所述属持续不已的呃逆。若在其他急慢性疾病过程中出现，则为病势转向危重的预兆。现代医学中的单纯性膈肌痉挛即属呃逆，而胃肠神经官能症、胃炎、胃扩张、胃癌、肝硬化晚期、脑血管病、尿毒症，以及胃、食道手术后等其他疾病所引起的膈肌痉挛，均可参考本节辨证施术。

【病因病机】

本病主要由饮食不当、情志不和、正气亏虚等所致，其基本病机为胃失和降，胃气上逆动膈，膈间气机升降失常。其主要病机分述如下：

1.胃中寒冷　过食生冷或寒凉药物，则寒气蕴蓄于胃，并循手太阴之脉上膈袭肺，胃气失于和降，气逆而上，复因膈间不利，故呃逆声短而频，不能自制。

2.胃中燥热　过食辛热、煎炒之品，或过用温燥之剂，燥热内盛，阳明腑实，腑气不降，气逆上冲动膈，而致呃逆。

3.气郁痰阻　恼怒抑郁，气机不利，则津液失布而滋生痰浊，若肝气犯胃，导致胃气夹痰上逆动膈，而致呃逆。

4.正气亏虚　重病、久病之后，或误用吐、下之剂，耗伤中气，或损及胃阴，均可使胃失和降，而致呃逆。

【辨证论治】

（一）基本操作

1. 治法　理气和胃，降逆止呃。

2. 手法　按法、揉法、摩法、一指禅推法、搓法。

3. 取穴与部位　缺盆、膻中、中脘、内关、足三里、膈俞、胃俞、腹部、背部膀胱经、背部、胁肋部。

4. 操作

（1）胸腹部操作　患者仰卧，医者站其体侧，按揉缺盆、膻中、中脘、内关、足三里穴，每穴 1 分钟，以酸胀为度；然后以中脘穴为中心，顺时针方向摩腹 6～8 分钟。

（2）背部操作　患者俯卧，医者站其体侧，用一指禅推法自上而下沿背部膀胱经施术，重点在膈俞、胃俞穴，时间约 6 分钟；然后按揉膈俞、胃俞穴，以酸胀为度；最后搓背部及两胁肋部，以有温热感为度。

（二）随证加减

1. 胃中寒冷

证候：呃声沉缓有力，遇寒则甚，得热则减，口淡不渴，或渴喜热饮，常兼胸膈及胃脘不舒，苔白润，脉沉缓。

治法：温中散寒，降逆止呃。

手法：按法、揉法、擦法。

取穴与部位：建里、气海、左侧背部脾胃区。

操作：①患者仰卧，医者站其体侧，按揉建里、气海穴，每穴 1 分钟。②患者俯卧，医者站其体侧，擦左侧背部脾胃区，以透热为度。

2. 胃中燥热

证候：呃声洪亮，连续有力，冲逆而出，口臭烦渴，喜冷饮，大便秘结，小便短赤，面赤，舌苔黄，脉滑数。

治法：清热和胃，降逆止呃。

手法：按法、揉法、擦法。

取穴与部位：中脘、天枢、内庭、足三里、大肠俞、八髎。

操作：①患者仰卧，医者站其体侧，按揉中脘、天枢、内庭、足三里穴，每穴 1 分钟，以酸胀为度。②患者俯卧，医者站其体侧，按揉大肠俞 1 分钟；横擦八髎，以透热为度。

3. 气郁痰阻

证候：呃逆连声，胸胁胀闷，常因抑郁恼怒而诱发或加重，情志转舒则稍缓，伴有脘闷，胁胀满，或时有恶心，饮食不下，头目昏眩，苔薄腻，脉弦而滑。

治法：理气化痰，降逆止呃。

手法：按法、揉法、擦法。

取穴与部位：中府、云门、膻中、章门、期门、肺俞、肝俞、膈俞、胃俞、内关、足三里、丰隆、胸部、胁部。

操作：①患者仰卧，医者站其体侧，按揉中府、云门、膻中、章门、期门、内关、足三里、丰隆穴，每穴 1 分钟，以酸胀为度；然后横擦胸上部，以透热为度。②患者坐位，医者站起身后，斜擦两胁肋部，以有微热感为度。③患者俯卧，医者站其体侧，拇指按揉肺俞、肝俞、膈俞、胃俞穴，每穴 1 分钟。

4. 正气亏虚

证候：呃声低沉无力，气不得缓，面色苍白，手足不温，食少困怠，舌淡苔白，脉细弱无力。

治法：健脾益气，和中降逆。

手法：按法、揉法、擦法。

取穴与部位：关元、气海、足三里、内关、左侧背部脾胃区、背部督脉。

操作：①患者仰卧，医者站其体侧，按揉关元、气海、足三里、内关穴各 1 分钟。②患者俯卧，医者站其体侧，横擦左侧背部脾胃区，直擦督脉，均以透热为度。

【预防调护】

1. 注意休息，劳逸结合，饮食有节，宜食营养而易消化的食物；避风寒，调情志，注意保暖。

2. 发作时应进食易消化饮食，半流饮食。

【临证提要】

1. 若久病、重病体衰而出现低微呃声者，常为危象，应当警惕。
2. 病因较为复杂，疗效差异较大，疗效的关键在于祛邪与补虚手法的灵活运用。

八、泄泻

泄泻（Diarrhea）是指以排便次数增多，粪质稀薄，甚至泻出如水样为主要临床表现的一种病证。以大便溏薄而势缓者为泄，大便清稀如水而直下者为泻。《黄帝内经》称为"泄"，有"濡泄""洞泄""飧泄""注泄"等名称。汉唐时代称为"下利"，宋代以后统称"泄泻"。泄泻一年四季均可发生，但以夏秋两季较为多见。现代医学中的多种疾病，如急慢性肠炎、肠结核、肠易激综合征、吸收不良综合征等，均可参考本节辨证施术。

【病因病机】

泄泻由于感受外邪、饮食不节或过食肥甘、情志失调、先天禀赋不足或病久素体虚弱等，导致脾虚湿盛，脾失健运，大肠传化失常，升降失调，清浊不分，而成泄泻。其主要病机分述如下：

1. 感受外邪　外邪致泻，以暑、湿、热较为常见，其中尤以湿邪最为多见。脾喜燥而恶湿，外来湿邪，最易困阻脾土，以致升降失调，清浊不分，水谷杂下而发生泄泻。寒邪和暑热之邪，虽然除了侵袭皮毛肺卫之外，亦能直接损伤脾胃，使其运化失常，引起泄泻。寒邪、暑热之邪必夹湿邪才能为患，即所谓"无湿不成泄"。

2. 饮食所伤　饮食不节，食滞胃肠；或恣食肥甘，湿热内生；或过食生冷，寒邪伤中；或误食腐馊不洁，食伤脾胃，化生食滞、寒湿、湿热之邪，致运化失职，水谷不能化生精微，反停为湿滞，而发生泄泻。

3. 脾胃虚弱　饮食不节，饥饱失调，或劳倦内伤，或久病体虚，或素体脾胃虚弱，不能受纳水谷和运化精微，反聚水成湿，积谷为滞，致脾胃升降失司，清浊不分，混杂而下，遂成泄泻。

4. 肝气乘脾 烦恼郁怒，肝气不舒，横逆克脾，脾失健运，升降失调；或忧郁思虑，脾气不运，土虚木乘，升降失职；或素体脾虚，逢怒进食，更伤脾土，引起脾失健运，升降失常，清浊不分，而成泄泻。

5. 肾阳虚衰 年老体弱，肾气不足；或久病之后，肾阳受损；或房事无度，命门火衰，致脾失温煦、运化失职，水谷不化，清浊不分，而成泄泻。

【辨证论治】

（一）基本操作

1. 治法 健脾化湿。
2. 手法 一指禅推法、摩法、按法、揉法、振法、擦法、拿法。
3. 取穴与部位 气海、关元、中脘、天枢、气海、足三里、上巨虚、三阴交、脾俞、胃俞、大肠俞、八髎、腹部。
4. 操作

（1）腹部操作 患者仰卧，医者站其体侧，用一指禅推法、摩法由中脘慢慢向下移动至气海、关元，往返操作3～5遍；然后按揉中脘、天枢、气海、足三里、上巨虚、三阴交穴，每穴1分钟；最后振腹1～3分钟。

（2）背部操作 患者俯卧，医者用一指禅推法于脾俞、胃俞、大肠俞、次髎穴施术，时间约5分钟；然后按揉上述诸穴，以酸胀为度，每穴1分钟；最后横擦大肠俞、八髎穴，以透热为度。

（二）随证加减

1. 急性泄泻
（1）寒湿泄泻

证候：泄泻清稀，甚则如水样，腹痛肠鸣，脘闷食少，苔白腻，脉濡缓。若兼外感风寒，则有恶寒，发热，头痛，肢体酸痛，苔薄白，脉浮。

治法：散寒除湿，健脾止泻。

手法：按法、揉法、擦法。

取穴与部位：风池、阴陵泉、三阴交、水道、归来、脾俞、胃俞。

操作：①患者仰卧，医者站其体侧，按揉阴陵泉、三阴交、水道、归来穴，以酸胀为度，每穴1分钟。②患者坐位，医者站其体侧，按揉风池穴1分钟；然后擦脾俞、胃俞穴，以透热为度。

（2）湿热泄泻

证候：泄泻，泻下急迫，或泻而不爽，粪色黄褐，气味臭秽，腹痛，肛门灼热，或烦热口渴，小便短黄，苔黄腻，脉滑数或濡数。

治法：清热利湿。

手法：按法、揉法、拍法。

取穴与部位：合谷、曲池、下巨虚、三阴交、阴陵泉、天枢、脊柱两侧膀胱经。

操作：①患者仰卧，医者站其体侧，用拇指按揉合谷、曲池、下巨虚、三阴交、阴陵泉、天枢穴，每穴 1 分钟。②患者俯卧，医者站其体侧，用掌拍法弹性叩击脊柱两侧膀胱经，以皮肤微红为度。

（3）伤食泄泻

证候：突然泄泻，泻下粪便臭如败卵，泻后则痛减，脘腹胀痛，嗳腐吞酸，不思饮食，有暴饮暴食或不洁饮食史，舌苔垢腻，脉滑数。

治法：消食导滞，和中止泻。

手法：摩法、按法、揉法。

取穴与部位：内关、梁门、上巨虚、足三里、建里、中脘、下脘、脾俞、胃俞、大肠俞、腹部。

操作：①患者仰卧，医者顺时针摩腹 5 分钟；然后按揉内关、梁门、上巨虚、足三里、建里、中脘、下脘穴，每穴 1 分钟。②患者俯卧，医者按揉脾俞、胃俞、大肠俞穴，每穴 1 分钟。

2. 慢性泄泻

（1）脾胃虚弱

证候：大便时溏时泻，完谷不化，反复发作，食欲不振，食后脘闷不舒，稍食油腻则大便次数增多，面色萎黄，神疲倦怠，舌淡苔白，脉缓弱。

治法：健脾益气，化湿止泻。

手法：按法、揉法、摩法。

取穴与部位：气海、关元、足三里、腹部。

操作：患者仰卧，医者用拇指按揉气海、关元、足三里穴，每穴 2 分钟；然后用掌于胃脘部顺时针摩腹 3 分钟，用掌于下腹部逆时针摩腹 5 分钟。

（2）肾阳虚衰

证候：脐周作痛，肠鸣即泻，泻后痛减，以黎明前泻为特点，并有腹部畏寒，腰酸肢冷，舌淡苔白，脉沉细。

治法：温补脾肾，固涩止泻。

手法：按法、揉法。

取穴与部位：百会、命门、肾俞、太溪、涌泉。

操作：患者俯卧，医者站其体侧，按揉百会、命门、肾俞、太溪、涌泉穴，以酸胀为度，每穴 1 分钟。

（3）肝气乘脾

证候：泄泻，常因精神因素、情绪波动而诱发，可有腹痛肠鸣，攻窜作痛，腹痛即泄，泻后痛减，矢气频作，胸胁痞闷，嗳气食少，舌淡，苔薄，脉弦细。

治法：抑肝扶脾，调中止泻。

手法：按法、揉法、擦法。

取穴与部位：章门、期门、肝俞、胆俞、膈俞、太冲、行间、胁肋部。

操作：①患者仰卧，医者按揉两侧章门、期门穴，每穴 2 分钟。②患者坐位，医者斜擦两胁肋部，以透热为度。③患者俯卧，医者用轻柔的手法按揉背部肝俞、胆俞、膈俞、太冲、行间穴，每穴 1 分钟。

【预防调护】

1. 养成良好的生活习惯，起居有常，调畅情志，避风寒。

2. 饮食有节，清淡饮食，忌食生冷。

3. 一些急性泄泻病人可暂禁食，以利于病情的恢复；对重度泄泻者，应注意防止津液亏损，及时补充体液。一般情况下可给予流质或半流质饮食。

【临证提要】

1. 严重泄泻者，要注意是否出现电解质紊乱、脱水及酸碱平衡失调等表现。

2. 泄泻可能造成患者出现脱水、营养不良等，严重者甚至会出现休克，应密切注意患者的生命体征及局部微循环情况。

3. 确定适应证，急性泄泻者，应到肠道隔离门诊治疗，进行大便常规检查，须排除肠道感染后方可进行推拿治疗。

4. 对胃肠神经官能症患者，尤需注意心理疏导。

九、便秘

便秘（Constipation）是指以大便秘结不通为主症的一种病证，临床以排便间隔时间延长，或虽不延长而排便困难为特征。便秘既是一种独立的病证，也是一个在多种急慢性疾病过程中经常出现的症状。现代医学中的功能性便秘，即属本病范畴。肠易激综合征、肠炎恢复期、直肠及肛门疾病所致之便秘，药物性便秘，内分泌及代谢性疾病所致的便秘，以及肌力减退所致的便秘等，可参照本节辨证施术。

【病因病机】

便秘的病因有饮食不节、情志失调、外邪犯胃、禀赋不足等，病变部位在大肠，其基本病机为脏腑功能失调，大肠传导失职。其主要病机分述如下：

1. 胃肠燥热 素体阳盛，或饮酒过度，或嗜食辛辣，以致胃肠积热，或热病之后，耗伤津液，导致肠道燥热，津液失于输布而不能下润，粪质干燥，难于排出，而致便秘。

2. 气机郁滞 忧愁思虑，或抑郁恼怒而致肝气郁结，或肺气不足，或久坐少动，气机不利，均可导致腑气郁滞，通降失常，传导失职，糟粕内停，不得下行，或欲便不出，或出而不畅，或大便干结。

3. 气血亏损 素体阴虚，津亏血少；或病后产后，阴血虚少；或失血夺汗，伤津亡血；或年高体弱，阴血亏虚；或过食辛香燥热，损耗阴血，均可导致气血亏损，血虚则大肠不荣，阴亏则大肠干涩，肠道失润，而致便秘。

4. 阴寒凝滞 恣食生冷，凝滞胃肠；或外感寒邪，直中肠胃；或过服寒凉，阴寒内结，均可导致阴寒内盛，凝滞胃肠，传导失常，糟粕不行，而致便秘。

【辨证论治】

（一）基本操作

1. 治法 调肠通便。

2.手法 一指禅推法、摩法、擦法、按法、揉法。

3.取穴与部位 中脘、天枢、大横、支沟、上巨虚、照海、肝俞、脾俞、肾俞、大肠俞、八髎、长强、腹部、背腰部。

4.操作

（1）腹部操作 患者仰卧，医者用一指禅推法在中脘、天枢、大横施术，每穴1分钟；然后用掌摩法顺时针摩腹约5分钟，使力度深透至腹部，增强肠胃蠕动。

（2）四肢部操作 患者仰卧，医者站其体侧，按揉支沟、上巨虚、照海穴，每穴1分钟。

（3）背腰部操作 患者俯卧，医者用一指禅推法或擦法沿脊柱两侧从肝俞、脾俞到八髎穴进行施术，时间约5分钟；然后按揉肾俞、大肠俞、八髎、长强穴，每穴1分钟。

（二）随证加减

1.胃肠燥热

证候：大便干结，小便短赤，面红身热，或兼有腹胀腹痛，口干口臭，舌红苔黄或黄燥，脉滑数。

治法：泻热导滞，润肠通便。

手法：按法、揉法。

取穴与部位：天枢、腹结、曲池、合谷、支沟。

操作：患者仰卧，医者站其体侧，按揉天枢、腹结、曲池、合谷、支沟穴，以酸胀为度，每穴1分钟。

2.气机郁滞

证候：大便秘结，欲便不得，嗳气频作，胸胁痞满，甚则腹中胀痛，纳食减少，舌苔薄腻，脉弦。

治法：理气导滞，调肠通便。

手法：按法、揉法。

取穴与部位：中脘、气海、膻中、太冲、期门。

操作：患者仰卧，医者站其体侧，按揉中脘、气海、膻中、太冲、期门穴，以酸胀为度，每穴2分钟。

3.气血亏损

证候：虽有便意，临厕努挣乏力，挣则汗出短气，便后疲乏，大便并不干硬，面色㿠白，舌淡，苔薄，脉虚；或大便秘结，面色少华，头晕目眩，心悸，唇舌淡，脉细涩。

治法：补气养血，润肠通便。

手法：按法、揉法。

取穴与部位：关元、气海、足三里、百会、三阴交、脾俞、命门。

操作：①患者仰卧，医者站其体侧，按揉关元、气海、足三里、百会、三阴交穴，以酸胀为度，每穴2分钟。②患者俯卧，医者站其体侧，按揉脾俞、命门穴，每穴1分钟。

4.阴寒凝滞

证候：大便艰涩，排出困难，小便清长，面色青白，四肢不温，喜热恶冷，腹中冷痛，或腰脊酸冷，舌淡苔白，脉沉迟。

治法：温中散寒，理气通便。

手法：按法、揉法。

取穴与部位：神阙、关元、建里、水分、水道、归来、阴陵泉、三阴交、命门。

操作：①患者仰卧，医者站其体侧，按揉神阙、关元、建里、水分、水道、归来、阴陵泉、三阴交穴，以酸胀为度，每穴2分钟。②患者俯卧，医者站其体侧，按揉命门穴2分钟。

【预防调护】

1. 养成定时排便的习惯，注意饮食调理，以清淡饮食为主，忌食生冷辛辣食物。
2. 调畅情志，保持良好的情绪。
3. 适当进行体育锻炼，尤其是加强腹肌的锻炼，有利于胃肠功能的改善，避免久坐少动。

【临证提要】

1. 推拿治疗便秘需结合饮食、情志、运动调护，多能在短期内缓解。年老体弱及产后病后等体虚便秘，多为气血亏损，阴寒凝聚，治疗宜缓图之，难求速效。

2. 纤维结肠镜等有关检查，有助于便秘的诊断和鉴别诊断。肠易激综合征、肠炎恢复期等所致便秘，可以配合艾灸等外治疗法。直肠及肛门疾病所致便秘、药物性便秘、内分泌及代谢性疾病所致便秘，以及肌力减退所致便秘等，不可单独应用推拿治疗，应积极配合中、西药物综合治疗。

十、胸痹

胸痹（Chest Painful Impediment）是指以胸部闷痛、甚则胸痛彻背、喘息不得卧等为主要临床表现的一种病证。轻者仅感胸闷如窒，呼吸不畅；重者胸部满闷疼痛，甚至胸痛彻背，背痛彻心。以中老年人发病居多。现代医学的冠状动脉粥样硬化性心脏病之心绞痛及心肌梗死，其他如肺源性心脏病、慢性气管炎等疾病引起的胸前区疼痛，其证候表现与本病证相符者，均可参照本节辨证施术。

【病因病机】

胸痹的发生多与寒邪内侵、饮食不当、情志失调、年老体虚有关。病位在心，与肝、脾、肾等脏腑密切相关。其主要病机分述如下：

1. 心血瘀阻 忧怒伤肝，肝失疏泄，肝郁气滞，气郁痰阻，心脉痹阻；或气滞日久，血行不畅，瘀阻心脉，而致胸痹。

2. 寒凝心脉 素体阳虚，胸阳不足，阴寒之邪侵袭，寒凝气滞，胸阳不振，血行不畅，而致胸痹。

3. 痰浊内阻 饮食不节，过食肥甘生冷，或嗜酒成癖，脾胃受损，或忧思伤脾，运化失司，聚湿成痰，上犯心胸，清阳不展，气机不畅，心脉痹阻，遂成本病。或痰郁化火，火热又可炼液为痰，灼血为瘀，痰瘀交阻，痹阻心脉而致胸痹。

4. 心气亏虚 劳倦思虑过度，或久病气血亏虚，致使心气不足或心阳不振，血脉失于温煦、鼓动，则气血滞涩不畅，而致胸痹。

5. 心肾阴虚 年过半百，肾气渐衰，肾阴亏虚，则心阴不足，心胸失养，而致胸痹。

【辨证论治】

（一）基本操作

1. 治法　活血通络，宣痹止痛。

2. 手法　一指禅推法、按法、揉法、擦法、推法、拿法、摇法、搓法、抖法。

3. 取穴及部位　肺俞、心俞、厥阴俞、膈俞、背部阿是穴、膻中、内关、郄门、肩井、背部膀胱经、胸部、肩部、上肢部。

4. 操作

（1）背部操作　患者俯卧，医者坐其体侧。医者用一指禅推法于背部两侧膀胱经施术约 3 分钟；然后按揉肺俞、心俞、厥阴俞、膈俞及背部阿是穴，每穴 1 分钟；最后横擦上述穴位，以透热为度。

（2）胸部操作　患者仰卧，医者站其体侧，用分推法于膻中穴操作 5 ～ 10 遍；然后掌擦胸部，时间约 2 分钟。

（3）肩与上肢部操作　患者坐位，医者站其体侧，按揉内关、郄门穴，每穴 1 分钟；然后拿肩井，摇肩关节，搓抖双上肢，时间约 6 分钟。

（二）随证加减

1. 心血瘀阻

证候：心胸疼痛剧烈，痛如针刺，或呈绞痛，痛引肩背，固定不移，入夜尤甚，伴有胸闷气短、心悸，舌紫暗或有瘀斑，脉涩或结代。

治法：活血化瘀，通脉止痛。

手法：点法、按法、揉法、擦法。

取穴与部位：心俞、厥阴俞、膈俞、大包、京门、胁肋部。

操作：①患者俯卧，医者站其体侧，点按心俞、厥阴俞、膈俞穴，每穴 1 分钟；然后按揉大包、京门穴，每穴 1 分钟。②患者坐位，医者站起身后，两掌斜擦胁肋部，以透热为度。

2. 寒凝心脉

证候：猝然心痛如绞，或心痛彻背，背痛彻心，或感寒痛甚，心悸气短，形寒肢冷，多因气候骤冷或感寒而发病或加重，舌淡，苔薄白滑，脉沉细或弦紧。

治法：温阳散寒，通阳开痹。

手法：擦法、按法、揉法。

取穴与部位：膻中、中府、云门、督脉。

操作：①患者俯卧，医者站其体侧，用小鱼际直擦督脉，以透热为度。②患者仰卧，医者站其体侧，用拇指按揉膻中、中府、云门穴，每穴 1 分钟。

3. 痰浊内阻

证候：胸闷重而心痛轻，形体肥胖，痰多气短，遇阴雨天而易发作或加重，伴有倦怠乏力，纳呆便溏，口黏，恶心，咯吐痰涎，舌体胖大，苔腻，脉滑。

治法：通阳化浊，豁痰开结。

手法：摩法、按法、揉法。

取穴与部位：中脘、气海、关元、足三里、丰隆、脾俞、胃俞。

操作：①患者仰卧，医者站其体侧，摩中脘、气海、关元穴，时间约 3 分钟；然后按揉足三里、丰隆穴，每穴 1 分钟。②患者俯卧，医者站其体侧，按揉脾俞、胃俞穴，每穴 1 分钟。

4. 心气亏虚

证候：心胸隐痛，反复发作，胸闷气促，动则喘息，心悸失眠，头昏乏力，倦怠懒言，面色少华，舌淡或有齿痕，苔薄白，脉弱或结代。

治法：补养心气，鼓动心脉。

手法：摩法、按法、揉法、擦法。

取穴与部位：神门、足三里、太渊、心俞、脾俞、胃俞、命门、腹部、腰骶部。

操作：①患者仰卧，医者站其体侧，逆时针摩腹 3 分钟，按揉神门、足三里、太渊穴，每穴 1 分钟。②患者俯卧，医者站其体侧，按揉心俞、脾俞、胃俞穴，每穴 1 分钟，然后擦脾俞、胃俞穴，以透热为度。若伴有心肾阳虚者，加擦命门、腰骶部，以透热为度。

5. 心肾阴虚

证候：心胸隐隐作痛，反复发作，心悸怔忡，五心烦热，失眠盗汗，腰膝酸软，头晕，耳鸣，气短乏力，舌红，苔少，脉细数。

治法：养心补肾，滋阴止痛。

手法：揉法、擦法、按法。

取穴与部位：心俞、肾俞、涌泉、神门、太溪、足三里。

操作：①患者俯卧，医者站其体侧，掌揉心俞、肾俞穴 1 分钟；然后擦涌泉，以透热为度。②患者仰卧，医者站其体侧，按揉神门、太溪、足三里穴，每穴 1 分钟。

【预防调护】

1. 起居有规律，睡眠应充足，注意气候变化及劳逸适度。

2. 注意调节饮食，宜少食多餐，少食肥甘，禁食辛辣，忌烟酒；注意调摄情志，保持乐观的心态。

3. 发作期应立即卧床休息，缓解期要注意适当休息，坚持力所能及的活动；选择合适的锻炼方法，如散步、打太极拳或快走等。

【临证提要】

1. 推拿治疗胸痹，无论是在发作期还是在缓解期，均有一定的疗效。

2. 发病时需密切观察患者的舌苔、脉象、呼吸及精神状态等表现，严重时予以配合西医治疗。

十一、心悸

心悸（Palpitation）是指以自觉心中悸动、惊惕不安，脉象或数或迟，或节律不齐等为主要临床表现的一种病证。心悸具有发病迅速、病情危险的特点，多见于中老年人。现代医学的各种原因引起的心律失常，如心动过速、心动过缓、过早搏动、心房颤动或扑动、房室传导阻滞、病态窦房结综合征、预激综合征及心功能不全、神经官能症等，凡以心悸为主要证候表现时，均可参考本节辨证施术。推拿治疗主要是以功能性心律失常为主，对于器质性病变引起的心悸，仅作为辅助治疗。

【病因病机】

心悸多因体质虚弱、饮食劳倦、七情所伤、感受外邪等而发病，其病机为气血阴阳亏虚，心神失养，或邪扰心神，心神不宁。临床上多为本虚标实证，本为气血不足、阴阳亏损，标为血瘀、痰浊、水饮等。病位在心，与肝、脾、肾、肺密切相关。其主要病机分述如下：

1. 心虚胆怯　平素心虚胆怯，突遇惊恐，悲哀过极，忧思不解等七情扰动，忤犯心神，心神动摇，不能自主而致心悸。

2. 心血不足　禀赋不足，素体虚弱，或久病失养，或思虑过度，伤及心脾，或脾胃虚弱，气血生化乏源，或失血过多，均可导致气血亏虚，以致心失所养，而致心悸。

3. 心阳不振　素体阳虚，或久病失养，心阳不振，失于温煦，而致心悸。

4. 水饮凌心　脾肾阳虚，气化失司，水饮内停，上凌于心，扰乱心神，而致心悸。

5. 瘀阻心脉　心气不足，心阳不振致心血瘀阻，或风、寒、湿三气杂至，合而为痹，痹证日久，复感外邪，内舍于心，痹阻心脉，心之气血运行受阻，而致心悸。

6. 痰火扰心　嗜食肥甘厚味，煎炸炙烤之品，脾胃运化失常，滋生痰浊，或蕴热化火生痰，痰火扰心，而致心悸。

【辨证论治】

（一）基本操作

1. 治法　养心定悸，宁心安神。

2. 手法　推法、一指禅推法、揉法、拿法、摩法、点法、搓法、按法、滚法。

3. 取穴及部位　天门、太阳、神庭、头维、百会、桥弓、风池、膻中、巨阙、鸠尾、璇玑、玉堂、中府、云门、内关、神门、合谷、通里、阴郄、心俞、厥阴俞、肺俞、脾俞、膏肓俞、肾俞、头部、胸腹部、胁肋部、上肢部、背腰部。

4. 操作

（1）头面部操作　患者仰卧，医者坐其头侧，开天门、分推前额各7遍；然后用一指禅推法于太阳、神庭、头维、百会穴施术，每穴1分钟；最后用大鱼际揉前额，拇指推桥弓，拿风池，时间约5分钟。

（2）胸腹部操作　患者仰卧，医者站其体侧，摩胸腹部3分钟；再分推胸腹部1分钟，点膻中、巨阙、鸠尾、璇玑、玉堂穴，每穴1分钟；然后用一指禅推法于中府、云门穴施术，每穴1分钟；最后搓摩两胁1分钟。

（3）上肢部操作　患者仰卧，医者按揉其双侧内关、神门、合谷、通里、阴郄穴，每穴1分钟；然后搓上肢1分钟。

（4）背部操作　患者俯卧，医者用揉法、滚法于背腰部施术，时间约3分钟；然后点按心俞、厥阴俞、肺俞、脾俞、膏肓俞、肾俞穴，每穴1分钟；最后掌推两侧膀胱经各5遍。

（二）随证加减

1. 心虚胆怯

证候：心悸不宁，善惊易恐，坐卧不安，少寐多梦而易惊醒，食少纳呆，恶闻声响，苔薄白，脉细略数或细弦。

治法：益气养心，镇惊安神。

手法：按法、揉法。

取穴与部位：百会、胆俞、劳宫、少海、足临泣、阳陵泉。

操作：①患者俯卧，医者站其体侧，按揉百会、胆俞，每穴 1 分钟。②患者仰卧，医者站其体侧，按揉劳宫、少海、足临泣、阳陵泉，每穴 1 分钟。

2. 心血不足

证候：心悸气短，头昏目眩，失眠健忘，面色无华，倦怠乏力，纳呆食少，舌淡红，脉细弱。

治法：补血养心，安神定悸。

手法：点法、按法、揉法。

取穴与部位：百会、中脘、气海、关元、足三里、脾俞、胃俞、心俞、肝俞。

操作：①患者仰卧，医者站其体侧，点按百会穴 1 分钟；然后按揉中脘、气海、关元、足三里穴，每穴 1 分钟，以酸胀为度。②患者俯卧，医者站其体侧，按揉脾俞、胃俞、心俞、肝俞穴，每穴 1 分钟。

3. 心阳不振

证候：心悸不安，动则尤甚，胸闷气短，面色苍白，自汗，形寒肢冷，畏寒喜暖，或伴心痛，舌淡苔白，脉细无力。

治法：温补心阳，安神定悸。

手法：按法、揉法。

取穴与部位：关元、足三里、太溪、涌泉、肾俞、命门。

操作：①患者仰卧，医者站其体侧，按揉关元、足三里、太溪、涌泉穴，每穴 1 分钟。②患者俯卧，医者站其体侧，按揉肾俞、命门穴，每穴 1 分钟。

4. 水饮凌心

证候：心悸，胸闷痞满，渴不欲饮，小便短少或下肢浮肿，形寒肢冷，眩晕，伴恶心，欲吐，舌淡胖，苔白滑，脉弦滑。

治法：化气行水，通阳宁心。

手法：按法、揉法。

取穴与部位：水分、阴陵泉、水泉、丰隆、三阴交。

操作：患者仰卧，医者站其体侧，按揉水分、阴陵泉、水泉、丰隆、三阴交穴，每穴 1 分钟。

5. 瘀阻心脉

证候：心悸不安，胸闷不舒，心痛时作，痛如针刺，唇甲青紫，舌质紫暗或有瘀斑，脉涩或结或代。

治法：活血化瘀，宁心通络。

手法：按法、揉法。

取穴与部位：曲泽、血海、心俞、膈俞。

操作：①患者仰卧，医者按揉其曲泽、血海穴，每穴 1 分钟。②患者俯卧，医者按揉其心俞、膈俞，每穴 1 分钟。

6. 痰火扰心

证候：心悸时发时止，受惊易作，胸闷烦躁，失眠多梦，口干口苦，大便秘结，小便短赤，舌红，苔黄腻，脉弦滑。

治法：清热化痰，宁心安神。

手法：按法、揉法。

取穴与部位：丰隆、三阴交、阴陵泉、太冲、行间。

操作：患者仰卧，医者按揉其丰隆、三阴交、阴陵泉、太冲、行间穴，每穴1分钟。

【预防调护】

1. 避风寒，调情志，注意保暖；饮食有节，进食营养易消化的食物，宜低脂、低盐饮食，忌烟酒、浓茶。

2. 保持良好的生活规律，注意休息，劳逸结合。

3. 心悸病势缠绵，坚持长期治疗，并积极治疗引起心悸的基础疾病。轻证可从事适当的体力活动，以不觉劳累、不加重症状为度。重症心悸应卧床休息，还应及早发现变证、坏病先兆症状，做好急救准备。

【临证提要】

1. 临床上应注意分清疾病的性质，明确病因。

2. 功能性心律失常经推拿治疗后，预后良好，而对于器质性病变引起的心悸，在推拿治疗的同时应积极配合西医治疗，以免贻误病情。

十二、不寐

不寐（Insomnia）是指以经常不能获得正常睡眠为主要临床特征的一类病证，表现为睡眠时间、深度的不足。轻者难以入寐，或睡中易醒，醒后不能再寐；重者彻夜不能入寐。本病可单独出现，也可与头痛、健忘、眩晕、心悸等病证同时出现。凡以失眠为主症的病证，均属本节讨论范围。现代医学中神经官能症、更年期综合征等以失眠为主要临床表现者均可参考本节内容辨证施术。

【病因病机】

不寐是由于饮食不节、情志失常、劳倦、思虑过度及病后或年迈体虚所致。病变部位主要在心，与肝、脾、肾密切相关。其病理变化总属阳盛阴衰，阴阳失交。一为阴虚不能纳阳，一为阳盛不能入阴。其主要病机分述如下：

1. 心脾两虚　思虑伤脾，劳心过度；或妇女崩漏日久，产后失血；病后体虚，以及老年人气虚血少等，均可导致气血不足，心失所养，以致心神不宁，而致不寐。

2. 心肾不交　禀赋不足或房劳过度，或久病之人，肾阴耗伤，水火不济，则心阳独亢，心阴渐耗，虚火扰神，心神不安，阳不入阴，而致不寐。

3. 肝郁化火　情志所伤或情志不遂，肝气郁结，肝失条达，肝郁化火，火性炎上，扰动心神，而致不寐。

4. 痰热内扰　饮食失节，脾胃受损，宿食停滞，酿成痰热，痰热上扰，扰动心神，而致不寐。

5. 胃气不和　暴饮暴食，壅遏于中，脾胃受损，胃气失和，而致不寐。

【辨证论治】

（一）基本操作

1. 治法　调整阴阳，安神定志。

2. 手法　一指禅推法、抹法、揉法、按法、扫散法、拿法、摩法、点法。

3. 取穴与部位　印堂、神庭、太阳、迎香、百会、睛明、攒竹、角孙、风池、肩井、中脘、气海、关元、神门、内关、安眠、前额、头部五经、头侧胆经、腹部。

4. 操作

（1）头面部操作　①患者仰卧，医者坐其体侧，用一指禅推法从印堂向上推至神庭，往返 5～6 遍；再从印堂向两侧沿眉弓推至太阳，往返 5～6 遍；最后用抹法沿上述部位操作 5～6 遍。②用一指禅推法或揉法，从印堂沿鼻两侧向下经迎香，沿颧骨至两耳前，往返操作 2～3 遍；然后用拇指或中指按揉百会、印堂、神庭、睛明、攒竹、太阳穴，每穴 1 分钟。③患者坐位，医者站其体侧，用扫散法于头两侧胆经操作 2～3 分钟，再按揉角孙 1 分钟；然后拿五经 3～5 遍，拿项后大筋 3～5 遍。

（2）颈肩部操作　患者坐位，医者站其体侧，按揉风池 1 分钟，拿肩井 1 分钟。

（3）腹部操作　患者仰卧，医者站其体侧，在腹部顺时针摩腹 2～3 分钟；然后用中指点按中脘、气海、关元穴，每穴 1 分钟。

（4）四肢部操作　患者仰卧，医者站其体侧，用中指点按神门、内关、安眠穴，每穴 1 分钟。

（二）随证加减

1. 心脾两虚

证候：入睡困难，多梦易醒，或兼神疲乏力，心悸健忘，头晕目眩，纳呆，面色少华，腹胀便溏，舌淡，苔薄白，脉细弱。

治法：补益心脾，养心安神。

手法：滚法、按法、揉法、擦法。

取穴与部位：心俞、肝俞、脾俞、胃俞、足三里、三阴交、腰背部膀胱经、督脉。

操作：①患者俯卧，医者站其体侧，用滚法于背部膀胱经第一侧线施术，时间 3 分钟；再用拇指按揉心俞、肝俞、脾俞、胃俞，每穴 1 分钟；最后擦背部膀胱经第一侧线和督脉，横擦心俞、脾俞，均以透热为度。②患者仰卧，医者站其体侧，用拇指按揉双侧足三里、三阴交穴，以酸胀为度，每穴 1 分钟。

2. 心肾不交

证候：心烦失眠，入睡困难，五心烦热，头晕耳鸣，口干津少，或口舌生疮，常伴有心悸、健忘、梦遗，舌质红，少苔，脉细数。

治法：滋阴降火，交通心肾。

手法：推法、抹法、按法、揉法、擦法。

取穴与部位：桥弓、心俞、肝俞、肾俞、命门、太溪、涌泉。

操作：①患者坐位，医者站其体侧，自上向下推抹桥弓，两侧交替施术，每侧 20 遍。②患者俯卧，医者站其体侧，用拇指按揉心俞、肝俞、肾俞、太溪，每穴 1 分钟；然后横擦肾俞、命门穴，直擦涌泉穴，以透热为度。

3. 肝郁化火

证候：不寐多梦，甚则彻夜不眠，急躁易怒，伴头晕头胀，目赤耳鸣，口干口苦，大便秘结，小便短赤，舌质红，苔黄，脉弦数。

治法：清肝泻火，镇心安神。

手法：推法、抹法、按法、揉法、搓摩法。

取穴与部位：桥弓、章门、期门、心俞、肝俞、肾俞、行间、太冲、胁肋部。

操作：①患者坐位，医者站其体侧，自上而下推抹桥弓，两侧交替施术，每侧 20 遍。②患者俯卧，医者站其体侧，用拇指按揉章门、期门、心俞、肝俞、肾俞、行间、太冲穴，每穴 1 分钟。③患者坐位，医者站其体侧，用两手掌搓摩其胁肋部，时间 1 分钟。

4. 痰热内扰

证候：心烦不寐，头重目眩，胸闷恶心，口苦，舌红，苔黄腻，脉滑数。

治法：化痰清热，养心安神。

手法：按法、揉法。

取穴与部位：心俞、肝俞、脾俞、胃俞、中脘、足三里、丰隆、内庭。

操作：①患者俯卧，医者站其体侧，用拇指按揉心俞、肝俞、脾俞、胃俞，每穴 1 分钟。②患者仰卧，医者站其体侧，用拇指按揉中脘、双侧足三里、丰隆、内庭穴，每穴 1 分钟。

5. 胃气不和

证候：失眠，脘腹胀满或胀痛，过饥或过饱，口臭吞酸，时有恶心呕吐，大便臭秽或便秘，舌淡，苔黄糙，脉弦滑或滑数。

治法：和胃化滞，宁心安神。

手法：一指禅推法、按法、揉法、摩法、擦法。

取穴与部位：中脘、下脘、天枢、内关、足三里、脾俞、胃俞、胃脘部。

操作：①患者仰卧，医者站其体侧，用一指禅推法或按揉法于中脘、下脘、天枢穴施术，时间 3 分钟；然后用指摩法或掌摩法在其胃脘部做顺时针方向的摩腹，时间 3 分钟；最后按揉内关、足三里穴，时间 2 分钟。②患者俯卧，医者站其体侧，横擦脾俞、胃俞，以透热为度。

【预防调护】

1. 调畅情志，加强户外运动，增强体质。

2. 饮食清淡，少饮浓茶、咖啡、酒等兴奋刺激之品，尤其睡前更不宜服用。

3. 建立作息制度，养成定时就寝的习惯，注意睡眠环境的安宁。

4. 对神经衰弱引起的失眠，应开导其解除思想顾虑，避免情绪波动，保持精神舒畅。

【临证提要】

1. 推拿治疗功能性的失眠效果好，器质性病变引起的失眠应注意病因治疗。

2. 推拿治疗失眠选择晚上临睡前治疗效果更佳。

3. 失眠以虚证为多。实证去除病因后可改善患者症状，病程短，易治愈。虚者难复，虚证之间可相互转换，久虚又亦致实，治疗颇为棘手。治疗时应综合分析，以补虚为主，佐以祛邪，配合安神。

十三、淋证

淋证（Strangury）是指下焦感受湿热之邪或肾气亏虚，导致下焦气化不利，引起小便滴沥不畅甚至闭塞不通的一种病证，以小便频急短涩，淋漓刺痛，欲出未尽，小腹拘急引痛，甚至痛及腰腹为主要临床表现。淋证包括各种原因所引起的泌尿系统感染和非感染性炎症刺激，前者如膀胱、尿道、前列腺和阴道感染性炎症；后者如慢性间质性膀胱炎、非感染性阴道炎、理化因素刺激等。现代医学中的泌尿系结石、肿瘤、结核、异物、乳糜尿等病证所致的尿路刺激征，以及膀胱神经调节功能失调等，均可参考本节进行辨证施术。

【病因病机】

本病多因湿热秽浊之邪蕴结，膀胱气化失常；或因情志失调，气血不畅，水道不利；或劳伤久病，脾肾亏虚，脏腑气化无权所致。其病位在肾与膀胱，并涉及肝脾心诸脏。其主要病机分述如下：

1. 热淋 嗜食辛热肥甘之品，或嗜酒过度，酿生湿热，下注膀胱；或下阴不洁，湿热秽浊毒邪侵入膀胱，酿生湿热；或肝胆湿热下注皆可使湿热蕴结下焦，膀胱气化不利，发为热淋。

2. 气淋 恼怒伤肝，肝失疏泄，或气滞不疏，郁于下焦，致肝气郁结，膀胱气化不利，发为气淋；或久淋不愈，湿热耗伤正气，或劳累过度，房事不节，或年老，久病，体弱，皆可致脾肾亏虚，脾虚而中气不足，气虚下陷，发为气淋。

3. 石淋 膀胱湿热蕴久，煎熬尿液，日积月累，结成砂石，则发为石淋。

4. 膏淋 膀胱湿热蕴结，膀胱气化不利，不能分清别浊，脂液随小便而出；或肾虚而下元不固，肾失固摄，不能制约脂液，脂液下注，随尿而出，则发为膏淋。

5. 血淋 膀胱湿热若灼伤脉络，迫血妄行，血随尿出；或肾虚而阴虚火旺，火热灼伤脉络，血随尿出，则发为血淋。

6. 劳淋 病久伤正，遇劳即发者，则为劳淋。

【辨证论治】

（一）基本操作

1. 治法 利尿通淋。

2. 手法 一指禅推法、按法、揉法、擦法、摩法。

3. 取穴与部位 肾俞、膀胱俞、八髎、中极、关元、气海、三阴交、阴陵泉、足三里、腹部。

4. 操作

（1）腰骶部操作 患者俯卧，医者站其体侧，用一指禅推法在肾俞、膀胱俞施术，每穴1分钟；然后用拇指按揉肾俞、膀胱俞、八髎穴，以酸胀为度，每穴1分钟；最后用掌擦法在八髎穴施术，以透热为度。

（2）腹部操作 患者仰卧，医者站其体侧，用一指禅推法在中极、关元、气海施术，每穴1分钟；然后用拇指按揉中极、关元、气海穴，以酸胀为度，每穴1分钟；最后用掌摩法顺时针摩小腹约3分钟。

（3）按揉穴位 患者仰卧，医者用拇指按揉三阴交、阴陵泉、足三里穴，以酸胀为度，每穴

1分钟。

（二）随证加减

1. 热淋

证候：小便频急，点滴而出，灼热刺痛，小便黄赤，少腹拘急胀痛，伴腰痛拒按，或伴寒热、口苦、呕恶，或伴大便秘结，舌红，苔黄腻，脉滑数。

治法：清热通淋。

手法：按法、揉法、拿法。

取穴与部位：髀关、委阳、中极、三阴交、阴陵泉、行间、下肢前侧及内侧部。

操作：①患者俯卧，医者站其体侧，用拇指按揉髀关、委阳穴，每穴1分钟。②患者仰卧，医者站其体侧，拇指按揉中极、三阴交、阴陵泉、行间穴，每穴1分钟；然后拿下肢前侧、内侧部约2分钟。

2. 石淋

证候：小便滞涩不畅，尿中夹砂石，或尿不能猝出，突发尿道窘迫疼痛，少腹拘急，或有排尿时突然中断，或有腰腹绞痛难忍，牵及小腹、外阴，尿中带血，舌红，苔薄黄，脉弦或数。

治法：清热利湿，通淋排石。

手法：一指禅推法、按法、揉法、拿法。

取穴与部位：三焦俞、委阳、照海、水道、中极、下肢后侧及外侧部。

操作：①患者俯卧，医者站其身后，用一指禅推法和拇指按揉法在三焦俞施术，操作3分钟；然后用拇指按揉委阳、照海穴，每穴1分钟。②患者仰卧，医者站其体侧，用一指禅推法和拇指按揉法在水道、中极穴施术，每穴2分钟；然后拿下肢后侧、外侧部，时间约3分钟。

3. 气淋

证候：①实证：郁怒过后，小便滞涩，淋漓不畅，少腹满闷或胀痛难忍，苔薄白，脉沉弦。②虚证：尿频溲清，淋漓不尽，少腹坠胀，空痛喜按，气短懒言，面色㿠白，舌淡红，脉虚细无力。

治法：①实证：利气疏导。②虚证：补中益气。

手法：一指禅推法、按法、揉法、擦法。

取穴与部位：膈俞、肝俞、期门、章门、血海、阳陵泉、蠡沟、太冲、行间、丰隆、太溪、志室、命门、涌泉。

操作：

（1）实证　①患者俯卧，医者用一指禅推法和拇指按揉法在膈俞、肝俞穴操作2分钟。②患者仰卧，医者用一指禅推法和拇指按揉法在期门、章门、血海、阳陵泉、蠡沟、太冲、行间、丰隆、太溪施术，每穴1分钟。

（2）虚证　患者俯卧，医者用一指禅推法和拇指按揉法在志室、命门穴施术，每穴1分钟；然后掌擦涌泉穴，以透热为度。

4. 膏淋

证候：①实证：小便浑浊不清，色乳白如米泔水，上有浮油如脂，或夹有絮状凝块物，或混有血液、血块，尿时阻塞不畅，热涩疼痛，口干，舌红，苔黄腻，脉濡数。②虚证：小便淋沥如脂，痛涩不甚，反复发作，腰膝酸软，乏力，舌淡红，苔腻，脉细弱。

治法：①实证：清热利湿，分清泌浊。②虚证：补肾固涩。

手法：按法、揉法、擦法、拿法。

取穴与部位：志室、命门、涌泉、下肢前侧及内侧部。

操作：①虚证：患者俯卧，医者站其体侧，用拇指按揉志室、命门穴，每穴1分钟；然后用擦法于涌泉穴施术，以透热为度。②实证：患者仰卧，医者站其体侧，用拿法在下肢前侧、内侧部施术约2分钟。

5. 血淋

证候：①实证：尿色红赤，或夹紫暗血块，溲频短急，灼热痛剧，滞涩不利，甚则尿道满急疼痛，牵引脐腹，舌红，苔薄黄，脉数有力。②虚证：尿色淡红，尿痛滞涩不著，腰酸膝软，五心烦热，舌红少苔，脉细数。

治法：①实证：清热通淋，凉血止血。②虚证：滋补肾阴，清热止血。

手法：一指禅推法、按法、揉法、擦法。

取穴与部位：膈俞、血海、阳陵泉、三焦俞、涌泉。

操作：

（1）实证　①患者俯卧，医者站其体侧，用一指禅推法在膈俞穴施术1分钟。②患者仰卧，医者站其体侧，用一指禅推法和拇指按揉法在血海、阳陵泉穴施术，每穴1分钟。

（2）虚证　患者俯卧，医者用拇指按揉三焦俞1分钟；然后用擦法在涌泉穴施术，以透热为度。

6. 劳淋

证候：小便赤涩，溺痛不甚，淋漓不已，但病程缠绵，时轻时重，遇劳即发，可伴神疲乏力，腰膝酸软，舌质淡，脉细弱。

治法：健脾益肾，兼化湿浊。

手法：一指禅推法、擦法。

取穴与部位：脾俞、肾俞、三焦俞、命门、志室、涌泉、中极、三阴交。

操作：①患者俯卧，医者站其体侧，用一指禅推法在脾俞、肾俞、三焦俞、命门、志室施术，每穴1分钟。②患者仰卧，医者按揉中极、三阴交穴各1分钟；然后擦涌泉，以透热为度。

【预防调护】

1. 清淡饮食，忌食辛辣、肥甘食物，保持良好情绪。

2. 注意清洁外阴，特别是经期、妊娠、产后等体虚之时的卫生；平时多饮水，定时排尿，改掉憋尿的不良习惯。

3. 治疗时禁房事，以防过劳；石淋患者多进行跑跳活动，以促进排石。

【临证提要】

1. 由于不同淋证之间和某些淋证本身的虚实之间可以相互转化，或同时兼见，因此在治疗淋证时，要谨守病机，辨证论治。

2. 淋证的治疗，不可单独应用推拿治疗，应积极配合中、西药物综合治疗。

十四、癃闭

癃闭（Retention of Urine）是指以小便量少，点滴而出，甚则闭塞不通为主要临床表现的一种病证。其中病势较缓，小便不利，点滴而短少者称为"癃"；病势较急，小便闭塞，点滴不通者称为"闭"。两者只是程度不同，故合称为"癃闭"。癃闭相当于现代医学中各种原因引起的尿潴留和无尿症。其中神经性尿闭、膀胱括约肌痉挛、尿路结石、尿路肿瘤、尿路损伤、尿道狭窄、老年人前列腺增生症、脊髓炎等病所出现的尿潴留及肾功能不全引起的少尿、无尿症，皆可参考本节内容辨证施术。

【病因病机】

本病常因外邪侵袭、饮食不节、情志失调、瘀浊内停、久病体虚，引起膀胱及三焦气化不利，而致小便排出困难，甚则闭塞不通，重者或伴水肿、头晕、喘促等症。其病位在膀胱，与肾、三焦、肺、脾密切相关。其主要病机分述如下：

1. 湿热蕴结　中焦湿热不解，下注膀胱；或素体湿热，热结下焦，肾热移于膀胱，以致膀胱湿热，气化不利，小便不通，而致癃闭。

2. 肺热气壅　热壅于肺，肺气不能肃降，津液输布失常，水道通调不利，不能下输膀胱，则小便不通；或热气太盛，肺热下移膀胱，膀胱因肺失清肃而不利，以致上、下焦均为热气闭阻，小便全无，则其病势迫急，病情重笃，较之前者更甚。

3. 肝郁气滞　忧思恼怒，情志内伤，导致肝气郁结，疏泄失调，影响三焦气化，水道通调失司，导致小便不畅或闭塞。

4. 瘀浊阻塞　瘀血凝聚，或尿路结石，停留尿道膀胱，阻塞小便通路，因而形成癃闭。

5. 肾阳不足　年老体弱，肾阳亏虚，命门火衰，膀胱失于温煦，气化无权，导致排尿困难。

【辨证论治】

（一）基本操作

1. 治法　疏利气机，通利小便。

2. 手法　摩法、按法、揉法、拿法、一指禅推法、擦法。

3. 取穴与部位　中极、关元、气海、髀关、足五里、委阳、三阴交、肺俞、脾俞、三焦俞、肾俞、膀胱俞、八髎、小腹部、大腿内侧、腰骶部。

4. 操作

（1）小腹部操作　患者仰卧，医者站其体侧，用掌摩法在小腹部沿顺时针方向操作约5分钟；然后按揉中极、关元、气海穴，每穴1分钟。

（2）下肢部操作　患者仰卧，医者站其体侧，用拿法、摩法在两大腿内侧施术约5分钟；然后用一指禅推法、拇指按揉法在髀关、足五里、委阳、三阴交穴施术，每穴1分钟。

（3）背部操作　患者俯卧，医者站其体侧，用一指禅推法、按揉法在肺俞、脾俞、三焦俞、肾俞、膀胱俞施术，每穴1分钟。

（4）腰骶部操作　患者俯卧，医者横擦其腰骶部、八髎穴，以透热为度。

（二）随证加减

1. 膀胱湿热

证候：小便点滴不通，或量少难出，短赤灼热，小腹胀满，或口渴不欲饮，或饮而量少，或口苦口黏，大便不畅，舌质红，苔黄腻，脉数。

治法：清热利湿，通利小便。

手法：按法、揉法。

取穴与部位：水道、曲泉、中极、阴陵泉、行间。

操作：患者仰卧，医者站其体侧，用拇指按揉水道、曲泉、中极、阴陵泉、行间穴，每穴 1 分钟。

2. 肺热壅盛

证候：小便点滴而不畅，或闭塞不通，咽干，烦渴欲饮，或呼吸急促，或伴咳嗽，舌红，苔薄黄，脉数。

治法：清泻肺热，通利水道。

手法：按法、揉法、擦法。

取穴与部位：中府、云门、曲池、太渊、合谷、大椎、前胸部、后背部。

操作：①患者仰卧，医者站其体侧，用拇指按揉中府、云门、曲池、太渊、合谷穴，每穴 1 分钟；然后掌擦前胸部，以透热为度。②患者俯卧，医者站其体侧，掌擦大椎、后背部，以透热为度。

3. 肝气郁滞

证候：突发小便不通，或通而不畅，胁腹胀满，情志抑郁，或多烦善怒，口苦，舌红，苔薄黄，脉弦。

治法：疏肝理气，通利小便。

手法：按法、揉法、搓法、摩法。

取穴与部位：章门、期门、太冲、蠡沟、行间、胁肋部。

操作：①患者仰卧，医者用拇指按揉章门、期门、太冲、蠡沟、行间穴，每穴 1 分钟。②患者坐位，医者站其身后，自上而下搓摩胁肋部 5 遍。

4. 瘀浊阻塞

证候：小便点滴而出，尿如细线，甚则闭塞不通，小腹胀满，疼痛不适，舌紫暗，或有瘀点，脉涩。

治法：行瘀散结，通利水道。

手法：按法、揉法。

取穴与部位：膈俞、肾俞、三焦俞、志室、水道、阴陵泉、阳陵泉、血海、三阴交。

操作：患者采取合适的体位，医者用拇指按揉膈俞、肾俞、三焦俞、志室、水道、阴陵泉、阳陵泉、血海、三阴交穴，每穴 1 分钟。

5. 肾阳不足

证候：小便不通或滴沥不畅，排出无力，腰膝酸软，小腹坠胀，食欲不振，畏寒肢冷，神气怯弱，面色少华，舌淡胖，苔薄白，脉沉细或弱。

治法：温补肾阳，化气利水。

手法：按法、揉法、擦法。

取穴与部位：命门、肾俞、背部督脉。

操作：患者俯卧，医者用拇指按揉命门、肾俞穴，每穴 1 分钟；然后横擦命门、肾俞穴，纵擦背部督脉，均以透热为度。

【预防调护】

1. 避免久坐少动、憋尿，可做腹肌收缩、松弛锻炼，以促进排小便。

2.忌食辛辣炙煿之品，戒烟酒，治疗期间禁房事。

【临证提要】

1.若病情严重，治疗 1 小时后小便仍不通者，应及时采取导尿法。

2.针对病因（如淋证、尿路肿瘤、结石等疾患）积极治疗，以免延误病情。

3.操作手法应轻柔缓和，以消除患者的紧张情绪。

4.对于尿毒症等引起的器质性病变者，不适宜推拿治疗。

十五、阳痿

阳痿（Impotence）是指成年男子性交时阴茎不能勃起，或勃而不坚，或坚而短暂，致使不能完成性交全过程的一种病证。古代又称"阴痿""筋痿""阴器不用"等。现代医学中的男子性功能障碍和某些慢性疾病表现以阳痿为主者，可参考本节进行辨证施术。

【病因病机】

阳痿主要由于肝、肾、心、脾受损，经络空虚，或经络失畅，导致宗筋失养而致。病位在宗筋，病变脏腑涉及肝、肾、心、脾。其主要病机分述如下：

1.命门火衰　先天不足，身体虚弱，或纵欲太过，手淫过度，房事频繁，致肾气损伤，命门火衰，而致阳痿。

2.惊恐伤肾　大惊卒恐，惊则气乱，恐则伤肾，渐至阳道不振，举而不坚，坚而不久，而致阳痿。

3.湿热下注　嗜好烟酒，过食肥甘，导致湿热内生，下注肝经；或包皮过长，积垢蕴蓄，或交合不洁，湿热乘袭，使宗筋弛纵，而致阳痿。

4.肝郁不舒　情志不遂，忧思郁怒，肝失疏泄条达，不能疏通血气而畅达前阴，则宗筋所聚无能，而致阳痿。

5.心脾受损　忧愁思虑不解，饮食不调，损伤心脾，病及阳明冲脉，以致气血两虚，宗筋失养，而致阳痿。

【辨证论治】

（一）基本操作

1.治法　温补肾气。

2.手法　摩法、一指禅推法、振法、拿法、点法、按法、擦法。

3.取穴及部位　神阙、气海、关元、中极、三阴交、太溪、肾俞、命门、腰阳关、腹部、腰背部、下肢部。

4.操作

（1）腹部操作　患者仰卧，医者站其体侧，以神阙为中心顺时针摩腹约 5 分钟；然后用一指禅推法于气海、关元、中极穴施术，时间约 2 分钟；最后掌振关元穴约 2 分钟。

（2）下肢部操作　拿大腿内侧约 3 分钟，点按三阴交、太溪各约 1 分钟。

（3）腰背部操作　患者俯卧，医者站其体侧，点按肾俞、命门、腰阳关穴，每穴 1 分钟；然后横擦肾俞、命门、腰阳关穴，以透热为度。

（二）随证加减

1. 命门火衰

证候：阳痿不举，精薄清冷，眩晕耳鸣，面色㿠白，精神萎靡，腰膝酸软，畏寒肢冷，舌淡，苔白，脉沉细。

治法：温肾壮阳，滋肾填精。

手法：点法、按法、擦法。

取穴与部位：肾俞、命门、八髎、背部督脉及膀胱经。

操作：患者俯卧，医者点按肾俞、命门穴，每穴1分钟；然后用小鱼际擦背部督脉、膀胱经，然后横擦肾俞、命门、八髎穴，均以透热为度。

2. 惊恐伤肾

证候：阳痿不举，或举而不坚，胆怯多疑，心悸易惊，夜寐不安，易醒，舌红，苔薄白，脉弦细。

治法：补肾益气，宁心安神。

手法：抹法、点法、按法、揉法、捏脊法。

取穴与部位：百会、四神聪、内关、大陵、神门、心俞、胆俞、肝俞、前额部、脊柱。

操作：①患者仰卧，医者分抹前额10～20次；然后点按百会、四神聪、内关、大陵、神门穴，每穴1分钟。②患者俯卧，医者按揉心俞、胆俞、肝俞穴，每穴1分钟；然后自下而上捏脊5～10遍。

3. 湿热下注

证候：阴茎痿软，勃而不坚，阴囊潮湿、臊臭，下肢酸重，小便黄赤，解时不畅，余沥不尽，舌红，苔黄腻，脉濡数。

治法：清热利湿。

手法：点法、按法、摩法。

取穴与部位：天枢、足三里、阴陵泉、丰隆、三阴交、行间、侠溪、三焦俞、大肠俞、膀胱俞、八髎、下腹部。

操作：①患者仰卧，医者站其体侧，点按天枢、足三里、阴陵泉、丰隆、三阴交、行间、侠溪穴，每穴1分钟；然后掌擦下腹部，以透热为度。②患者俯卧，医者点按三焦俞、大肠俞、膀胱俞、八髎穴，每穴1分钟。

4. 肝气不舒

证候：阳事不举，或举而不坚，情绪抑郁或烦躁易怒，胸胁胀痛，脘闷不适，食少便溏，舌暗红，苔薄白，脉弦。

治法：疏肝理气。

手法：按法、揉法、擦法、搓法、摩法。

取穴与部位：章门、期门、太冲、小腹部、胁肋部。

操作：①患者仰卧，医者站其体侧，按揉章门、期门、太冲穴，每穴1分钟；然后用斜擦法在其小腹部施术，以透热为度。②患者坐位，医者站其身后，用两掌自上而下搓摩胁肋5～10遍。

5. 心脾两虚

证候：阳事不举，精神不振，夜寐不安，心悸自汗，胃纳不佳，面色无华，舌淡红，苔薄白，脉细弱。

治法：健脾养心。

手法：点法、按法、擦法、振法。

取穴与部位：心俞、膈俞、脾俞、肾俞、八髎、命门、内关、血海、足三里、三阴交、神阙、督脉、背部。

操作：①患者俯卧，医者站其体侧，点按心俞、膈俞、脾俞、肾俞、八髎穴，每穴1分钟；然后横擦肾俞、命门穴，纵擦督脉、左侧背部，以透热为度。②患者仰卧，医者掌振神阙穴1分钟。

【预防调护】

1.戒除手淫，节制性欲；调畅情志，劳逸结合，积极参加体育锻炼。

2.适当加强营养，戒除烟酒；积极治疗原发病，避免服用可能引起阳痿的药物。

【临证提要】

1.手法不宜过重，注意保护患者的隐私。

2.对于没有其他症状的阳痿患者，可以配合腰椎斜扳法等运动关节类手法，或调整骨盆的手法。

3.本病多为功能性疾病，可配合适当的心理治疗。

十六、胁痛

胁，指侧胸部，腋部以下至第十二肋骨部的统称。胁痛（Hypochondriac Pain）是指以一侧或两侧胁肋部疼痛为主要临床表现的病证，又称胁肋痛、季肋痛或胁下痛。胁痛的发生主要与肝胆疾病有关。现代医学的肋间神经痛、急慢性肝炎、肝脓肿、肝硬化、急慢性胆囊炎、胆道蛔虫症等疾病，若以胁痛为主要症状时皆可参照本节辨证施术。

【病因病机】

因为肝位居于胁下，其经脉循行两胁，胆附于肝，与肝呈表里关系，其脉亦循于两胁。故胁痛主要责之于肝胆。若情志不舒，饮食不节，久病耗伤，劳倦过度，或外感湿热等病因，累及于肝胆，导致气滞、血瘀、湿热蕴结，肝胆疏泄不利，或肝阴不足，络脉失养，即可引起胁痛。其主要病机分述如下：

1.肝气郁结　情志抑郁，或暴怒伤肝，肝失条达，疏泄不利，络脉受阻；或气郁日久，气机阻滞，瘀血停留，脉络痹阻，而致胁痛。

2.瘀血停着　肝郁气滞日久及血，引起血行不畅而瘀血停留，或跌仆闪挫，恶血不化，均可致瘀血阻滞胁络，不通则痛，而致胁痛。

3.肝胆湿热　外感湿热之邪，侵袭肝胆，或嗜食肥甘辛辣，损伤脾胃，脾失健运，聚湿蕴热，内外之湿热，均可蕴结于肝胆，导致肝胆疏泄不利，气机阻滞，不通则痛，而致胁痛。

4.肝阴不足　素体肾虚，或久病耗伤，或劳欲过度，均可使精血亏损，导致水不涵木，肝阴不足，络脉失养，不荣则痛，而致胁痛。

【辨证论治】

（一）基本操作

1. 治法　疏肝利胆，行气止痛。
2. 手法　滚法、按法、揉法、擦法。
3. 取穴与部位　膈俞、肝俞、胆俞、脾俞、胃俞、阿是穴、章门、期门、阳陵泉、足三里、胆囊穴、太冲、行间、背部、胁肋部。
4. 操作
（1）背部操作　患者俯卧，医者站其体侧，用滚法、按揉法在其背部施术，以膈俞、肝俞、胆俞、脾俞、胃俞及阿是穴为操作重点，时间约5分钟；然后横擦膈俞、肝俞、胆俞穴，以透热为度。
（2）胸部操作　患者仰卧，医者站其体侧，按揉章门、期门穴，每穴1分钟；然后擦两侧胁肋部，以透热为度。
（3）下肢部操作　患者仰卧，医者站其体侧，按揉阳陵泉、足三里、胆囊穴、太冲、行间穴，每穴1分钟。

（二）随证加减

1. 肝气郁结
证候：胁肋部胀痛，走窜不定，疼痛的发生与情志有关，伴有胸闷、嗳气、呕恶，舌质红，苔薄，脉弦。
治法：疏肝理气。
手法：按法、揉法、擦法。
取穴与部位：章门、期门、行间、太冲、胁肋部。
操作：患者坐位，医者站其体侧，重点按揉章门、期门、行间、太冲穴各2分钟；然后掌擦胁肋部，以透热为度。
2. 瘀血停着
证候：胁肋部疼痛，痛有定处，固定不移，入夜尤甚，胁肋下或见痞块，舌质紫暗或有瘀斑，脉沉涩。
治法：活血化瘀，理气止痛。
手法：搓法、摩法。
取穴与部位：膈俞、胁肋部。
操作：患者坐位，医者站其体侧，按揉膈俞2分钟，搓摩胁肋约5分钟，或至局部有温热感；然后重点掌摩或指摩右胁及剑突部5分钟。
3. 肝胆湿热
证候：胁肋部胀痛，口苦，目赤或目黄、身黄，小便黄赤，伴恶寒发热，心胸烦闷，恶心呕吐，厌食油腻，舌质红，苔黄腻，脉弦数。
治法：清热利湿，疏肝利胆。
手法：按法、揉法。
取穴与部位：中脘、天枢、大横、中极、足三里、阴陵泉、三阴交。

操作：患者仰卧，医者站其体侧，按揉中脘、天枢、大横、中极、足三里、阴陵泉、三阴交穴，时间约 5 分钟。

4. 肝阴不足

证候：胁痛隐隐，绵绵不休，遇劳加重，伴口干咽燥，头晕目眩，舌质红，少苔，脉细弦而数。

治法：养阴柔肝，理气通络

手法：按法、揉法、擦法。

取穴与部位：肝俞、肾俞、血海、三阴交、足三里、阴陵泉、太溪、涌泉。

操作：①患者俯卧位，医者站其体侧，按揉肝俞、肾俞穴，每穴 1 分钟。②患者仰卧，医者站其体侧，按揉血海、三阴交、足三里、阴陵泉、太溪穴，时间约 5 分钟；然后掌擦涌泉穴，以透热为度。

【 预防调护 】

1. 胁痛与肝失疏泄有关，所以保持精神愉快，有助于防治胁痛。
2. 患病期间，需注意休息，节制饮食，勿暴饮暴食，忌食肥甘、辛辣、滋腻之物。

【 临证提要 】

1. 胁痛实证易治，虚证难治；在气易治，入络血瘀难治。虚证手法宜轻，实证手法宜重。
2. 并发严重的感染者禁止推拿治疗。

十七、痹证

痹证（Arthralgia）是指风、寒、湿、热等外邪侵袭人体，痹阻经络，气血运行不畅所引起的以肢体关节疼痛、酸楚、麻木、重着、屈伸不利，甚至关节肿大灼热为主要临床表现的一种病证。痹证具有渐进性和反复发作的特点。现代医学的风湿性关节炎、类风湿关节炎、强直性脊柱炎、骨性关节炎、坐骨神经痛等疾病以肢体痹病为临床特征者，可参照本节辨证施术。

【 病因病机 】

痹证常因正气不足，卫外不固，感受风寒湿热之邪，经络闭阻，气血运行不畅，流注肌肉、筋脉、关节，日久不愈，出现关节周围结节、关节肿大等症。外邪客于肌表，其病位较浅，症状较轻；阻于筋脉关节，其病位较深，症状较重。其基本病机是气血痹阻不通，筋脉关节失于濡养。根据外邪侵袭的偏胜，可分为风（行）痹、寒（痛）痹、湿（着）痹、热痹 4 种证型。其主要病机分述如下：

1. 正气不足　素体腠理不密，卫外不固，感受风寒湿邪，无力驱邪外出，导致风寒湿邪稽留体内，痹阻脉络，气血运行不畅，肢体筋脉拘挛，而致痹证。

2. 外感风寒湿邪　多因居处潮湿，涉水冒雨，或睡卧当风，或冒雾露，气候变化，冷热交错等原因，以致风寒湿邪乘虚侵袭人体。风善行数变，游走不定，寒性主收引，戕害阳气，疼痛剧烈，湿性黏着凝固，固定不移，导致气血运行受阻，肢体关节肿胀疼痛，而致痹证。

3. 外感风湿热邪　风湿热之邪乘虚而入，或素体阳热或阴虚，体内蕴热，复感风寒湿邪，邪从热化，或因风寒湿邪郁久化热，留注肌肉、筋骨、关节，闭阻经络气血，煎灼阴液，导致关节红肿热痛，而致痹证。

4. 肝肾亏虚　痹证日久不愈，肝肾亏虚，血脉瘀阻，津液凝聚成痰，痰瘀互结，闭阻经络，深入骨骱，出现皮肤瘀斑、关节肿胀畸形，而致痹证。

【辨证论治】

（一）基本操作

1. 治法　祛邪活络，荣筋止痛。
2. 手法　推法、按法、揉法、㨰法、拿法、点法、搓法、一指禅推法、捻法、摇法、擦法。
3. 取穴及部位　脾俞、肾俞、膈俞、病变关节、背部督脉及膀胱经
4. 操作

（1）腰背部操作　患者俯卧，医者站其体侧，用推法在背部督脉、膀胱经操作3～5遍；然后按揉脾俞、肾俞、膈俞穴，以酸胀为度，每穴1分钟。

（2）病变局部操作　①大关节病变：患者取合适的体位，医者用㨰法、拿法、按揉法在大关节周围施术，时间约5分钟；然后点按病变关节周围的穴位，以酸胀为度，每穴1分钟；最后用搓法在局部操作5～10遍。②小关节病变：患者取合适的体位，医者用一指禅推法在小关节周围施术，时间约5分钟；然后点按病变关节周围的穴位，以酸胀为度，每穴1分钟；最后用捻法在局部操作2～3遍。

（3）摇、擦关节　患者取合适的体位，医者屈伸摇动受限关节5～10遍，幅度由小渐大；然后用擦法在关节周围施术，以透热为度。

（二）随证加减

1. 风（行）痹
证候：肢体关节、肌肉酸痛，游走不定，此起彼伏，痛无定处，关节屈伸不利，多见于上肢、肩、背部，初起多兼恶风、发热等表证，苔薄白，脉浮而数。
治法：祛风通络，散寒除湿。
手法：按法、揉法、㨰法、拿法、擦法。
取穴与部位：风池、风府、心俞、膈俞、肝俞、肩井、肩背部。
操作：①患者取合适的体位，医者按揉风池、风府穴各1分钟，拿风池1分钟。②患者俯卧，医者站其体侧，掌揉心俞、膈俞、肝俞穴，每穴2～3分钟；然后㨰肩背部2分钟，拿肩井1分钟；最后擦肩背部，以透热为度。

2. 寒（痛）痹
证候：肢体关节、肌肉疼痛较剧，甚至关节不可屈伸，遇寒加重，得热痛减，痛有定处，日轻夜重，痛处不红不热，常有冷感，苔薄白，脉浮紧。
治法：温经散寒，祛风除湿。
手法：按法、揉法、拿法、擦法。
取穴与部位：百会、风池、风府、命门、肾俞、关元俞、督脉、病变关节。
操作：①患者取合适的体位，医者按揉百会、风池、风府穴各1分钟，拿风池1分钟。②患者俯卧，医者掌揉命门、肾俞、关元俞各1分钟；然后用按揉法在病变关节周围穴位施术，每穴1分钟；最后用擦法于督脉、病变关节周围施术，以透热为度。

3. 湿（着）痹

证候：肢体关节、肌肉疼痛，重着不移，痛有定处，肌肤麻木不仁，或患处肿胀，行动不便，喜暖畏寒，得热得按则痛缓，每遇阴雨风冷即发，舌淡，苔白腻，脉濡缓。

治法：祛风除湿，舒筋通络。

手法：按法、揉法、一指禅推法、擦法。

取穴与部位：阴陵泉、足三里、丰隆、脾俞、胃俞、肾俞、八髎、背部。

操作：①患者取合适的体位，医者按揉阴陵泉、足三里、丰隆穴各2～3分钟。②患者俯卧，医者用一指禅推法、按揉法在脾俞、胃俞、肾俞、次髎穴，时间5～10分钟；然后横擦左侧背部，掌擦八髎，以透热为度。

4. 热痹

证候：肢体关节疼痛，痛处红、肿、热、痛，得冷则舒，筋脉拘急，日轻夜重，难以活动，可累及多个关节，可兼有发热、口渴、心烦、喜冷恶热，舌红，苔黄，脉滑数。

治法：清热通络，祛风除湿。

手法：一指禅推法、按法、揉法、摩法。

取穴与部位：大椎、合谷、曲池、病变部位及周围。

操作：患者取合适的体位，医者用一指禅推法或按揉法在大椎、合谷、曲池及病变周围穴位施术，每穴1～3分钟；然后用掌摩法于病变部位施术，以微热为宜。

【预防调护】

1. 注意保暖，避寒湿，增强机体御邪能力；忌食生冷辛辣，调畅情志。

2. 改善阴冷潮湿等不良的工作、生活环境，避免外邪入侵。

3. 有关节运动功能障碍者，配合相应肌肉关节的功能康复锻炼。

【临证提要】

1. 关节肿胀疼痛较重者，手法宜轻柔缓和；对病变关节肌肤麻木不仁者，可用叩击法治疗。

2. 做关节被动活动时幅度由小渐大，动作宜缓和，以患者能耐受为度。

3. 寒痹者，如有畏寒肢冷、疼痛剧烈或肌肤麻木，可在手法治疗后加用热敷；热痹者，如有关节红肿热痛，在手法治疗后加用冷敷或药液泡洗。

十八、痿证

痿证（Flaccidity Disease）是指因外感或内伤，使精血受损，肌肉筋脉失养以致肢体弛缓、软弱无力，甚至日久不用，引起肌肉萎缩或瘫痪的一种病证。痿者萎也，枯萎之义，即指肢体痿弱，肌肉萎缩。凡手足或其他部位的肌肉痿弱无力，弛缓不收者均属痿病范畴。因多发生在下肢，故又有"痿躄"之称。本病可突然发病，也可缓慢形成。现代医学的感染性多发性神经炎、运动神经元病、重症肌无力、肌营养不良等病，符合本病证候表现者，可参考本节辨证施术。

【病因病机】

痿证常因外感湿热毒邪、饮食劳倦、情志内伤、久病体虚等，引起五脏精气受损，气血津液不足或运行不畅，使筋脉肌肉失养而弛纵，难以束骨而利关节，而致肌肉痿弱无力，瘦削枯萎。本病的病位在肢体、筋脉、肌肉，与肺、脾、胃、肝、肾关系密切。其主要病机分述如下：

1.肺热津伤　感受温热毒邪，高热不退，或热病后余热燔灼，肺热叶焦，耗气伤津，无以润泽五脏，四肢肌肉、筋脉失养，痿弱不用而致痿证。

2.湿热浸淫　外感湿热之邪，或久居湿地，感受寒湿之邪郁而化热，或饮食不节，损伤脾胃，脾不能运化水湿而内生湿热，濡滞肌肉，浸淫经脉，气血不运，肌肉筋脉失养，而致痿证。

3.脾胃损伤　素体虚弱，或久病成虚，或饮食不节，脾胃受损，气血生化不足，五脏失其温养，筋脉失其濡养，而致痿证。

4.肝肾亏损　素体肝肾亏虚，或房劳太过，或五志失调，导致肝血、肾精亏虚，筋骨失养，而致痿证。

【辨证论治】

（一）基本操作

1.治法　补益气血，强筋壮骨。

2.手法　一指禅推法、按法、揉法、㨰法、摇法、拿法、捻法、擦法、捏脊法、推法。

3.取穴及部位　中府、云门、膻中、中脘、气海、关元、肩髃、臂臑、尺泽、曲池、手三里、外关、列缺、合谷、肺俞、肝俞、胆俞、脾俞、胃俞、肾俞、命门、环跳、居髎、承扶、风市、委中、承山、阳陵泉、解溪、肩关节、四肢部、督脉、膀胱经、脊柱。

4.操作

（1）胸腹部操作　患者仰卧，医者站其体侧，用一指禅推法、按揉法于中府、云门、膻中、中脘、气海、关元穴施术，每穴1分钟。

（2）上肢部操作　患者坐位，医者站其体侧，用㨰法在患侧上肢操作，配合上肢关节摇法施术，时间约5分钟；再用拇指按揉肩髃、臂臑、尺泽、曲池、手三里、外关、列缺、合谷穴，每穴1分钟；然后捻掌指关节、指间关节3～5遍；最后擦患侧上肢，以透热为度。

（3）背腰部操作　患者俯卧，医者用拇指按揉肺俞、肝俞、胆俞、脾俞、胃俞、肾俞、命门穴，每穴1分钟；然后用小鱼际擦背部督脉、膀胱经，以透热为度；最后自长强至大椎捏脊5～10遍。

（4）下肢后部操作　患者俯卧，医者用㨰法在患侧下肢后面自臀部至小腿部操作约3分钟，同时配合患侧下肢被动运动；然后按揉环跳、居髎、承扶、风市、委中、承山穴，每穴1分钟；最后掌推患侧下肢后面3～5遍。

（5）下肢前部操作　患者仰卧，医者用㨰法、拿法在下肢前面施术约3分钟；然后按揉阳陵泉、解溪穴，以酸胀为度，每穴1分钟。

（二）随证加减

1.肺热津伤

证候：病起发热之时，或热退后突然肢体软弱无力，皮肤枯燥，心烦口渴，咽干呛咳少痰，咽喉不利，小便短赤热痛，大便秘结，舌红苔黄，脉细数。

治法：清热润肺，濡养筋脉。

手法：按法、揉法、拿法。

取穴与部位：风门、风池、肩井、鱼际、尺泽。

操作：①患者俯卧，医者站其体侧，按揉风门2分钟，以酸胀为度。②患者坐位，医者拿风池、肩井穴，按揉鱼际、尺泽穴，每穴 1 分钟。

2. 脾胃虚弱

证候：肢体痿弱无力，逐渐加重，或有肌肉萎缩，食少纳呆，腹胀便溏，神疲乏力，面色不华，舌淡，苔薄白，脉细。

治法：健脾益气，养血柔筋。

手法：按法、揉法、摩法。

取穴与部位：中脘、阳陵泉、悬钟、足三里、三阴交、脾俞、胃俞、腹部。

操作：①患者仰卧，医者站其体侧，按揉中脘 2 分钟，然后摩腹约 3 分钟；最后按揉阳陵泉、悬钟、足三里、三阴交穴，每穴 1 分钟。②患者俯卧，医者按揉脾俞、胃俞穴，每穴 2 分钟。

3. 湿热浸淫

证候：肢体渐至痿软无力、困重，下肢或两足为甚，或伴微热，面黄身重，胸脘痞闷，或兼见微肿，手足麻木，恶热，大便黏腻不爽，小便赤涩热痛，舌红，苔黄腻，脉濡数。

治法：清热燥湿，通利筋脉。

手法：按法、揉法、摩法。

取穴与部位：中脘、中极、阴陵泉、足三里、三阴交、肝俞、胆俞、脾俞、胃俞、腹部。

操作：①患者仰卧，医者站其体侧，按揉中脘、中极穴各 1 分钟，顺时针摩腹 2 分钟；然后按揉阴陵泉、足三里、三阴交穴，每穴 1 分钟。②患者俯卧，医者按揉肝俞、胆俞、脾俞、胃俞穴，每穴 1 分钟。

4. 肝肾亏虚

证候：病势较缓，肢体痿软无力，以下肢为甚，腰膝酸软，不可久立，甚至步履困难，腿胫肌肉渐脱，伴头晕耳鸣，或遗精、早泄、遗尿，或妇女月经不调，舌红，少苔，脉细数。

治法：补益肝肾，强筋健骨。

手法：按法、揉法、擦法。

取穴与部位：阴陵泉、三阴交、太溪、肝俞、肾俞、命门、腰骶部。

操作：①患者仰卧，医者站其体侧，按揉阴陵泉、三阴交、太溪穴，每穴 1 分钟。②患者俯卧，医者按揉肝俞、肾俞、命门穴，每穴 1 分钟；然后横擦肾俞、命门、腰骶部，以透热为度。

【预防调护】

1. 病情危重，卧床不起，吞咽呛咳，呼吸困难者，要常翻身拍背，帮助患者排痰，以防止痰湿壅肺和发生褥疮。

2. 对瘫痪者，应注意患肢保暖，保持肢体功能体位，防止肢体挛缩和关节僵硬，还应避免冻伤或烫伤。

【临证提要】

1. 本病以虚证为主，手法宜轻柔缓和，以补益为主。

2. 应用骨关节类手法必须遵循循序渐进的原则，若患者病情较久或有严重骨质疏松者，可慎用或不用此类手法，需及时补充钙剂，并随时检测骨密度。

十九、头痛

头痛（Headache）是指由于外感或内伤，致使脉络拘急或失养，清窍不利所引起的患者自觉头部疼痛为主要表现的病证。头痛既是一种常见病证，也是一个常见症状。头痛可发生于一侧、两侧，或前额，或后枕，或颠顶，或整个头部，也可连及颈项。头痛可单独出现，也可伴随各种急、慢性疾病而出现。正如《证治准绳·头痛》曰："医书多分头痛、头风为二门，然一病也，但有新久去留之分耳。浅而近者名头痛，其痛猝然而至，易于解散速安也。"本病近年来发病率呈上升趋势，尤其偏头痛，一般人群发病率达5%，流行病学调查表明，我国患病率为985.2/10万，30岁以下发病者逐年增长，男女患病率之比约为1：4。

本病中医又称为"头风""脑风"。头痛可见于现代医学内、外、神经、五官等各科疾病中，综合引起头痛的疾病可分为四类：颅内病变、颅外病变、全身性疾病、神经官能症。推拿治疗本病一般均能缓解症状，其中尤以对偏头痛、肌肉收缩性头痛、感冒头痛及高血压头痛疗效更为显著。

【病因病机】

头痛之病因不外乎外感、内伤两类。外感头痛多因六淫之邪侵袭，内伤头痛多与情志不遂、饮食劳倦、跌仆损伤、体虚久病等因素有关。其主要病机分述如下：

1. 外感头痛　感受六淫之邪，易致外感头痛，尤以风邪最为多见，若风夹寒邪，寒凝血滞，阻遏络脉，血郁于内而为头痛；若风夹热邪，火热上炎，侵扰清空，气血逆乱而致头痛；若风夹湿邪，蒙蔽清窍，使清阳不升，浊阴不降而为头痛。

2. 内伤头痛　内伤头痛主要责之于肝、脾、肾三脏。肝阴不足，肝阳偏亢，或肝郁化火，或中气不足，清阳不升，或血虚脑髓失养，或肾虚髓海空虚，或脾失健运，痰浊内生，中焦被阻，或头痛日久，久病入络，气血瘀滞，或跌仆外伤，脑络瘀阻，均可发为头痛。

【辨证论治】

（一）基本操作

1. 治法　扶正祛邪，通络止痛。

2. 手法　一指禅推法、按法、揉法、拿法、扫散法、击法。

3. 取穴与部位　印堂、头维、太阳、鱼腰、风池、大椎、肩井、前额部、后项部、头部五经、头部颞侧胆经、项部督脉、膀胱经。

4. 操作

（1）头面部操作　①患者坐位，医者站其体侧，用一指禅推法从印堂向上推至前发际。②沿发际推至头维、太阳穴，往返操作5遍。③按揉印堂、鱼腰、太阳等穴，每穴1分钟。④拿五经、扫散胆经，各操作5遍。⑤用指尖击法从前额部向后项部反复操作2分钟。

（2）项背部操作　①患者俯卧，医者用一指禅推法沿项部两侧膀胱经、督脉上下往返操作3分钟。②用拿法从风池至大椎穴反复操作3分钟。③拿风池、肩井穴各1分钟。

（二）随证加减

1. 风寒头痛

证候：头痛起病较急，其痛如破，痛连项背，恶风寒，喜裹头，口不渴，苔薄白，脉浮紧。

治法：祛风散寒，通络止痛。

手法：㨰法、按法、揉法、拿法、擦法。

取穴与部位：肺俞、风门、肩井、大椎、项背部膀胱经。

操作：①患者俯卧，医者站其体侧，用㨰法在背部施术，时间约5分钟。②按揉肺俞、风门穴，拿肩井穴，每穴1分钟。③擦项背部膀胱经，横擦大椎，以透热为度。

2. 风热头痛

证候：起病急，头痛而胀，甚至头痛如裂，恶风微热，面红目赤，咽喉肿痛，口渴欲饮，大便结，小便黄，舌尖红，苔薄黄，脉浮数。

治法：疏风清热，通络止痛。

手法：推法、拍法、按法、揉法、拿法、擦法。

取穴与部位：大椎、肺俞、风门、曲池、合谷、肩井、背部膀胱经。

操作：①患者俯卧，医者站其体侧，在背部膀胱经，先用推法再用拍法，以皮肤潮红为度；然后按揉大椎、肺俞、风门穴，每穴1分钟，同时配合擦大椎，以透热为度。②患者坐位，医者站其体侧，按揉曲池、合谷穴，每穴1分钟；然后拿合谷、肩井穴，每穴1分钟；最后擦大椎，以透热为度。

3. 风湿头痛

证候：头痛如裹，肢体困重，脘闷纳呆，大便或溏，苔白腻，脉濡数。

治法：祛风胜湿，通络止痛。

手法：捏法、拍法、按法、揉法、拿法。

取穴与部位：印堂、大椎、风池、肩井、合谷、项部、背部膀胱经。

操作：①患者俯卧，医者站其体侧，提捏项部皮肤，以皮肤潮红为度；然后拍击背部膀胱经，以皮肤潮红为度。②患者坐位，医者站其体侧，提捏印堂，以皮肤潮红为度；然后按揉大椎、风池穴，拿肩井、合谷穴，每穴1分钟。

4. 肝阳头痛

证候：头胀痛而眩，心烦易怒，睡眠不安，面红口干，或兼胁痛，舌红少苔或苔薄黄，脉弦紧。

治法：平肝潜阳，息风止痛。

手法：推法、扫散法、按法、揉法、擦法。

取穴与部位：桥弓、肝俞、角孙、太冲、行间、太溪、涌泉、头部颞侧胆经。

操作：①患者坐位，医者站其体侧，自上而下推桥弓，每侧约30次；然后扫散头部颞侧胆经，操作1分钟；最后按揉肝俞、角孙、太冲、行间、太溪穴，每穴1分钟。②患者俯卧，医者站其体侧，擦涌泉穴，以透热为度。

5. 血虚头痛

证候：头痛隐隐而晕，面色少华，神疲乏力，心悸失眠，舌淡，脉细弱无力或涩。

治法：滋阴养血，和络止痛。

手法：摩法、按法、揉法、擦法。

取穴与部位：中脘、气海、关元、足三里、血海、心俞、膈俞、脾俞、腹部、背部督脉。

操作：①患者仰卧，医者站其体侧，逆时针摩腹3分钟，以腹部有温热感为佳；然后按揉中脘、气海、关元、足三里、血海穴，时间约3分钟。②患者俯卧，医者站其体侧，按揉心俞、膈俞、脾俞，时间约3分钟；然后横擦背部脾俞，直擦背部督脉，以透热为度。

6. 肾虚头痛

证候：头痛而空，腰膝酸软，耳鸣目眩，神疲乏力，遗精带下。肾阳虚者，四肢作冷，舌淡胖，脉沉细无力；肾阴虚者，口干少津，舌质红，脉细数。

治法：补益肝肾，填精生髓。

手法：摩法、按法、揉法、擦法、扫散法、推法。

取穴与部位：气海、关元、肾俞、命门、桥弓、脾俞、肝俞、膈俞、足三里、太冲、行间、太溪、涌泉、腹部、背部督脉、腰骶部、头部胆经。

操作：①肾阳虚者：患者仰卧，医者站其体侧，摩腹4分钟（顺、逆时针各摩2分钟），并按揉气海、关元穴，每穴1分钟；然后患者俯卧，医者直擦背部督脉，再横擦肾俞、命门、腰骶部，以透热为度。②肾阴虚者：患者坐位，医者站其体侧，交替扫散头部胆经5遍；继而自上而下推桥弓，两侧交替操作各20遍；然后患者俯卧或仰卧，医者站其体侧，按揉脾俞、肝俞、膈俞、肾俞、命门、足三里、太冲、太溪、行间穴，每穴1分钟；最后横擦膈俞、脾俞，擦涌泉，以透热为度。

7. 痰浊头痛

证候：头痛而昏蒙，胸脘满闷，体倦，恶心呕涎，纳呆，苔白腻，脉滑。

治法：健脾化痰，降逆止痛。

手法：摩法、一指禅推法、按法、揉法、擦法。

取穴与部位：中脘、天枢、足三里、丰隆、内关、脾俞、胃俞、大肠俞、腹部。

操作：①患者仰卧，医者站其体侧，顺时针摩腹，一指禅推中脘、天枢，时间约8分钟；然后按揉足三里、丰隆、内关穴，时间约3分钟。②患者俯卧，医者站其体侧，横擦背部脾俞，以透热为度；然后按揉脾俞、胃俞、大肠俞，时间约3分钟。

8. 瘀血头痛

证候：头痛经久不愈，痛有定处，痛如锥刺，或有头部外伤史，舌紫暗或有瘀点，脉涩。

治法：活血化瘀，通窍止痛。

手法：抹法、推法、按法、揉法。

取穴与部位：太阳、攒竹、鱼腰、膈俞、太冲、阿是穴、前额、头侧胆经。

操作：患者坐位，医者站其体侧，抹前额、推抹太阳穴各20遍；然后按揉太阳、攒竹、鱼腰、膈俞、太冲、前额、头侧胆经及阿是穴，时间约5分钟。

【预防调护】

1. 头痛的预防在于针对病因，如避免感受外邪；平素慎起居，适寒温，戒烟酒，以免诱发头痛。

2. 痰浊头痛者饮食宜清淡，忌肥甘厚味，以免助湿生痰。

3. 若患者精神紧张，情绪波动，可疏导劝慰以稳定情绪，保持环境安静，有助缓解头痛。

【临证提要】

1. 推拿对缓解头痛有较好的疗效，尤其对感冒、颈椎病、神经衰弱及高血压引起的头痛治疗效果较佳。

2. 临证时必须审证求因，明确其发病原因。若因颅内器质性病变及脑外伤所致之头痛不宜用推拿治疗。

3. 头痛应首辨内外虚实，治疗时应采用补虚泻实。外感头痛以祛邪活络为主，分辨兼夹之邪而分别祛风、散寒、化湿、清热治之。内伤头痛补虚为要，视其虚实之不同，分别治以补肾、益气、养血、化痰、祛瘀。

二十、眩晕

眩晕（Vertigo）是由于情志、饮食内伤、体虚久病、失血劳倦及外伤、手术等病因，引起风、火、痰、瘀上扰清空，或精亏血少，清窍失养为基本病机，以头晕、眼花为主要临床表现的一类病证。眩为眼花，视物模糊；晕是头晕，如坐车船，旋转不定。两者常同时并见，故统称为"眩晕"，轻者闭目即止，重者可兼有恶心、呕吐、汗出、欲仆等症状。眩晕为临床常见病证，多见于中老年人，亦可发于青年人。现代医学中的梅尼埃病、高血压、低血压、脑动脉硬化症、神经官能症等，凡以眩晕为主症的病证，均可参考本节进行辨治。

【病因病机】

眩晕的发生主要与情志不遂、年老体弱、饮食不节、久病劳倦、跌仆坠损以及感受外邪等因素有关，内生风、痰、瘀、虚，导致风眩内动、清窍不宁或清阳不升，脑窍失养而突发眩晕。病变部位在脑，与肝、脾、肾三脏密切相关。其病性有虚、实两端，临床以虚证居多。其主要病机分述如下：

1. 肝阳上亢　素体阳盛，加之恼怒过度，肝阳上亢，阳升风动，发为眩晕；或因长期忧郁恼怒，肝失条达，气郁化火，肝阴暗耗，风阳升动，上扰清空，而致眩晕。

2. 痰浊中阻　饮食不节、肥甘厚味太过损伤脾胃，或忧思、劳倦伤脾，以致脾阳不振，脾失健运，聚湿生痰，清阳不升，浊阴不降，而致眩晕。

3. 气血两虚　久病不愈，或失血之后，气血耗伤，或思虑过度，心脾两虚，使气血不足，不能上荣头目，而致眩晕。

4. 肾精亏虚　因年老肾精亏虚，或房事不节，肾精亏耗过甚；或先天不足；或劳伤过度，伤骨损髓；或阴虚火旺，扰动精室，遗精频繁；或肾气亏虚，精关不固，滑泄无度，均使髓海不足，而致眩晕。

【辨证论治】

（一）基本操作

1. 治法　补虚泻实，调整阴阳。

2. 手法　抹法、按法、揉法、扫散法、拿法。

3. 取穴与部位　印堂、神庭、太阳、睛明、攒竹、鱼腰、翳风、听宫、率谷、百会、头维、风池、内关、神门、合谷、前额、头部五经、头侧胆经。

4. 操作

（1）头面部操作　①患者坐位，医者站其体侧，用拇指自印堂抹至神庭穴，再从印堂向两侧沿眉弓抹至太阳，反复5～6遍。②用拇指或中指按揉印堂、神庭、睛明、攒竹、鱼腰、太阳、翳风、听宫、率谷，每穴1分钟。③用拇指按揉百会2分钟，然后自头维穴沿足少阳胆经头颞部循行线至风池施扫散法，两侧交替进行，时间1～2分钟。④自前额经头顶向后至枕后部做五指拿五经法，反复5～6遍。

（2）四肢部操作　患者坐位，医者站其体侧，用双手拇指按揉双侧内关、神门，拿合谷，时间 2～3 分钟。

（二）随证加减

1. 肝阳上亢

证候：头晕目眩，耳鸣，头胀痛，急躁易怒，失眠多梦，每因恼怒或烦劳而加重，口苦，舌红，苔黄，脉弦。

治法：平肝潜阳，滋养肝肾。

手法：抹法、推法、按法、揉法、擦法。

取穴与部位：桥弓、角孙、太冲、行间、太溪、涌泉。

操作：①患者坐位，医者站其身前，用拇指桡侧面沿桥弓自上而下进行推抹，两侧交替施术，推抹 5～6 遍。②患者仰卧，医者站其体侧，用拇指按揉角孙、太冲、行间、太溪穴，每穴 1 分钟，然后用小鱼际擦涌泉穴，以透热为度。

2. 痰浊中阻

证候：眩晕，头重如蒙，或伴视物旋转，体倦纳呆，胸脘痞闷，泛泛欲吐，舌苔白腻，脉濡滑。

治法：健脾和胃，燥湿化痰。

手法：摩法、一指禅推法、按法、揉法、擦法。

取穴与部位：中脘、天枢、足三里、丰隆、脾俞、胃俞、大肠俞、胃脘部、腹部。

操作：①患者仰卧，医者站其体侧，用掌摩法于胃脘部及腹部施术，时间 1～3 分钟；然后一指禅推中脘、天枢穴，以腹部有温热感为佳，时间 1～3 分钟；最后用拇指按揉足三里、丰隆穴，每穴 1 分钟。②患者俯卧，医者站其体侧，用拇指按揉脾俞、胃俞、大肠俞，每穴 1 分钟，然后横擦脾俞、胃俞，以透热为度。

3. 气血两虚

证候：头晕目眩，动则加剧，劳累即发，神疲懒言，气短声低，纳少，面色少华，心悸失眠，舌质淡嫩，脉细弱。

治法：健脾养心，补益气血。

手法：摩法、一指禅推法、按法、揉法、擦法。

取穴与部位：中脘、气海、关元、心俞、肝俞、膈俞、脾俞、肾俞、足三里、血海、胃俞、腹部、胃脘部、背部督脉。

操作：①患者仰卧，医者站其体侧，用掌摩法于胃脘部及腹部施术，时间 1～2 分钟；然后一指禅推中脘、气海、关元，时间 2～3 分钟。②患者俯卧，医者站其体侧，用拇指按揉心俞、肝俞、膈俞、脾俞、肾俞、足三里、血海穴，每穴 1 分钟；然后用掌直擦背部督脉，横擦背部脾俞、胃俞，以透热为度。

4. 肾精亏虚

证候：眩晕，精神萎靡，腰膝酸软，耳鸣健忘，遗精。偏肾阴虚者，五心烦热，舌红少苔，脉细数；偏肾阳虚者，四肢不温，形寒肢冷，舌质淡，脉沉细无力。

治法：补肾安神，益精填髓。

手法：推法、抹法、按法、揉法、擦法、摩法。

取穴与部位：①肾阴虚者：桥弓、角孙、太冲、行间、太溪、涌泉。②肾阳虚者：气海、关者元、肾俞、命门、腹部、督脉、腰骶部。

操作：①肾阴虚者：患者坐位，医者站其体侧，用拇指桡侧面自上而下交替推抹桥弓 5～6 遍；然后患者仰卧，医者站其体侧，按揉角孙、太冲、行间、太溪穴，每穴 1 分钟；最后掌擦涌泉穴，以透热为度。②肾阳虚者：患者仰卧，医者站其体侧，掌摩其腹部 3 分钟；然后按揉气海、关元穴，以腹部温热为度；最后患者俯卧，医者站其体侧，直擦背部督脉，横擦肾俞、命门及腰骶部，以透热为度。

【预防调护】

1. 适当锻炼，增强体质，避免过度劳累，注意劳逸结合。

2. 调养情志，保持情绪稳定，防止七情内伤；饮食清淡，戒烟酒，忌食咖啡、浓茶等刺激性食物。

3. 眩晕发作时应卧床休息，闭目养神，少做或不做旋转、弯腰等动作，以免诱发或加重病情。

4. 重症患者要密切注意血压、呼吸、神志、脉搏等情况，以便及时处理。

【临证提要】

1. 手法操作宜轻柔，避免强刺激，尤其头面部操作时，勿使患者的头部前后左右晃动，以免加重眩晕。

2. 因肝阳上亢而导致的眩晕，必须严密监测血压、神志、感觉等方面的变化，以防病情突变。

二十一、郁证

郁证（Depression Disease）是指因情志不舒、气机郁滞所引起的以心情抑郁，情绪不宁，或易怒善哭，胸胁满痛，咽中有异物感等为主要临床表现的一类病证，常伴有心悸、眩晕、失眠、纳呆和妇女月经不调等症状。郁证相当于现代医学中的神经官能症，可见于癔症、更年期综合征、神经衰弱、反应性精神病等疾病，当这些疾病出现类似郁证的证候表现时，可参考本节进行辨证施术。

【病因病机】

郁证主要是由于情志所伤，肝气郁结，或脾失健运，或心神失养，脏腑阴阳气血失调逐渐导致五脏气机不和而出现郁证的各种证候表现。正如《杂病源流犀烛·诸郁源流》曰："诸郁，脏气病也，其原本于思虑过深，更兼脏气弱，故六郁之病生焉。六郁者，气、血、湿、热、食、痰也。"病初多为实证，经久不愈，则转为虚证。其主要病机分述如下：

1. 肝气郁结 厌恶憎恨、愤懑恼怒等精神因素，均可使肝失条达，气机不畅，以致肝气郁结而成气郁，这是郁证主要的病机。气郁日久，影响及血，使血液运行不畅而形成血郁。郁火耗伤阴血，则可导致肝阴不足。肝主疏泄，性喜条达，忧思郁虑、愤懑恼怒等精神刺激，均可使肝失条达，气机不畅，以致郁滞胸中，发为郁证，这是郁证主要的病机。

2. 气郁化火 气郁日久化火，则发生肝火上炎的病变，而形成火郁。

3. 痰气郁结 气机阻滞，津液运行不畅，停聚于脏腑、经络，凝聚成痰，则形成痰郁。

4. 心脾两虚 由于所愿不遂，精神紧张，忧愁悲哀等精神因素，损伤心脾，使心失所养而发生一系列病变。若损伤心气，以致心气不足，则心悸、短气、自汗；耗伤心阴以致心阴亏虚，心火亢盛，则心烦、低热、面色潮红、脉细数；心失所养，心神失守，以致精神惑乱，则悲伤哭泣，哭笑无常。

【辨证论治】

（一）基本治法

1. 治法 理气开郁，调畅气机。

2. 手法 推法、揉法、抹法、按法、拿法、摩法。

3. 取穴与部位 印堂、太阳、攒竹、四白、迎香、百会、风池、肩井、中脘、大陵、神门、内关、合谷、足三里、太冲、心俞、肝俞、胆俞、脾俞、胃俞、头面部、颈项部、腹部、背部。

4. 操作

（1）头面及颈项部操作 ①患者坐位，医者站其前方，以两拇指分推印堂至太阳穴3～5遍；然后揉眉弓3遍；最后分抹眼眶及鼻翼两旁5～10遍。②医者用拇指按揉太阳、攒竹、四白、迎香穴，每穴1分钟；然后医者站其身后，双手五指分开，拿揉头部两侧，使其头部有热胀感。③医者用拇指按揉百会穴1分钟；然后拿风池、颈项部2分钟；最后拿五经5～10遍，拿风池、肩井穴各1分钟。

（2）腹部操作 患者仰卧，医者坐其体侧，用掌摩法顺时针摩腹3分钟；然后掌按中脘穴2分钟，以患者感觉腹部温热舒适为度。

（3）四肢部操作 患者仰卧，医者站其体侧，用拇指按揉大陵、神门、内关、合谷、足三里穴、太冲，每穴1分钟。

（4）背部操作 患者俯卧，医者站其体侧，掌揉背部两侧膀胱经3～5遍；然后用拇指重点按揉心俞、肝俞、胆俞、脾俞、胃俞穴，每穴1分钟。

（二）随证加减

1. 肝气郁结

证候：精神抑郁，情绪不宁，胁肋胀痛，痛无定处，脘闷嗳气，腹胀纳呆，大便不调，舌苔白或黄腻，脉弦。

治法：疏肝解郁。

手法：扫散法、按法、揉法、搓法、点法。

取穴与部位：肝俞、章门、期门、太冲、行间、头颞部、胁肋部。

操作：①患者取坐位，医者站其体侧，交替扫散颞侧胆经5～10遍；然后按揉肝俞、章门、期门穴，每穴1分钟；最后搓摩其两胁，以透热为度。②患者仰卧位，医者站其体侧，点太冲、行间穴，每穴1～2分钟。

2. 气郁化火

证候：性情急躁易怒，胸闷胁胀，口苦咽干，或头痛、目赤、耳鸣，或吞酸嘈杂，大便秘结，舌红，苔黄，脉弦数。

治法：清肝泻火，解郁除烦。

手法：推法、抹法、搓法、摩法、按法、点法。

取穴与部位：桥弓、章门、期门、支沟、行间、内庭、太冲、胁肋部。

操作：①患者坐位，医者站其体侧，用拇指桡侧面交替推抹桥弓，每侧 10 ～ 20 遍；然后站其身后，搓摩其两胁，以透热为度；最后按揉章门、期门、支沟穴，每穴 1 ～ 3 分钟。②患者仰卧，医者站其体侧，用拇指点按行间、内庭、太冲穴，每穴 1 分钟。

3. 痰气郁结

证候：精神抑郁，胸部闷塞，胁肋胀痛，咽中如有物梗阻，吞之不下，咯之不出，舌苔白腻，脉弦滑。

治法：行气开郁，化痰散结。

手法：摩法、一指禅推法、擦法、搓法、点法、按法、揉法。

取穴与部位：天突、中府、中脘、气海、丰隆、太冲、章门、期门、腹部、背部膀胱经、胁肋部。

操作：①患者仰卧，医者站其体侧，摩腹 3 ～ 5 分钟；然后用一指禅推法于天突、中府、中脘、气海、丰隆穴、太冲施术，每穴 1 分钟。②患者坐位，医者站其体侧，在肝俞至胃俞一线施横擦法，以透热为度；然后搓摩其胁肋部，以透热为度；最后点按章门、期门穴，每穴 1 ～ 2 分钟。

4. 心脾两虚

证候：多虑善思，头晕神疲，心悸胆怯，失眠，健忘，纳差，面色少华，舌淡，苔薄白，脉细。

治法：健脾养心，益气补血。

手法：按法、揉法、擦法。

取穴与部位：心俞、肝俞、脾俞、小肠俞、肾俞、膻中、中脘、巨阙、血海、足三里、太冲、三阴交、背部膀胱经、督脉。

操作：①患者俯卧，医者站其体侧，从上至下按揉背部膀胱经第一侧线的背俞穴，操作 3 ～ 5 遍，重点按揉心俞、肝俞、脾俞、小肠俞、肾俞穴，每穴 1 分钟；然后用掌擦法直擦背部膀胱经第一侧线和督脉，横擦肝俞、脾俞，以透热为度。②患者仰卧，医者站其体侧，用拇指按揉膻中、中脘、巨阙、血海、足三里、太冲、三阴交穴，每穴 1 分钟。

【预防调护】

1. 调畅情志，避免忧思郁虑，防止情志内伤，是防治郁证的重要措施。
2. 养成良好的生活作息规律，保证充足的睡眠；适当参加体育锻炼，增强体质。

【临证提要】

1. 对待患者态度应耐心、诚恳，予以充分的关怀，取得患者的信任。
2. 对于郁证之虚证的治疗，手法宜轻柔。
3. 身心同治，注重精神调适，帮助患者解除思想顾虑，树立战胜疾病的信心，以巩固疗效。

二十二、消渴

消渴（Consumptive Thirst）是指以多饮、多食、多尿、乏力、消瘦，或尿浊、尿有甜味为主要临床表现的一种病证。上消表现为口渴引饮，中消表现为多食善饥，下消表现为饮多溲多，三者可同时并见。本节的消渴病相当于现代医学的糖尿病。现代医学的尿崩症，因具有多尿、烦渴的临床特点，与消渴病有某些相似之处，可参考本节辨证施术。

【病因病机】

消渴多因禀赋不足、饮食不节、情志失调及劳倦内伤等所致。病位主要在肺、脾、肾，以肾为关键，互有偏胜，常相互影响。其基本病机为阴津亏损、燥热偏胜，以阴虚为本，燥热为标，两者常互为因果。燥热甚则阴愈虚，阴愈虚则燥热愈甚。迁延日久，则阴损及阳，阴阳俱虚；病久入络，血脉瘀滞，变证多发。消渴早期常无明显症状，日久可造成多脏器损害。其主要病机分述如下：

1. 禀赋不足　先天禀赋不足，五脏虚弱，尤其是肾精不足，是引起消渴病的重要内在因素。《灵枢·五变》曰："五脏皆柔弱者，善病消瘅。"其中尤以阴虚体质最易罹患。五脏虚羸，则精气不足，气血虚弱，肾亦无精可藏，复因调摄失宜，终致精亏液竭而致消渴。

2. 饮食失节　长期过食肥甘，醇酒厚味，辛辣香燥，损伤脾胃，致脾胃运化失职，积热内蕴，化燥伤津，消谷耗液，津液不足，脏腑经络皆失濡养而致消渴。

3. 情志失调　长期过度的精神刺激，如郁怒伤肝，肝气郁结，或劳心竭虑，营谋强思等，以致郁久化火，火热内燔，消灼肺胃阴津而致消渴。

4. 劳欲过度　房事不节，劳欲过度，肾精亏损，虚火内生，则"火因水竭益烈，水因火烈而益干"，导致肾虚肺燥胃热俱现，而致消渴。

【辨证论治】

（一）基本操作

1. 治法　清热润燥，养阴生津。

2. 手法　按法、揉法、擦法、捏脊法、拿法、推法、一指禅推法、振法、摩法、点法、拍法。

3. 取穴及部位　肺俞、胰俞（横平第8胸椎棘突下，旁开1.5寸处）、脾俞、胃俞、肾俞、三焦俞、命门、八髎、涌泉、鸠尾、上脘、中脘、气海、关元、神阙、阳陵泉、足三里、三阴交、风池、风府、百会、肩井、大椎、背部膀胱经、脊柱、下肢部、前胸部、腹部、颈肩部、背部。

4. 操作

（1）腰背部操作　患者俯卧，医者站其体侧，按揉背部膀胱经第一侧线，重点在肺俞、胰俞、脾俞、胃俞、肾俞、三焦俞施术，时间约3分钟；然后横擦肾俞、命门、八髎穴，以透热为度；最后自长强至大椎捏脊3～5遍。

（2）下肢后侧操作　患者俯卧，医者用拿法、掌推法在其双下肢后侧自臀横纹至跟腱处分别操作3～5遍；然后按揉涌泉穴1分钟；最后擦涌泉，以透热为度。

（3）胸腹部操作　患者仰卧，医者站其体侧，用一指禅推法自鸠尾至中极操作3～5遍，重点在鸠尾、上脘、中脘、气海、关元施术；然后掌振神阙1分钟；最后顺时针摩腹约5分钟。

（4）下肢前侧操作　患者仰卧，医者用拿法在其双下肢前侧自腹股沟至踝关节操作2～3遍；然后点按阳陵泉、足三里、三阴交穴，每穴1分钟。

（5）颈肩部操作　患者取坐位，医者站其身后，用拇指按揉风池、风府、百会穴，每穴1分钟；然后拿颈项部、肩井各1分钟；最后用双掌拍肩背部1分钟，拳背击大椎3～5次。

（二）随证加减

1. 肺热津伤（上消）

证候：烦渴多饮，口干咽燥，尿频量多，大便干结，舌红，苔薄黄，脉洪数。

治法：清热润肺，生津止渴。

手法：点法、按法。

取穴与部位：中府、云门、太渊、鱼际、少府。

操作：患者仰卧，医者站其体侧，点按中府、云门、太渊、鱼际、少府穴，每穴1分钟。

2. 胃热津伤（中消）

证候：多食善饥，口干欲饮，形体消瘦，大便秘结，舌红，苔黄，脉滑实有力。

治法：清胃泻火，养阴增液。

手法：点法、按法、擦法。

取穴与部位：脾俞、胃俞、胰俞、中脘、梁门、足三里、三阴交、地机、内庭、背部。

操作：①患者俯卧，医者站其体侧，点按脾俞、胃俞、胰俞穴，每穴1分钟；然后横擦左侧背部，以透热为度。②患者仰卧，医者点按中脘、梁门、足三里、三阴交、地机、内庭穴，每穴1分钟。

3. 肾阴亏虚（下消）

证候：尿频量多，浑如脂膏，或尿甜，头晕目眩，乏力，耳鸣，视物模糊，口干唇燥，皮肤干燥、瘙痒，失眠心烦，舌红，脉沉细数。

治法：滋阴补肾，润燥止渴。

手法：点法、按法、擦法。

取穴与部位：胰俞、肝俞、肾俞、膀胱俞、八髎、三阴交、复溜、太溪。

操作：①患者俯卧，医者站其体侧，点按胰俞、肝俞、肾俞、膀胱俞穴，每穴1分钟；然后用小鱼际斜擦八髎穴，以透热为度。②患者仰卧，医者点按三阴交、复溜、太溪穴，每穴1分钟。

4. 气阴两虚

证候：小便频数，饮多溲多，色混如膏，面色黧黑，耳轮焦干，腰膝酸软，阳痿不举或月经不调，消瘦畏寒，舌淡苔白，脉沉细无力。

治法：益气滋阴，补肾固摄。

手法：点法、按法、擦法。

取穴与部位：胰俞、肾俞、命门、八髎、气海、足三里、太溪、腰骶部。

操作：①患者俯卧，医者站其体侧，点按胰俞、肾俞、命门穴，每穴1分钟；然后用小鱼际横擦腰骶部、斜擦八髎穴，以透热为度。②患者仰卧，医者点按气海、足三里、太溪穴，每穴1分钟。

【预防调护】

1. 提倡科学膳食，严格遵守糖尿病饮食，限制粮食、油脂的摄入，忌食糖类，三餐定时定量，忌烟酒辛辣之品。

2. 肥胖者应控制体重。了解消渴病相关知识，树立信心，保持心情舒畅。

3. 本病为慢性疾病，需长期治疗，治疗期间不能停用降血糖药物，但可以酌情减量。

【临证提要】

1. 推拿对轻、中度糖尿病患者具有一定的疗效，但对高危急症如酮症酸中毒患者，不宜推拿治疗。

2. 临证时应根据患者不同的并发症，积极采取对症治疗。消渴有多种并发症，易发生血脉瘀滞、阴损及阳的病变，应早发现、早诊断、早治疗。

二十三、面瘫

面瘫（Facial Palsy）是指人体正气不足，络脉空虚，卫外不固，风、寒、热等外邪侵袭面部经络，导致人体气血痹阻、经筋缓纵不收而引起的一种病证，俗称"歪嘴巴"。可发生于任何年龄、任何季节，多数患者为 20 ～ 40 岁。现代医学认为，面瘫分为中枢性和周围性两大类。周围性面瘫多由于急性非化脓性茎乳突孔内的面神经炎引起，常因夜间工作疲劳，面部受冷风侵袭而诱发；中枢性面瘫因脑血管疾病或脑肿瘤等原因而发生。中医学的面瘫相当于现代医学的特发性面神经麻痹。

【病因病机】

本病是因正气不足，络脉空虚，风邪乘虚，入中脉络，气血痹阻而致。其基本病机为脉络空虚，气血痹阻。面瘫虽有风邪夹寒、夹热之分，但多数寒热现象不明显。其主要病机分述如下：

1. 外感风寒 风寒之邪侵袭面部经络，导致人体气血痹阻、经筋缓纵不收而致面瘫，伴有恶寒、肌肉关节酸痛、耳下压痛等症状。

2. 外感风热 风热之邪侵袭面部经络，导致人体气血痹阻、经筋缓纵不收而致面瘫，伴有肌肉关节酸痛、耳下压痛等症状，可伴有咽红、口渴、汗出、大便干等症状。

3. 气血亏虚 人体正气不足，阴亏血少，络脉空虚，卫外不固，风、寒、热等外邪侵袭面部经络，经筋缓纵不收，而致面瘫。久治不愈的面瘫，多为正气不足。

【辨证论治】

（一）基本操作

1. 治法 祛风通络，养血和营。

2. 手法 一指禅推法、抹法、按法、揉法、擦法、拿法。

3. 取穴与部位 印堂、阳白、太阳、四白、睛明、迎香、地仓、颧髎、下关、颊车、神庭、听宫、牵正、承浆、翳风、风池、合谷、面颊部。

4. 操作

（1）一指禅推面部 患者仰卧，医者坐其头侧，用一指禅推法自印堂开始，经阳白、太阳、四白、睛明、迎香、地仓、颧髎、下关至颊车穴，往返操作 3 ～ 5 遍，操作顺序为先患侧再健侧。

（2）抹面部 患者仰卧，医者坐其头侧，用双手拇指自印堂向上抹至神庭穴，再从印堂向左、右抹至两侧太阳穴，然后从印堂向左、右抹上、下眼眶，最后自睛明或迎香穴沿两侧颧骨抹向耳前听宫穴，以患者感觉有酸胀温热感为度。

（3）按揉穴位 患者仰卧，医者坐其头侧，用拇指按揉牵正、承浆、翳风穴，每穴 1 分钟；

然后用大鱼际揉前额、颊部，时间约 3 分钟。

（4）擦面部　患者仰卧，医者坐其头侧，用擦法在患侧颜面部施术，以透热为度。

（5）拿穴位　患者坐位，医者站其体侧，拿风池、合谷穴各 1 分钟。

（二）随证加减

1. 风寒袭络

证候：起病急，一侧额纹消失，眼睑闭合不全，鼻唇沟变浅，口角㖞斜，或可出现患侧舌前 2/3 味觉减退或丧失等症。多有吹风受寒史，伴有恶寒、发热、肢体酸痛等症，舌质淡，苔白，脉浮紧。

治法：疏风散寒，通经活络。

手法：推法、按法。

取穴与部位：风池、风府、合谷、外关、背部膀胱经。

操作：患者俯卧，医者站其体侧，由上而下推背部膀胱经 5 ～ 10 遍，令其微微发汗为佳；然后按揉风池、风府、合谷、外关穴，每穴 1 分钟。

2. 风热袭络

证候：起病急，一侧额纹消失，眼睑闭合不全，鼻唇沟变浅，口角㖞斜，或可出现患侧舌前 2/3 味觉减退或丧失等症，常伴有咽痛、汗出，舌质红，苔薄黄，脉浮数。

治法：疏风清热，通经活络。

手法：按法、揉法。

取穴与部位：大椎、曲池、外关、合谷、关冲。

操作：患者坐位，医者按揉大椎、曲池、外关、合谷、关冲穴各 1 分钟。

3. 气血不足

证候：一侧额纹消失，眼睑闭合不全，鼻唇沟变浅，口角㖞斜，或可出现患侧舌前 2/3 味觉减退或丧失等症，常伴肢软无力、面色无华，舌质淡，脉细。

治法：补益气血，疏经通络。

手法：按法、揉法、擦法。

取穴与部位：肝俞、肾俞、气海、关元、合谷、足三里、三阴交、腰骶部。

操作：①患者俯卧，医者站其体侧，按揉肝俞、肾俞穴，每穴 1 分钟；然后横擦腰骶部，以透热为度。②患者仰卧，医者按揉气海、关元、合谷、足三里、三阴交穴，每穴 1 分钟。

【预防调护】

1. 平素生活要有规律，避风寒，注意面部保暖，保持情志舒畅。

2. 早期面部表情肌的功能锻炼对于缩短疗程有着重要意义。嘱患者应尽早进行皱眉、蹙额、闭眼、露齿、鼓腮、吹口哨等动作训练，每次 3 ～ 5 分钟。每日 2 ～ 3 次。

3. 嘱患者自行擦患侧额部、颊部，以透热为度。

【临证提要】

1. 推拿治疗面瘫疗效较佳，患病后即可推拿治疗，以促进气血运行，促使面神经功能的恢复，但手法操作宜轻柔，以防损伤颜面部皮肤。

2. 早期禁止在翳风、颊车等处推拿施术，因其深层内部正是面神经干通过之处，此时神经处于水肿、变性状态，不能耐受推拿刺激。

二十四、面肌痉挛

面肌痉挛（Hemifacial Spasm）又称面肌抽搐，是指一侧或双侧面部肌肉（眼轮匝肌、表情肌、口轮匝肌）反复发作的阵发性、不自主的抽搐，在情绪激动或紧张时加重，严重时可出现睁眼困难、口角㖞斜及耳内抽动样杂音。典型面肌痉挛是指痉挛症状从眼睑开始，并逐渐向下发展累及面颊部表情肌等下部面肌。面肌痉挛可以分为两种，一种是原发性面肌痉挛，一种是继发性面肌痉挛，即面瘫后遗症产生的面肌痉挛。原发性面肌痉挛，在静止状态下也可发生，痉挛数分钟后缓解，不受控制；面瘫后遗症产生的面肌痉挛，只在做眨眼、抬眉等动作产生。本病多在中年后发生，常见于女性。

【病因病机】

面肌痉挛的病因主要有外感六淫、正气不足等，其病机关键是肝风内动，病位在面部。其主要病机分述如下：

1. 外感风寒　颜面经络空虚，风邪或风寒之邪乘虚而入，正邪相搏，邪气横窜颜面经络，气机不畅，经络痹阻以致面肌抽搐痉挛。

2. 脾虚生风　情志不畅导致肝气不舒，肝阳上亢，肝气乘脾，脾虚湿浊内生，痰湿阻络，脉络不通导致面肌痉挛的发生；或素体脾气虚弱，引起气血生化不足，筋肉失养，致使面部肌肉痉挛。

3. 血虚生风　素体阴亏或体弱气虚引起阴虚、血少，脉络空虚，腠理不固，风邪挟痰侵入面部阳明、少阳之经，致使颜面肌腠经络痹阻，气血运行不利，肌肉筋脉失于濡养，导致面肌痉挛。

4. 肝风内动　肝藏血、主筋，若肝血虚或肝肾阴虚，水不涵木，阴液亏少，筋脉失荣，虚风内动可导致面肌痉挛。

5. 肝郁气滞　肝主疏泄，喜调达恶抑郁，若疏泄失职，则肝气郁结，气机阻滞，血行不畅，经络通利失常；或肝郁化火，火极生风，风火相煽，风阳上扰或热盛动风，导致面部肌肉痉挛。

【辨证论治】

（一）基本操作

1. 治法　活血通络，息风止痉。

2. 手法　揉法、抹法、推法、拿法、按法、搓法、擦法。

3. 取穴与部位　印堂、阳白、太阳、四白、睛明、迎香、风池、风府、合谷、外关、阳陵泉、太冲、涌泉、前额、面部、颞侧胆经。

4. 操作

（1）头面部操作　患者取坐位，医者站其体侧，揉印堂穴1分钟；然后自印堂穴开始经阳白、太阳、四白、睛明穴分抹前额及面部，往返操作3～5遍；最后分推颞侧胆经5遍，按揉迎香、风池、风府穴各1分钟。

（2）四肢部操作　患者仰卧，医者点按合谷、外关、阳陵泉、太冲穴各1分钟；然后擦涌泉穴，以透热为度。

（二）随证加减

1. 外感风寒

证候：一侧或两侧面部不自主地阵挛性抽搐，多兼恶寒发热等表证，舌质淡，苔薄白，脉浮紧。

治法：祛风散寒，通络止痉。

手法：推法、按法、揉法。

取穴与部位：合谷、外关、风池、背部膀胱经。

操作：①患者俯卧，医者站在其体侧，由上而下单向推动背部膀胱经 2～3 分钟，令其微微发汗为佳。②患者坐位，医者按揉合谷、外关、风池穴，每穴 1 分钟。

2. 脾虚生风

证候：一侧或两侧面部不自主地阵挛性抽搐，眩晕，痰多，便溏，舌体胖大有齿痕，舌质淡，苔滑，脉弦缓。

治法：健脾抑肝，息风止痉。

手法：按法、揉法。

取穴与部位：足三里、丰隆、三阴交、中脘、脾俞、胃俞。

操作：①患者仰卧，医者站其体侧，按揉足三里、丰隆、三阴交、中脘穴各 2 分钟。②患者俯卧，按揉脾俞、胃俞穴各 2 分钟。

3. 血虚生风

证候：一侧或两侧面部不自主地阵挛性抽搐，时发时止，劳累或休息不佳时加重，常伴面色无华、四肢乏力，舌质淡，苔薄白，脉细弱。

治法：养血柔筋，息风止痉。

手法：按法、揉法。

取穴与部位：足三里、三阴交、血海、关元、脾俞、胃俞、膈俞。

操作：①患者仰卧，医者站其体侧，按揉足三里、三阴交、血海、关元穴各 2 分钟。②患者俯卧，按揉脾俞、胃俞、膈俞穴各 2 分钟。

4. 肝风内动

证候：一侧或两侧面部不自主地阵挛性抽搐，心烦易怒，面色红，口苦，伴情绪波动则加重，舌质红，苔黄，脉弦数。

治法：滋阴潜阳，息风止痉。

手法：按法、揉法。

取穴与部位：合谷、太冲、三阴交、太溪、涌泉、百会、肝俞、脾俞、肾俞。

操作：①患者仰卧，医者站其体侧，按揉合谷、太冲、三阴交、太溪、涌泉、百会穴各 2 分钟。②患者俯卧，按揉肝俞、脾俞、肾俞穴各 2 分钟。

5. 肝郁气滞

证候：一侧或两侧面部不自主地阵挛性抽搐，头晕耳鸣，伴胁痛，善太息，舌质淡红，苔薄白，脉弦。

治法：疏肝解郁，息风止痉。

手法：按法、揉法。

取穴与部位：合谷、太冲、内关、期门、章门、百会。

操作：患者仰卧，医者站其体侧，按揉合谷、太冲、内关、期门、章门、百会穴各2分钟。

【预防调护】

1. 避免用手反复刺激局部痉挛部位，用温水洗脸，避免冷水和冷风直接刺激面部。
2. 饮食要多吃富含B族维生素的食物，同时避免饮用茶、咖啡、可乐，少食辛辣等刺激性食物。

【临证提要】

1. 临床应耐心向患者解释并安慰患者，缓解其不良情绪，使患者身心处于一个平稳的状态，有利于疾病的康复。
2. 手法操作宜轻柔，可以配合针灸、药物治疗、肉毒素注射及微血管减压术等方法进行综合治疗。

二十五、中风

中风（Apoplexy）是指脏腑阴阳失调，气血逆乱，直冲犯脑，痹阻脑络，或血溢脉外而引起的以猝然昏仆，半身不遂，口眼㖞斜，言语謇涩或不语，偏身麻木为主要临床表现的病证。因其发病突然，故又称为"卒中"。本病多见于中老年人。四季皆可发病，但以冬春两季最为多见。

【病因病机】

中风由于患者脏腑功能失调，气血素虚或痰浊、瘀血内生，加之劳倦内伤、忧思恼怒、饮酒饱食、用力过度、气候骤变等诱因，而致瘀血阻滞、痰热内蕴，或阳化风动、血随气逆，导致脑脉痹阻或血溢脉外，引起昏仆不遂，发为中风。病位在脑，与心、肾、肝、脾关系密切，病机责之虚（阴虚、血虚）、火（肝火、心火）、风（肝风、外风）、痰（风痰、湿痰）、气（气逆、气滞）、血（血瘀）。根据有无意识障碍及脑神经受损程度的不同，可分为中脏腑、中经络两大类型。中经络以一侧肢体力弱、偏身麻木、半身不遂、舌强语謇、口眼㖞斜、不伴意识障碍为主症；中脏腑则出现突然昏仆，不省人事，半身不遂、口舌㖞斜、舌强言謇或不语、偏身麻木、神识恍惚或迷蒙为主症。其主要病机分述如下：

1. 积损正衰　年老体弱，或久病气血亏损，脑脉失养，气虚则血行无力，血流不畅，而致脑脉瘀滞不通；阴血亏虚则阴不制阳，内风动越，携痰浊、瘀血上扰清窍，而致中风。

2. 劳倦内伤　烦劳过度，耗伤阴精，阴虚火旺，或阴不制阳，引动内风，气火俱浮，或兼挟痰浊、瘀血，上壅清窍，闭阻脉络，而致中风。

3. 脾失健运　过食肥甘厚味，脾失健运，痰湿内生，或素体肝旺，克伐脾土，痰浊内生，郁久化热，痰热互结，壅滞经脉，上蒙清窍；或肝郁化火，炼津成痰，痰郁互结，挟风阳之邪，窜扰经脉，而致中风。

4. 情志过极　七情所伤，肝失条达，气机郁滞，血行不畅，瘀结脑脉；或暴怒伤肝，则肝阳暴张，或心火暴盛，风火相煽，致气血逆乱，上扰脑窍，而致中风。

【辨证论治】

中经络

以一侧肢体力弱、偏身麻木、半身不遂、舌强语謇、口眼㖞斜、不伴意识障碍等为主要表现。

（一）基本操作

1. 治法　活血化瘀，化痰通络。

2. 手法　滚法、按法、揉法、擦法、膊运法、一指禅推法、抹法、拿法、扫散法、摇法、搓法、抖法。

3. 取穴及部位　天宗、膈俞、肝俞、胆俞、肾俞、承扶、委中、承山、昆仑、环跳、风市、膝眼、阳陵泉、印堂、攒竹、睛明、太阳、神庭、风府、风池、肩井、尺泽、曲池、手三里、合谷、髀关、伏兔、膝眼、足三里、三阴交、解溪、前额、颈项部、背腰四肢部、督脉、背部膀胱经。

4. 操作

（1）腰背部操作　患者俯卧，医者站其体侧，用滚法、按揉法沿患侧背腰、下肢后侧膀胱经由上而下操作2～3遍；然后按揉天宗、膈俞、肝俞、胆俞、肾俞、承扶、委中、承山、昆仑穴，时间约5分钟；最后用小鱼际擦督脉、背部膀胱经，以透热为度。

（2）下肢侧面操作　患者健侧卧位，医者站其身后，用滚法、膊运法自患侧臀部开始沿足少阳胆经进行施术，时间约2分钟；然后按揉环跳、风市、膝眼、阳陵泉穴，时间约3分钟。

（3）头面部操作　患者坐位，医者站其体侧，用一指禅推法在印堂至前发际、印堂至太阳往返操作3～5遍；然后按揉印堂、攒竹、睛明、太阳、神庭、风府、风池、肩井穴，操作约5分钟；最后分抹前额3～5遍，拿五经3～5遍，扫散颞侧侧胆经3～5遍。

（4）上肢部操作　①患者取坐位，医者用拿法在其肩部、前臂内侧至腕部施术，时间约3分钟；然后拘揉极泉穴约1分钟；最后按揉尺泽、曲池、手三里、合谷穴，每穴1分钟。②患者取坐位，医者分别摇肩、肘、腕关节2～3遍；然后搓抖上肢2～3遍。

（5）下肢前部操作　患者仰卧，医者站其体侧，用滚法沿患侧下肢足阳明胃经施术，时间约3分钟；然后拿患侧下肢约3分钟；最后按揉髀关、伏兔、膝眼、足三里、三阴交、解溪穴，每穴1分钟。

（二）随证加减

1. 风痰入络

证候：肌肤不仁，手足麻木，突然发生口眼㖞斜，语言不利，口角流涎，舌强语謇，甚则半身不遂，或兼见手足拘挛、关节酸痛等症，舌苔薄白，脉浮数。

治法：化痰息风。

手法：按法、揉法。

取穴与部位：天突、丰隆、合谷、曲池。

操作：患者仰卧，医者站其体侧，按揉天突、丰隆、合谷、曲池穴，时间约5分钟。

2. 风阳上扰

证候：平素头晕头痛，耳鸣目眩，突然发生口眼㖞斜，舌强语謇，或手足重滞，甚则半身不遂，舌质红，苔黄，脉弦。

治法：镇肝潜阳。

手法：按法、揉法、推法、擦法。

取穴与部位：太冲、行间、太溪、三阴交、桥弓、涌泉。

操作：①患者仰卧，医者站其体侧，按揉太冲、行间、太溪、三阴交穴，时间约 3 分钟；然后交替推双侧桥弓穴，每侧 20 ～ 30 遍。②患者俯卧，屈膝，足底朝上。医者掌擦涌泉穴，以透热为度。

3. 阴虚风动

证候：平素头晕耳鸣，腰酸，突然发生口眼㖞斜，言语不利，手指拘挛或蠕动，甚或半身不遂，舌质红，苔腻，脉弦细数。

治法：滋阴潜阳。

手法：揉法、点法、按法。

取穴与部位：风池、三阴交、太溪、足厥阴肝经。

操作：患者仰卧，医者站其头侧，拘揉风池穴 1 分钟；然后自下而上按揉其足厥阴肝经 3 ～ 5 遍；最后点按三阴交、太溪穴，每穴 1 分钟。

中脏腑

以半身不遂，伴神志恍惚或迷蒙、嗜睡、昏睡，甚则昏迷为主要表现，可分为闭证和脱证。

1. 闭证 半身不遂伴神昏，舌强言謇或不语，伴面赤，呼吸急促，喉中痰鸣，牙关紧闭，口噤不开，肢体强直，两手握固，二便不通，苔黄腻，脉洪大而数。

2. 脱证 神昏或昏愦，半身不遂，舌强言謇或不语，伴面色苍白，瞳神散大，气息衰微，手撒口开，汗出淋漓，肢冷，二便失禁，苔滑腻，脉细弱或脉微欲绝。

中脏腑应先积极进行综合抢救治疗，待病情稳定之后，再参照中经络的治疗方法施术。

【预防调护】

1. 平时应清淡饮食，戒烟酒，避免过食肥甘厚味及辛辣刺激食品。

2. 积极治疗基础病，保持心情舒畅，稳定情绪，避免七情所伤。

3. 长期卧床患者，应经常擦洗、翻身，防止褥疮的发生。

4. 病情好转后，应循序渐进地进行功能锻炼，以促进患肢功能的康复。

【临证提要】

1. 中风中脏腑者，应采取综合治疗措施，待病情稳定之后（一般 2 周左右），方可推拿。

2. 中风早期患者，或者处于软瘫期的中风患者，在患侧肩关节做手法要注意避免过度拉伸，被动运动幅度不宜过大，以免损伤肩关节，导致肩关节半脱位等。

3. 遵循中风病 Brunnstrom 分期，应用现代康复治疗的理念与手法，根据患者所处的不同阶段设计推拿治疗方案。

4. 随着病情好转，可以让患者主动运动；或与其做拮抗运动，如抗阻力伸肘或抗阻力屈髋屈膝等。

附：半身不遂

半身不遂是指中风后，遗留的以一侧肢体瘫痪、麻木，口舌㖞斜，舌强语謇，或流口水为主要临床表现的一种病证。多属中风之中经络，又称中风后遗症、偏瘫，古称"偏枯"。

【病因病机】

半身不遂因正气虚损、复感外邪、劳逸过度、情志不畅、饮食不节等，导致气血痹阻，肝阳上亢，痰瘀阻络，从而引起脏腑阴阳失调，血随气逆，蒙蔽神窍而致。此外，若治疗不及时，肢体渐至拘挛不张，日久可出现肢体挛缩、强直，以致肢体畸形、丧失功能。其主要病机分述如下：

1.风痰瘀阻　中风中脏腑者，治疗后脏腑功能得以恢复，但风痰仍留阻经络，导致气血不畅，而致本病。

2.气虚血瘀　气虚不能行血，气血瘀滞，气血不能荣筋，导致肢体痿废不用，而致本病。

3.肝肾阴虚　年老虚损，肾精亏虚，或大病久病耗伤肝血，或先天禀赋不足，肾精肝血不充，筋脉失于濡养，而致偏枯不遂，半侧肢体失用，而致本病。

【辨证论治】

（一）基本操作

1.治法　益气养血，化痰逐瘀。

2.手法　滚法、膊运法、肘揉法、搓法、抖法、摇法、按法、揉法。

3.穴位及部位　印堂、睛明、阳白、迎香、地仓、颊车、下关、腰背四肢部、手三阳经、足三阳经。

4.操作

（1）腰背下肢后侧操作　患者俯卧，医者站其体侧，用滚法于腰背下肢后侧施术，可配合腰椎、髋、膝关节后伸被动运动，时间约3分钟。

（2）下肢侧面操作　患者健侧卧位，医者站其体侧，用滚法、膊运法、肘揉法在下肢侧面施术，时间约3分钟。

（3）下肢前部操作　患者仰卧，医者站其体侧，用滚法在下肢前侧施术，然后搓抖下肢，时间约5分钟。

（4）上肢部操作　患者仰卧，医者用滚法在上肢部施术，时间约3分钟；然后按揉上肢部手三阳经的外行线3～5遍；最后摇肩、肘、腕、掌指、指间关节，各操作3～5遍

（5）头面部操作　若有口眼㖞斜者，患者仰卧，医者按揉印堂、睛明、阳白、迎香、地仓、颊车、下关等穴，每穴1分钟。

（二）随证加减

1.风痰瘀阻

证候：口眼㖞斜，半身不遂，舌强语謇或失语，或偏身麻木，舌暗紫，苔滑腻，脉弦滑。

治法：息风化痰，化瘀通络。

手法：按法、揉法。

取穴与部位：膈俞、天突、合谷、丰隆。

操作：①患者俯卧，医者站其体侧，按揉膈俞穴2分钟。②患者仰卧，医者站其体侧，按揉天突、合谷、丰隆穴，每穴1分钟。

2.气虚血瘀

证候：肢体软弱无力，偏枯不用，面色萎黄，舌质淡紫或有瘀斑，苔薄白，脉细涩或细弱。

治法：益气养血，化瘀通络。

手法：按法、揉法。

取穴与部位：脾俞、膈俞、气海、关元、血海、足三里。

操作：①患者俯卧，医者站其体侧，按揉脾俞、膈俞穴，每穴 1 分钟。②患者仰卧，医者站其体侧，按揉气海、关元、血海、足三里穴，每穴 1 分钟。

3. 肝肾阴虚

证候：半身不遂，患肢拘挛僵硬、不张，或偏瘫，语謇，可伴肌肉萎缩，舌红，脉细或沉细。

治法：滋养肝肾。

手法：按法、揉法、擦法。

取穴与部位：肝俞、肾俞、气海俞、命门、八髎、督脉。

操作：患者俯卧，医者站其体侧，按揉肝俞、肾俞、气海俞，每穴 1 分钟；然后用小鱼际直擦督脉，横擦肾俞、命门，斜擦八髎，均以透热为度。

【 预防调护 】

1. 畅情志，避风寒，生活规律，禁烟酒、辛辣，低脂饮食。

2. 循序渐进地进行肢体功能锻炼，避免过劳；长期卧床者，应勤翻身、换洗，防止褥疮发生。

【 临证提要 】

1. 推拿治疗越早越好，患者病情稳定后即可推拿，发病后半年内疗效最佳。

2. 上肢被动运动以伸展为主，下肢被动运动以屈曲为主；对强直痉挛的关节，切忌用蛮力被动屈伸。

扫一扫，查阅本章数字资源，含PPT、音视频、图片等

第一节　概　述

推拿治疗妇科病证的诊治原则是以中医理论为指导，根据疾病的病因和病机变化特点，进行辨证施术。通过望、闻、问、切四诊，全面了解疾病的病因、发生发展过程、病机变化及证候表现等，运用八纲、脏腑、气血等辨证方法进行综合分析判断，分清脏腑、气血、寒热、虚实、表里，然后辨证立法、选穴施术。

由于女性在脏器上有胞宫，在生理上有月经、胎孕、产育和哺乳。因此，其所患疾病的病因、病机、转归等都有独特的特点和规律。临床上妇科病证主要表现在经、带、胎、产和杂病诸方面。

一、妇科病证辨证要点

（一）病因病机特点

1. 病因特点　妇科病证的病因主要有外感六淫、情志因素、生活因素及体质因素等。外感六淫包括风、寒、暑、湿、燥、火，尤以寒、热、湿为多发；情志因素中的忧、怒、悲、恐与疾病的发生密切相关；生活因素主要指早婚、多孕多产、饮食不节、过劳过逸、跌仆损伤等；体质因素包括先天禀赋和后天条件（如环境、年龄、饮食、疾病、劳动条件、药物等）的影响。

2. 病机特点　妇科病证的病机主要为脏腑功能失常，气血失调，通过影响胞宫、冲任而为病。在生理上，胞宫是通过冲任和整体经脉联系在一起，其病机特点在于冲任受损导致胞宫功能失常而导致各种病证的发生。

（二）四诊特点

妇科病证的四诊特点，首先应对全身的证候表现全面了解，然后重点掌握经、带、胎、产等方面的检查方法。因此，在临床上必须通过望、闻、问、切、检等诊断方法，综合应用，方可辨病识证，审因论治。

1. 望诊　根据妇科疾病的特点，除观察患者的神色、形态、舌质、舌苔及分泌物、排泄物之外，还应注意观察患者的月经、带下及恶露的量、色、质的变化。

（1）望月经　月经期间，可通过望诊以诊查其月经量之多少、色之深浅、质之稀稠及血块之有无等。量过多属气虚或血热，过少多属血虚、肾虚或寒凝，时多时少多属气郁或肾虚；色鲜红

或深红多属血热，淡红多属血虚或气血两亏，色紫暗多属血滞；质黏稠多为热为痰，稀薄多为虚为寒，夹血块多为瘀。

（2）望带下　带下明显增多者，可通过望诊以了解其量、色、质的变化。色白质薄为脾虚，色黄质稠为湿热下注，杂色互见兼有恶臭气味多为生殖系统的恶性肿瘤。

（3）望恶露　恶露量多、色鲜红或紫，多为血热；色暗质稠、有臭味，多为湿热；色紫暗、有血块，多为瘀为寒；色淡红量多、质清稀无臭味，多为气虚。

2. 闻诊　包括听声音和嗅气味两个方面。

（1）听声音　声低而细，多为气虚；时时叹息嗳气，多为气郁；声高气粗，多为实证或热证；妊娠期声音嘶哑或不能出声，多为妊娠失音；分娩时不断呵欠，多为脱血夺气、虚脱之兆。

（2）嗅气味　经血臭秽者，多为热；阴道出血或带下伴有奇臭者，多为恶性肿瘤；带下有臭秽者，多为湿热；妊娠恶阻时口出烂苹果味者，多为酸中毒；妊娠之后胎动消失，腹不增大，口有臭气者，多为胎死腹中。

3. 问诊　除常规问诊之外，还要熟练掌握与妇女经、带、胎、产相关的问诊内容。

（1）问年龄　妇科病证与年龄有密切关系，不同年龄的妇女，由于生理上的差异，表现在病理上各有特点。青春期肾气初盛，冲任功能尚未健全，易发生月经先后无定期、痛经、功能性子宫出血等病证；生育期因胎产、哺乳易使气血耗损，可引起月经失调、闭经、流产等病证；更年期因肾气渐衰，阴阳失平，常致绝经前后诸证，而且此时也是肿瘤好发时期，应引起重视。

（2）问病史　根据病情重点询问病史，问起病日期、发病原因、首发症状、疾病发生发展及变化的全过程，包括治疗经过和手术史。有肿瘤可疑者或习惯性流产史者，尚需追问家族史。

（3）问月经史　了解月经初潮年龄，月经周期，经行天数，末次月经日期，经量、经色、经质的变化，经期前后的症状，现在或经断前后的情况，或是绝经期间的伴随症状。另外，还要询问避孕措施及其对月经有无影响。经期提前，多为血热或气虚；错后，多为血虚或寒凝；或先或后多为肝郁或肾虚。月经持续超过 7 天以上者为经期延长，不足 2 天为月经过少。育龄妇女突然停经，应注意是否妊娠。经前或经期小腹疼痛拒按，多为实证；经后腰酸腹痛，按之痛减，多为虚证。胀甚于痛多为气滞，痛甚于胀多为血瘀。小腹冷痛喜按，得温痛减者，多为虚寒；小腹冷痛拒按，得温痛减者，多为实寒。

（4）问带下　询问带下的色、质、量、气味及阴痒等伴随症状和妇科检查、实验室检查等情况。

（5）问妊娠　询问末次月经日期，有无恶心、呕吐、浮肿、胎动、阴道出血、小腹疼痛及腰酸等症状；询问生育史，分娩情况，分娩方式，产后有无大出血史及采取何种计划生育措施等。

（6）问产后　询问恶露的量、色、质、气味及是否有发热、汗出、腹痛等症，询问乳汁的量、质等情况。

（7）问前后二阴　询问有无坠胀、腰酸坠胀感、阴痒、阴肿、阴痛及阴道口肿块脱出等。

（8）问职业、生活情况　询问职业、生活及嗜好，工作或居室干湿情况，饮食习惯，房事情况及经期有无冒雨受寒等病史，还应询问有无化学性毒物接触史等。

4. 切诊　切诊包括脉诊和按诊。

（1）脉诊　妇人之脉，一般较男子柔弱，但尺脉却会较盛。

月经脉：月经将至，或正值月经来潮时，脉多滑利或弦滑略数。月经先期、过多或经行吐衄，脉多滑数或弦数，多为血热；月经后期、过少，脉沉细或迟缓，为阳虚内寒、血海不足。脉细而数，乃虚热伤津，阴亏血少，多见于血虚经闭。芤脉多见于失血过多。

带下脉：脉弦数或滑数，带下量多，为湿热下注；脉沉细或迟弱，白带清冷质稀，为肾虚带下；脉缓滑，白带黏稠，多为脾虚湿困。

妊娠脉：妊娠3个月后，六脉多平和而滑利，按之不绝，尺脉尤甚。体弱者，兼见六脉俱全，尺脉不绝者也为孕脉。孕后六脉沉细短涩，或两尺脉弱而又断续不匀，多为肾气亏虚，冲任不足，易致胎动不安、堕胎；孕后期脉弦而劲急，或弦细而数，多为肝阴不足，肝阳偏亢，易致妊娠眩晕、痫证；孕后滑脉消失，伴阴道流血量多者，多为胎儿死亡。

临产脉：临产前尺脉转急如切绳转珠，或脉见浮数散乱，是将产之候。

产后脉：产后冲任气血多虚，脉多见虚缓平和。脉浮滑而数，多为阴血未复，虚阳上泛，或外感实邪；脉沉细弱涩者，多为虚脱、虚损。

（2）按诊　妇科病证按诊主要检查腹部和四肢部。痛经、闭经、癥瘕等病证，可按查小腹，并注意有无包块，必要时可进一步做妇科检查及辅助检查。凡孕妇产前检查，应按查其腹部。

总之，临证时应紧紧围绕妇科病证特点收集临床资料，四诊合参，抓住主症，分析病位、病性，才能做出正确诊断。

二、妇科病证推拿施术要点

妇科病证的推拿是在认真分析病情、明确诊断的基础上，按照辨证论治的原则，运用手法刺激人体体表相应的穴位与部位，以疏通气血、调和脏腑、平衡阴阳，以达到防治疾病的目的。因此，辨证准确、合理运用推拿手法、正确选择经络腧穴是临床取效的关键。妇科病证推拿过程中需注意女性经、孕、产、乳的生理特点。

（一）手法选择原则

妇科病证的推拿操作，总的来说以轻快柔和为主，切忌使用粗暴手法。根据疾病发生、发展、变化的性质来确定相适宜的手法。凡邪实、正气不虚者，宜用一指禅推法、按法、拿法等，手法宜稍重，频率宜稍快以泻实；凡正气不足、身体虚弱者，宜用揉法、摩法、擦法等，手法宜轻，频率宜稍慢以补虚。

（二）穴位选择原则

妇科病证选穴是以脏腑经络学说为指导，在八纲、脏腑、气血等辨证的基础上，结合冲脉、任脉的变化，根据不同病证选取相应的穴位。穴位选择可分为近部取穴、远部取穴、辨证选穴、对症选穴及经络辨证取穴。穴位的选用及推拿处方，与临床疗效有着密切的关系。

1. 近部取穴　是在疾病所在部位的周围选取穴位，一般多用于治疗局部的病证，如乳痈取膺窗、乳根、膻中穴等，痛经取关元、中极、子宫穴等。

2. 远部取穴　是根据脏腑经络学说选取穴位的一种方法，在明确疾病所属脏腑和所在经脉的基础上选取穴位。①根据脏腑辨证取穴，如月经不调多责之于肾失藏泻，冲任失调，取肾俞、肝俞等穴；带下病与脾失健运、湿邪下注有关，多选用丰隆、足三里、脾俞等穴。②根据"经脉所过，主治所及"的原则进行循经取穴，如痛经选用三阴交、地机等穴，乳痈选用内庭、厉兑等穴。

3. 辨证选穴　月经不调属气血亏虚者选用脾俞、胃俞、足三里、中脘、气海、三阴交等穴，闭经属肝肾亏虚者选用肝俞、肾俞、太溪等穴。

4. 对症选穴　痛经者若疼痛剧烈时可选用地机、中极穴。

5. 经络辨证取穴　在经脉循行线上寻找痛敏点或热敏点，如乳痛患者可见胃经痛敏反应点，可取内庭、厉兑等穴；腰痛患者可选用委中等穴。

第二节　妇科病证

一、月经不调

　　月经不调（Menstrual Disorders）是指月经的周期异常，常伴月经量、质、色异常的一种病证，是妇科的常见病。临床上根据周期的改变可分为月经先期、月经后期、月经先后无定期。月经先期是指月经周期提前 7 天以上，甚至十余日一行，经期正常，且连续 3 个月经周期以上者，亦称月经超前、经行先期、经早；月经后期是指月经周期延后 7 天以上，甚至 3 ～ 5 个月一行，经期正常，且连续 3 个周期以上者，亦称经行后期、经期错后、经水过期、经迟；月经先后无定期是指月经不按周期来潮，或提前或延后 7 天以上，经期正常，且连续 3 个周期以上者，亦称经水先后无定期、经乱等。本病相当于现代医学中的功能失调性子宫出血、盆腔炎症、子宫肌瘤等引起的月经紊乱。

【病因病机】

　　引起月经不调的原因主要有内因、外因和不内外因，病位主要在冲任、胞宫。其发病主要由脏腑、气血、冲任失调，胞宫藏泄失常，从而引起月经周期、经期、经量的异常。其主要病机分述如下：

　　1. 月经先期　多因素体阳盛，嗜食辛辣之品，助阳化热；或情志抑郁，肝郁化火，热扰冲任，迫血妄行；或气虚统摄无权，冲任失调，经血失于制约，而致经行先期。

　　2. 月经后期　多因素体阳虚，寒邪内生，或淋雨涉水，贪食生冷，寒邪搏于冲任，血为寒凝，经行受阻；或肝气不舒，气滞血瘀，胞脉血运不畅；或久病失调，产孕过多，营血亏虚，冲任失养，血海不能按时满溢，而致经行后期。

　　3. 月经先后无定期　因肝郁疏泄失常，气血失调；或肾虚藏泻失司，冲任失调，致血海蓄溢失常，而致月经周期紊乱。

【辨证论治】

月经先期

（一）基本操作

　　1. 治法　调理冲任。

　　2. 手法　一指禅推法、按法、揉法、摩法、擦法。

　　3. 取穴与部位　关元、中极、子宫、血海、三阴交、太冲、太溪、肝俞、脾俞、肾俞、腹部、腰骶部。

　　4. 操作

　　（1）腹部操作　患者仰卧，医者站其体侧，用一指禅推法或按揉法在关元、中极、子宫穴施术，每穴 1 分钟；然后顺时针摩小腹 5 ～ 8 分钟。

（2）下肢部操作　医者站于患者体侧，按揉血海、三阴交、太冲、太溪穴，每穴1分钟。

（3）腰骶部操作　患者俯卧，医者站其体侧，按揉肝俞、脾俞、肾俞穴，每穴1分钟；然后横擦腰骶部，以透热为度。

（二）随证加减

1. 实热

证候：经期提前，量多，色红或紫，质黏稠或夹瘀块，胸胁、乳房、小腹胀痛，烦躁易怒，口苦便干，小便短赤，面色红赤，舌质红，苔薄黄，脉浮数或弦数。

治法：清热降火，凉血调经。

手法：按法、揉法、搓法。

取穴与部位：大敦、行间、章门、期门、胁肋部。

操作：①患者仰卧，医者站其足侧，按揉大敦、行间穴，每穴1分钟。②患者坐位，医者站其对面，按揉章门、期门穴，每穴1分钟；然后搓摩胁肋部，以透热为度。

2. 虚热

证候：经期提前，量少或多，色红质稠，唇红颧赤，手足心热，口咽干燥，舌红苔黄，脉细数。

治法：养阴清热，凉血调经。

手法：按法、揉法、擦法。

取穴与部位：水泉、三阴交、太溪、涌泉。

操作：患者俯卧，医者坐其足侧，按揉水泉、三阴交、太溪穴，每穴1分钟；然后擦涌泉穴，以透热为度。

3. 气虚

证候：经期提前，经量多，色淡质稀，神疲倦怠，心悸气短，小腹空坠，舌质淡，苔薄白，脉虚细无力。

治法：补气摄血调经。

手法：一指禅推法、按法、揉法。

取穴与部位：膻中、气海、足三里、脾俞、胃俞。

操作：①患者仰卧，医者站其体侧，用一指禅推法或按揉法在膻中、气海、足三里穴施术，每穴1分钟。②患者俯卧，医者站其体侧，按揉脾俞、胃俞，每穴1分钟。

月经后期

（一）基本操作

1. 治法　养血调经。

2. 手法　一指禅推法、按法、揉法、摩法、捏脊法、擦法。

3. 取穴与部位　关元、气海、归来、中极、子宫、三阴交、腹部、脊柱、背部膀胱经及督脉。

4. 操作

（1）腹部操作　患者仰卧，医者站其体侧，以一指禅推法或按揉法在关元、气海、归来、中极、子宫穴施术，每穴1分钟；然后顺时针摩小腹5～8分钟。

（2）下肢部操作　医者站于患者体侧，按揉三阴交穴2分钟。

（3）腰背部操作　患者俯卧，医者站其体侧，捏脊3～5遍；然后直擦背部膀胱经、督脉，均以透热为度。

（二）随证加减

1. 血虚

证候：经期错后，经量少，色淡质稀，小腹空痛，头晕目眩，心悸失眠，皮肤不润，面色萎黄，舌淡苔薄，脉虚细。

治法：养血调经。

手法：按法、揉法。

取穴与部位：血海、地机、足三里、膈俞、肝俞、脾俞。

操作：①患者仰卧，医者站其体侧，按揉血海、地机、足三里穴，每穴1分钟。②患者俯卧，医者站其体侧，按揉膈俞、肝俞、脾俞穴，每穴1分钟。

2. 血寒

证候：经期错后，经量少，经色紫暗有块，小腹冷痛拒按，喜温，畏寒肢冷，面色苍白，舌质淡，苔薄白，脉沉迟。

治法：温经散寒，活血调经。

手法：按法、擦法。

取穴与部位：中脘、神阙、关元、膈俞、肝俞、肾俞、命门、八髎。

操作：①患者仰卧，医者站其体侧，掌按中脘、神阙、关元穴，以患者小腹部出现热感为佳。②患者俯卧，医者站其体侧，掌擦膈俞、肝俞、肾俞、命门、八髎穴，均以透热为度。

3. 气滞

证候：经期错后，经量少，色暗红或有血块，小腹胀痛，精神抑郁，胸胁满闷不舒，嗳气稍减，舌质暗，苔黄，脉弦或涩。

治法：疏肝理气，活血调经。

手法：点法、按法、揉法、搓法、揉法。

取穴与部位：蠡沟、太冲、膈俞、肝俞、章门、期门、胁肋部。

操作：①患者仰卧，医者站其足侧，点蠡沟、太冲穴，每穴1分钟。②患者俯卧，医者站其体侧，按揉膈俞、肝俞穴，每穴1分钟。③患者坐位，医者站其对面，按揉章门、期门穴，每穴1分钟；然后搓摩胁肋部，以透热为度。

月经先后不定期

（一）基本操作

1. 治法　调理冲任。

2. 手法　一指禅推法、按法、揉法、摩法、搓法。

3. 取穴与部位　关元、气海、子宫、冲门、三阴交、章门、期门、腹部、胁肋部。

4. 操作

（1）腹部操作　患者仰卧，医者站其体侧，用一指禅推法或按揉法在关元、气海、子宫、冲门穴施术，每穴1分钟；然后顺时针摩小腹5～8分钟。

（2）下肢部操作 医者站于患者体侧，按揉三阴交穴2分钟。

（3）胁肋部操作 患者取坐位，医者站其对面，按揉章门、期门穴，每穴1分钟；然后搓揉胁肋部，以透热为度。

（二）随证加减

1. 肝郁

证候：经行或先或后，量或多或少，色暗红，有血块，或经行不畅，胸胁、乳房、小腹胀痛，精神抑郁，胸闷不舒，时欲太息，嗳气食少，舌质淡，苔薄白，脉弦。

治法：疏肝解郁，活血调经。

手法：按法、揉法。

取穴与部位：三阴交、蠡沟、太冲、膈俞、肝俞。

操作：①患者仰卧，医者站其足侧，按揉三阴交、蠡沟、太冲穴，每穴1分钟。②患者俯卧，医者站其体侧，按揉膈俞、肝俞穴，每穴1分钟。

2. 肾虚

证候：经行或先或后，量少，色淡，质稀，面色晦暗，头晕耳鸣，腰膝酸软，小腹空坠，夜尿多，大便不实，舌质淡，苔薄，脉沉弱。

治法：补肾益气，养血调经。

手法：按法、揉法、擦法。

取穴与部位：关元、水泉、太溪、脾俞、肾俞、三焦俞、八髎、背部督脉。

操作：①患者仰卧，医者站其体侧，掌按关元穴，以小腹部透热为度；然后医者坐其足侧，按揉水泉、太溪穴，每穴1分钟。②患者俯卧，医者站其体侧，按揉脾俞、肾俞、三焦俞，每穴1分钟；然后直擦背部督脉、横擦八髎穴，以透热为度。

【预防调护】

1. 忌食生冷寒凉或辛辣之品。

2. 注意经期卫生，宜保暖，避风寒。

3. 禁止经期性生活。避免房劳过度，注意避孕，以免流产损伤冲任及肾气。

【临证提要】

1. 推拿对月经不调有较好的疗效，尤以实证效果较好，治虚证效果不理想。

2. 推拿治疗一般多于经前1周开始，至月经来潮停止，连续治疗3个月为1疗程。若经行时间不能掌握，可于月经干净之日起推拿，隔日一次，直到月经来潮为止，连续治疗3～5个月。

3. 注意对月经不调的鉴别诊断，切勿将早孕、宫外孕等误诊为月经不调。

二、痛经

痛经（Dysmenorrhea）是以经期或行经前后，出现周期性小腹部疼痛，或痛引腰骶，甚至剧痛晕厥为主要临床表现的一种病证，亦称"经行腹痛"，以青年妇女较为多见。现代医学的原发性痛经，以及子宫内膜异位症、子宫腺肌病及盆腔炎等引起的继发性痛经，均可参照本节辨证施术。

【病因病机】

痛经的发生与冲任、胞宫的周期性生理变化密切相关。其主要病因在于邪气内伏或精血素亏，导致胞宫的气血运行不畅，"不通则痛"；或胞宫失于濡养，"不荣则痛"，故使痛经发作。其主要病机分述如下：

1. 气滞血瘀　平素抑郁，或忿怒伤肝，肝郁气滞，气滞血瘀，或经期产后，余血内留，蓄而成瘀，瘀滞冲任，血行不畅，经前经时气血下注冲任，胞脉气血更加壅滞，"不通则痛"，而致痛经。

2. 寒凝血瘀　经期产后，感受寒邪，或过食寒凉生冷，寒邪伤于下焦，客于胞宫，以致瘀阻冲任，气血凝滞不畅，而致痛经。

3. 气血虚弱　素体虚弱，气血不足；或大病久病之后，耗伤气血；或脾胃虚弱，化源不足，气虚血少，经行血泄，冲任气血更虚，胞脉失于濡养，"不荣则痛"，而致痛经。

4. 肝肾虚损　禀赋素弱，肝肾本虚，或因房劳多产，损伤肝肾，精亏血少，冲任、胞宫失于濡养，"不荣则痛"，而致痛经。

【辨证论治】

（一）基本操作

1. 治法　通调气血。

2. 手法　摩法、揉法、按法、一指禅推法、㨰法、擦法。

3. 取穴与部位　中极、气海、关元、血海、地机、三阴交、肝俞、脾俞、肾俞、十七椎、八髎、腹部、腰骶部。

4. 操作

（1）腹部操作　患者仰卧，医者站其体侧，顺时针摩小腹部约5分钟；然后掌揉腹部，以患者腹部有温热舒适感为度；最后按揉中极、气海、关元穴，每穴1分钟。

（2）下肢部操作　患者仰卧，医者站其体侧，按揉血海、地机、三阴交穴，每穴1分钟。

（3）腰骶部操作　患者俯卧，医者站其体侧，用一指禅推法或按揉法在肝俞、脾俞、肾俞、十七椎穴施术，每穴1分钟；然后㨰腰部脊柱两旁及腰骶部，时间约3分钟；最后用擦法在腰骶部、八髎穴施术，以透热为度。

（二）随证加减

1. 气滞血瘀

证候：经期或经前小腹胀痛拒按，胸胁、乳房作胀，行经量少，淋沥不畅，紫暗有块，块下痛减，舌质紫暗，舌边或有瘀点，脉沉弦。

治法：行气活血，祛瘀止痛。

手法：点法、按法、揉法、搓法。

取穴与部位：血海、太冲、行间、章门、期门、胁肋部。

操作：①患者仰卧，医者站其体侧，点按血海、太冲、行间穴，每穴1分钟。②患者取坐位，医者站其对面，先按揉章门、期门穴，每穴1分钟；然后搓揉胁肋部，以透热为度。

2. 寒凝血瘀

证候：经前或经期小腹冷痛拒按，甚则牵连腰背疼痛，得热则舒，经行量少，色暗有血块，畏寒肢冷，面色青白，舌暗，苔白，脉沉紧。

治法：温经散寒，祛瘀止痛。

手法：按法、揉法、一指禅推法、擦法。

取穴与部位：关元、曲泉、地机、膈俞、关元俞、命门。

操作：①患者仰卧，医者坐其体侧，按揉关元、曲泉、地机穴，每穴1分钟。②患者俯卧，医者站其体侧，用一指禅推法或按揉法在膈俞、关元俞施术，每穴1分钟；然后用小鱼际擦命门穴，以透热为度。

3. 气血虚弱

证候：经期或经净后，小腹隐痛喜按，按之痛减，经量少，色淡质稀，精神倦怠，头晕心悸，失眠多梦，面色苍白，舌淡，苔薄，脉虚细。

治法：补益气血，调经止痛。

手法：按法、揉法、擦法。

取穴与部位：中脘、气海、血海、足三里、太溪、胃俞、三焦俞、腰部膀胱经。

操作：①患者仰卧，医者站其体侧，按揉中脘、气海、血海、足三里、太溪穴，每穴1分钟。②患者俯卧，医者站其体侧，按揉胃俞、三焦俞，每穴约1分钟；然后直擦腰部膀胱经，以透热为度。

4. 肝肾虚损

证候：经后小腹部隐隐作痛，经色暗淡、量少而稀薄，伴腰部酸胀，小腹空坠不温，或耳鸣、头晕、眼花、潮热颧红，舌淡，苔薄白或薄黄，脉细弱。

治法：补益肝肾，调经止痛。

手法：点法、按法、揉法、擦法。

取穴与部位：太溪、照海、肾俞、命门、涌泉。

操作：①患者仰卧，医者站其足侧，点按太溪、照海穴，每穴1分钟。②患者俯卧，医者站其体侧，按揉肾俞、命门穴，每穴各1分钟；然后擦涌泉穴，以透热为度。

【预防调护】

1. 注意经期保暖，避风寒，忌食生冷；注意经期卫生，禁止经期性生活。

2. 适当休息，调节情绪，心情愉快，避免忧郁、恼怒和过度疲劳。

3. 积极正确地检查和治疗妇科病，月经期应尽量避免做不必要的妇科检查及各种手术，防止细菌上行感染。

【临证提要】

1. 原发性、非器质性病变引起的痛经，预后良好；对器质性病变引起的痛经，远期疗效尚不满意。

2. 月经来潮前一周行推拿治疗3次，连续治疗3个周期；腹部手法宜和缓，腰骶部手法宜偏重着。

3. 经期后治疗，手法刺激量宜大，以求通经；经期前治疗，手法刺激量宜小，以免经量过大。

三、闭经

闭经（Amenorrhea）是以女子年逾 16 周岁，月经尚未来潮；或已来潮、非怀孕又中断 6 个月以上为主要临床表现的一种病证。现代医学称前者为原发性闭经，后者为继发性闭经。若因生活环境变迁、精神因素等影响出现停经且无其他症状，6 个月以内自然恢复者，不属闭经范围。妊娠期、哺乳期暂时性的停经，绝经期以后的停经，或有的少女初潮 2 年内偶尔出现月经停闭现象，均属生理现象，可不予治疗。

因先天性生殖器官发育异常，或后天器质性损伤而无月经者，需采用其他治疗方法，均非推拿所能治疗，不属本节讨论范围。

【病因病机】

闭经的基本病机是冲任气血失调，有虚、实两个方面。虚者由于冲任空虚，源断其流；实者因邪气阻隔冲任，经血不通。导致闭经的病因复杂，有先天因素，也有后天因素，可由月经不调发展而来，也有因他病致闭经者。其主要病机分述如下：

1. 肝肾不足　先天肾气不足，天癸未充，或后天失养，精血不足，或房劳多产，损及肝肾，以致精亏血少，冲任失养，血海不能满溢，遂至月经停闭。

2. 气血亏虚　饮食劳倦，思虑过度，损伤心脾，化源不足，或因大病、久病、产后失血伤津，或久患虫疾伤血，或误用汗下，导致冲任血少，血海空虚，发为经闭。

3. 气滞血瘀　情志内伤，肝气郁结，气机郁滞，气血瘀阻，或寒邪入侵胞宫，内伤生冷寒凉，寒邪凝滞，冲任不通，经血不得下行，而致经闭。

4. 痰湿阻滞　素体肥胖，痰湿壅盛，或脾失健运，痰湿内生，阻滞冲任，壅滞胞脉，经血不得下行，而致经闭。

【辨证论治】

（一）基本操作

1. 治法　活血通经。

2. 手法　一指禅推法、按法、揉法、点法、擦法。

3. 取穴与部位　关元、中极、气海、关元、子宫、归来、血海、三阴交、足三里、太溪、肝俞、肾俞、腹部、腰部膀胱经、腰骶部。

4. 操作

（1）腹部操作　患者仰卧，医者站其体侧，掌揉小腹部，以小腹内有温热感为度；然后用一指禅推法或按揉法在关元、中极、气海、关元、子宫、归来穴施术，每穴 1 分钟。

（2）下肢部操作　医者点按血海、三阴交、足三里、太溪穴，每穴约 1 分钟。

（3）腰骶部操作　患者俯卧，医者站其体侧，揉腰部膀胱经 2～3 分钟；然后用一指禅推法、按揉法在肝俞、肾俞施术，每穴 1 分钟；最后横擦腰骶部，以透热为度。

（二）随证加减

1. 肝肾不足

证候：月经超龄未至，或月经后期量少色红或淡，渐至闭经，头晕耳鸣，腰膝酸软，口干咽燥，手足心热，潮热盗汗，面色暗淡或两颧潮红，舌质红或舌淡苔少，脉沉弱或细涩。

治法：补益肝肾，调经止痛。

手法：点法、按法、擦法。

取穴与部位：公孙、太冲、太溪、肝俞、肾俞、命门。

操作：①患者仰卧，医者站其足侧，点按公孙、太冲、太溪穴，每穴 1 分钟。②患者俯卧，医者站其体侧，掌擦腰部肝俞、肾俞、命门穴，以透热为度。

2. 气血亏虚

证候：月经后期量少，渐至停闭，面色苍白或萎黄，头晕目眩，心悸怔忡，气短懒言，神倦肢软，或纳少便溏，唇舌色淡，苔少，脉细弱或细缓无力。

治法：益气养血，调经止痛。

手法：擦法、一指禅推法、按法、揉法。

取穴与部位：中府、云门、上脘、中脘、下脘、血海、足三里、膈俞、脾俞、胃俞、左侧背部脾胃区。

操作：①患者仰卧，医者坐其体侧，用小鱼际擦中府、云门穴，以透热为度；然后用一指禅推法、按揉法在上脘、中脘、下脘、血海、足三里穴施术，每穴 1 分钟。②患者俯卧，医者站其体侧，用一指禅推法、按揉法在膈俞、脾俞、胃俞施术，每穴 1 分钟；然后用小鱼际擦左侧背部脾胃区，以透热为度。

3. 气滞血瘀

证候：月经数月不行，少腹胀痛拒按，精神郁滞，烦躁易怒，胸胁胀满，嗳气叹息，舌边紫暗或有瘀点，脉沉弦或沉涩。

治法：理气活血，调经止痛。

手法：点法、按法、揉法、搓法。

取穴与部位：合谷、太冲、章门、期门、胁肋部。

操作：①患者仰卧，医者站其体侧，点按合谷、太冲穴，每穴 1 分钟。②患者取坐位，医者站其对面，按揉章门、期门穴，每穴 1 分钟；然后搓揉胁肋部，以透热为度。

4. 痰湿阻滞

证候：月经停闭数月，带下量多，色白质稠，形体肥胖，胸胁满闷，呕恶痰多，神疲倦怠，头晕目眩，心悸气短，舌淡胖，苔白腻，脉滑。

治法：豁痰除湿，活血通经。

手法：一指禅推法、按法、揉法、点法。

取穴与部位：中脘、丰隆、阴陵泉、公孙、脾俞、胃俞、三焦俞。

操作：①患者仰卧，医者站其体侧，用一指禅推法或按揉法在中脘、丰隆、阴陵泉、公孙穴施术，每穴 1 分钟。②患者俯卧，医者站其体侧，用点按法或按揉法在脾俞、胃俞、三焦俞施术，每穴 1 分钟。

【预防调护】

1. 避风寒，勿食生冷食物，加强营养，注意锻炼身体。
2. 保持心情愉快，避免不良刺激。

【临证提要】

1. 推拿时应明确诊断，必要时做妇科检查、实验室检查及影像学检查。
2. 推拿时无论是摩腹，还是擦腰骶部，应以透热（腹内有温热感）为原则。

四、慢性盆腔炎

慢性盆腔炎（Chronic Pelvic Inflammatory Disease）是指反复发作，经久不愈的以小腹或少腹疼痛拒按或坠胀，引及腰骶，或伴低热，白带增多等为主要临床表现的盆腔炎。临床上可局限于一个器官，也可累及多个器官乃至整个盆腔。多因急性盆腔炎治疗不彻底或患者体质虚弱，迁延不愈而形成，是妇科常见病。本病属于中医学"带下病""癥聚"等范畴。

【病因病机】

本病主要由湿热或感受外邪所致，与肝、脾、肾三脏密切相关。其主要病机分述如下：

1. 湿热下注 素体虚弱，行经、产后胞脉空虚，湿热邪毒乘虚内侵，蓄积盆腔，客于胞中，与气血相搏，气血运行不畅，冲任二脉受损，而致小腹坠胀、带下异常等症。

2. 气滞血瘀 素有瘀血内阻，或情志抑郁，气机不利，血行不畅，而致少腹部隐痛，或疼痛拒按，痛连腰骶，带下异常等症。

【辨证论治】

（一）基本操作

1. 治法 活血化瘀，理气止痛。
2. 手法 一指禅推法、揉法、点法、㨰法、擦法、叩法。
3. 取穴与部位 水道、带脉、子宫、阴陵泉、三阴交、太溪、腹部、腰背部膀胱经、背部督脉、腰骶部。
4. 操作

（1）腹部操作 患者仰卧，医者站其体侧，用揉法在小腹部顺时针方向施术，时间 3～5 分钟；然后用一指禅推法、点法在水道、带脉、子宫穴施术，每穴 1 分钟。

（2）下肢部操作 患者仰卧，医者用一指禅推法、点法在阴陵泉、三阴交、太溪穴施术，每穴分别为 1 分钟。

（3）腰骶部操作 患者俯卧，医者站其体侧，用一指禅推法、㨰法在腰背部膀胱经第一侧线施术，时间为 3～5 分钟；然后直擦背部督脉、横擦腰骶部，均以透热为度；最后叩击腰部脊柱两侧及腰骶部，时间 1 分钟。

（二）随证加减

1. 湿热下注
证候：腹胀痛，带下量多、色黄、质稠腥臭，头眩而重，身体困重，倦怠乏力，胸闷腹胀，口渴不欲饮，痰多，或有发热恶寒，腰骶酸痛，尿道灼痛，大便秘结，小便黄赤，舌红，苔黄腻或白腻，脉濡数或弦滑。
治法：清热利湿，行气止痛。

手法：按法、揉法、点法。

取穴与部位：曲泉、蠡沟、阴陵泉、阳陵泉、侠溪、脾俞、胃俞、膀胱俞。

操作：①患者仰卧，医者站其体侧，按揉曲泉、蠡沟、阴陵泉、阳陵泉、侠溪穴，每穴约1分钟。②患者俯卧，医者站其体侧，点按或按揉脾俞、胃俞、膀胱俞，每穴1分钟。

2.气滞血瘀

证候：小腹胀痛而硬，按之痛甚，带下量多、色白、质稀薄，腰骶酸痛，月经失调，色深黑有血块，严重者面色青紫，皮肤干燥，大便燥结，舌暗红或有瘀斑，脉沉涩。

治法：理气活血，化瘀止痛。

手法：点法、按法、揉法、搓法。

取穴与部位：合谷、太冲、章门、期门、胁肋部。

操作：①患者仰卧，医者站其体侧，点按合谷、太冲穴，每穴1分钟。②患者取坐位，医者站其对面，按揉章门、期门穴，每穴1分钟；然后搓揉胁肋部，以透热为度。

【预防调护】

1.月经期、人流术后及上、取环等妇科手术后阴道有流血，一定要禁性生活，禁止游泳、盆浴，注意经期卫生。

2.做好避孕工作，尽量减少人工流产的创伤；注意腰骶部及小腹部保暖；避风寒。

3.盆腔炎时白带多，质黏稠，所以要勤换内裤，不穿紧身、化纤质地的内裤。

【临证提要】

1.慢性盆腔炎病情常比较顽固，与周围有粘连，抗炎药物不易进入。因此，不易彻底治愈。推拿治疗本病时能促进局部炎症反应的吸收，增强抗炎效果，并且可以治疗和预防输卵管、卵巢粘连、包块的形成。

2.摩腹操作和横擦腰骶部，应注意手法作用力的方向，均以透热（腹内有温热感）为度。

五、围绝经期综合征

围绝经期综合征（Perimenopausal Syndrome）是指妇女在绝经前后出现性激素波动或减少所致的一系列以自主神经系统功能紊乱为主，伴有神经心理症状的一组症候群。其最典型的症状是潮热、潮红，多发生于45～55岁，临床往往某一症状突出，其他症状并见。病程短者数月，长者可迁延数年甚至更长。本病相当于现代医学中的更年期综合征，手术切除双侧卵巢或接受放射治疗的年轻妇女出现类似症状，可参照本节辨证施术。

【病因病机】

妇女经绝前后，肾气渐衰，天癸将竭，阴阳失调，脏腑气血功能紊乱，是本病发生的内在基础，常受体质、产育、疾病、营养、劳逸、社会环境、精神等因素影响而发病。病位在肾，常累及他脏，以致病情复杂。其主要病机分述如下：

1.肾阴亏虚　素体阴虚，精亏血少，经断前后，天癸将竭；或忧思不解，营血暗耗；或房事不节，精血耗伤，肾阴更虚，冲任衰少，脏腑失养，而致本病。

2.肾阳亏虚　素体虚弱，肾阳虚衰，经断前后，肾阳更虚；或房事不节，损伤肾气，命门火衰，冲任失调，脏腑失于温煦，而致本病。

3. 阴阳两虚   肾为水火之宅，内藏元阴元阳，阴阳互根，阴损及阳，阳损及阴，而致阴阳俱虚，真阴真阳不足，不能濡养、温煦脏腑，遂致诸症丛生。

【辨证论治】

（一）基本操作

1. 治法   补肾填精，调和阴阳。

2. 手法   摩法、一指禅推法、点法、按法、揉法、擦法、拿法、推法。

3. 取穴与部位   膻中、中脘、气海、关元、三阴交、太溪、厥阴俞、膈俞、肝俞、脾俞、肾俞、印堂、神庭、太阳、百会、腹部、脊柱两侧膀胱经、背部督脉、腰骶部、颈项部。

4. 操作

（1）腹部操作   患者仰卧，医者站其体侧，顺时针摩腹，以腹部透热为佳；然后用一指禅推法、点法分别在膻中、中脘、气海、关元施术，每穴 1 分钟。

（2）下肢部操作   患者仰卧，医者站其体侧，按揉三阴交、太溪，每穴 1 分钟。

（3）腰背部操作   患者俯卧，医者站其体侧，按揉脊柱两侧膀胱经 2～3 遍；然后用一指禅推法、按揉法在厥阴俞、膈俞、肝俞、脾俞、肾俞穴施术，每穴 1 分钟；最后擦背部督脉、膀胱经和腰骶部，以透热为度。

（4）颈项及头部操作   患者坐位，医者站其体侧，拿颈项部约 2 分钟；然后用推法从印堂至神庭、印堂至太阳各推 5～10 遍；最后点按百会、印堂、太阳穴，每穴 1 分钟。

（二）随证加减

1. 肾阴亏虚

证候：绝经前后，月经紊乱，月经量少或多，色鲜红，阴道干涩，腰背酸痛，头晕耳鸣，失眠多梦，潮热汗出，五心烦热，口干便秘，或皮肤瘙痒，或如虫行，舌红，少苔，脉细数。

治法：滋阴补肾。

手法：一指禅推法、按法、揉法、点法。

取穴与部位：心俞、肝俞、肾俞、太溪、三阴交、照海、神门、四神聪、大陵。

操作：①患者俯卧，医者站其体侧，用一指禅推法或按揉法在心俞、肝俞、肾俞施术，每穴 1 分钟。②患者仰卧，医者站其足侧，点按太溪、三阴交、照海穴，每穴 1 分钟。③患者坐位，医者站其体侧，点按神门、四神聪、大陵穴，每穴 1 分钟。

2. 肾阳亏虚

证候：绝经前后，月经紊乱，量多或少，色淡质稀，神疲乏力，形寒肢冷，面色晦暗，头目晕眩，腰膝酸软，小腹冷坠，或纳少便溏，小便频数，面浮肢肿，或心悸健忘，舌淡胖，苔白滑，脉沉细。

治法：温肾壮阳，填精补血。

手法：一指禅推法、按法、揉法、点法、拿法。

取穴与部位：心俞、膈俞、脾俞、胃俞、肾俞、命门、神门、百会、四神聪、肩井。

操作：①患者俯卧，医者站其体侧，用一指禅推法、按揉法在心俞、膈俞、脾俞、胃俞、肾俞、命门穴施术，每穴 1 分钟。②患者取坐位，医者站其体侧，点神门、百会、四神聪，每穴 1 分钟。③拿肩井 3～5 遍。

3. 阴阳两虚

证候：经断前后，月经紊乱，量少或多，乍寒乍热，烘热汗出，头晕耳鸣，健忘，腰背冷痛，舌淡，苔薄，脉沉弱。

治法：温阳滋肾，阴阳双补。

手法：揉法、擦法。

取穴与部位：照海、涌泉、命门、小腹部。

操作：①患者仰卧，医者站其体侧，掌揉小腹部约 3 分钟，以腹腔内透热为佳，按揉照海穴 2 分钟，擦涌泉穴，以透热为度。②患者俯卧，医者站其体侧，按揉命门穴 2 分钟。

【 预防调护 】

1. 调畅情志，保持积极乐观的心态。
2. 加强身体锻炼，做到劳逸结合，饮食宜清淡。
3. 定期体检，包括妇科、内分泌等检查及肿瘤筛查。

【 临证提要 】

1. 月经期不宜在腹部、腰骶部进行手法操作。
2. 可建议配合中药、食疗等综合治疗以提高疗效。

六、带下病

带下病（Morbid Vaginal Disease）是以带下量明显增多或减少，色、质、气味发生异常，或伴有全身、局部症状为主要临床表现的一类妇科常见病证。正常带下是一种无色、质黏、无臭液体，其量不多。妇女在排卵期、经间期、月经前后及妊娠期带下量稍有增多，无其他不适者，均属正常现象。现代医学的各类阴道炎、宫颈炎、盆腔炎、内分泌功能失调（尤其是雌激素水平偏高）等疾病引起的阴道分泌物异常与中医学带下过多的临床表现相类似时，可参考本节辨证施术。

【 病因病机 】

正常带下依赖于肾气充盛、脾气健运，由任脉、带脉所约束。带下病系湿邪为患，而脾肾功能失常又是发病的内在条件。病位主要在前阴、胞宫。任脉损伤，带脉失约是带下病的基本病机。其主要病机分述如下：

1. 脾虚　素体脾虚，饮食不节，劳倦过度，或忧思气结，损伤脾气，运化失职，津液不布，聚而成湿，流注下焦，损伤任、带二脉而致带下。

2. 肾虚　平素肾气不足，下元亏虚，或房劳、多产，伤及肾气，封藏失职，阴液滑脱而下；或年高体衰，肾阴亏损，阴虚火旺，任、带二脉不固而致带下。

3. 湿热　经行产后，胞脉空虚，或湿热内侵，或久居湿地、涉水淋浴、手术损伤，致湿邪乘虚而入，蕴而化热，或脾虚湿盛，郁久化热，或情志不畅，肝郁化火，肝热脾湿，湿热互结，流注下焦，损及任带，约固无力，而致带下病。

【辨证论治】

（一）基本治法

1. 治法　化湿止带。

2. 手法　摩法、一指禅推法、按法、揉法、擦法。

3. 取穴与部位　带脉、中脘、气海、关元、中极、子宫、神阙、丰隆、血海、三阴交、白环俞、腹部、督脉、背部膀胱经。

4. 操作

（1）腹部操作　患者仰卧，医者站其体侧，顺时针摩腹约 5 分钟，以腹部透热为度；然后用一指禅推法、按揉法在带脉、中脘、气海、关元、中极、子宫穴施术，每穴 1 分钟；最后掌揉神阙穴约 2 分钟，以透热为度。

（2）下肢部操作　患者仰卧，医者用一指禅推法、按揉法在丰隆、血海、三阴交穴施术，每穴约 1 分钟。

（3）背部操作　患者俯卧，医者站其体侧，按揉白环俞 2 分钟，用小鱼际擦督脉和背部膀胱经，以透热为度。

（二）随证加减

1. 脾虚

证候：带下量多，质黏无臭，色白或淡黄，绵绵不断，伴面色白或萎黄，四肢不温，精神倦怠，胸闷纳差，大便溏薄，舌淡，苔白或腻，脉细缓。

治法：健脾益气，升阳除湿。

手法：一指禅推法、按法、揉法、擦法。

取穴与部位：阴陵泉、足三里、脾俞、胃俞。

操作：①患者仰卧，医者站其体侧，用一指禅推法或按揉法在阴陵泉、足三里穴施术，每穴 1 分钟。②患者俯卧，医者站其体侧，用一指禅推法或按揉法在脾俞、胃俞穴施术，每穴 1 分钟；然后横擦脾俞、胃俞穴，以透热为度。

2. 肾虚

证候：偏阳虚者带下清冷、量多，质稀薄，伴腰膝酸软，头晕耳鸣，小腹冷痛，小便清长，大便稀溏，面色晦暗，舌淡苔白，脉沉迟；偏阴虚者带下赤白量多，质稍黏或有臭气，伴阴部灼热或瘙痒，头晕目眩，五心烦热，面部烘热，失眠多梦，舌红少苔，脉细数。

治法：补肾益气，固精止带。

手法：一指禅推法、按法、揉法、擦法。

取穴与部位：关元、太溪、三阴交、血海、涌泉、肝俞、肾俞、命门、八髎。

操作：①患者仰卧，医者站其体侧，用一指禅推法或按揉法在关元、太溪、三阴交、血海穴施术，每穴 1 分钟；然后擦涌泉穴，以透热为度。②患者俯卧，医者站其体侧，用一指禅推法或按揉法在肝俞、肾俞穴施术，每穴 1 分钟；然后横擦肾俞、命门、八髎穴，以透热为度。

3. 湿热下注

证候：带下量多，色黄或黄绿，质黏稠，或色白，如豆腐渣样，有臭气，伴外阴瘙痒，困倦身重，胸闷口腻，口苦纳差，小腹作痛，小便短赤，舌红，苔黄腻，脉滑。

治法：清利湿热，化湿止带。

手法：一指禅推法、按法、揉法、擦法。

取穴与部位：阴陵泉、行间、太冲、小肠俞、白环俞。

操作：①患者仰卧，医者站其体侧，用一指禅推法或按揉法在阴陵泉、行间、太冲穴施术，每穴 1 分钟。②患者俯卧，医者站其体侧，横擦小肠俞、白环俞穴，以透热为度。

【预防调护】

1. 注意个人卫生，每天清洗外阴；做好心理调适，保持心情舒畅。
2. 加强身体锻炼，做到劳逸结合，饮食宜清淡。

【临证提要】

1. 结合现代医学，查明原因，综合治疗。
2. 推拿对带下病有一定的治疗效果，可同时配合药物治疗。

七、产后身痛

产后身痛（Postpartum Body Pain）是以产褥期内出现肢体与关节酸痛、麻木、重着为主要临床表现的一种病证。产后身痛具有多虚夹瘀的特点。本病类似于现代医学风湿、类风湿引起的关节痛。现代医学产褥期因风湿、类风湿引起的关节痛、产后坐骨神经痛、多发性肌炎等病可参考本节辨证施术。

【病因病机】

本病主要由于产后血虚、感受风寒或肾虚致胞脉失养所致。病位主要在肢体关节。筋脉失养，经络不通为本病的基本病机。其主要病机分述如下：

1. 血虚　素体血虚或产后失血，阴血亏虚，四肢百骸、筋脉关节失于濡养，致肢体麻木，甚或疼痛。

2. 风寒　产后百节开张，气血俱虚，营卫失调，若起居不慎，风、寒、湿邪乘虚而入，客于经络、关节、肌肉，使气血运行受阻，瘀滞经络而致身痛。

3. 肾虚　素体肾虚，产后精血俱虚，或失血过多，致胞脉失养，胞脉虚则肾气亦虚，筋脉失养而拘急，而致身痛。

【辨证论治】

（一）基本操作

1. 治法　养血活血，通络止痛。

2. 手法　一指禅推法、按法、揉法、摩法、拿法、推法、擦法、捏脊法。

3. 取穴与部位　中脘、气海、关元、曲池、手三里、合谷、血海、足三里、三阴交、风池、肺俞、膈俞、肝俞、脾俞、胃俞、肾俞、命门、八髎、小腹部、上下肢、背部督脉、膀胱经。

4. 操作

（1）腹部操作　患者仰卧，医者站其体侧，用一指禅推法或按揉法在中脘、气海、关元穴施术，每穴 1 分钟；然后掌摩小腹部 3～5 分钟，以腹部透热为度。

（2）上肢部操作　患者仰卧，医者按揉曲池、手三里、合谷穴，每穴1分钟；然后拿上肢2分钟，摇上肢关节约2分钟。

（3）下肢部操作　患者仰卧，医者按揉血海、足三里、三阴交穴，每穴1分钟；然后拿下肢2分钟，摇下肢关节约2分钟。

（4）背项部操作　患者俯卧，医者站其体侧，拿风池穴1分钟；用一指禅推法或按揉法在肺俞、膈俞、肝俞、脾俞、胃俞、肾俞穴施术，每穴1分钟；然后推膀胱经、督脉及捏脊各3～5遍；最后横擦命门、八髎穴，以透热为度。

（二）随证加减

1. 血虚

证候：产后全身关节疼痛，屈伸不利，关节酸楚、麻木，伴面色苍白，头晕眼花，心悸怔忡，体倦乏力，舌淡红，少苔，脉细无力。

治法：补气养血，通络止痛。

手法：一指禅推法、按法、揉法、叩法。

取穴与部位：合谷、足三里、三阴交、百会、神庭、内关、血海、脊柱两侧、腰骶部。

操作：①患者仰卧，医者站其体侧，用一指禅推法或按揉法在合谷、足三里、三阴交、百会、神庭、内关、血海穴施术，每穴1分钟。②患者俯卧，医者站其体侧，用叩法在脊柱两侧及腰骶部操作2分钟。

2. 风寒

证候：产后遍身疼痛，或痛无定处，或疼痛剧烈，痛如锥刺，关节屈伸不利，项背不舒，恶寒拘急，或肢体肿胀，麻木重着，步履艰难，得热则舒，纳少，少腹时痛，舌淡，苔薄白，脉细缓。

治法：散寒除湿，养血通络。

手法：按法、揉法、擦法。

取穴与部位：风池、风府、风门、合谷、外关、血海、三阴交、督脉、膀胱经。

操作：①患者俯卧，医者站其体侧，按揉风池、风府、风门穴，每穴1分钟；然后掌擦督脉和膀胱经，以透热为度。②患者仰卧，医者站其体侧，按揉合谷、外关、血海、三阴交穴，每穴1分钟。

3. 肾虚

证候：产后腰膝酸痛，下肢乏力，或足跟痛，伴见头晕、耳鸣耳聋，舌淡红，苔薄，脉沉细。

治法：补肾壮筋，活络止痛。

手法：按法、揉法、擦法。

取穴与部位：肾俞、命门、腰阳关、太溪、阳陵泉、三阴交、涌泉、腰骶部。

操作：患者俯卧，医者站其体侧，按揉肾俞、命门、腰阳关、太溪、阳陵泉、三阴交穴，每穴1分钟；然后横擦腰骶部，擦涌泉穴，以透热为度。

【预防调护】

1. 注意产褥期护理，注意保暖，避风寒。

2. 加强营养，饮食宜清淡；做好患者心理调适，保持心情舒畅。

【临证提要】

1. 推拿以对症治疗为主，临证取穴以辨证取穴、辨经取穴为主。

2. 手法刺激宜轻柔，切忌暴力施术。

八、产后缺乳

产后缺乳（Postpartum Hypogalactia）是以产后哺乳期内，产妇乳汁甚少，或无乳可下为主要临床表现的病证，又称为"产后乳少""乳汁不行""乳汁不足"。可在产后两三天至半个月内，甚或整个哺乳期均可出现，新产妇发生缺乳最常见。可分为生理性和病理性两个方面。在产后 1 周内，由于分娩失血、气血耗损出现暂时的乳汁缺少，或产妇因休息不当、不按时哺乳而致乳汁相应减少，多为正常生理现象。本病相当于现代医学中由于内分泌障碍、营养不良及精神因素导致的产后乳汁分泌过少或无乳。

【病因病机】

乳汁缺乏，多因身体虚弱，气血生化之源不足；或因肝郁气滞，乳汁运行受阻所致。病位主要在乳房，与肝、脾胃等脏腑关系密切。乳络不通是本病的基本病机。其主要病机分述如下：

1. 气血虚弱　素体气血虚弱，复因产时失血耗气，气血亏虚，或脾胃虚弱，气血生化不足，以致气血虚弱无以化乳，而致产后缺乳。

2. 肝气郁结　素性抑郁，或产后情志不遂，肝失调达，气机不畅，气血失调，以致经脉涩滞，阻碍乳汁运行，而致产后缺乳。

此外，精神紧张，劳逸失常，哺乳方法不对，均可影响乳汁分泌。

【辨证论治】

（一）基本操作

1. 治法　调气通乳。

2. 手法　推法、一指禅推法、按法、揉法、擦法。

3. 取穴与部位　天突、神阙、乳根、天溪、食窦、屋翳、膺窗、膻中、少泽、肝俞、膈俞、脾俞、任脉、乳房及周围、背部督脉及膀胱经。

4. 操作

（1）胸腹部操作　患者仰卧，医者站其体侧，从天突推至神阙单向推动 3～5 遍；然后用一指禅推法或按揉法在乳房及周围的乳根、天溪、食窦、屋翳、膺窗、膻中穴施术，每穴 1 分钟；最后用拇指推法从乳房外周推向乳头 5～10 遍。

（2）上肢部操作　患者仰卧，医者站其体侧，按揉少泽穴 2 分钟。

（3）背腰部操作　患者俯卧，医者站其体侧，用一指禅推法或按揉法在肝俞、膈俞、脾俞穴施术，每穴 1 分钟；然后擦督脉及背部膀胱经，以透热为度。

（二）随证加减

1. 气血亏虚

证候：产后乳少，甚或全无，乳汁清稀，乳房柔软，无胀满感，神疲乏力，面色少华或萎黄，食少，头晕耳鸣，心悸气短，失眠多梦，舌淡少苔，脉虚细。

治法：补气养血，佐以通乳。

手法：一指禅推法、按法、揉法、捏脊法。

取穴与部位：合谷、中脘、气海、足三里、脾俞、胃俞、三焦俞、脊柱。

操作：①患者仰卧，医者站其体侧，用一指禅推法或按揉法在合谷、中脘、气海、足三里施术，每穴 1 分钟。②患者俯卧，医者站其体侧，用一指禅推法或按揉法在脾俞、胃俞、三焦俞施术，每穴 1 分钟；然后用捏脊法由下至上操作 3 ～ 5 遍。

2.肝气郁结

证候：产后乳汁涩少、浓稠，或乳汁不下，乳房胀硬疼痛，情志抑郁，胸胁胀闷，食欲不振，或身有微热，舌质正常，苔薄黄，脉弦细或弦数。

治法：疏肝解郁，活络通乳。

手法：一指禅推法、按法、揉法、搓法、摩法。

取穴与部位：合谷、内关、阳陵泉、三阴交、太冲、胁肋部。

操作：①患者仰卧，医者站其体侧，用一指禅推法或按揉法在合谷、内关、阳陵泉、三阴交、太冲穴施术，每穴 1 分钟。②患者坐位，医者站其身后，搓摩胁肋部，以透热为度。

【 预防调护 】

1. 养成良好的哺乳习惯，按需哺乳、积极哺乳，刺激乳腺分泌乳汁。

2. 应增加蛋白质和钙的摄入，严禁进食麦芽糖或麦芽制品、寒凉生冷的食物。

3. 做好心理调适，保持心情舒畅，避免紧张、过度劳累、睡眠不足等。

【 临证提要 】

1. 推拿治疗非乳腺器质性病变引起的产后缺乳疗效肯定，应用广泛。也可配合食疗和药膳的方法来增加乳汁分泌量。

2. 早发现早治疗，一般在产后 15 日内治疗效果最好；施术时手法宜轻柔缓和，不可生硬粗暴。

3. 病理性缺乳，应结合现代医学，查明原因，综合治疗。

九、乳痈

乳痈（Acute Mastitis）是以乳房结块，红肿热痛，溃后脓出稠厚，伴恶寒发热等为主要临床表现的急性化脓性病证。好发于产后 1 个月以内的哺乳妇女，尤以初产妇多见。发生于哺乳期的称"外吹乳痈"，占到全部乳痈病例的 90% 以上；发生于怀孕期（妊娠期）的称"内吹乳痈"；不论男女老幼，在非哺乳期和非妊娠期发生的称为"不乳儿乳痈"，临床少见。乳痈之名首见于晋代皇甫谧的《针灸甲乙经·妇人杂病》，书曰："乳痈有热，三里主之。"根据乳痈发病的初起、脓成、已溃等阶段，分别施以消散、托里、排脓之法。推拿治疗一般是在乳痈初起而尚未成脓阶段有较好的疗效，脓已成而有高热肿痛者应采取综合治疗。本病相当于现代医学的急性化脓性乳腺炎。

【 病因病机 】

本病多因气滞热壅，热毒炽盛，厥阴、阳明经脉受阻，乳汁瘀积，乳络不畅，肉腐化脓成痛。病位在乳房，与肝、胃密切相关。乳汁瘀积是本病的基本病机。其主要病机分述如下：

1. 肝郁气滞　乳头属足厥阴肝经，肝主疏泄，能调节乳汁的分泌。若情志内伤，肝气不舒，厥阴之气失于疏泄，使乳汁发生壅滞而结块，郁久化热，热盛肉腐而致乳痈。

2. 胃热瘀滞　乳房属足阳明胃经，因产后饮食不节，脾胃运化失司，阳明胃热壅滞，湿热蕴结于胃络，乳络闭阻，气滞血瘀，邪热蕴积成肿块，热盛肉腐成脓而致乳痈。

【辨证论治】

（一）基本操作

1. 治法　疏通乳络。

2. 手法　揉法、推法、按法、拿法、点法。

3. 取穴与部位　乳根、天溪、食窦、屋翳、膺窗、膻中、期门、乳中、膈俞、肝俞、脾俞、胃俞、肩井、风池、少泽、合谷、内关、患乳周围、颈项部。

4. 操作

（1）胸腹部操作　患者仰卧，医者站其体侧，按揉患侧的乳根、天溪、食窦、屋翳、膺窗、膻中、期门穴，每穴1分钟；然后从乳根至乳头方向轻柔推动乳络1分钟，再按压乳中穴3～5次；最后以双手轮换轻按乳房，操作3～5次。

（2）腰背部操作　患者坐位，医者站其身后，用拇指按揉膈俞、肝俞、脾俞、胃俞穴，以酸胀为度，每穴1分钟。

（3）上肢肩颈部操作　患者坐位，医者站其体侧，拿颈项部、肩井穴，时间约3分钟；然后点按风池、少泽、合谷、内关穴，每穴1分钟。

（二）随证加减

1. 肝郁气滞

证候：乳房肿胀疼痛，肿块或有或无，皮色不变或微红，乳汁排泄不畅，伴胸胁胀痛、口苦、情志不舒，舌淡红或红，苔薄黄，脉弦数。

治法：疏肝理气，通乳消肿。

手法：一指禅推法、按法、揉法、搓法。

取穴与部位：章门、期门、阳陵泉、悬钟、太冲、行间、胁肋部。

操作：①患者仰卧，医者站其体侧，用一指禅推法或按揉法在章门、期门、阳陵泉、悬钟、太冲、行间穴施术，每穴1分钟。②患者取坐位，医者站其身后，用搓法在胁肋部操作，以透热为度。

2. 胃热瘀滞

证候：乳房肿胀疼痛，可出现硬块，乳汁排出不畅，同时伴有发热、寒战、头痛、食欲不振等，舌红，苔黄腻，脉弦滑。

治法：清泄胃热，通乳消肿。

手法：一指禅推法、按法、揉法、推法。

取穴与部位：曲池、合谷、内庭、督脉、背部膀胱经。

操作：①患者仰卧，医者站其体侧，用一指禅推法或按揉法在曲池、合谷、内庭施术，每穴1分钟。②患者坐位，医者站其身后，由上而下推督脉及背部膀胱经各3～5遍。

【预防调护】

1. 饮食宜清淡，忌食肥甘辛辣之品；哺乳时避免露乳当风，注意胸部保暖，哺乳后应轻揉乳房。

2. 保持乳房清洁，哺乳前清洁乳儿口腔。养成良好的哺乳习惯，每日按时哺乳，不让乳儿含乳而睡。

3. 乳母应保持精神舒畅，避免情绪过度激动，断乳时逐渐减少哺乳时间，再行断乳，不可突然断乳。

【临证提要】

1. 推拿治疗本病时，手法操作宜先从乳痈周围着手，逐步移向肿块中央，手法宜轻快柔和。

2. 未成脓者可同时配合热敷法、中药治疗；脓成者切忌推拿治疗，建议外科手术治疗。

十、乳癖

乳癖（Breast Lump）是以乳房部疼痛结块，与月经周期及情志变化密切相关为主要表现的良性增生性疾病。乳房肿块大小不等，形态不一，边界不清，质地不硬，活动度好。本病好发于25～45岁的中青年妇女，其发病率约占乳房疾病的75%，是临床上最常见的乳房疾病。本病相当于现代医学的乳腺增生病。

【病因病机】

中医学认为，乳癖主要由于肝郁痰凝，痰瘀互结乳房，或因肝肾不足，冲任失调，痰湿内结所致。本病病位在乳房，与肝、脾胃密切相关，痰瘀阻络为本病的基本病机。其主要病机分述如下：

1. 气滞痰凝　平素情志不遂，忧郁不解，或受到精神刺激，急躁恼怒，可导致肝气郁结，气机阻滞，乳络经脉阻塞不通，不通则痛，而致乳房疼痛；肝气郁久化热，热灼津液为痰，气滞痰凝血瘀即可形成乳房肿块；或肝气犯胃，脾失健运，气滞血瘀夹痰结聚于乳络而成结块。

2. 冲任失调　肾气不足，冲任失调，气血瘀滞，积聚于乳房，或阳虚痰湿内结，经脉阻塞，而致乳房结块、疼痛。

【辨证论治】

（一）基本操作

1. 治法　活血通络，化痰散结。

2. 手法　揉法、一指禅推法、按法、摩法、拿法、点法。

3. 取穴与部位　人迎、乳根、期门、膻中、天溪、食窦、屋翳、膺窗、中脘、天枢、气海、膈俞、肝俞、脾俞、胃俞、风池、肩井、天宗、曲池、内关、乳房及周围、胃脘部、腹部。

4. 操作

（1）胸腹部操作　患者仰卧，医者站其体侧，用揉法在乳房及周围的人迎、乳根、期门、膻中、天溪、食窦、屋翳、膺窗穴施术，每穴1分钟；然后用一指禅推法或按揉法在中脘、天枢、气海穴施术，每穴1分钟；最后用摩法顺时针在胃脘部及腹部施术，时间5～8分钟。

（2）背腰部操作　患者俯卧，医者站其体侧，用一指禅推法或按揉法在膈俞、肝俞、脾俞、胃俞穴施术，每穴1分钟，以酸胀为度。

（3）上肢部操作　患者坐位，医者站其身后，拿风池、肩井穴1分钟；然后点按天宗、曲池、内关穴，每穴1分钟。

（二）随证加减

1. 气滞痰凝

证候：多见于青壮年妇女，一侧或两侧乳房结块、疼痛，肿块和疼痛与月经周期有关，经前加重，经后减轻，肿块较小，发展缓慢，不红不热，伴有胸闷胁胀，善郁易怒，失眠多梦，心烦口苦，舌质淡，苔薄黄，脉弦滑。

治法：疏肝解郁，化痰散结。

手法：一指禅推法、按法、揉法、推法、搓法。

取穴与部位：内关、阴陵泉、蠡沟、太冲、三焦俞、两侧膀胱经、胁肋部。

操作：①患者仰卧，医者坐其体侧，按揉内关、阴陵泉、蠡沟、太冲穴，每穴1分钟。②患者俯卧，医者站其体侧，按揉三焦俞1分钟，然后由上而下推两侧膀胱经2～3遍。③患者坐位，医者站其身后，搓揉胁肋部，以透热为度。

2. 冲任失调

证候：多见于中年妇女，乳房肿块、疼痛，肿块较大，坚实偏硬，或伴有月经不调，经量减少或闭经，经色淡，或伴见腰酸乏力，神疲倦怠，耳鸣，舌淡，苔薄白，脉沉细。

治法：调摄冲任。

手法：一指禅推法、按法、揉法、擦法。

取穴与部位：血海、足三里、三阴交、太溪、肾俞、关元俞、八髎。

操作：①患者仰卧，医者站其体侧，按揉血海、足三里、三阴交、太溪穴，每穴1分钟。②患者俯卧，医者站其体侧，按揉肾俞、关元俞，每穴1分钟；然后横擦八髎穴，以透热为度。

【预防调护】

1. 保持心情舒畅，适当控制脂肪类食物的摄入。

2. 及时治疗月经失调等妇科疾患和其他内分泌疾病。

【临证提要】

1. 3个月复查1次，特别是未排除乳腺癌的患者，应进行多次短期随诊。

2. 若出现增长快而变硬的肿块，应高度重视，定期检查。

扫一扫，查阅本章数字资源，含PPT、音视频、图片等

第一节　概　述

人体是一个有机的整体，眼、耳、鼻、咽、喉、口齿位居人体上部，为清阳流经交汇之所，皆为清窍，以通为用。一方面，它们通过经络的沟通与内在的五脏六腑密切相关；五脏六腑之精气上注于目，则目能视；上注于鼻，则鼻能嗅；上注于耳，则耳能听；上注于口，则舌能知五味；上注于咽喉，则能正常呼吸等。另一方面，它们又是相对独立的器官，功能不同，各有所司，以通为用。故推拿治疗此类病证应以"脏腑经脉整体观"的思想为指导，遵循"整体调理与局部调治相结合"的原则，通过脏腑经脉的整体调理及局部症状的对症治疗，促使该类病证的全面康复。

一、五官科病证辨证要点

五官科病证的发生，外因主要是感受风、寒、暑、湿、燥、火六淫之邪，内因多为七情、饮食、劳倦内伤及官窍之间的病变相互传变。各种致病因素引起脏腑功能失调，气血津液不能正常上行濡养清窍而为病。疾病的初期、中期，以外邪侵袭、脏腑实热、痰湿阻滞、气滞血瘀等实证居多；疾病的中、后期，正气虚衰，以肝、心、脾、肺、肾五脏虚证居多。故推拿临证时常以脏腑辨证和经络辨证为主。

（一）重视脏腑辨证

《灵枢·五阅五使》曰："五官者，五脏之阅也。"眼能视万物、辨形状、察秋毫、别颜色，主要依靠肝、心、脾、肺、肾五脏精气的充养。其中目为肝之窍，与肝主藏血和调节血量有密切的关系。《灵枢·大惑论》曰："五脏六腑之精气，皆上注于目而为之精，精之窠为眼，骨之精为瞳子，筋之精为黑眼，血之精为络，其窠气之精为白眼，肌肉之精为约束……上属于脑，后出于项中。"耳为肾之窍，耳能听声音，与肾、心、肝、胆、肺、脾关系密切。《灵枢·脉度》曰："肾气通于耳，肾和则耳能闻五音矣。"鼻为肺之窍，鼻能司呼吸、嗅气味，与肺、脾、胃、肝、胆、肾、心关系密切。《灵枢·脉度》曰："肺气通于鼻，肺和则鼻能知香臭矣。"咽喉为肺胃之系，与肺、脾、胃、肝、肾关系密切。《重楼玉钥·喉科总论》曰："喉者空虚，主气息出入呼吸，为肺之系，乃肺气之通道也。"口齿包括口、齿、唇、舌，与胃、脾、大肠、心、肾、肝等脏腑有密切的联系。《灵枢·脉度》曰："脾气通于口，脾和则口能知五谷矣。"故五官科病证的病位主要在局部，但与所属脏腑密切相关。辨五官科病证的寒热虚实应首先辨识相应脏腑的偏

盛、偏衰。

（二）强调经络辨证

头为诸阳之会。《灵枢·邪气脏腑病形》曰："十二经脉，三百六十五络，其血气皆上于面而走空窍，其精阳气上走于目而为晴，其别气走于耳而为听，其宗气上出于鼻而为臭，其浊气出于胃，走唇舌而为味。"眼、耳、鼻、咽、喉、口齿等器官与脏腑之间的有机联系主要依靠经络连接贯通，五脏六腑的精、气、血、津液需要通过经络才能濡养五官，维持五官的正常功能，故五官的功能活动与经络关系密切。其中，"手之三阳，从手走头；足之三阳，从头走足"，手、足三阳经脉的循行与头面五官直接相关，手、足三阴经脉虽然不上行头面，但亦直接或间接与五官发生联系。

1. 眼与经络的关系　足三阳经之本经均起于眼或眼周围，手三阳经均有 1 ～ 2 条支脉止于眼或眼附近。起止、交接及循行于目内眦的经脉有足太阳膀胱经、足阳明胃经、手太阳小肠经。足太阳膀胱经起于目内眦之睛明穴，上循攒竹，过神庭、通天，斜行交督脉于颠顶百会穴；足阳明胃经起于鼻旁迎香穴，经过目内眦之睛明穴，与足太阳膀胱经交会；手太阳小肠经一支脉从面颊部别出，上走眼眶之下，抵于鼻旁，至目内眦之睛明穴，与足太阳膀胱经相接。起止、交接及循行于目外眦的经脉有足少阳胆经、手少阳三焦经、手太阳小肠经。足少阳胆经起于目外眦之瞳子髎，由听会过上关，上抵额角，下行耳后，经风池至颈，其一支脉从耳后入耳中，出耳前，再行至瞳子髎，另一支脉又从瞳子髎走大迎，会合手少阳经，到达眶下；手少阳三焦经有一支脉从胸上项，沿耳后翳风上行，出耳上角，到角孙，过阳白、口禾髎，再屈曲下行至面颊，直达眼眶之下，另一支脉入耳中，走耳前，与前一支脉交会于面颊部，到达目锐眦，与足少阳胆经相接；手太阳小肠经有一支脉循颈上颊，抵颧髎，上至目锐眦，过瞳子髎，后转入耳中。与目系有联系的经脉有足厥阴肝经、手少阴心经和足太阳膀胱经。足厥阴肝经的主脉沿喉咙之后，行大迎、地仓、四白、阳白之外，直接与目系相连；手少阴心经的支脉系目系；足太阳膀胱经有支脉通过项部的玉枕穴入脑，直属目，称眼系。奇经八脉中，起止及循行路线与眼直接相关的有督脉、任脉、阳跷脉、阴跷脉及阳维脉。

2. 耳与经络的关系　耳为宗脉之所聚，十二经脉与耳均有直接联系，其中，经脉直接循行于耳的有 7 条。足少阳胆经，其分支从耳后分出，进入耳中，走耳前，至目锐眦后方；手少阳三焦经，其分支从耳后分出，进入耳中，走耳前，至目锐眦；手阳明大肠经，其络支从颊下过耳前，会于耳中；足阳明胃经，环唇，交承浆，沿下颌后下方，经大迎，循颊车，上耳前，沿发际至前额；手太阳小肠经，其分支从缺盆循颈上颊，至目锐眦，入耳中；足太阳膀胱经，其分支从颠分出，向两侧下行至耳上角；手厥阴心包经，其脉入胸中，出循喉咙，出耳后，合少阳完骨之下。

3. 鼻与经络的关系　鼻为血脉多聚之处，十二经脉及奇经八脉中，直接循行于鼻或鼻旁者有手足阳明、手足少阳、手足太阳、手少阴、足厥阴、督脉、任脉、阳跷脉、阴跷脉等 12 条。此外，尚有足太阳、足阳明经筋循行于鼻。

4. 咽喉与经络的关系　咽喉为头与躯干气血相连接的重要通道，鼻为经脉循行交会之处。十二经脉中，除足太阳膀胱经外，其余 11 条经脉皆直接循经咽喉；奇经八脉中，除督脉、带脉、阳维脉外，其余 5 条经脉皆循经咽喉。此外，尚有手足阳明、手足太阳、手足少阳 6 条经筋循行于咽喉。

5. 口齿唇舌与经络的关系　齿为骨之余，舌为心之苗，口唇为脾之外候。口齿唇舌有赖于脏腑经脉气血、津液之温煦滋养，才能维持正常的生理活动。十二经脉中，与口齿唇舌关系较为密切的经脉有手阳明大肠经、足阳明胃经、足太阴脾经、手太阳小肠经、足少阴肾经、手少阳三焦经、足厥阴肝经等。此外，奇经八脉中的冲脉、任脉、督脉也循行于口齿唇舌。

二、五官科病证推拿施术要点

五官科病证具有局部症状较急、全身症状不明显的特点。推拿治疗本着"急则治其标，缓则治其本"的原则，通过选用适宜的手法，刺激五官局部，并循经刺激相关经络和腧穴，使局部经络通畅、气血通行，相关脏腑得到调整，阴阳得到调和，从而实现"标本兼治"的目的。因此，正确选用推拿手法，掌握手法的操作要领，合理选择经络和腧穴，是临床取效的关键。

（一）手法选择原则

头面五官属清窍集中部位，肌肉较少，骨窍以通为用，故局部推拿手法的选择宜以按、揉、一指禅推法等接触面积较小、深透力较强的手法为主；循经远部施术宜选择刺激量较大的点法、按法为主；颈项部施术可选用缓和舒适的㨰法。若属外感实证，手法用力可稍重，以求泻其实；若属劳倦内伤、正气不足者，手法用力可稍轻，可选用摩法、擦法等具有温热作用的手法，以补其不足。

（二）穴位选择原则

五官科病证选穴主要以脏腑经络学说为指导，以局部取穴、循经远部取穴为原则。

1. 局部取穴 主要以病证所表现症状的周围取穴为原则。如近视可选睛明、攒竹、鱼腰、瞳子髎等穴，鼻炎可选择迎香、人中等穴，牙痛可选择颊车、地仓、阿是穴等穴，耳鸣可选耳门、听宫、听会等穴。

2. 循经远部取穴 根据局部病证的临床表现与脏腑经络的相关性，循经选用所属经络及相应穴位进行治疗。如眼与足厥阴肝经的循行关系密切，近视可取行间、太冲等穴；耳与手少阳三焦经的关系密切，耳鸣可取肩髎、外关等穴；颌面与手阳明大肠经的关系密切，牙痛可取曲池、合谷等穴。

此外，还可以配合对症取穴法。如取光明穴可治疗近视，牵正穴可治疗斜视，风池穴可治疗鼻炎等。推拿处方的合理性、穴位选用的精准性及手法操作的优劣性，与临床疗效密切相关。

第二节　五官科病证

一、牙痛

牙痛（Toothache）是以牙龈红肿疼痛，或龈肉萎缩，牙根宣露，牙齿松动，经常渗血溢脓为主要临床表现的病证。其病变部位包括牙龈、牙槽骨等在内的牙齿周围支持组织。早期症状不明显，仅感牙龈发痒，牙齿浮起感，咀嚼无力等，易被忽视；继而牙龈红肿出血，龈下有坚硬的牙结石，牙周袋形成，牙龈萎缩，亦可有脓液从牙周袋溢出，牙根暴露，牙齿松动。若治疗不及时，日久可致牙齿自行脱落。严重者可波及全口牙齿。是一种最常见的口腔疾病，其发病率极高。现代医学牙周病中的牙周炎与本病相类似。

【病因病机】

本病多因外感风热，或内伤食滞，郁而化热，或肺肾阴虚，虚火上炎所致。其主要病机分述如下：

1. 风热侵袭　外感风火邪毒，伤及牙床及齿龈，邪聚不散，气血凝滞，瘀阻脉络，不通而致牙痛。

2. 胃火上扰　胃火素盛，又嗜食辛辣，食滞胃脘，郁而化热，引动胃火循经上扰，灼伤牙床及齿龈，脉络受损，血瘀气滞，不通而致牙痛。

3. 虚火上炎　先天禀赋不足，或久病耗伤气阴，或年迈体衰，肾阴不足，骨髓空虚，虚火上炎，灼烁牙龈而致牙痛。

【辨证论治】

（一）基本操作

1. 治法　活血消肿，通络止痛。
2. 手法　点法、按法、揉法。
3. 取穴与部位　内庭、合谷、颊车、下关、面部肿痛部位。
4. 操作

（1）按揉穴位　患者仰卧，医者用拇指按揉双侧颊车、下关、内庭、合谷穴，压力由轻渐重，以有得气感为度，每穴1分钟。

（2）轻揉肿痛部位　患者仰卧，医者用大鱼际轻揉患侧面部肿痛部位2分钟，以患者感觉舒适为度。

（二）随证加减

1. 风热牙痛

证候：牙痛呈阵发性发作，遇冷痛减，牙龈红肿，伴发热、恶寒、口渴，舌质红，苔白而干或微黄，脉浮数。

治法：疏风清热，消肿止痛。

手法：拿法、按法、掐法、揉法。

取穴与部位：大椎、翳风、曲池、手三里、合谷、商阳、少商。

操作：患者坐位，医者站其体侧，按揉大椎、翳风、曲池、手三里、合谷穴，每穴1分钟，以有得气感为度；然后掐揉商阳、少商穴，以微有痛感为度。

2. 胃火牙痛

证候：牙痛剧烈，牙龈红肿明显，甚则肿连腮颊，头痛，口气臭秽，大便秘结，舌苔黄腻，脉洪数。

治法：清胃泻火，消肿止痛。

手法：摩法、按法、揉法。

取穴与部位：迎香、缺盆、中脘、天枢、足三里、三阴交、厉兑、腹部。

操作：患者仰卧，医者站其体侧，顺时针摩腹3～5分钟；然后按揉迎香、缺盆、中脘、天枢、足三里、三阴交、厉兑穴，每穴1分钟，以有得气感为度。

3. 虚火牙痛

证候：牙痛隐隐或微痛，牙龈微肿，久则龈肉萎缩，咬物无力，伴心烦易怒，腰背酸痛，咽干口燥，舌质红，苔少，脉细数。

治法：滋阴降火，消肿止痛。

手法：按法、揉法、捏脊法、擦法。

取穴与部位：中府、尺泽、列缺、太溪、肺俞、肾俞、命门、八髎、脊柱。

操作：①患者坐位，医者站其体侧，按揉中府、尺泽、列缺、太溪，每穴1分钟，以有得气感为度。②患者俯卧位，医者站其体侧，按揉肺俞、肾俞，每穴1分钟，以有得气感为度；然后从下而上捏脊3～5遍；最后擦命门、肾俞、八髎穴，以透热为度。

【预防调护】

1. 坚持早、晚刷牙，保持口腔卫生，避免生冷、辛辣等刺激性食物对牙齿的直接刺激。
2. 做适度的口腔肌群锻炼，如叩齿、舔齿等运动。

【临证提要】

1. 风热牙痛，手法刺激量宜轻，以免发汗太过，伤及阴津。
2. 积极预防龋齿、牙髓炎、牙龈炎等疾病，必要时可配合抗感染治疗。

二、颞下颌关节紊乱综合征

颞下颌关节紊乱综合征（Temporomandibular Joint Disorder Syndrome）是指以颞下颌关节区疼痛、张口运动障碍、运动时关节弹响为主要临床表现的病证，具有反复发作的特点。本病属中医学"颌痛""颊痛""口噤不开""颊车骱伤筋""弹响颌"等范畴。

【病因病机】

本病的发病原因目前尚未完全阐明，可能与以下因素有关：

1. 面颌局部损伤　因遭受外力使关节受到创伤；或不良咀嚼习惯使关节周围肌肉发生损伤，若失治误治，久则形成轻度疤痕，导致颞颌关节运动功能障碍。

2. 关节周围肌肉功能异常　颞下颌关节周围肌肉过度兴奋或抑制，使局部筋膜组织过度紧张或松弛，而致颞颌关节功能紊乱。

3. 牙齿咬合功能紊乱　牙齿咬合与颞颌关节的活动关系密切。若牙齿相互咬合功能紊乱，也会反射性引起颞颌关节周围肌群的痉挛而致本病。

【辨证论治】

1. 治法　舒筋通络，理筋整复。
2. 手法　点法、按法、揉法、擦法。
3. 取穴与部位　外关、合谷、阳陵泉、下关、颊车、耳门、听宫、听会、翳风、阿是穴、面颊部。
4. 操作

（1）按揉穴位　患者仰卧，医者坐其体侧，点按外关、合谷、阳陵泉穴，以有得气感为度，每穴1分钟；然后用拇指按揉下关、颊车、耳门、听宫、听会、翳风及阿是穴，以有得气感为度，每穴 1 分钟。

（2）调整关节紊乱　医者两手拇指同时按揉两侧颊车穴，两手其余四指扣托住下颌骨下缘，轻微活动下颌以调整关节紊乱，可嘱患者做张口、闭口运动以配合调整。若有半脱位者，调整时可听到"咯咯"弹响声。

（3）按揉面颊部　医者用大鱼际揉面颊部，以局部透热为度。

（4）口腔内复位法　若伴颞下颌关节半脱位者，上述操作无效时，可行口腔内复位法。医者戴上无菌橡胶手套，将示指或中指探入患者患侧口腔内，按揉内翼肌，并嘱患者做张口、闭口动作；继而双手拇指按住患者两颊侧下方第 4 ～ 5 磨牙处，向下用力按压，牵拉下颌关节，待关节向后平移少许后，再向上将关节髁送入关节窝内，完成复位。

【预防调护】

1. 注意保护下颌关节，勿张大口，避免张口时间过长。
2. 忌食生冷、过硬食物；注意面部保暖，防止外邪侵袭。
3. 患者每日可进行轻松、小幅度的张口与闭口动作，使颞下颌关节放松。

【临证提要】

1. 本病以颞下颌关节疼痛、活动受限、关节区弹响为诊断要点。
2. 习惯性脱位者，复位后须用绷带固定下颌关节 24 小时。
3. 推拿早期治疗本病疗效较为理想，若伴有骨性改变或推拿疗效欠佳者，应转科治疗。

三、近视

近视（Myopia）是指在无调节状态下，平行光线进入眼内，经屈光系统屈折后，在视网膜前方形成焦点，以视近清楚、视远模糊为特征的病证，古称"能近怯远症"。清代黄庭镜在《目经大成》中始称"近视"。其中有先天生成，近视程度较高，经常眯眼视物者，又称"近觑"。本病多发生在学龄儿童及青少年时期。

【病因病机】

本病多因先天禀赋不足，或后天发育不良，劳心伤神，心阳耗损，使心肝肾不足，致睛珠异常为病；或因近距离夜读，书写姿势不当，照明不足，使目络瘀阻，目失所养而致。其主要病机分述如下：

1. 心阳不足　心主血脉，内寓君火，心阳衰弱，目窍失其温养，神光不得发越于远处，而致近视。

2. 肝肾亏虚　肝藏血，开窍于目，目得血则能视；肾藏精，精生髓，久视伤目或过劳伤肾，髓海空虚，目失所养，而致近视。

3. 脾胃气虚　脾虚气弱，气血生化不足，脾气失于升清，目失所养，而致近视。如《兰室秘藏》所曰："夫五脏六腑之精气，皆禀受于脾，上贯于目。脾者诸阴之首也，目者血脉之宗也，故脾虚则五脏之精气，皆失所司，不能归明于目矣。"

近视的发生受遗传和环境等多种因素的影响，确切的发病机制尚不明确。中小学生的视近过度可能是单纯性近视的主要原因。临床上，轴性近视最为常见，是由于眼球前后径延长，眼轴长度超过正常范围所致。本病发病缓慢，多诉有远距视物模糊或体检时发现。由于现代医学尚无可靠、有效治疗眼轴延长的方法，故其病程漫长而难以逆转，有严重并发症者可致盲。

【辨证论治】

补泻结合、局部与整体结合为本病的基本治法。补法随证治以养心安神，补益脾胃，滋补肝肾；泻法以理气解郁、活血利湿为主。

（一）基本操作

1. 治法　补养精血，通络明目。

2. 手法　一指禅推法、推法、抹法、按法、揉法、擦法、扫散法、点法、掐法、搔法、叩法、拿法、弹拨法。

3. 取穴与部位　睛明、攒竹、印堂、鱼腰、瞳子髎、阳白、四白、神庭、头维、翳风、丝竹空、百会、承泣、巨髎、颧髎、下关、颊车、太阳、角孙、率谷、四神聪、风池、风府、天柱、合谷、养老、光明、眼眶周围、眼部、头部五经、颈项部等。

4. 操作

（1）一指禅推眼眶　患者仰卧，双目微闭。医者坐其头侧，用轻快的一指禅偏峰推法从睛明推至攒竹穴，再沿眼眶作横"∞"形施术，操作 1～3 遍。

（2）推、抹面部　医者用双拇指从印堂至神庭交替用拇指推法，抹前额（先自印堂→鱼腰→瞳子髎，再沿额中→阳白→太阳，最后自神庭→头维），抹眉弓、眶上缘、眼球、眶下缘，分抹颧髎一线（睛明、巨髎、颧髎、下关），各操作 2～3 遍。

（3）按揉经穴　医者用拇指或中指按揉睛明、翳明、攒竹、鱼腰、丝竹空、百会、头维、神庭、承泣、四白、巨髎、颧髎、下关、颊车、太阳、角孙、率谷，操作 3～5 分钟。

（4）擦、扫胆经　医者用中指按揉两侧耳周发际线，操作 2～3 遍；然后用食中指上下擦耳前后胆经，各 2～3 遍；最后扫散胆经，操作 2～3 遍。

（5）搓掌熨目　医者双手掌搓热，熨目 2～3 遍。

（6）分推头部经脉　医者用双拇指沿头部督脉、膀胱经自前向后进行分推，操作 2～3 遍。

（7）按揉头部经穴　医者用双拇指沿头部督脉、膀胱经自前向后分别交替点按至头顶部，操作 2～3 遍；然后掐揉百会、四神聪穴，各操作 2～3 遍。

（8）搔、抹、叩击头部　医者用搔法于头部督脉、膀胱经施术，然后用掌根抹颞侧胆经，中指叩击神庭、百会穴，五指尖叩击头部督脉、膀胱经，各操作 2～3 遍。

（9）拿五经及项后肌群　医者一手托住枕后，另一手自前向后拿五经，然后自下而上拿揉项后大筋，操作 2～3 遍。

（10）抹、点项后部　医者双掌交替抹项后部，点按风池、风府穴，然后弹拨天柱穴，各2～3 遍。最后，按揉合谷、养老、光明穴结束治疗，操作 1～3 分钟。

（二）随证加减

1. 肝肾亏虚

证候：能近怯远，视物易疲劳，伴头晕，耳鸣，腰膝酸软，少寐多梦，舌质淡，脉细弱或弦细。

治法：滋补肝肾，益精明目。

手法：摩法、揉法、捏脊法、点法、按法、擦法、推法。

取穴与部位：脐、丹田、肝俞、肾俞、足三里、光明、八髎、涌泉、腹部、脊柱。

操作：①患者仰卧，医者坐其体侧，摩腹 2 分钟，揉脐及丹田 2 分钟。②患者俯卧，医者站其体侧，点按肝俞、肾俞、足三里、光明穴，每穴 1 分钟；然后擦肝俞、肾俞、八髎穴，以透热为度；最后捏脊 3～5 遍，推涌泉 1 分钟。

2. 脾胃虚弱

证候：视近物清晰，视远物模糊，伴神疲乏力，面色少华，舌淡，苔白，脉细弱。

治法：健脾益气，通络明目。

手法：摩法、振法、按法、揉法、点法、捏脊法、擦法。

取穴与部位：膻中、中脘、血海、足三里、三阴交、膈俞、脾俞、胃俞、光明、脊柱、腹、腰骶部。

操作：①患者仰卧，医者坐其体侧，摩腹、振腹各 3 分钟；然后按揉膻中、中脘、血海、足三里、三阴交穴，每穴 1 分钟。②患者俯卧，医者站其体侧，点按膈俞、脾俞、胃俞、足三里、光明穴，每穴 1 分钟；然后捏脊 3～5 遍；最后横擦腰骶部，以透热为度。

3. 心阳不足

证候：视近物清晰，视远物模糊，视物易疲劳，神倦，心悸，面色苍白，舌质淡，脉细弱。

治法：补益心气，通络明目。

手法：按法、揉法、摩法、捏脊法、擦法。

取穴与部位：膻中、神门、内关、心俞、膈俞、至阳、腹、脊柱、腰骶部。

操作：①患者仰卧，医者坐其体侧，按揉膻中、神门、内关穴，每穴 1 分钟；然后摩腹 3 分钟。②患者俯卧，医者站其体侧，按揉心俞、膈俞穴，每穴 1 分钟；然后捏脊 3～5 遍；最后擦心俞、至阳、膈俞及腰骶部，以透热为度。

【预防调护】

1. 教室应自然采光，人工照明要符合卫生要求。

2. 注意用眼卫生，提倡二要二不要，即读书、写字姿势要端正，读书距离保持 33cm；连续看书 1 小时后，要休息片刻。不要在光线暗弱和直射阳光下看书；不要躺着或在动荡的车厢内看书。

3. 坚持做眼保健操，增加户外活动及体育锻炼；增加营养，克服偏食等不良习惯，可适当进食猪肝、羊肝，少吃辛辣、油腻食物，减少甜食摄入量。

4. 平素注意用眼卫生，尽可能避免接触电视机、游戏机、移动电子设备等。

【临证提要】

1. 推拿治疗假性近视效果尤佳，且对真性近视也有一定效果。年龄越小则疗效越好，以 12 岁以下患者疗效最为显著。

2. 若保守治疗效果不佳，可散瞳检影验光，佩戴合适的眼镜。必要时进行眼底检查及眼轴测定以进一步明确诊断。

3. 近视尚无较好的治愈手段，防重于治，如避免用眼过度、养成良好的用眼及学习习惯、及时减轻或消除眼疲劳等症状，是防治该病的基本措施。

四、斜视

斜视（Squint）是指以双眼在注视目标时，一眼的视线偏离目标为主要表现的一种儿童时期常见的眼科病证。由于长期不正确的用眼姿势或眼周肌群发育异常而使某些眼外肌调节紊乱，或颅脑内的炎症、肿瘤、血管疾病、外伤等致支配眼肌的神经受损，均可引起斜视。前者引起共同性斜视，后者常为非共同性斜视（麻痹性斜视），其中小儿以共同性内斜视为多。本病属中医眼科"风牵偏视"范畴，俗称"斜白眼"或"斗鸡眼"。

【病因病机】

本病多因先天禀赋不足或后天失养，气血化生不足，肝血虚无以养筋，虚风内动；或外邪侵袭脉络，卫外失固，风中经络，阴阳失衡，脉络不和，导致目筋拘急而致斜视。其主要病机分述如下：

1. 风邪袭络 外邪侵袭脉络，卫外失固，风中经络，阴阳失衡，脉络不和，目筋拘急，而致斜视。

2. 脉络瘀阻 多系头部外伤、眼部直接受伤导致脉络气血运行不畅，气血瘀滞，经筋弛缓，目珠维系失衡，而致斜视。

【辨证论治】

（一）基本操作

1. 治法 通经活络，祛风牵正。

2. 手法 按法、揉法、推法、抹法、熨法、拿法、扫散法。

3. 取穴与部位 攒竹、睛明、鱼腰、丝竹空、阳白、印堂、四白、牵正、阳陵泉、合谷、小天心、天门、坎宫、太阳、桥弓、风池、五经、肩井、前额、眼部、头颞侧。

4. 操作

（1）眼周、四肢部操作 患者仰卧，医者按揉攒竹、睛明、鱼腰、丝竹空、阳白、印堂、四白、牵正、阳陵泉、合谷、小天心穴，每穴1分钟；然后开天门50次，推坎宫50次，揉太阳100次，抹前额、眼眶各3～5遍，熨眼2分钟。

（2）头面部操作 患者取坐位，医者站其体侧，自上而下拿桥弓3～5遍；然后拿五经、风池、肩井穴，时间约3分钟；最后扫散颞侧胆经1分钟，抹前额及眼眶3～5遍。

（二）随证加减

1. 风邪中络

证候：视物偏斜，目珠转动欠灵活，伴头晕，耳鸣，少寐多梦，肢体偏废不用或四肢肌张力增高，舌质淡，脉细弱。

治法：滋养肝肾，祛风牵正。

手法：按法、揉法、点法、擦法、捏脊法。

取穴与部位：章门、期门、足三里、光明、至阳、膈俞、肝俞、肾俞、八髎、脊柱。

操作：①患者仰卧，医者站其体侧，按揉章门、期门、足三里、光明穴，每穴1分钟。②患者俯卧，医者站其体侧，点按至阳、膈俞、肝俞、肾俞穴，每穴1分钟；然后擦肝俞、肾俞、八髎穴，以透热为度；最后捏脊 3 ～ 5 遍。

2. 脉络瘀阻

证候：目珠偏位，视一为二，肢体偏废不用，舌质淡或有瘀斑，脉涩。

治法：活血化瘀，行气牵正。

手法：摩法、按法、揉法、点法、擦法、捏脊法。

取穴与部位：膻中、中脘、神阙、足三里、三阴交、太冲、膈俞、脾俞、胃俞、肾俞、脊柱、腰骶部。

操作：①患者仰卧，医者站其体侧，摩膻中、中脘、神阙穴，每穴 1 分钟；然后按揉足三里、三阴交、太冲穴，每穴 1 分钟。②患者俯卧，医者站其体侧，点按膈俞、脾俞、胃俞、肾俞穴，每穴 1 分钟；然后擦脊柱、腰骶部，以透热为度；最后捏脊 3 ～ 5 遍。

【预防调护】

1. 注意调节饮食，忌食肥甘厚味。

2. 注意视觉训练。治疗期间有意识地让患者做指鼻、注视固定目标等训练，以纠正斜视；或配合遮眼法，即将固视眼遮蔽，强迫使用斜视眼，以提高斜视眼的固视能力。

【临证提要】

1. 患儿年龄越小，病程越短，疗效越好，故强调早发现、早诊断、早治疗。

2. 手法力求轻柔，注意手部卫生，施术时注意避免触碰眼球。

五、高眼压症

高眼压症（Ocular Hypertension）是指以眼睛轻度胀痛、视物昏朦为主症，多次测量眼压均在正常人群眼压的高限或高限以上，经多年随访仍不引起青光眼视乳头改变或视野损害的一种眼科病证。临床高眼压症患者中，大约有 30% 可发展为开角型青光眼。本病属中医眼科"绿风内障""五风内障"范畴。

【病因病机】

本病的发生主要因火邪上攻所致，且火邪多与痰湿之邪夹杂为患，其与肝、肾功能失调关系密切。其主要病机分述如下：

1. 肝肾亏虚　肾藏精，肝藏血，精血充盈，上奉目窍，则眼能视万物、察秋毫。肝肾亏虚，精血不足，目失所养，气机瘀滞，致眼压升高，目不能视，而致本病。

2. 气火上逆　肝主疏泄，调畅气机及情志，若情志内伤，肝郁化火，气火上攻，则气血失和，经脉不利，玄府闭塞，而致本病。

3. 痰火郁结　脾为生痰之源，肝气乘脾，脾失健运，痰湿瘀阻，郁而化火，使眼内水液排泄困难，而致本病。

现代医学认为，高眼压是青光眼的主要危险因素之一。高眼压症以女性较多，年龄大多在 40 岁以上，提示可能与女性的内分泌变化有关，尤其是与闭经前期的自主神经功能紊乱有一定的关系。长期过度用眼，血压升高，血管自主神经功能调节障碍等因素，均有可能引起眼压升高。

【辨证论治】

（一）基本治法

1. 治法　通经活络，明目止痛。

2. 手法　一指禅推法、按法、揉法、拿法、擦法。

3. 取穴与部位　睛明、太阳、印堂、神庭、百会、翳风、攒竹、鱼腰、球后、风池、肩井、大椎、至阳、眼眶、头部五经、项后部、背部督脉。

4. 操作

（1）一指禅推头面部　患者仰卧，医者用一指禅推法从左睛明沿上眼眶向外推至目外眦，再沿下眼眶向内推至目内眦，推向右睛明，沿上眼眶向外推至目外眦，再沿下眼眶向内推至目内眦，推向左睛明，如此呈"∞"字形操作3～5遍；然后用一指禅推法从印堂至神庭，往返3～5遍。

（2）按揉穴位　患者仰卧，医者按揉太阳、百会、翳风、攒竹、鱼腰、睛明、球后穴，每穴1分钟。

（3）拿颈项部　患者取坐位，医者站其侧后方，拿五经及项后部各3～5遍；然后拿风池、肩井穴，时间约1分钟。

（4）擦督脉　患者俯卧，医者用擦法沿大椎到至阳穴一线施术，以透热为度。

（二）随证加减

1. 气火上逆

证候：头眼胀痛，眼压增高，视野检查无青光眼性视野缺损，视盘及视网膜纤维层正常，伴胸闷嗳气，恶心欲呕，口苦咽干，舌红苔黄，脉弦数。

治法：疏肝解郁，降火止痛。

手法：按法、揉法、摩法、推法。

取穴与部位：期门、章门、阳陵泉、三阴交、太冲、肝俞、肾俞、涌泉、腹部。

操作：①患者仰卧，医者站其体侧，按揉期门、章门、阳陵泉、三阴交、太冲穴，每穴1分钟；然后摩腹3～5分钟。②患者俯卧，医者站其体侧，按揉肝俞、肾俞穴，每穴1分钟；然后推涌泉穴1分钟。

2. 痰火郁结

证候：双目胀痛，眼压增高，伴身热面赤，头晕目眩，呕吐痰涎，舌红苔黄，脉弦滑。

治法：降火逐痰，明目止痛。

手法：摩法、按法、揉法、擦法。

取穴与部位：膻中、中脘、神阙、阳陵泉、丰隆、足三里、太冲、涌泉。

操作：患者仰卧，医者站其体侧，摩膻中、中脘、神阙穴，每穴1分钟；然后按揉阳陵泉、丰隆、足三里、太冲穴，每穴1分钟；最后擦涌泉，以透热为度。

【预防调护】

1. 调节情志，忌怒戒躁；饮食有节，忌食辛辣食物。

2. 注意劳逸适度，避免过度劳累，避免经常熬夜。

【临证提要】

1. 手法轻柔，注意手部卫生，施术时避免触碰眼球。
2. 若出现眼睛胀痛、头胀痛，视野模糊等不适，提示病情恶化，应立即停止推拿治疗，转科治疗。

六、干眼症

干眼症（Xerophthalmia）是指由多种因素所致的以眼睛干涩为主症的泪液分泌障碍性眼病，常伴随双眼痒感、异物感、烧灼感，或畏光、视物模糊、视力波动等症状。严重干眼症者可引起视力明显下降，从而影响正常的工作和生活，甚至导致失明。根据发病原因不同，干眼症可分为环境性干眼、性激素失衡性干眼、睑板腺功能障碍性干眼、干眼综合征（自身免疫性）、神经传导障碍性干眼（传入障碍和传出障碍）、混合型干眼等多种类型。本病属中医眼科"神水将枯""白涩症"范畴。

【病因病机】

中医学认为，正虚邪恋是干眼症发生的基本病机。其主要病机分述如下：

1. 肝肾亏虚　久病或先天禀赋不足，致肝肾亏虚，津液不足，目失濡养而致本病。

2. 肺脾两虚　温热病后，病邪留恋，暴风客热或天行赤眼治疗不彻底，余热未清，隐伏肺脾之络，邪热循经上犯眼目，灼伤津液，而致眼目干涩不爽。

现代医学认为，细菌、病毒、衣原体、真菌等病原微生物感染眼部，导致眼结膜出现渗出、充血、水肿等炎性改变，影响泪液的分泌与排泄，尤其是全身免疫力较低的患者，更容易迁延不愈。环境中的风沙、烟尘、强光、挥发性气体等各种理化因素刺激，长期滴用抗生素眼液、抗青光眼药物，滴眼液中的防腐剂刺激，加上烟酒失度、睡眠不足及长期使用眼部化妆品等因素，可致泪道阻塞，也可导致干眼症。

【辨证论治】

（一）基本操作

1. 治法　滋阴养血，益精明目。

2. 手法　点法、按法、揉法、一指禅推法、熨法。

3. 取穴与部位　廉泉、承浆、百会、太阳、人中、太溪、睛明、攒竹、鱼腰、瞳子髎、球后、印堂、神庭、眼部。

4. 操作

（1）按揉穴位　患者仰卧，医者用拇指或中指按揉廉泉、承浆、百会、太阳、人中、太溪、睛明、攒竹、鱼腰、瞳子髎、球后、印堂穴，每穴1分钟。

（2）推熨眼部　患者仰卧，医者用一指禅推法呈"∞"字形推眼眶，反复3～5遍；然后用一指禅推法从印堂至神庭施术，反复3～5遍；最后两掌搓热熨眼1～2分钟。

（二）随证加减

1. 肝肾亏虚

证候：双眼干涩疼痛，或伴眼睛异物感、烧灼感，畏光，视物模糊，头晕，耳鸣，腰膝酸软，少寐多梦，舌质淡，脉细弱或弦细。

治法：滋补肝肾，益精明目。

手法：摩法、揉法、按法、擦法、捏脊法、推法。

取穴与部位：脐、丹田、肝俞、肾俞、命门、八髎、涌泉、腹部、脊柱。

操作：①患者仰卧，医者站其体侧，摩腹 2 分钟，揉脐及丹田各 2 分钟。②患者俯卧，医者站其体侧，按揉肝俞、肾俞、命门穴，每穴 1 分钟；然后擦肝俞、肾俞、命门、八髎穴，以透热为度；最后捏脊 3 ～ 5 遍，推涌泉 1 分钟。

2. 肺脾两虚

证候：双眼干涩，视物易疲劳，畏光，伴神疲乏力，面色少华，大便秘结或溏薄，舌淡，苔薄白，脉细弱无力。

治法：健脾益气，通络明目。

手法：摩法、振法、按法、揉法、捏脊法、擦法。

取穴与部位：膻中、中脘、足三里、三阴交、膈俞、肺俞、脾俞、腹部、脊柱、腰骶部。

操作：①患者仰卧，医者坐其体侧，摩腹 3 分钟，振腹 2 分钟；然后按揉膻中、中脘、足三里、三阴交穴，每穴 1 分钟。②患者俯卧，医者站其体侧，按揉膈俞、肺俞、脾俞穴，每穴 1 分钟；然后捏脊 3 ～ 5 遍；最后横擦腰骶部，以透热为度。

【预防调护】

1. 平时注意用眼卫生，不共用洗脸毛巾等日常生活用品，避免交叉感染。

2. 积极治疗急性眼结膜炎等原发病，避免继发干眼症。

3. 避免过度用眼；忌烟酒，多吃水果蔬菜，少吃辛辣刺激性食物。

【临证提要】

1. 三叉神经分支眼神经发出分支支配泪腺，在体表无法刺激该神经，但眼神经的分支额神经又分出二支，分别是眶上神经和滑车上神经，前者从眶上裂（或）孔（相当于鱼腰穴处）穿出，后者经滑车上孔（或切迹）（相当于攒竹穴）穿出，此二条神经均可用指端弹拨刺激。

2. 三叉神经第二分支上颌神经为感觉神经，该神经有一小的分支从眶下孔（相当于四白穴）处穿出，移行为眶下神经，也可以用指端弹拨该神经。通过对以上神经的刺激，可以反射性的刺激到三叉神经，对眼疾治疗有益。

3. 手法刺激神经分布区的穴位时，以出现麻木感为度。

七、慢性咽炎

慢性咽炎（Chronic Pharyngitis）是指咽黏膜、黏膜下组织和淋巴组织的慢性弥漫性炎症，主要表现为咽部不适或异物感、恶心呕吐等症状。本病属中医学"慢喉痹"范畴。

【病因病机】

本病是由外感六淫等邪气侵入人体，在肺部化热循经上犯所致。其主要病机分述如下：

1. 阴虚肺燥 外感风热、急性咽炎治疗不当或未治疗，邪气入里化热，或肺胃热盛，循经上扰，或肺肾亏虚，津液不足，虚火上炎，循经上熏，犯及咽喉而致。

2. 痰热蕴结　外邪入里化热，炼津成痰，或久病阴虚，虚火煎熬津液成痰，痰与热相搏，阻于咽喉，致咽喉部气机不畅，不通则痛、痒或异物不适等。

【辨证论治】

（一）基本操作

1. 治法　清利咽喉。

2. 手法　按法、揉法、点法、一指禅推法、缠法。

3. 取穴与部位　大椎、风门、人迎、水突、廉泉、承浆、合谷、少泽、鱼际、少商、内庭、缺盆、咽喉部。

4. 操作

（1）按揉穴位　患者坐位，医者按揉大椎、风门、人迎、水突、廉泉、承浆及局部敏感压痛点，每穴 1 分钟；然后用拇指点按合谷、少泽、鱼际、少商、内庭穴，每穴 1 分钟，压力由轻渐重，以有得气感为度。

（2）推喉周部　患者仰卧，医者用一指禅推法于人迎、水突、廉泉、承浆及咽喉敏感压痛点施术，每穴 1 分钟；然后用一指禅推法自喉结旁推至缺盆穴，左右各操作 3～5 遍；最后用缠法于压痛点施术 1 分钟。

（二）随证加减

1. 阴虚肺燥

证候：咽部灼热，干燥疼痛，多言后加重，可伴呛咳无痰，午后潮热，失眠多梦，腰膝酸软，舌红少苔，脉细数。检查可见咽部充血呈暗红色，黏膜肥厚增生。

治法：滋养阴液，降火利咽。

手法：按法、揉法、擦法、捏脊法。

取穴与部位：中府、列缺、太溪、涌泉、肺俞、脾俞、肾俞、八髎、脊柱。

操作：①患者仰卧，医者站其体侧，按揉中府、列缺、太溪、涌泉穴，每穴 1 分钟，以得气为度。②患者俯卧，医者站其体侧，按揉肺俞、脾俞、肾俞穴，每穴 1 分钟，以有得气感为度；然后擦肺俞、肾俞、八髎穴，以透热为度；最后捏脊 3～5 遍。

2. 痰热蕴结

证候：咽喉疼痛不适，疲劳、多言、受寒后较重，咳嗽，咯痰黏稠，舌红，苔黄腻，脉滑数。检查可见咽后壁脉点，或伴散在颗粒，少数患者悬雍垂肥厚增长。

治法：清热祛痰，散结利咽。

手法：按法、揉法、擦法。

取穴与部位：迎香、膻中、中府、中脘、天枢、列缺、足三里、丰隆、肺俞、脾俞、胃俞、大椎、腰骶部。

操作：①患者仰卧，医者站其体侧，按揉迎香、膻中、中府、中脘、天枢、列缺、足三里、丰隆等穴，以有得气感为度，每穴 1 分钟。②患者俯卧，医者站其体侧，按揉肺俞、脾俞、胃俞穴，以有得气感为度，每穴 1 分钟；然后擦大椎、肺俞、腰骶部，以透热为度。

【预防调护】

1. 避免久言多歌、大声喊叫等不正确的发声方法。
2. 调节饮食，忌食辛辣肥甘厚味，避免烟酒过度。
3. 积极治疗邻近器官的疾病，以防诱发本病，如伤风鼻塞、鼻窒、鼻渊、龋齿等。

【临证提要】

1. 在喉周操作时应避免刺激颈动脉。
2. 在刺激相关穴位时，注意该穴所属部位的关节解剖位置是否正常，如寰枕关节，颈 2 椎体等处，若出现异常，可在刺激穴位后，施以相应的调整关节类手法。

八、喉喑

喉喑（Hoarseness）是以声音嘶哑为主要临床表现的病证。本病是临床常见多发病，可发生于任何年龄，教师、歌唱演员等职业用声者尤为多见。现代医学的急性喉炎、慢性喉炎、声带小结、声带息肉、喉肌无力、声带麻痹等疾病均可参考本节进行辨证施术。

【病因病机】

喉喑，有急、慢性之分。急性喉喑，发病急，猝然声音不扬，甚至嘶哑失音；慢性喉喑，病程长，声音嘶哑，音质暗淡，发声易倦，不耐久言。

1. 急性喉喑 多为外感所致，风寒外袭，内束于肺，或风热外袭，壅遏肺气，气机不利，寒热之邪结于喉窍，阻滞脉络，以致声户开合失利。

2. 慢性喉喑 常由内伤所致，多言久歌，耗气伤津，气耗则声门鼓动乏力，津伤则声户滋润无源。久喑不愈，以致脾肺气虚，则声户失养，关闭不全；耗伤肾气，声户无以温养，则痿弱松弛，不能关闭。甚者咽喉脉络受损，可致气血瘀滞，声户肿胀不消，或形成小节、息肉，妨碍发音而为喑。

【辨证论治】

（一）基本操作

1. 治法 宣肺开音。
2. 手法 拿法、按法、揉法、缠法。
3. 取穴与部位 风池、哑门、水突、人迎、扶突、咽喉局部。
4. 操作
（1）枕后部操作 患者取坐位，医者站其侧后方，用拿法或按揉法于风池、哑门施术，每穴 1～2 分钟。
（2）喉周部操作 患者仰卧，医者坐其头侧，用缠法或按揉法于水突、人迎、扶突施术，以咽喉局部有温热感为度。

（二）随证加减

1. 急性喉喑

（1）风热侵袭

证候：病初起，喉内不适，干痒而咳，音低而粗，声出不畅，或喉内有灼热疼痛感，发热，恶寒，头痛，肢体困倦，骨节疼痛，舌边微红，苔白或兼黄，脉浮数。局部检查可见声带红肿。

治法：疏风清热，利喉开音。

手法：按法、揉法、点法、推法、抹法。

取穴与部位：大椎、风门、肺俞、曲池、合谷、商阳、少商、阿是穴、喉结两旁。

操作：患者取坐位，医者站其体侧，按揉大椎、风门、肺俞穴、曲池、合谷穴，每穴1分钟；然后点按商阳、少商穴，手法力度由轻渐重；最后点按阿是穴1分钟，推抹喉结两旁1分钟。

（2）风寒外袭

证候：猝然声音不扬，甚则嘶哑，或兼有咽喉微痛，吞咽不利，咽喉痒，咳嗽不爽，鼻塞流涕，恶寒，发热，头痛，无汗，口不渴，舌苔薄白，脉浮。

治法：祛风散寒，宣肺开音。

手法：按法、揉法、点法、推法、抹法。

取穴与部位：外关、风门、肺俞、合谷、尺泽、列缺、阿是穴、喉结两旁。

操作：患者取坐位，医者站其体侧，按揉外关、风门、肺俞、合谷、尺泽、列缺，每穴1分钟，手法宜稍重，以患者有得气感为度；然后点按阿是穴1分钟，推抹喉结两旁1分钟。

2. 慢性喉喑

（1）肺肾阴虚

证候：声音低沉费力，言语不能持久，甚至嘶哑，日久不愈，言语过多、劳累过度后症状加重，颧红唇赤，头晕耳鸣，虚烦少寐，腰膝酸软，手足心热，舌红少苔，脉细数。检查可见声带微红肿，边缘增厚。

治法：滋肾益肺，利喉开音。

手法：拿法、一指禅推法、按法、揉法、擦法。

取穴与部位：桥弓、肩井、肺俞、肾俞、合谷、曲池、阿是穴。

操作：患者取坐位，医者站其体侧，拿两侧桥弓、肩井穴，时间3～5分钟；然后用一指禅推法或按揉法于肺俞、肾俞、合谷、曲池施术，每穴1分钟；最后擦阿是穴，以透热为度。

（2）肺脾气虚

证候：声嘶日久，劳则加重，语言低微难以持久，少气懒言，倦怠乏力，纳呆便溏，唇舌淡红，舌体胖，苔白，脉缓而无力。检查可见咽喉黏膜色淡，声带松弛无边，闭合不良。

治法：健脾益肺，利喉开音。

手法：拿法、按法、揉法、擦法、捏脊法。

取穴与部位：桥弓、肩井、肺俞、脾俞、足三里、合谷、阿是穴、腰骶部、脊柱。

操作：①患者坐位，医者站其体侧，先拿两侧桥弓、肩井穴，时间3～5分钟。②患者俯卧，医者坐其体侧，按揉肺俞、脾俞、足三里、合谷穴，每穴1分钟；然后擦肺俞、脾俞、腰骶部及阿是穴，以透热为度；最后捏脊3～5遍。

（3）气滞血瘀

证候：声嘶日久，喉内不适，有异物感，常做"吭喀"以清嗓，胸闷，舌质暗，脉涩。检查可见声带暗红，有小节或息肉，常有黏膜附其上。

治法：行气活血，利喉开音。

手法：拿法、一指禅推法、按法、揉法、推法、抹法、擦法。

取穴与部位：桥弓、肩井、膻中、中府、尺泽、阿是穴、喉结两旁。

操作：患者仰卧，医者站其体侧，拿两侧桥弓、肩井穴，时间 3 ～ 5 分钟；再用一指禅推法于膻中、中府、尺泽穴施术，每穴 1 分钟；然后按揉阿是穴，并推抹喉结两旁，时间 3 ～ 5 分钟；最后擦阿是穴，以透热为度。

【预防调护】

1. 加强体育锻炼，积极防治感冒及鼻腔、鼻窦、鼻咽、口腔疾病。
2. 科学用嗓，切忌大声喊叫和久言多歌；忌食辛辣等刺激性食物。

【临证提要】

1. 在喉周穴位操作时手法刺激不宜过重。
2. 于人迎、扶突等靠近动脉的穴位操作时应避免直接刺激颈动脉。

九、慢性鼻炎

慢性鼻炎（Chronic Rhinitis）是指持续 4 周以上或炎症反复发作的鼻腔黏膜和黏膜下层的慢性炎症，临床以鼻塞不通为主要特征，可伴头痛、嗅觉减退等症状，包括慢性单纯性鼻炎和慢性肥厚性鼻炎。本病属中医"鼻窒"范畴。

【病因病机】

本病多因伤风鼻塞治疗不彻底，表邪滞留于鼻窍，并循经入肺所致。其主要病机分述如下：

1. 肺气虚弱 久病耗伤肺气，使肺气不宣，鼻窍不利；或肺气素虚，卫表不固，易感邪毒，迁延不愈；或由于素体虚弱，风寒外邪侵袭，寒邪滞留鼻窍，使鼻部气血运行不畅，壅聚鼻窍而致鼻塞不通。

2. 脾虚夹湿 饥饱劳倦，耗伤脾气，脾失健运，脾气虚弱，气血化生不足，鼻失所养，湿浊上泛鼻窍而致鼻塞不通。

3. 气滞血瘀 外邪侵袭引起肝气久郁不解，肝主疏泄，调畅气机，情志不舒则气机郁滞，则血行瘀阻而致鼻塞不通。

【辨证论治】

（一）基本操作

1. 治法 疏经通络，行气通窍。

2. 手法 按法、揉法、拿法、一指禅推法、擦法。

3. 取穴与部位 风池、肩井、山根、神庭、百会、迎香、印堂、攒竹、太阳、大椎、头部五经、颈项、鼻部。

4. 操作

（1）颈项部操作 患者取坐位，医者站其侧后方，按揉或拿风池 1 ～ 2 分钟；然后拿五经、颈项、肩井，自上而下操作 3 ～ 5 遍。

（2）头面部操作　患者仰卧，医者坐其头侧，用一指禅推法沿山根推至神庭，再推至百会穴，反复操作 3 ～ 5 遍；然后按揉迎香、印堂、攒竹、太阳穴，每穴 1 分钟；最后用双手拇指或示、中两指指腹擦鼻旁，自鼻根至两鼻翼，以鼻腔内有温热感为度。

（3）擦大椎　患者俯卧，医者用大鱼际或掌根擦大椎穴，以透热为度。

（二）随证加减

1. 肺气虚弱

证候：鼻塞时轻时重，或交替性发作；鼻涕黏而稀，遇寒加重，得温症减；鼻黏膜肿胀色淡，嗅觉减退，伴神疲气短，咳嗽痰稀，面色少华，舌淡，苔薄白，脉细缓无力。

治法：补肺益气，宣肺通窍。

手法：按法、揉法、擦法、捏脊法。

取穴与部位：大椎、风门、肺俞、脾俞、膻中、曲池、合谷、至阳、脊柱。

操作：患者俯卧，医者站其体侧，按揉大椎、风门、肺俞、脾俞、膻中、曲池、合谷穴，每穴 1 分钟；然后擦大椎、至阳、肺俞、脾俞穴，以透热为度；最后捏脊 3 ～ 5 遍。

2. 脾虚夹湿

证候：鼻塞流涕反复发作，迁延难愈，涕黏，或稀或稠，鼻黏膜肿胀色淡，嗅觉减退，说话鼻音较重，伴头昏、头痛，食欲欠佳，大便溏薄，神疲乏力，舌淡，苔白腻，脉濡。

治法：健脾除湿，祛浊通窍。

手法：一指禅推法、按法、揉法、摩法、㨰法、擦法。

取穴与部位：中脘、天枢、足三里、丰隆、脾俞、胃俞、大肠俞、腹部、腰背部。

操作：①患者仰卧，医者站其体侧，用一指禅推法于中脘、天枢穴施术，时间约 3 分钟；然后用一指禅推法或按揉法于足三里、丰隆穴施术，每穴 1 分钟；最后摩腹 3 分钟。②患者俯卧，医者站其体侧，从上到下㨰腰背部 3 ～ 5 遍；然后按揉或擦脾俞、胃俞、大肠俞，以透热为度。

3. 气滞血瘀

证候：持续性鼻塞，睡眠时加重，涕多黏黄，鼻黏膜肿胀、色暗红，嗅觉迟钝，伴咽部异物感，头重，昏痛，耳鸣，听力减退，舌暗红或有瘀点，脉弦细或涩。

治法：活血化瘀，行气通窍。

手法：按法、揉法、㨰法、一指禅推法、擦法。

取穴与部位：曲池、血海、足三里、膈俞、肺俞、肝俞、大椎、至阳、腰阳关、腰背骶部。

操作：①患者仰卧，医者站其体侧，按揉曲池、血海、足三里穴，每穴 1 分钟。②患者俯卧，医者站其体侧，从上到下㨰腰背部 3 ～ 5 遍；然后用一指禅推法或按揉法于膈俞、肺俞、肝俞穴施术，每穴 1 分钟；最后擦大椎、至阳、腰阳关及腰骶部，以透热为度。

【预防调护】

1. 预防上呼吸道感染，积极治疗伤风鼻塞；鼻塞重时，不可强行擤鼻，以防邪毒入耳。
2. 戒除烟酒，注意饮食卫生和环境保护，避免理化因素及粉尘刺激。

【临证提要】

1. 推拿治疗本病可减轻或消除鼻塞及其黏性分泌物，缓解头痛、失眠等症状，但对于鼻中隔畸形、鼻腔狭窄、鼻息肉者应考虑手术治疗。

2.避免长期使用血管收缩剂滴鼻。

十、耳鸣

耳鸣（Tinnitus）是指外界无声源而自觉耳内或头颅鸣响的一种五官科常见病证。它既是多种疾病的常见症状之一，也是一种独立的疾病。临床上耳鸣极为常见，在头颅鸣响者也称"颅鸣"或"脑鸣"。临床上耳鸣与耳聋经常伴随出现，但二者之间没有因果关系，对患者造成的困扰亦不同，应区别对待。现代医学的原发性耳鸣等可参考本节进行辨证施术。

【病因病机】

耳鸣的性质有虚有实。实者多因风邪侵袭、痰湿困结或肝气郁结所致；虚者多因肝肾亏虚或心血不足所致。其主要病机分述如下：

1.风邪外袭　风邪侵袭肌表，营卫不和，肺失宣降，风邪循经上犯清窍，与气相搏，而致耳鸣。

2.痰湿困结　素食肥甘厚味，痰湿内生，积滞中焦，致脾胃升清降浊功能失调，湿浊之气上蒙清窍，而致耳鸣。

3.肝气郁结　情志不畅，气机阻滞，肝气郁结，郁而化火，肝火循经上扰清窍，而致耳鸣。

4.肝肾亏虚　年老肾亏，中气不足，清阳不升，浊阴不降，宗脉空虚，耳失所养，而致耳鸣；思虑过度，劳倦内伤，心血不足，不能濡养清窍，而致耳鸣。

【辨证论治】

（一）基本操作

1.治法　调气通窍。

2.手法　一指禅推法、按法、揉法、抖法、震颤法、擦法。

3.取穴与部位　风池、颈夹脊、耳门、听宫、听会、翳风、外关、八髎、颈部、耳周、后项部、腰骶部。

4.操作

（1）颈项部操作　患者取坐位，医者站其侧后方，用一指禅推法或按揉法在颈部两侧施术，操作3～5遍，重点于风池和颈夹脊穴施术。

（2）耳周及后项部操作　患者仰卧，医者坐其头侧，用拇、示、中指按揉耳围及后项部，自上而下3～5遍；然后按揉耳门、听宫、听会、翳风、外关穴，每穴1分钟；最后用拇指和示指捏住耳郭做牵抖法5～10次，然后用中指插入耳内做快速震颤法1分钟。

（3）腰骶部操作　患者俯卧，医者用手掌擦腰骶、八髎穴，以透热为度。

（二）随证加减

1.风邪外袭

证候：猝然耳鸣，头如吹风样，昼夜不停，听力下降，或伴有耳胀闷感，恶风或有发热，骨节酸痛，或耳内作痒，舌质红，苔薄黄，脉浮数。

治法：祛风解表，行气通窍。

手法：按法、揉法、点法。

取穴与部位：大椎、风府、曲池、合谷、商阳、少商、行间、太冲。

操作：患者仰卧，医者站其体侧，按揉大椎、风府、曲池、合谷穴，每穴 1 分钟；然后点按商阳、少商、行间、太冲穴，以得气为度，每穴 1 分钟。

2. 痰湿困结

证候：耳鸣，头重如裹，胸脘胀闷，咳嗽痰多，口淡无味，舌质淡红，苔腻，脉弦滑。

治法：健脾化湿，祛痰通窍。

手法：按法、揉法、搓法、擦法。

取穴与部位：膻中、中脘、天枢、足三里、丰隆、脾俞、胃俞、大肠俞、腰背部。

操作：①患者仰卧，医者站其体侧，按揉膻中、中脘、天枢、足三里、丰隆穴，每穴 1 分钟。②患者俯卧，医者站其体侧，从上到下搓腰背部 3 ～ 5 遍；然后按揉脾俞、胃俞、大肠俞，每穴 1 分钟；最后擦脾俞、胃俞、大肠俞，以透热为度。

3. 肝气郁结

证候：耳鸣如闻潮声或风雷声，耳鸣时轻时重，其起病或加重与情志抑郁有关，胸胁胀痛，夜寐不宁，口苦咽干，舌红，苔黄，脉弦。

治法：疏肝解郁，行气通窍。

手法：按法、揉法、搓法、擦法。

取穴与部位：章门、期门、足窍阴、膈俞、肺俞、肝俞、大椎、至阳、腰阳关、腰背部。

操作：①患者仰卧，医者站其体侧，按揉章门、期门、足窍阴穴，每穴 1 分钟。②患者俯卧，医者站其体侧，从上到下搓腰背部 3 ～ 5 遍；然后按揉膈俞、肺俞、肝俞穴，每穴 1 分钟；最后擦大椎、至阳、腰阳关穴，以透热为度。

4. 肝肾亏虚

证候：耳鸣日久，头晕眼花，发脱或齿摇，腰膝酸软，畏寒肢冷，阳痿早泄，舌质淡胖，苔白，脉沉细。

治法：滋养肝肾，益精通窍。

手法：摩法、揉法、按法、擦法、推法、捏脊法。

取穴与部位：脐、丹田、肝俞、肾俞、命门、八髎、涌泉、腹部、脊柱。

操作：①患者仰卧，医者站其体侧，摩腹 2 分钟，揉脐及丹田 2 分钟。②患者俯卧，医者站其体侧，按揉肝俞、肾俞、命门穴，每穴 1 分钟；然后擦肝俞、肾俞、命门、八髎穴，以透热为度；最后推涌泉穴 1 分钟，捏脊 3 ～ 5 遍。

【 预防调护 】

1. 耳鸣是多种疾病的常见症状之一，积极防治引起耳鸣的各种疾病，是防治耳鸣的关键。

2. 避免在强噪声环境下长时间逗留或过多接触噪声，避免或谨慎使用耳毒性药物。

3. 生活作息要有规律，注意劳逸适度，少吸烟、少饮酒。

4. 保持乐观情绪，一旦耳鸣不要过度紧张，须及时接受诊疗。

【 临证提要 】

1. 耳鸣起病较慢，病程较长，所需治疗时间较长，应鼓励患者树立信心，坚持治疗。

2. 注意诊查寰枕关节和上颈椎的关节对称性，如果诊断出关节活动度减少或有压痛，应当在压痛的关节处施以软组织放松手法和关节调整手法。

3. 注意检查颞颌关节周围肌肉，如咬肌，翼内、外肌等，若发现肌紧张，采用软组织类手法施术。

拓展篇

第一节 膏摩疗法

在推拿过程中，涂搽在治疗局部并配合手法操作的药物制剂称为推拿介质。膏摩疗法是指将制备好的介质涂抹在体表上，再施以手法进行操作以防治疾病的一种外治技术。应用膏摩疗法防治疾病时应辨证选用介质，不仅可发挥药物的治疗作用，而且还可发挥润滑作用，保护受术者皮肤，有利于手法操作，进而提高临床疗效。正如《圣济总录·治法》所曰："若疗伤寒以白膏摩体，手当千遍，药力乃行，则摩之用药，又不可不知也。"

一、常用推拿介质

常用推拿介质有液态类、膏类和粉类三大类。液态类包括水剂、酒（酊）剂、油剂、汁剂4种；膏类包括膏剂、乳剂、霜剂等；粉类包括矿石粉、植物粉、化学合成粉等。常用的推拿介质有凉水、红花油、麻油、蛋清、薄荷水、木香水、滑石粉、爽身粉、冬青膏、医用酒精、白酒、葱姜水及药酒等。

二、常用操作手法

（一）擦法

1. 操作规范 术者在患者体表涂搽介质后，以小鱼际、大鱼际或掌面为着力面，在治疗部位上做直线往返移动的手法，称为擦法。常用擦法有掌擦法、大鱼际擦法、小鱼际擦法。

2. 操作要领 施术时要求腕部伸直，快速直线往返移动；着力部位紧贴体表，压力均匀适中；呼吸自然，切忌屏气；动作连续而有节奏，频率为100～120次/分钟；暴露治疗部位，配合介质，以透热为度，不要擦破皮肤；擦法结束后，可配合湿热敷。

（二）摩法

1. 操作规范 术者在患者体表涂搽介质后，以指、掌或大鱼际在治疗部位上，做环形摩动的手法，称为摩法。常用摩法有指摩法、掌摩法和大鱼际摩法。

2. 操作要领 施术时配合介质，不宜带动皮下组织；轻摩以肩带肘；重摩以肘、腕关节主动用力下压；指摩法要求腕关节略屈并保持一定的紧张度；掌摩法要求腕关节放松；指摩法频率为120次/分钟，摩法频率为100次/分钟；手法补泻效应与操作频率和方向有关。

（三）推法

1. 操作规范　术者在患者体表涂搽介质后，用指、掌、拳或肘在治疗部位上做单向直线推动的手法，称为推法。常用的推法有指平推法、掌平推法、拳平推法、肘平推法和刨推法。

2. 操作要领　施术时着力部位要紧贴体表，压力均匀适中，推动宜缓慢；单向直线，不可歪斜；指平推移动距离宜短；掌平推、拳平推和肘平推移动距离宜长；屈指平推法、拳平推法和肘平推法应顺肌纤维方向推动，并避开骨性突起；操作时，呼吸自然，不宜屏气；操作时配合冬青膏、红花油、滑石粉等介质。

（四）揉法

1. 操作规范　术者在患者体表涂搽介质后，以指、掌、拳、膊或肘尖为着力点，在治疗部位上带动皮肤一起做轻柔缓和的回旋运动，使皮下组织之间产生内摩擦的手法，称为揉法。根据施术部位不同可分为指揉法、掌揉法、膊揉法、肘揉法及拳揉法。

2. 操作要领　操作时贵在柔和，揉转的幅度应由小渐大，用力应由轻渐重；术手着力点要吸定在治疗部位上带动皮肤一起做回旋运动，不能在皮肤表面摩擦或滑动；操作频率为 100 ～ 160 次 / 分钟。

三、常见疾病的膏摩疗法

（一）项痹病（颈型颈椎病）

参照国家中医药管理局 2017 年颁布的《中医病证诊断疗效标准》进行诊断。

1. 治法　活血止痛，舒筋通络。

2. 操作

（1）患者坐位，暴露项背部皮肤。

（2）医者将药膏涂在项背部正中，用柔和的一指禅推法、拇指按揉法或掌揉法操作于风府穴至大椎穴部位，再由上而下用拇指螺纹面或鱼际着力直推 10 次左右。

（3）医者将药膏涂在斜方肌处，以一指禅推法、拇指按揉法或掌揉法操作于风池、颈夹脊及阿是穴等部位，沿风池穴至肩井穴由上而下用拇指直推 10 次左右，用小鱼际斜擦颈肩部，以透热为度。

（4）将药膏涂在上背部，用一指禅推法、拇指按揉法、掌按法或掌根揉法施于斜方肌、肩胛提肌、冈下肌等处，沿斜方肌肌纤维方向施以小鱼际擦法，以透热为度。

（5）拿风池、颈部斜方肌、肩井，以局部产生酸胀感为度。

（二）桡骨茎突狭窄性腱鞘炎

参照国家中医药管理局 2017 年颁布的《中医病证诊断疗效标准》进行诊断。

1. 治法　活血止痛，舒筋通络。

2. 操作步骤

（1）患者坐位，患手置于桌上，垫枕。医者在患侧桡骨茎突部位的皮肤上涂抹药膏，以揉法操作于桡骨茎突部。

（2）患者坐位，患手向尺侧偏。医者在患处涂抹药膏，从拇指掌指关节桡侧沿拇长展肌向桡骨茎突部施以拇指推法，反复操作 20 ～ 30 次。

四、禁忌证

对外用药物过敏者，不宜使用膏摩疗法。

五、注意事项

1. 膏摩疗法所用的介质，其制备有一定的要求。

2. 膏摩疗法治疗的功效不仅与手法技术有关，也与膏摩所用药物的功效有关。应用膏摩疗法时，应注意辨病辨证选择药物膏剂。

3. 膏摩疗法还常常与其他推拿技术配合使用，视具体情况而定。

第二节 导引疗法

导引疗法是以少林内功、易筋经、五禽戏、八段锦、太极拳、六字诀等传统功法为主要手段，指导患者进行主动锻炼的一种功法锻炼方法。以指导患者进行功法训练为主，也可以在功法训练的同时进行手法治疗，具有扶助正气、强身健体的作用。可以与其他推拿疗法配合使用，适用于推拿治疗的各种病证。导引疗法也是自我保健的重要组成部分。

一、常用导引疗法

1. 易筋经 易筋经是导引疗法中常用的功法之一，是一种静中求动、押筋拔骨、强身健体的功法。推拿辅助导引疗法所练习的易筋经包括十二式：韦驮献杵第一势、韦驮献杵第二势（横担降魔杵）、韦驮献杵第三势（掌托天门）、摘星换斗势、倒拽九牛尾势、出爪亮翅势、九鬼拔马刀势、三盘落地势、青龙探爪势、卧虎扑食势、打躬势、工尾势（掉尾势）。锻炼时，根据具体情况，可以选用其中一势或几势，并应注意顺其自然、循序渐进。

2. 少林内功 少林内功是推拿导引疗法中的常用功法之一，运动量较大，注重腰腿的霸力和上肢力量的训练，有基本裆势、基本姿势和双人锻炼等内容。少林内功的基本裆势锻炼包括站裆势、马裆势、弓箭裆势、大裆势、并裆势、悬裆势、低裆势、坐裆势等；基本姿势锻炼包括前推八匹马、倒拉九头牛、凤凰展翅、霸王举鼎、顺水推舟、怀中抱月、仙人指路、平手托塔、运掌合瓦、风摆荷叶、两手托天、丹凤朝阳、海底捞月、顶天抱地、力劈华山、乌龙钻洞、三起三落、饿虎扑食等；双人锻炼包括推把上桥、双虎夺食等。锻炼时，根据具体情况，可以选用其中一势或几势，并应注意顺其自然、循序渐进。

3. 六字诀 六字诀是吐纳功法中的一种，主要是在呼气时用六个发音不同的字，以调和脏腑、经络、气血。六字诀的六字是：嘘、呵、呼、呬、吹、嘻，其中嘘字配肝、呵字配心、呼字配脾、呬字配肺、吹字配肾、嘻字配三焦，通过呼吸配合发音进行锻炼。

在临床实际运用中，上述这些功法可以单独或组合运用，也可以选用其他功法，以及根据现代运动医学原理创制的医疗体操，比如放松功、八段锦、五禽戏、内劲一指禅、洗髓经等，视具体情况而定。

二、常见疾病的导引疗法

（一）痿证（老年骨骼肌减少症）

参照国家中医药管理局 2017 年颁布的《中医病证诊断疗效标准》进行诊断。

1. 治法 调理脾胃，强筋健骨。

2. 锻炼方法 易筋经功法。

（1）第一周 韦驮献杵一势、二势、三势。

（2）第二周 青龙探爪势、工尾势。

（3）第三周 摘星换斗势、打躬势。

（4）第四周 三盘落地势、卧虎扑食势。

（5）第五周 九鬼拔马刀势、出爪亮翅势。

（6）第六周 倒拽九牛尾势。

（7）第七周起 练习全部功法内容。

（二）喘证（慢性阻塞性肺病）

参照国家中医药管理局 2017 年颁布的《中医病证诊断疗效标准》进行诊断。

1. 治法 宣降肺气。

2. 锻炼方法 选用六字诀。患者练习嘘字诀、呵字诀、呼字诀、呬字诀、吹字诀、嘻字诀，每日 2 次，每次 30 分钟。

（三）腰痛病（腰椎间盘突出症）

参照国家中医药管理局 2017 年颁布的《中医病证诊断疗效标准》进行诊断。

1. 治法 舒筋通络，强筋健骨。

2. 锻炼方法 腰背、腹肌训练法。

（1）腰背肌训练 常用飞燕式、五点支撑法训练，配合平板支撑等方法，以增强腰背肌力量。

（2）腹肌训练 采用仰卧抬腿运动训练，以增强腹肌力量。

（3）腰背、腹肌协同训练法 采用上述腰背肌和腹肌训练法，同时结合一些选自易筋经中的动作，如青龙探爪势、卧虎扑食势、打躬势，进行改良处理，主要是通过牵拉肌肉进行放松训练。

运动周期为 4 周，每周 3 次。锻炼要求：每个动作做到位后保持动作姿势 10 ～ 60 秒，每个动作完成 20 ～ 30 次。每次总锻炼时间控制在 30 分钟以内。

三、禁忌证

1. 体质过度虚弱者。

2. 心身疾病患者。

四、注意事项

1. 导引疗法应在医生的指导下进行，尤其是早期动作尚未熟练阶段。

2. 应根据患者的身体状况设计动作、调整运动量，循序渐进。

3. 呼吸自然，以调息（气）、调身（形）为主，不宜强求调心（神）。

第三节　器具推拿疗法

器具推拿疗法是术者借助特定器具、器械进行推拿施术的一种外治疗法，可发挥器具和手法操作的协同作用。器具推拿疗法常用的器具是用木料、牛角、金属、塑料或其他材料加工成一定形状的器具。医者借助器具于人体特定部位进行按法、点法、揉法、推法、拍击法、弹拨法、刮法等操作，可以增强手法力度，扩大作用范围，作用于手法不能达到的部位或深度，减轻医生的劳动强度。其适应证同推拿临床各种适应证。

一、常用操作方法

1. 揉法　术者手持特定器具，在治疗部位上带动皮肤一起做轻柔缓和的回旋运动，使皮下组织之间产生内摩擦的手法。操作时贵在柔和，揉转的幅度应由小渐大，用力应由轻渐重；术手着力点要吸定在治疗部位上带动皮肤一起做回旋运动，不能在皮肤表面摩擦或滑动；操作频率为 100 ~ 160 次 / 分钟。

2. 点法　术者手持特定器具，由轻渐重强力按压治疗部位的手法。施术时点压的方向与受术部位相垂直；用力要由轻渐重，停留片刻，再由重渐轻；点压的力度要以患者能耐受为度，不可骤然按压或撤力。

3. 按法　术者手持特定器具，由轻渐重，由浅而深地反复按压治疗部位的手法。操作时按压的方向应与治疗面相垂直；用力要沉稳着实，由轻到重，由浅而深，不可骤然按压、骤然松开。

4. 拨法　术者手持特定器具，沿与肌束或病理性条索状组织相垂直的方向，做单向或来回拨动的手法。施术时应带动皮肤一起来回拨动；用力应由轻渐重，再由重渐轻，刚柔相济；骨折愈合期、急性软组织损伤者禁用；可定点弹拨，也可沿条索组织边拨边移动；操作频率要均匀、适中，一般在 150 ~ 200 次 / 分钟为宜。

5. 击法　术者手持桑枝棒等特定器具，弹性击打治疗部位的手法。施术时，腕关节既要保持一定的姿势，又要放松，以一种有控制的弹性力进行叩击；根据所需击打力的大小，选择以肩关节或肘关节为支点进行击打。

二、常见疾病的器具推拿疗法

（一）项痹病（神经根型颈椎病）

参照国家中医药管理局 2017 年颁布的《中医病证诊断疗效标准》进行诊断。

1. 治法　活血止痛，舒筋通络。

2. 操作　患者坐位或卧位。医者手持特定器具，点揉风池、风府、颈夹脊、天宗、肩井、曲池、手三里、合谷及阿是穴，每穴 1 ~ 2 分钟。

（二）腰痛病（腰肌劳损）

参照国家中医药管理局 2017 年颁布的《中医病证诊断疗效标准》进行诊断。

1. 治法　活血止痛，舒筋通络。

2. 操作　患者坐位，背略前屈。医者以马步裆势或蹲位姿势立于患者一侧，手持桑枝棒，竖击膀胱经、臀部 3 ～ 5 遍，横击腰骶部 3 次。

三、禁忌证

体质过度虚弱者、小儿及有出血倾向或有凝血功能障碍者不宜使用。

四、注意事项

使用器具推拿技术时，应以患者能耐受为度。

第四节　敷熨熏蒸疗法

敷熨熏蒸疗法是一类将药物加工后，通过敷贴，或熨敷，或熏蒸皮肤、气道、谷道、肚脐等部位，来防治疾病的一种中医外治疗法，包括穴位敷贴疗法、中药熨敷疗法、冷敷疗法、湿敷疗法、熏蒸疗法、湿热敷疗法等。

一、穴位敷贴疗法

穴位敷贴疗法，又称天灸、自灸、冷灸，是以中医经络学说为理论指导，针对人体疾病状态或亚健康状态的具体情况及保健需求，将药物敷贴到特定穴位，通过激发经气，从而发挥调五脏、行气血、和阴阳的整体治疗和保健作用。主要适用于支气管哮喘、过敏性鼻炎、慢性胃炎、胃溃疡、月经不调、痛经等病证的保健及治疗。

二、中药熨敷疗法

中药熨敷疗法是指用中药热熨患处，借助药性及温热效应，使气血流通，达到防治疾病目的的一种外治疗法。通过中药的药性和温热作用，可使腠理开阖，气血通调，散热（或散寒）止痛，祛风除湿，达到防治疾病目的。主要适用于跌打损伤引起的关节肿痛、体表肿硬疼痛及各种关节炎的治疗。

三、中医冷敷疗法

中医冷敷疗法是指把按一定处方配伍的中草药洗剂或散剂冷敷于患处的一种外治疗法。该疗法可使中药透皮吸收后发挥药效，同时，应用比人体温度低的物理因子刺激机体而达到降温、止痛止血及减轻炎性水肿的作用。适用于外伤、骨折、脱位、软组织损伤的初期，也适用于非感染性皮肤病、过敏性皮肤病及高热、中暑等病证。

四、中药湿敷疗法

中药湿敷疗法是指根据病情组方，将配方的药物加工成药散，或水煎取汁，或用 95% 的酒精浸泡 5 ～ 7 天，然后用纱布蘸药汁湿敷患处以治疗疾病的一种外治疗法。此法有抑制渗出、收敛止痒、消肿止痛、控制感染、促进皮肤愈合等作用。湿敷法适用于软组织损伤、骨折后遗症等，也适用于疖、痈等急性化脓性感染疾病尚未溃破者。

五、中药熏蒸疗法

中药熏蒸疗法是指把中药煎煮之后，借助其热力及药效作用熏蒸患处的一种外治疗法，包括烟气熏及蒸气熏。临床广泛应用于内、外、妇、儿、皮肤、五官等各科疾病的治疗。该疗法可使药物通过皮肤、黏膜的吸收、渗透等途径进入体内，避免了药物经胃肠道酶、消化液等多种因素的影响及肝脏的首过效应，提高了药物的利用度，减少了多种药物联合应用的毒副作用。

六、湿热敷疗法

湿热敷疗法是推拿临床常用的辅助疗法，具有祛风散寒、温经通络、活血止痛等作用，还可以加强手法治疗的效果，减轻手法刺激所产生的局部不良反应。

1. 操作　选用具有祛风散寒、温经通络、活血止痛等功效的中草药，放于布袋内，扎紧袋口，放入锅内，在锅内加入适量清水，煮沸后趁热将毛巾浸透后拧干，叠成方形或其他形状（视热敷部位而定）敷于患处，一般每日 1～2 次即可，每次不少于 30 分钟。也可先在患处使用擦法，使毛孔打开，随即施以热敷，以提高疗效。

2. 注意事项

（1）因热敷时需暴露患处，故推拿诊室内应保持温暖无风，以防患者感冒。

（2）热敷温度应以患者能够耐受为度，防止发生烫伤和晕厥，对皮肤感觉迟钝者尤其注意。

（3）毛巾应折叠平整，使热量均匀透入，避免烫伤皮肤。热敷时可隔着毛巾使用拍法，但切勿按揉。

3. 常用湿热敷方

（1）海桐皮 15g，透骨草 15g，乳香 15g，没药 10g，当归 7g（酒浸），川椒 15g，川芎 10g，红花 10g，威灵仙 10g，白芷 10g，甘草 5g，防风 10g。

（2）防风 5g，荆芥 5g，川芎 5g，甘草 5g，当归 5g，黄柏 6g，苍术 12g，丹皮 10g，川椒 10g，苦参 15g。

（3）桑枝 30g，豨莶草 20g，虎杖根 30g，香樟木 30g。

（4）红花 10g，桂枝 15g，乳香 10g，没药 10g，苏木 50g，香樟木 50g，宣木瓜 10g，老紫草 15g，伸筋草 15g，钻地风 10g，路路通 15g，千年健 15g。

（5）香樟木 50g，豨莶草 30g，桑枝 50g，虎杖根 50g。

第五节　颈腰椎牵引疗法

目前推拿临床上常用的牵引疗法有颈椎牵引和腰椎牵引。

一、颈椎牵引

颈椎牵引常用颌枕带牵引法（图 10-1）。患者取坐位或仰卧位牵引，头部略向前倾，牵引重量由轻到重，开始 3kg，可逐渐增大到 6kg，隔日或每日 1 次，每次 20～30 分钟，根据病情需要也可延长牵引时间。颈椎牵引可缓解颈部肌肉痉挛，拉宽椎间隙，调和气血，舒筋解痉，可减轻神经根受压症状，对神经根型颈椎病治疗效果较好。颈椎牵引对脊髓型颈椎病治疗效果不理想；对椎动脉型或交感神经型颈椎病可采用轻重量牵引。牵引过程中若出现不良反应，应立即停止牵引。颈椎牵引时应注意以下几点：

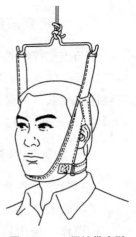

1.牵引的中心应在枕带上，使牵引力作用于颈椎。

2.牵引重量应根据患者的承受力来确定。初次牵引时，重量宜稍轻，根据其承受能力再逐渐调整牵引重量，以患者颞下颌关节无明显酸痛为度。

3.牵引带系缚不可过紧，以免压迫气管、血管或颈动脉窦，引起咳嗽、休克、血压升高或降低等异常情况发生。

4.牵引过程中，应随时观察患者的情况，若有异常情况发生应立即停止牵引，及时处理。

二、腰椎牵引

图 10-1　颌枕带牵引

腰椎牵引常用骨盆牵引带牵引法（图 10-2）。患者仰卧，医者用两条牵引带，一条牵引带用来固定胸部，并系缚在床头上；另一条牵引带为骨盆带，用来固定骨盆，以两根牵引索分别系在骨盆牵引带两侧的扣眼上。通过床尾的滑轮进行牵引，牵引重量以患者的承受力而定，每次约 30 分钟，每天牵引 1 次，根据病情需要也可延长牵引时间。腰椎牵引主要适用于腰椎间盘突出症、腰椎小关节紊乱症以及腰肌劳损等病证。通过腰椎牵引可拉宽椎间隙，增大椎间孔，减轻对神经根的刺激或压迫。目前常用的腰椎牵引器械有微电脑控制牵引床、机械牵引床和倒悬牵引床等。

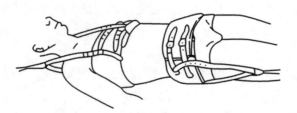

图 10-2　骨盆牵引带牵引

中医推拿主要流派有一指禅推拿、滚法推拿、内功推拿、点穴推拿、踩跻疗法、整骨推拿、外伤按摩疗法、小儿推拿、脏腑经络推拿、保健推拿、养生按摩、胃病推拿、捏筋拍打法、指压推拿、指针疗法、指拨疗法、捏积疗法、自我推拿、膏摩疗法、动功按摩、运动按摩、美容按摩、经外奇穴推拿、子午流注推拿、经穴推拿、窍穴奇术推拿等。这里仅将影响较大的中医主要推拿流派简介如下：

一、一指禅推拿流派

1.流行地域　自清朝咸丰年间以来，一指禅推拿一直流传于江南，特别是在江苏、浙江、上海一带盛行。

2.理论指导　本流派以中医的阴阳五行、脏腑经络、营卫气血等基本理论为指导，以四诊八纲为诊察手段，强调审证求因与辨证论治。

3.流派手法　一指禅推法为本流派的主治手法。另外，还有拿、按、摩、滚、捻、抄、搓、缠、揉、摇、抖等常用手法。手法操作要求柔和深透、柔中寓刚、刚柔相济，强调以柔和为贵。由于一指禅推拿的主要手法技术操作难度较大，故非常重视基本技能训练，并有一整套科学的训练方法。训练时，要求学员先练"易筋经"，并在此基础上再在米袋上练习手法的基本动作。

4.流派特色　推拿治疗时主要选用十四经脉、经穴、经筋、经外奇穴和阿是穴。一指禅推法操作时既可"吸定"在穴位上做单穴定点操作，又可沿经络外行线边推边走，即所谓的"推穴道，走经络"。还可根据疾病的新旧虚实、邪之表里深浅而调节手法的轻重缓急，应用平（平劲在皮肤）、浅（浅劲在肌肉）、深（深劲在筋骨）、陷（陷劲在骨缝内脏）不同的劲力，使作用力渗透到皮肉筋骨及脏腑各组织层次，发挥相应的治疗作用。临证时辨证取穴组成推拿手法——经穴处方，可发挥平衡阴阳、调和营卫、疏通经络、通调脏腑、舒筋活血、泻热散寒、消积导滞等广泛的治疗作用。

5.主治范围　其适应证比较广，对外感、内伤所致的经络、脊柱、肢体或内脏病证皆可用之，尤擅长治疗头痛、眩晕、不寐、劳倦内伤、高血压、月经不调、胃脘痛、久泻、便秘等疾病，对漏肩风、颈椎病、腰痛等运动系统病证及小儿泄泻、小儿遗尿等病证亦有卓效。

二、滚法推拿流派

1.流行地域　滚法推拿是指在一指禅推拿的基础上，于20世纪40年代发展起来的一种推拿流派，一直流传于江南，特别是在江苏、浙江、上海一带盛行。

2.理论指导　本流派以中医的经络学说与现代医学的解剖、生理、病理等基础理论为指导。

临证时常运用中西医结合的诊断方法，明确诊断，审证求因，辨证论治。

3. 流派手法　滚法是本流派的主治手法，其他还有揉、按、拿、捻、搓等手法。滚法既保持了一指禅推法对人体具有柔和的节律性刺激这一特点，又具有施术面积大和作用力强等优点。其训练方法与一指禅推拿相同，强调练功和米袋上的手法基本功锻炼。训练时，要求学员先练"易筋经"，并在此基础上再在米袋上练习手法的基本动作。

4. 流派特色　在施术过程中常须配合肢体的被动运动；施术时循经络、走穴道、运动关节、矫正畸形、理顺筋肉、按抚神经；术后还应指导患者进行自主性运动，以加强、巩固疗效。

5. 主治范围　本流派擅长治疗运动、神经系统病证，如半身不遂、小儿麻痹后遗症、周围神经麻痹、口眼㖞斜、各种慢性关节病、腰及四肢关节扭伤、腱鞘炎、肩周炎、颈椎病、腰椎间盘突出症、头痛、胸胁痛等。

三、内功推拿流派

1. 流行地域　至清末已自成一家，在山东等北方地区盛传。

2. 理论指导　内功推拿以传统中医理论为指导，强调整体观念，遵循扶正祛邪、正邪兼顾的原则。

3. 流派手法　掌推法（包括平推法、大鱼际推法、小鱼际推法）为本流派的主治手法。其他的主要手法还有拿五经、三指拿、提拿、点、压、分、合、扫散、运、盘、理、劈、抖、搓、拔伸、掌击（震）、拳击（震）、棒击（震）等。手法操作有一套常规顺序：推桥弓（男先左后右，女反之）、分印堂、分眉棱、扫散少阳、拿五经、指拿项后大筋、平推或鱼际推前胸与后背、平推两胁（肝区禁推）、推擦与提拿上肢（自腕至肩）、搓上肢（自肩至腕）、运肩关节、理（勒）五指、劈指缝、掌击拳面、搓抖上肢、拍双侧肩井（患者站势，下同）、拍二腿（从大腿根拍至小腿）、再五指拿头顶，最后以三处击法结束，即拳击大椎，以通调一身阳气，拳击命门、八髎，以壮肾阳、补元气，引火归原，掌击头顶百会穴，以安神定魄。全套手法刚健雄劲，明快流畅，力透肌骨，具有典型的中国北方推拿流派风格。临床应用时，可在此操作常规的基础上，根据具体病情，辨证分型，随证加减，组合成一治疗处方。

4. 流派特色　该流派要求施术者须有坚实的少林内功基础，施术时要运功于内，发力于外，手法要刚劲有力，刚中含柔，阴阳有序，温力并行。临证时注重"外治内练"，即要求患者在接受手法治疗的同时，配合少林内功锻炼，以扶助正气。

5. 主治范围　本流派的常规操作是从头面至腰骶、胸腹及下肢，涉及十二经脉和奇经八脉，具有疏通经络、调和气血、强健身体、荣灌脏腑等作用，擅治内科虚劳杂病、骨伤科病证及妇人经带诸疾。

四、指压推拿流派

1. 流行地域　早在《黄帝内经》中就有"按之则血气散，故按之痛止""按之则热气至，热气至则痛止矣"的记载。因此，以按点为主治手法的指压推拿是一种古老的推拿术，该法在全国各地区盛传。

2. 理论指导　本流派以中医脏腑、经络、营卫气血理论为指导，根据辨证分型，选择有效经穴组成推拿治疗处方，然后再按处方规定的顺序，依次点穴施治。

3. 流派手法　指压推拿的基本手法是"指按法"与"按点法"，主要用手指指端按压穴位，可按而静止不动，亦可按而左右拨动、按而轻轻揉动、按而微微颤动、按而滑行移动、按而起伏用力。此外，还有爪掐、肘压、叩点等治疗手法。

4.流派特色　施术时主要选择经络、腧穴、阿是穴或压痛点等点状部位进行手法操作。指压推拿综合了针刺与推拿两法的治疗原理，故治疗时感应强、作用快、安全舒适，且损伤小。

5.主治范围　指压推拿具有调和气血、疏通经络、调理脏腑和散寒止痛等作用，临床擅长治疗内、外、妇、儿、五官等各科常见病证。

五、点穴疗法流派

1.流行地域　点穴疗法是由中国传统武术中点穴、打穴、拿穴、踢穴和解穴等动作演化而来的一种推拿流派，在中国的青岛、崂山及胶东一带盛行。

2.理论指导　点穴疗法则是借鉴了武术技击点穴的技术动作，总结了其医疗点穴的实践经验，并在中医经络、气血学说指导下用以防治疾病的一种推拿学术流派。在病理上，认为当人体发生痿痹等病证时，由于邪正相搏、阴阳失调，经络之气随之逆乱，营卫气血运行因而受阻，故在治疗上，要运用较强的点打手法，"从其穴之前导之，或在对位之穴启之，使其所闭之穴感受震激，渐渐开放，则所阻滞之气血亦缓缓通过其穴，以复其流行矣"，"经脉既行，其病自除"。

3.流派手法　击点法为本流派的主治手法，其他还有拍打法、叩击法、按压法、掐法、叩压法、抓拿法、捶打法和矫形法等。

4.流派特色　整套手法以各种点、打、拍、捶为基本形式，施术风格峻猛刚健、捷速强劲。施术时要求术者有较强的指力、臂力与全身的支持力。初学者首先要进行点穴练功，主要功法有蹲起功、运气拍打功、对拉功、仰卧功、撞背功、蜈蚣跳、鹰爪功、捶纸功、推山功及扎腰功等。

5.主治范围　点穴疗法具有疏通经络、行气活血、调和营卫、鼓舞正气、祛除邪气等治疗作用，擅长治疗各种瘫痪、麻痹及风湿顽痹，效果显著。

综上所述，各种推拿流派均以其各自的历史源流、学术理论、主治手法、训练方法、医疗风格及适应证而自成体系，从而构建了中医推拿学科丰富多彩而又厚重扎实的学术基础。

扫一扫，查阅本章数字资源，含PPT、音视频、图片等

国外手法相关治疗系统主要包括整脊疗法（Chiropractic）、整骨疗法（Ostepathy）、手法物理治疗（Manipulative Physiotherapy）等。其中，整脊疗法具有针对性强、技术成熟、疗效显著、安全系数高等优势，已成为当前人们崇尚的绿色疗法。整脊疗法与我国传统的脊柱推拿交相辉映，两者各有所长。整脊疗法独特的理念和治疗方法值得我们汲取其精华，剔除其糟粕，辨证地采纳应用，丰富完善中医推拿疗法，更好地为人类健康保驾护航。

一、整脊疗法

整脊疗法（Chiropractic），又称"美式整脊""脊骨神经医学"，是现代西方手法治疗学中的特色代表之一，是一种结合脊柱解剖学、生物力学、影像诊断学等，运用规范矫正手法作用于脊柱关节，使椎体关节功能得以整复矫正，从而保证脊椎和神经系统的正常功能，以防治脊柱及脊柱相关性疾病的一种物理疗法。

1. 起源 西方医学之父希波克拉底认为："掌握脊柱的有关知识，这对许多疾病有关系。"其为整脊疗法的形成和发展做出了极大贡献。他在《手法对健康的重要性》和《以杠杆力整复关节》两书中所阐述的理论及手法操作技术对脊柱推拿的发展产生了巨大的贡献。然而，随着盖伦的逝世及古罗马的消亡，脊柱推拿的发展几乎停滞。19世纪后期脊柱推拿被赶出医学圣堂，主要是在民间发展。1895年，加拿大的 Daniel David Palmer 移居美国，在爱荷华开设诊所，发现一个早期失聪的患者脊椎出现了错位，经过手法纠正之后，患者居然恢复了听力。因此受到这个病案的启发，推想错位脊椎压迫了神经，导致患者听力异常，纠正之后，症状随之解除，随后诞生了整脊疗法。Palmer 认为脊柱与所有疾病几乎都有一定的关系，并首次创立了一整套脊柱整骨术，成为后来整脊疗法的基础。

2. 理论基础 Palmer 认为脊柱发生病变的核心病理基础是"半脱位（Subluxation）"，即指构成脊椎关节的骨端关节面部分脱离正常解剖位置，发生了微细的位移改变而挤压神经、血管等，导致人体出现功能障碍，通过手法整复可改变脊柱的"半脱位"，从而达到防治疾病的目的。

随着整脊疗法的发展，"半脱位"的定义被不断地修正和补充。2005年世界卫生组织（WHO）在其发布的《世界卫生组织关于整脊的基础培训及安全性指南》中，对"半脱位"的认识上升到脊柱关节结构异常与功能异常相统一的高度，即一种结构完整的脊柱关节或运动节段在序列、运动完整性和（或）生理功能上的损伤或功能障碍，这种损伤或功能障碍可能影响生物力学和神经的完整性。彼得·李顿（Peter Leighton D.C）创新地提出了"兄弟椎理论"，他认为脊椎两端存在互动的关系，提倡若治疗第1颈椎时，应同时对第5椎腰椎进行矫正复位，临床效果更好。矫正时同侧兄弟椎同方向矫正，而对侧兄弟椎反方向矫正，称为"勒维提兄弟系统"。因

临床疗效显著，这种理论广为整脊医师所采用。

3. 适应证　整脊疗法主要作用于大脑和脊椎，不仅矫正脊椎关节错位、紊乱，还可以修复相应脊柱节段的神经功能。大脑是控制全身的主要中枢，其控制必须通过脊神经来完成（包括 12 对脑神经）。当脊椎压迫了神经之后，大脑功能就不能有效地发挥作用而导致功能性紊乱，从而影响人体健康。如偏头痛、头晕、胸闷、脑性瘫痪、帕金森病、关节炎疼痛、腰椎间盘突出症、脊柱侧弯、腕管综合征、手脚麻木、腰腿痛、高血压、癌症、免疫力下降、焦虑和压抑情绪、消化道疾病、妇科疾病等，都可通过对相应脊柱节段进行矫正而达到治疗效果。

现代美式整脊诊疗范围已不仅是矫正脊柱，它还包括骨盆与四肢，通过物理疗法、康复锻炼、营养疗法等辅助手段扩大了治疗范围并提高了疗效。

4. 整脊流派　美式整脊分为多个流派，即以 D.Palmer 之子 Bartlett Joshua.Palmer 为代表的"正统"学派和其他"杂派"。"正统"学派坚持"半脱位"的观点，采用矫正脊椎关节半脱位的手法进行治疗；"杂派"并不认同"半脱位"学说，提出应将整脊成为"家庭医师"的治疗手段之一，而且提倡使用除药物和手术疗法之外的所有疗法治疗疾病。美国的 17 所整脊学院均有自己的特色，代表着一些主要的流派。例如，Logan Chiropractic University 注重对骶骨的矫正，代表技术为 LoganBasic。Sherman College of Straight Chiropractic 注重对寰枢椎的矫正，代表技术为 Knee Chest Adjusting Technique。但是，所有流派都认为寰枢椎是脊椎骨盆系统中最重要的部分。

5. 整脊矫正手法　现代整脊所用的矫正手法主要分为三大类：①直接矫正类：认为把脊柱矫正复位就是治病。②多样化技术类：采用许多直接、简单和有效的矫正技术以避免身体受损和维持正常的神经功能。③混合类：结合其他有效的治疗方法以求达到最佳临床疗效，例如物理治疗、针灸、营养学、体操训练等。矫正手法施术特点可概括为：特选定位、短轴、高速、轻力度和直接复位。脊柱调理有两种方法，一种是直接向脊柱施加压力，每次只能向一根脊椎关节施加压力；另一种是扭动脖颈或上半身，美式整脊师或其他医师都会让患者持以特定的姿势，以保证压力集中作用于一个关节，关节以外其他部位保持不动。一般脊椎推拿调理每次 10 ～ 20 分钟。治疗初期，每周 2 ～ 3 次，几周便可见效。

6. 施术要求　整脊医师非常重视临床诊断，包括病史询问、仔细的检查与记录、常规触诊、骨科检查、神经科检查、脊椎形态功能测试等。X 线检查是整脊疗法的重要诊断工具之一，为脊柱的手法矫正奠定了坚实的基础，使之安全有效。

医师在矫正治疗时，通常从骨盆开始，由下往上依次矫正，可使人体脊椎有一个坚实而平衡的基础，在此基础上再进行特选定位、短轴高速、轻力度并直接复位。施术时整脊医师非常注意患者体位的摆放，相应体位的要求，以追求力的最佳使用，包括最安全、最舒适，以最小的力达到治疗要求。对整脊医师的姿势、力点、用力大小、方向，以及动作要求、如何取得患者的配合、专用矫正辅助器械的使用等都有严格规定。这一切都是为了保证力学的最佳，避免盲目发力，以求安全和减轻整脊医师的劳动强度。在进行脊柱矫正时必须注意骨盆的矫正，特别指出脊柱不只是颈椎、胸椎、腰椎，还必须包括骨盆。例如，通过检查双下肢的长度判断骨盆的力学情况和脊柱矫正的顺序和方向。另外，整脊疗法注重脊椎与神经之间的相互联系，利用生物力学的原理，通过矫正骨骼肌肉系统，恢复正常的生理神经功能，达到防治疾病的目的。

二、整骨疗法

整骨疗法（Osteopathy）是指术者单纯用手法对人体软组织和骨关节进行快速调整的一种治疗方法，其在国外手法操作技术系统中占有重要地位。

1. 起源 整骨疗法理论、特色技术及施术特点的形成离不开国外历代医者对人体脊柱疾病防治的不断探索研究。希波克拉底（Hippocrates）等人所创立和积累的脊柱推拿理论和手法诊疗经验为整骨疗法的形成奠定了基础。随着文艺复兴运动的到来和社会的变革，国外手法操作技术的应用迎来了春天，到 19 世纪西方脊柱手法操作技术逐渐进入到蓬勃发展时期，整骨师们纷纷提出了脊柱疾病的相关学说。

整骨师 Nicolas Andre 认为，脊柱变形是由于儿童时期脊柱损伤所致，并首次提出了"矫形"（Orthopaedia）一词，其含义是指拉直并改变儿童的发育性体形异常。1867 年 Sir James Paget 及英国著名的矫形外科医师 Wharton Hood 开始呼吁医学界应当重视整骨疗法，但未得到接受和认可。1880 年 Andrew Taylor 创立了整骨术，其主要是以疏通血脉和调整神经系统功能为基础。Andrew Taylor 通过不断摸索与实践，渐渐发现在治疗某些疾病时，功能性的推拿术远胜于药物疗法。于是，他总结了整骨术的理论，并创造了整骨疗法。

2. 理论基础 "整体观念，调整平衡，纠正结构，恢复功能"是整骨疗法的基本理念。因此，整骨疗法的理论基础主要有以下三个方面：一是人的身体是一个有机的整体，某一部分出现病变时，应该从整体上去分析判断引起病变的原因，或是局部的问题，或是全身的问题。二是人体的结构和功能是相互联系和相互影响的，结构正常是功能正常发挥的基础。整骨术可作用于病变结构上，帮助相应结构功能的恢复。三是人的身体具有自我调节、自我恢复的功能。因此，整骨疗法的核心理论基础是通过手法使人体异常的结构状态恢复至原先正常的解剖结构状态，从而使人体的功能恢复正常。

3. 施术原则

（1）施术前必需进行骨科和神经科检查，检查的重点是发现功能受限的脊柱节段。例如节段性主动运动检查和被动运动检查，运动极限后加强试验检查，"放松"试验等。

（2）施术前要求整骨师准确掌握损伤部位的解剖结构，整骨师要充分利用自身身体的力量进行整复治疗，并注意动作的安全性。

（3）整骨疗法的施术过程一般是先松解软组织，在局部皮肤涂以按摩乳做按、揉、点、压等多种手法，以达到促进局部血液循环、增加组织弹性的效应。然后是关节调整，包括关节极限内运动和关节极限后调整，即最大幅度地活动开受累关节，使各个关节节段最大限度地开张，以利于下一步手法的实施，然后再冲破关节受限，恢复原有的结构和（或）运动功能。

4. 适应证 整骨疗法适用于全身的软组织慢性损伤和骨关节移位，以及由此造成的人体功能的异常。常用于肩背腰腿疼痛、颈椎病、骨关节炎、特发性脊柱侧弯、关节移位引起的 O 形腿、X 形腿等疾病的防治，尤其注重对脊柱关节紊乱所导致的各种不同症状的调整和治疗。在内科领域有消化不良、呼吸不畅、胃灼热、便秘等，以及神经科、儿科、妇科等领域，通过整骨帮助临床医生进行治疗，同时调节患者的身体功能状态，促进恢复。

5. 施术要求

（1）在整个手法的施治过程中遵循"无痛"原则。"无痛"原则是指患者在整骨治疗过程中一般感受不到疼痛或者明显的不适，是判断治疗点、治疗方向是否准确的一个基本原则，同时也是衡量整骨师手法娴熟程度的一个基本原则。

（2）确定治疗方向，即"错位"导致"功能紊乱"和加重或诱发"疼痛"的反方向，关节功能障碍的调整方向宜遵循"凹同凸反"之"凹凸规则"。挪威物理治疗师 Freddy M.Kaltenborn 提出了关节调整的"凹凸规则（Convex—Concave Rule）"。在以关节功能障碍为主要调整目标时，调整方向遵循关节的"凹凸规则"。即假如关节的凹面在移动，则关节滑行和骨骼动作是同一方向进行，同时骨骼动作和凹面关节都在轴心的同一侧进行；假如凸面在移动，则关节滑行和骨骼动作是相反而行，在这个情形下，骨骼和凸出平面方向是在轴心的不同侧进行。

（3）确定合适的治疗点和固定点，继而"定点固定"。选择合适的定点固定应根据具体整骨的关节而定。一般要保证关节处于压力最小、关节囊有最大空间的放松位置。这个位置是一个关节面彼此契合度最小、关节囊及韧带最松弛、关节面可以被牵伸分离到最大分开程度的位置。

（4）在确定固定部位与治疗部位的基础上进行"牵伸"。关节的运动分为生理运动和附属运动，附属运动也称关节内运动，有分离、滑动、滚动及旋转等。牵伸是一些关节整骨治疗前的基础性手法。牵伸的力可以使关节间隙拉开，使关节产生分离运动，为整骨治疗时使关节产生滚动、滑动、旋转附属运动创造条件。外踝扭伤，医者在整复前一般先行远端牵伸，待感知到距小腿关节发生分离以后再向反方向整骨治疗。

（5）形成合适的"杠杆"力。整骨手法是以力学效应为本质的行为。从力学的角度分析整骨手法，可以把整骨时从力点传递到目标关节及韧带等连接视作最简单的机械——杠杆，根据力矩的远近，可分为长杠杆手法和短杠杆手法。

（6）以上条件均满足与完成，那么利用"杠杆"的力"原路返回"整复关节，以达到"复位"的治疗效果。关节通过一个什么样的通路移动过去的，就通过什么样的通路再返回。

（7）整骨治疗时，要注意整体评估上下关节的运动状态。如膝关节疼痛不仅要关注膝关节局部的调整，还需要关注上下的髋关节、踝关节及骨盆关节、足弓等功能状态的调整。

整骨疗法的操作可概括为定位、定点、定施力方向、定施力大小，希望整骨治疗后达到骨关节对位、对线、对轴的理想状态。在整骨手法实际治疗过程中，在"无痛"原则的基础上，以上5个步骤（反方向、定点固定、牵伸、形成杠杆、复位）环环相扣，形成了一个完整的整骨操作过程。

三、瑞典式按摩

瑞典式按摩是在体操学、解剖学和生理学知识的基础上，借助精油介质进行按摩，并配合物理锻炼以防治疾病的保健按摩技术。其是传统欧洲按摩技术的继承和发展，是其他类型西方按摩的基础，是精油按摩和芳香疗法等所有精油按摩的起点，也是目前最容易接受的一种按摩方法。

（一）起源

瑞典式按摩起源于 19 世纪，创始人是 Per Henrik Ling（1776—1839），最早将按摩和各种物理锻炼方法相结合用于疾病的防治，后逐渐被整个欧洲所接受和使用，为瑞典式按摩的形成提供基础。

（二）基本操作、姿势及动作方式

1.基本操作　荷兰的 Dr.Mezger 将按摩治疗分为四个基本的操作方法：①轻抚法：是向身体和心脏中心按抚的方法，根据操作部位不同可分为单掌按抚法、双掌按抚法、拇指按抚法、指尖按抚法。②摩擦法：是指在一定时间内沿着肌肉方向在某部位做固定的、环形的摩擦动作。根据操作部位不同可分为拇指摩擦法、指尖摩擦法、手掌摩擦法。③揉捏法：是指将肌肉组织对称性挤压并提起揉捏肌肤。根据操作部位不同可分双拇指揉捏法、手指揉捏法、双手揉捏法。④叩抚法：是指医师利用腕部通过双手迅速敲击的方法。操作不同可分为拍打法、劈扣法、点扣法、敲

击法。其将按摩分为开端式按摩、整体按摩、局部按摩。根据解剖学知识将身体分为若干部分进行局部按摩，并选择合适的具体手法

2.姿势 瑞典的 Per Henrik Ling 确立了瑞典式按摩操作的五个基本姿势标准：站立姿势、坐立姿势、跪立姿势、横卧姿势、悬立姿势。

3.动作方式 瑞典式按摩基本的动作方式有旋转、屈伸、分离和关闭、弯曲、上提、拉伸、翻转、降低和抬高。这些姿势结合基本变换动作方式就可以形成系统的锻炼方法，以改善关节活动功能和松解肌肉。

（三）特点

1.不同按摩形式 瑞典式按摩可以缓慢轻柔，也可以振奋有力，这取决于治疗师的风格及想要达到的效果。若要使肌肉的疼痛得到缓解，深层组织按摩则更适合，这是瑞典式按摩的另一种形式。深层组织按摩的目的是缓解肌肉、结缔组织或筋膜的高度紧张，这种类型的按摩侧重于表面或顶层肌肉下方的肌肉。深层组织按摩常用于持续疼痛的患者、从事大负荷运动的人（如运动员）和有持续物理性损伤的病人。对于接受深层组织按摩治疗的病人来说，他们的疼痛可被新的肌肉的疼痛代替一两天以达到治疗的作用。深层组织按摩是用于治疗特定的肌肉骨骼疾病，并且采用一组专用的手法作为缓解措施。而不是"深压"按摩，"深压"按摩只是使用一个持续的强劲，它不能解决特定部位的痛苦。深层组织按摩同时作用于浅层和深层的肌肉、筋膜和其他结构，它的治疗也是有针对性的。医生将深层组织手法应用于全身是不可能的，它可能会导致受伤或局部肌肉和神经损伤，从而使治疗适得其反。

2.手法轻柔 其所用的手法轻柔，以推按、触摸为主，配合使用不同的按摩油，沿肌纤维、淋巴、血管走行进行按摩，可以促进血液循环、疏通淋巴阻塞、放松肌肉，有助于减轻疼痛、关节僵硬，释放紧张并松解肌肉粘连形成的"筋结"，达到防治疾病的目的。

3.手法操作特点 瑞典式按摩通常从脚心或手心开始，沿着血液流向心脏的方向推动，主要有抚推、轻扫、拍捶几组动作，适当地施压和按抚，其主要特点：大量运用体操学、解剖学和生理学知识指导按摩操作。使用精油进行按摩，可以减少擦伤，同时通过芳香刺激身体，产生欢愉感达到放松目的。手法操作简单易学且实用，标准明确统一。按摩比较注重面部和眼部的按摩，面部按摩多以向上及向外为主，手法缓慢而稳定。

（四）作用及适应证

瑞典式按摩主要针对肌肉。对于初次或是不经常接受按摩的人，瑞典式按摩是最完美的选择，其利用精油按摩可刺激交感神经产生平衡作用，增强血液循环，促进体内的新陈代谢，具有宁神醒脑、缓解疲劳、排毒消肿及养颜美容等作用；缓解肌肉紧张及疼痛，有助于舒缓紧张和内在绷紧状态造成的神经衰弱及焦虑；通过体操锻炼可以改善关节活动度，增强关节柔韧度，增强肌肉力量，防治关节变形、肌肉萎缩和骨质疏松症状；可以修复组织损伤，调节脏腑功能，预防慢性疾病。另外，还可升高催产素（OT）水平，导致下丘脑-垂体-肾上腺（PA）活性降低，从而使免疫功能增强。

（五）施术要求

1.术者须知 瑞典式按摩作为治疗技术，需要专业的技术指导和实践。医师应该具有健康的身体和一定的肌肉力量，熟悉掌握解剖学和生理学知识，并且要在自己身上实践和体会按摩的压

力及技巧。

2. 治疗前评估　治疗前需要通过望、问、体格检查，了解患者有无外伤或其他情况，如需要力量的大小、部位、疼痛、过敏，或者是否怀孕等，以排除禁忌证，确定适应证。

3. 温度适宜　治疗室的温度应该保持在 70 ～ 75 华氏度，门窗都要关好。在按摩中患者裸体盖着毛巾或毯子，只需暴露出按摩的部分。

4. 体位合适　医师选择好合适体位操作，保持呼吸正常。然后用按摩油润滑皮肤后再进行各种按摩手法。

5. 操作步骤　瑞典式按摩软组织；痛点和激发点手法；伸展、牵引和活动，最后医师根据患者的具体情况制订物理锻炼方法。而瑞典式按摩不同于其他疗法的主要特点是体操锻炼占很大比重，而且有一套完整而系统的针对骨骼肌系统的体操。

6. 治疗时间　第 1 次治疗时间一般为 15 ～ 25 分钟，1 周结束后可逐渐增至 1 小时左右。每次治疗结束后观察患者是否有不适感，让患者在舒适的位置休息至少半小时后才能离开。

四、日式指压疗法

日式指压疗法是指医师以拇指或其他手指按压在穴位和身体局部达到防治疾病和保健目的的一种疗法。

（一）起源

隋唐时期，中日交流频繁，中医文化传入日本，日本汉医界主要以汉方和针灸推拿作为防治疾病的治疗手段。日式按摩深受中医推拿的影响，日式按摩是与中医学相结合的整体疗法，以中医经络理论为指导，强调从整体上对脏腑功能进行调整。日本明治维新后，日式按摩同时吸收西洋保健手法，逐渐形成了具有日本特色的日式指压疗法。

日式指压疗法流派众多，浪越德治郎是正宗日式指压疗法的始祖，1940 年正式在日本创立一间"指压专门学校"，培训指压师。由于指压疗法在日本民间广泛流行，1945 年，日本有关政府部门规定："要获得指压师的资格必须经卫生部门指定的机构考试合格后方可行医。"

（二）常用手法

日式指压疗法多以单一的按压手法为主，通常以拇指交叠或其他手指按压，只有在腹部才应用手掌按压，同时也配合被动运动的手法治疗运动系统的疾病。常用手法如下：

1. 指压法　指压时，用手指指腹着力。

2. 掌压法　以全掌或大小鱼际、掌根部着力按压在一定部位上，如用力不够，可改用叠掌按压。本法多适用于肌肉丰厚及脊柱部位。

3. 跪压法　受术者俯卧，施术者双膝跪于受术者后背，两手掌分别置于受术者脊柱两侧，借助自身重量，垂直进行按压。

（三）手法操作特点

1. 按摩以指压为主，但同时结合搓、捏和拍打等按摩手法，按摩过程中要均匀缓慢用力，不能激烈快速地加力，操作时间一般为 1 小时左右，如需治疗某些具体疾病则需要更长时间，按压力量应介于感觉舒适感和微痛之间。

2. 手法操作要求有一定的力度，手法细腻，节奏感强，不注重摆动类手法的应用，而注重按压类和摩擦类手法的应用，特别是按压类手法，手法一定要有力量，才能促进静脉循环及筋肉强健，消除疲劳，增加肌肉弹性，以患者感觉舒适为度，切忌粗暴用力。

3.施力时不宜用腕力，而是以肢体或手指作为支撑，利用身体的重量，垂直向按压的中心部位施力，用力需由轻渐重，结束时由重渐轻。

4.指压部位是某个较大的局部，而不是特定的点，与中医某个经穴可能巧合，但不称穴位，而称指压点。

（四）施术要求

1.一般采用跪式服务。治疗时在日式房间内准备一张床垫，在最具有日本特色的榻榻米上进行按摩，也可直接在地板上进行。同时需要一条毯子或棉被和一条毛巾或一个小枕头。按摩前为防止损伤皮肤可涂少许按摩油。

2.按摩师需要修剪指甲，清洁双手，保证卫生，同时注意姿势摆放，按压时用手指的指腹着力，持续按压 3～10 秒。

3.一般采用俯卧位和仰卧位操作。俯卧位操作主要对背部进行操作，沿着膀胱经的循行路线，从头颈部、下肢部再到足部的顺序进行操作；仰卧位操作主要对胸腹部和头面部进行操作，从足到头沿着肝、脾、肾足三阴经的循行路线，按照下肢部、胸腹部、上肢部和头面部的顺序进行操作。

（五）作用

日式按摩主要作用点是人体的动脉血管，通过人体动脉血管的三玄性空间运动规律对人体的经脉进行最有效的调节。其作用主要体现在：促进肌肉收缩和伸展，消除肌肉疲劳，镇静止痛，是其最主要的功效；扩张毛细血管，改善微循环，增加皮肤弹性，清除皮肤色素沉着，减少皱纹，具有美容保颜作用；改善人体机能，加速血液循环，恢复血管弹性，防止血管老化硬化，加速淋巴液流动，提高人体免疫力等。

（六）适应证与禁忌证

日式指压疗法主要用来防治老年病和慢性病，适用于各种部位的软组织损伤。近年来，更多地被用于保健美容及防治亚健康等方面。患有骨质疏松等骨病、严重心肾疾病及素体虚弱者慎用。

五、泰式按摩

泰式按摩是泰国医学的四大疗法之一，其融合印度阿育吠陀、中医理论及瑜伽理论并建立在穴位按摩基础上的古老的防治疾病和保健的一种疗法，2001 年泰国正式立法确定其为传统医学的一个分支。

（一）起源

泰式按摩发源于古印度的西部，创始人为印度王的御医吉瓦·科库玛。泰式按摩的出现受其滥觞地古印度医学文化的影响，通过古代传教僧人将传统医药及按摩知识技法带到泰国促进其形成发展，同时由于中泰相邻，文化交流频繁，中医药文化传入泰国也影响泰式按摩的发展。

泰式按摩作为泰国古代医学文化之一，拥有几千年的历史，源远流长。早在阿育王朝

（1350～1767年）就已经设立专门的按摩机构，拉玛三世时期（1824～1851年）将泰式按摩系统化并编纂成书籍刊印保留。泰式按摩不断被流传，逐渐分为皇家传统按摩和乡村传统按摩，其中皇家传统按摩占主导地位，按摩师接受正规系统教学和实践；普通传统按摩是通过师傅的口授或秘密手稿传承的，并且由于地域和村落不同差异很大。泰式按摩逐渐形成两种形式或派系。

1. 皇家泰式按摩（Nuad Rajasamnak）　以治疗为目的，以曼谷为中心，运用手、拇指和指尖部位通过压法治疗，按摩的顺序是从脐部开始向四周扩展，时间为30分钟左右。

2. 普通传统按摩（Nuad Chaloeisak）　以放松和保健为目的，以清迈为中心，运用手、肘、膝、足、足跟等部位通过压、扳、牵拉和伸展等手法达到松解肌肉和缓解疲劳的目的。按摩顺序总是从足部开始，结束于头部，按摩时间不低于一个半小时。

（二）常用手法

泰式按摩基本手法主要有6种：①点（压）法：用指端、指间关节或掌面着力于施术部位，持续点压几秒钟。②揉（拿）法：用手掌或手指在患者体表做轻柔和缓的四周环旋动作或用手指捏揉肌肤。③推法：用手指或手掌在患者体表做单方向推动。④劈叩法：施术者以小鱼际在受术者背腰部或肌肉丰厚处进行弹性击打的手法。⑤踝（跪）法：医师用足部或双膝盖点按在患者背腰部和丰厚肌群部。⑥运动关节法：通过颈部、腰部、四肢部旋转、牵拉、伸展改善关节活动度。

全套手法按部位可分为：①仰卧位按摩：先足部按摩，再下肢按摩，最后上肢按摩。②侧卧位按摩。③俯卧位按摩。④头部按摩。⑤其他部位按摩。

（三）手法操作特点

泰式按摩以关节疏整为主，有其独特的经脉、穴位按压及伸展理论，按摩从脚开始到头部结束，从足部向着人体的心脏等中心部位进行向心性按摩，注重背、腰部的舒展，手法多样，左右手交替进行。泰式按摩具有以下特点：①向心性：泰式按摩一般从足部开始，结束于头部。②细腻性：泰式按摩手法操作虽简单，但用力柔和、均匀、速度适中，多用细腻的指压手法，操作部位多为丰厚的肌肉群，整套手法操作流畅，刚柔相济，手法功力能够渗透到组织深部。③以活动关节为重点：泰式按摩通过头颈部、腰部、四肢部的旋转改善关节活动度，通过扳法、牵拉、伸展改善关节粘连，恢复正常功能。

（四）施术要求

泰式按摩是各种按摩中最为激烈的手法之一。泰式按摩是跪式服务，左右手交替动作，无须使用按摩油，用力柔和、均匀、速度适中、有序进行，无穴位之说。按摩前按摩师要向泰医之父祈祷，把仁爱之心灌注到操作中，把注意力集中在患者身上，排除一切干扰，提高手法疗效。按摩师利用手指、手臂、肘部、膝部、足部及全身重量按压、滚揉、伸展、牵拉患者的身体或病变部位，以达到保健和治疗的目的。按摩师一般从足部开始向上按摩至头颈结束，其中背部、腰部和活动关节是按摩的重点，且必须按照顺序进行，先按摩经脉，然后是关节，最后是瑜伽伸展。泰式按摩主要有10条基本经脉，与中医经络名称相似，但与身体的器官不存在联系，所有经脉都是始于脐部而止于身体的末端。一次传统泰式按摩时间不得低于一个半小时，需完成从脚到头的整套手法。

（五）作用

泰式按摩通过手法的物理刺激，作用于人体体表的特定部位，经皮肤渗透到肌肉、肌腱、神经、血管、淋巴等组织，通过人体的神经和体液调节，以及软组织和骨关节的调整，产生一系列的力学效应和生物学效应，从而恢复机体的正常功能状态。泰式按摩的作用主要有：①放松肌肉，消除疲劳，缓解紧张情绪，增强免疫力，保健防病，健体美容。②疏通经络，行气活血，祛瘀止痛，促进血液循环，排除毒素。③改善关节的柔韧性，舒利关节，松解粘连，促进恢复关节正常活动度。④健脾和胃，调节脏腑功能，促进新陈代谢和损伤组织修复，以及炎性水肿的吸收。

（六）适应证

泰式按摩可改善关节韧带的柔韧性，增强关节韧带的弹性和活力，增强肌肉的力量，促进循环系统、呼吸系统、神经系统、消化系统正常运转，从而达到治疗作用，对于肌肉损伤、痛风、关节炎等具有很好的疗效；同时可以缓解身心疲惫，加速脂肪燃烧，调节胃肠等脏器功能，增强免疫力，保健防病，健体美容。

六、筋膜松弛术

筋膜松弛术（Myofascial Release，MFR）是针对软组织进行手法治疗的一种技术，也是一种康复工具，是利用筋膜系统，促进机械性、神经心理性与适应性潜能的操作观念与治疗哲学。

筋膜松弛术的起源可以追溯到 20 世纪 40 年代，但筋膜释放一词是由密歇根州立大学安东尼·奇拉（Anthony Chila）、约翰·佩卡姆（John Peckham）和卡罗尔·曼海姆（Carol Manheim）于 1981 年在密歇根州立大学名为"筋膜释放"的课程中首次提出的。

现代医学将肌筋膜看作是一个统一连接体，人体的肌肉骨骼漂浮其中，肌肉通过肌肉收缩来调整分配整个筋膜的张力，可将肌筋膜看作一个"张拉整体"。肌筋膜张力线像钢索一样将骨骼、内脏固定在适当的位置上，人体需要一定数量的应力线以维持组织健康，肌筋膜松弛术通过患者肌筋膜的回馈感，减少或消除组织内过多的应力线。通过肌筋膜松弛术，能够促进肌肉间张力平衡，促进局部血液循环，矫正不对称与不良姿势，恢复正常的人体力线，从而解决患者的功能障碍。

治疗师通过感知各个平面上可能导致疼痛或功能障碍的紧张、受限和粘连区域，通过对人体软组织低负荷、持久的牵伸，改变肌肉和筋膜的张力，增加无弹性或弹性变小的软组织的弹性，恢复软组织正常的长度，改变受损组织的血液循环，增加供血供氧，恢复软组织正常的弹性和延展性，减轻疼痛。筋膜松弛术是一种以客户感受为主导的治疗，其施力的大小、方向及牵拉组织所需的时间，取决于患者的回馈，治疗师根据患者的回馈感进行治疗，这是筋膜松弛术与其他牵拉组织手法最大的差异，也可以通过设备（泡沫轴 / 按摩球）自行实施。MFR 的效果在很大程度上取决于临床医生的技能水平和感知组织变化的能力。

该技术是一种利用肌筋膜系统促进机械性、神经心理性和适应性潜能的手法，其治疗原理与肌筋膜内的多种感受器有关：高氏感受器、帕氏感受器、类帕氏小体、鲁氏感受器与间质感受器等。通过这些感受器，筋膜将感受到的信息传至大脑引发效应。肌筋膜内含有丰富的感觉神经末梢，感觉神经末梢含量是肌肉的 10 倍。肌筋膜松弛术操作缓慢且深入，类似剥洋葱层层深入软组织，易于激发筋膜内的感受器，降低交感神经兴奋性，因此肌筋膜松弛术能够影响自主神经的回馈路径。

MFR 通常包括直接或间接对受限筋膜层施加缓慢、持续的压力（120～300s）。直接 MFR 是指练习者使用指节或肘部或其他工具慢慢下沉，直接作用于受限筋膜，施加几千克的压力来接触受限筋膜、施加张力或拉伸筋膜。间接 MFR 包括沿着阻力最小的路径引导的温和拉伸，直到实现自由运动，施加几克压力，手倾向于遵循筋膜限制的方向，握住拉伸，并允许筋膜自我松弛。

肌筋膜具有主动收缩力，能够调节自主神经、中枢神经，肌筋膜松弛术根据筋膜的生理特性，正确松弛软组织，不仅缓解机体局部的僵硬、受限，同时也能促进全身组织张力松弛，使血压、呼吸、心跳等问题恢复正常，缓解机体疲劳，提高患者生活质量。

筋膜松弛术适应对象不分性别、年龄，其直接作用有：减轻疼痛、松弛肌肉痉挛和挛缩，解除粘连，降低组织张力，对头痛、颞颌关节紊乱、腰肌痉挛等功能性障碍有效。整体效应还包括：促进肌肉平衡和血液循环，纠正不对称及不良姿势，改善结构异常及因此而引起的功能障碍。如果松弛的目标是硬脑膜和颅缝间的结缔组织（颅骶椎治疗），可治疗情绪障碍（过激、自闭、忧虑等）、睡眠障碍等，应用范围十分广泛。

七、拉伸治疗

拉伸治疗是指以增进一个人的生理或心理健康为目的而实施的任何拉伸手段。该方法是通过改变身体的姿势来延展肌肉长度及增大关节活动范围，以提高人体关节的柔韧性及灵活性。拉伸治疗不仅仅是在运动前后进行的拉伸活动，而是要达到特定治疗目标的治疗手法。拉伸治疗对扭伤、拉伤、肌肉痉挛、肌肉僵硬、关节僵硬、肌腱炎、筋膜损伤、神经压迫、术后症状等均有较好的疗效。

通过拉伸治疗，可以维持肌肉正常功能，缓解由于肌肉绷紧引起的疼痛，克服肌肉痉挛，维持或增加关节活动度，加速损伤肌肉的恢复，矫正身体姿态，减少瘢痕组织的生成，在心理方面带来正面影响，比如协助心理放松，维持积极主动的心态，以及提升舒适感。

拉伸治疗过程包括 10 个步骤：①对患者进行评估。②确定治疗目标。③选择拉伸治疗方案。④设定拉伸指标。⑤筛查是否存在禁忌证。⑥选择拉伸治疗的实施环境。⑦记录评估结果。⑧制订拉伸方案。⑨实施拉伸。⑩重新评估和记录医疗档案。

牵拉治疗是指通过固定肌肉的一端，然后牵拉另一端，使肌肉的长度增加来达到降低肌肉张力，增加肌肉长度和弹性，消除扳机点（经筋病灶）的方法。操作时，先把运动有障碍的关节用一只手固定好，然后通过另一只手来牵拉支点（即患者的四肢或头部）进行治疗。手法简单、易行、安全，不但对医生有用，而且对广大的保健按摩人员、亚健康人群来说，也是一种很实用的临床治疗、保健技术。由于肌肉在伸展时间充分的情况下才能达到持续的延长，所以治疗时要缓慢、轻柔、时间要长。

八、关节松动术

关节松动术（Jiont Mobilization）是治疗者在关节活动可动范围内完成的一种针对性很强的手法操作技术，其操作速度比推拿速度慢，在应用时常选择关节的生理运动和附属运动作为治疗手段，用来治疗关节功能障碍，如关节疼痛、关节活动受限或关节僵硬。

（一）起源

关节松动术属于被动运动的范畴，因澳大利亚的麦特兰德（Maitland）对这一技术的发展贡献很大，故也称为"麦特兰德手法"或"澳式手法"。

（二）治疗手段

关节松动术可分为生理运动和附属运动两类。

1. 关节的生理运动 是指患者自己能主动完成的关节运动，如关节的屈、伸、内收、外展、旋转等，但在治疗时则由治疗师来完成。

2. 关节的附属运动 是指患者自己不能主动完成，必须借助外力才能完成的关节运动。如四肢关节的牵拉、挤压，相邻腕骨、跗骨间的运动等。附属运动是关节发挥正常功能不可缺少的一部分，其治疗手法包括牵拉、挤压、滑动等。

（三）基本手法

1. 摆动 骨的杠杆样运动称为摆动。关节的摆动包括屈、伸、内收、外展、旋转，即通常所说的生理运动。摆动时要固定关节近端，关节远端做往返运动。摆动必须在关节活动范围达到正常的 60% 时才可应用，如果没有达到这一范围，应先用附属运动的手法来改善。

2. 滚动 又称转动。当一块骨在另一块骨表面发生滚动时，两块骨的表面形状必然不一致，接触点同时变化，所发生的运动为成角运动。不论关节表面凹凸程度如何，滚动的方向总是朝向成角骨运动的方向。关节功能正常时，滚动并不单独发生，一般都伴随着关节的滑动及旋转。

3. 滑动 又称滑移。当一块骨在另一块骨上滑动时，如为单纯滑动，两骨表面形状必须一致，或是平面，或是曲面。如果是曲面，两骨表面的凹凸程度必须相等。滑动时，一侧骨表面的同一个点接触对侧骨表面的不同点，滑动方向取决于运动骨关节面的凹凸形状。若运动骨关节面凸出，滑动方向与成角骨的运动方向相反；若运动骨关节面凹陷，滑动方向与成角骨的运动方向相同。这种力学关系称为"凹凸定律"。关节表面形状越接近，运动时，一块骨在另一块骨表面的滑动就越多；形状越不一致，滚动就越多。

4. 旋转 旋转是指移动骨在静止骨表面绕旋转轴转动时，移动骨表面的同一点做圆周运动。旋转常与滑动和滚动同时发生，很少单独作用。不同关节旋转轴的位置不同，如髋关节的旋转是股骨头绕着经过股骨头中心并垂直于髋臼的旋转轴转动；盂肱关节的旋转轴经肱骨头中心并垂直于关节盂；前臂联合关节的旋转是桡骨围绕尺骨转动，与生理运动中的旋转相同。

5. 分离和牵拉 当外力作用使构成关节两骨表面成角相互分开时，称分离或关节内牵引；当外力作用于骨长轴使关节远端移位时，称牵拉或长轴牵引。分离和牵拉统称为牵引。分离与牵拉的最大区别在于分离时外力要与关节面成角，两骨关节面必须分开；牵拉时，外力必须与骨的长轴平行，关节面可以不分开。例如，盂肱关节分离时，外力与关节垂直，关节面相互分开；盂肱关节牵拉时，外力与肱骨长轴平行，关节面发生滑动。

6. 挤压 指两骨骼间关节腔减少。挤压通常发生于载重的肢体及脊柱关节；肌肉收缩时会发生某种程度的挤压，此时，挤压可提供关节的稳定性。一骨骼在另一骨骼上转动时，形成角度的一端也会发生某些压迫。正常间歇性的挤压负荷可使滑膜液流动，从而维持软骨的营养。不正常的高强度挤压负荷会使软骨发生退行性变。

（四）特点

关节松动术的一个最大特点是对治疗师施加的手法进行分级。这种分级具有一定的客观性，不仅可以用于记录治疗结果，比较不同级别手法的疗效，也可以用于临床研究。应用最广的是澳大利亚麦特兰德分级法：

Ⅰ级治疗师在受术者关节活动的起始端，小范围、节律性地来回松动关节。

Ⅱ级治疗师在受术者关节活动允许范围内，大范围、节律性地来回松动关节，但不接触关节活动的起始和终末端。

Ⅲ级治疗师在受术者关节活动允许范围内，大范围、节律性地来回松动关节，每次均要接触到关节活动的终末端，并要感觉到关节周围软组织的紧张。

Ⅳ级治疗师在受术者关节活动的终末端，小范围、节律性地来回松动关节，每次均要接触到关节活动的终末端，并要感觉到关节周围软组织的紧张。

Ⅴ级治疗师在运动范围极限处以小幅度、快速的推进技术打断粘连组织，经常伴有"啪"声打断粘连的组织。这是一种高难度技术。

（五）适应证与禁忌证

1. 适应证

（1）疼痛、防御性肌缩及痉挛　①小幅度的关节振动及牵张动作可以刺激机械感受器，进而抑制脊髓或脑干传来的伤害性刺激。②小幅度的关节牵张或滑动可促进滑膜液的流动，将养分带入无血液供应的关节软骨。和缓的关节内活动技巧可以协助维持关节内的养分交换，因而避免因关节肿胀、疼痛、无法完成关节活动度造成的滑膜液滞留的关节疼痛或退化。

（2）可逆性关节活动受限　可逆性关节活动不足可以由渐进性关节内活动牵张技巧来延展活动不足的关节囊及韧带的结缔组织。持续性或振动性牵张力量是以机械式的方法延长缩短的组织。

（3）逐渐加重的关节受限　因疾病造成动作逐渐受限可通过关节内活动来维持可用的动作成减缓机械性限制。

（4）功能性固定　当患者在一段时间内无法正常使用关节时，可通过非牵张的关节滑动或关节牵张技术来维持关节内活动，并且可以避免因固定造成的关节退化或活动受限的影响。

2. 禁忌症　因外伤或疾病引起的关节肿胀、关节炎症、恶性疾病、未愈合的骨折及关节活动过度者禁用本法。

九、麦肯基力学疗法

（一）起源

1956 年 Robin Mckenzie 理疗师通过腰椎伸展的方法治好腰痛，经过几十年姿势牵拉等对脊柱疼痛的诊疗探索，逐渐形成一套相对完整的脊柱疼痛诊断和治疗方法。麦肯基力学疗法自提出至今，已经有 50 多年的历史，在全球数十个国家被广泛应用，被全世界的康复医学所认可。1982 年在美国成立麦肯基疗法学院。

（二）适应证

麦肯基力学疗法重视脊柱的解剖结构与生物力学，强调治疗前应对受术者进行详细检查、诊断与力学测评，通过姿势矫正、有效安全牵拉、复位等方法，治疗颈、胸、腰椎各部位的姿势综合征、功能不良综合征、移位综合征等疾病。年龄、性别、职业、日常工作姿势、娱乐活动是此类疾病的发病因素，明确适用麦肯基疗法的适应证是取得良好效果的关键。

1. 姿势综合征 患者年龄在 30 岁以下，多为办公室工作人员，缺乏体育运动。其症状多局限，疼痛常在脊柱中线附近，不向四肢放射。疼痛为间歇性。患者可分别或同时有颈、胸和腰椎各部位的疼痛。体检无阳性体征，运动试验结果无变化，运动中无疼痛，仅于长时间的静态姿势后出现疼痛，活动后疼痛即可缓解。疼痛的原因是正常组织被长时间过度牵拉。如果脊柱各节段在其活动范围的终点长时间静态承受负荷，则会引起软组织机械性变形，从而引起疼痛。长时间不良的坐姿和站姿易引起姿势综合征。

2. 功能不良综合征 患者年龄多在 30 岁以上（创伤除外），发病原因多为常年不良姿势并缺乏体育运动，使得软组织弹性降低、长度适应性缩短；也许有许多患者的发病原因为创伤后组织纤维化、愈合过程中形成了短缩的瘢痕，疼痛的原因是短缩的组织受到过度牵拉，当患者试图进行全范围活动时，机械地牵拉短缩的软组织而引起疼痛。疼痛为间歇性，多局限于脊柱中线附近，疼痛总是在活动范围终点发生，绝不在运动过程中出现。运动试验：关节活动范围终点时产生疼痛。当有神经根粘连时可出现肢体症状。

3. 移位综合征 患者的年龄多在 20 ～ 55 岁，多有不良坐姿，经常突发疼痛，即在几小时或 1 ～ 2 天内，由完全正常的情况发展至严重的功能障碍。通常发病时无明显诱因。症状可能局限于脊柱附近，可能放射或牵涉远端，症状为疼痛、感觉异常、麻木等。疼痛为持续性，也可为间歇性。进行某些运动或维持某些体位时，对症状有影响，使症状产生或消失、加重或减轻。疼痛的范围可以变化，疼痛的程度也可以加重或减轻，疼痛可能跨越中线，例如：从腰右侧发展至腰左侧，运动或体位引起的症状变化是可以维持存在的，即运动试验结果为产生、加重、外周化、加重维持，也可为减轻、消失、向心化、好转维持。移位综合征中，严重的病例可能出现运动功能明显丧失，常见急性脊柱后突畸形或侧弯畸形。

（三）禁忌证

1. 绝对禁忌证 恶性肿瘤；各种感染；炎症活动期；中枢神经受损；严重骨骼疾病；骨折、脱位和韧带撕裂等关节肌肉系统不稳定因素；血管性疾病；糖尿病晚期。

2. 相对禁忌证 轻度骨质疏松，无并发症；结构性或先天性疾病；炎性疾病非活动期；韧带疏松；孕妇，尤其是怀孕最后 2 个月；骨关节炎晚期或多节段；精神性或行为性疾病；既往腹部或胸部手术；服抗凝药或长期口服激素；近期重大创伤；近期手术；服止痛药后在止痛效应期内；严重疼痛不能活动。

（四）施术原则

1. 姿势综合征 健康宣教。

2. 功能不良综合征

（1）姿势矫正 明确不良姿势，给予矫正。

（2）有效牵伸 对短缩的组织牵伸，但不能引起微细损伤。安全牵伸的临床标准是：牵伸引起的疼痛在牵拉力除去后立即消失，一般要求 10 ～ 20 分钟内必须消失。牵伸要有一定的力度，否则短缩的组织无法拉长重塑。有效牵伸力度的临床标准是：牵伸时定要出现瞬间的疼痛。有效的牵伸还需要一定的频度，建议的牵伸频度是：每 1 ～ 2 小时 1 组，每组 10 次，每天 10 组。有规律的牵伸是有效的重要手段。

3. 移位综合征

（1）复位 根据移位方向，选择脊柱反复单方向的运动，反复运动产生复位力，将移位的髓核复位。后方移位时需要应用伸展方向的力复位，前方移位时需要应用屈曲方向的力复位，后侧方移位时需要应用侧方的力复位。

（2）复位的维持 在短时间内，避免与复位反方向的脊柱运动，使复位得以维持。如后方移位病例，通过伸展原则使移位复位，短时间内必须避免屈曲的运动，因为屈曲可能使后方移位复发。在症状消失后，逐渐尝试与复位时方向相反的脊柱活动，使各方向的脊柱运动范围保持正常。

4. 预防复发 通过姿势矫正、锻炼身体、日常生活正常活动姿势的指导来防止复发。

5. 力的升级 为了保证治疗的安全性，在开始选择治疗方向时，需要使用较小的力，一旦出现了症状减轻或向心化现象，表明该方向是适合的治疗方向，则在必要时，逐渐增加该运动方向上的力。一般情况，力的升级是从静态体位—患者自我运动—患者自我过度加压（自我加力）—治疗师过度加压（治疗师加力），其后再进行松动术，以确保治疗的安全性和有效性。

十、普拉提

普拉提（Pilates Method）首先是一种运动。它主要是锻炼人体深层的小肌肉群，维持和改善外观正常活动姿势，达到身体平衡，创展躯干和肢体的活动范围和活动能力，强调对核心肌群的控制，加强人脑对肢体及骨骼肌肉组织的神经感应及支配，再配合正确的呼吸方法所进行的一项全身协调运动。

（一）起源

普拉提先生在 1880 年出生于德国，自小体弱多病，后立志强健身体并学习钻研多种运动疗法，在 14 岁时，体格已强壮得足以当解剖学图片中的模特。之后他不断通过实践逐步形成系统的运动疗法。1912 年，普拉提先生移居英国。在第一次世界大战期间，他以独特有效的运动疗法帮助大批囚犯康复身体，受到大众的关注。1926 年离开德国移民美国，就在前往美国的船上，认识了妻子克莱尔。在纽约他们夫妇设立了普拉提工作室，专门为著名的舞蹈家、演员、运动员提供针对性的运动疗法训练。由于效果显著，誉满美国，后来更逐步获得世界各国各界的认同和肯定。

（二）适用范围

1945 年普拉提写道："快乐的第一需求是身体健康，我们对身体健康的理解是达到并保持身体与健全的思想相统一，充沛的自然运动能力，愉快并从容地完成日常生活中繁多的任务。"这段话也充分显示了普拉提运动的真谛。20 世纪 90 年代，很多理疗师在理疗的各个领城都应用了普拉提，其中包括外科、老年医学、治疗慢性疼痛等。到了 20 世纪末，普拉提在医疗康复机构得到了更加广泛的运用，在包括外科学、慢性疼痛研究、老年医学等领城，发挥其辅助治疗的功效。

（三）特点

1. 科学性 吸收了古老的瑜伽和太极的动作精髓，用节奏把呼吸、冥想、柔韧、平衡有机结合在一起，达到伸展腰椎、拉长韧带的功能。

2. 安全性 普拉提的运动速度相对平和，是静力状态的运动，几乎不会产生对关节和肌肉的伤害。同时，动静结合的动作安排，使身体既紧张又放松，既有步伐的转换又有打坐的调息，使锻炼者更容易控制身体，减少因姿态错误造成的负面作用。

3. 全面有效 普拉提借助于哑铃、体操棒、垫子交叉进行身体练习，虽然动作稳健，看起来并不火爆，但却是全方位的。既有针对手臂、胸部、肩部的练习，又有腰腹部和背部的力量练习，也有增强柔韧性的伸拉练习，各个部位可以得到充分绷紧和拉伸，因而全面有效。

4. 简单易学 普拉提动作相对瑜伽要简单，它没有复杂的动作组合，简单易于掌握。普拉提最大的特点是简单易学，不仅动作平缓，而且可以有目的地针对手臂、胸部和肩部锻炼，同时又能增强身体的柔韧性。

5. 挑战性与娱乐性相结合 普拉提由于动作缓慢，加上肌肉的控制、呼吸的配合，使本来看似简单的动作，做起来却有一定的难度。普拉提的练习环境，配合舒缓优美的音乐，可以使人充分放松，动作的转换自然流畅，练习者在练习过程中惬意自在，没有过度疲劳的感觉。

6. 随意性 普拉提可以在家中进行练习，不受场地的限制。

（四）作用

普拉提具有增强肌肉力量，修塑美化形体，改善肢体柔韧性，纠正不良姿势，发展核心力量，均衡发展肌肉，缓解压力及促进情感健康等作用。

（五）注意事项

1. 集中注意力，抛开一切烦恼，做动作时细细"聆听"身体的感受。

2. 身体要准确控制，动作要准确到位，达到所需的动作幅度和力度，保证锻炼效果。

3. 动作要保持连续性，速度要均匀。动作舒展流畅，无需多余动作出现。

4. 随着轻松而富有节奏的音乐，躺在地板上静静冥想，仔细感觉身体各个部位的变化，想象有意识地唤起肌肉的功效，建立思想能够控制身体的运动理念。

5. 要学会有意识地收缩需要练习的肌肉，保持长时间的肌肉紧张；缓慢而有节奏的运动像深层按摩一样，帮助重新放松绷紧的肌肉，改善内在的力量。

6. 普拉提运动方式在很大程度上依靠关节的柔韧性进行，所以运动系统有损伤或患病时暂不要练习，如关节炎、肌肉拉伤、韧带受损等。

7. 可以根据自己的身体情况和锻炼目的，合理安排练习的次数。

主要参考书目

［1］罗元恺.中医妇科学［M］.上海：上海科学技术出版社，1982.

［2］ZY/T001.01–94.中医病证诊断疗效评价标准［S］.1994.

［3］陈省三，范炳华，詹红生，等.实用推拿手册［M］.杭州：浙江科学技术出版社，1995.

［4］罗才贵.推拿治疗学［M］.北京：人民卫生出版社，2001.

［5］马宝璋.中医妇科学［M］.上海：上海科学技术出版社，2006.

［6］王华兰.推拿治疗学［M］.上海：上海科学技术出版社，2011.

［7］宋柏林，于天源.推拿治疗学［M］.北京：人民卫生出版社，2012.

［8］彭清华.中医眼科学［M］.3版.北京：中国中医药出版社，2012.

［9］范炳华.推拿优势病种诊疗技术［M］.北京：中国中医药出版社，2012.

［10］熊大经，刘蓬.中医耳鼻咽喉科学［M］.3版.北京：中国中医药出版社，2012.

［11］吕明.推拿治疗学［M］.北京：中国医药科技出版社，2013.

［12］范炳华.推拿学［M］.北京：中国中医药出版社，2015.

［13］王国才.推拿手法学［M］.北京：中国中医药出版社，2007.

［14］井夫杰，张静.推拿学［M］.济南：山东科学技术出版社，2020.

［15］井夫杰.推拿手法实训教程［M］.北京：中国中医药出版社，2019.

［16］陈孝平，汪建平，赵继宗.外科学［M］.9版.北京：人民卫生出版社，2018.

［17］施杞，王和鸣.骨伤科学［M］.北京：人民卫生出版社，2001.

［18］王永炎，严世芸.实用中医内科学［M］.2版.上海：上海科学技术出版社，2009.

［19］房敏，宋柏林.推拿学［M］.4版.北京：中国中医药出版社，2016.

［20］（美）亚历山大·S.尼古拉斯，（美）伊万·A.尼古拉斯.整骨技术图谱［M］.上海：上海世界图书出版公司，2019.

［21］李雁雁.美式整脊疗法［M］.北京：中国盲文出版社，2012.

［22］王志林.推拿学基础［M］.北京：人民军医出版社，2011.

［23］（英）玛利亚·梅尔卡蒂.泰式按摩［M］.北京：科学技术文献出版社，2019.

［24］钟士元.人体经筋病治疗与扳机点图解［M］.北京：中国盲文出版社，2013.

［25］（新西兰）布莱恩R.穆里根.MULLIGAN手法治疗——脊柱、四肢动态关节松动书［M］.沈阳：辽宁科学技术出版社，2017.

［26］（美）伯格曼.美式整脊技术——原理与操作［M］.3版.天津：天津科技翻译出版公司，2013.

［27］赵振彪，彭彦辉.骨科康复学［M］.石家庄：河北科学技术出版社，2008.

［28］王晶.新形势下高校健美操中教与练的研究［M］.长春：吉林大学出版社，2018.

［29］赵毅，季远.推拿手法学［M］.北京：中国中医药出版社，2013.

［30］范炳华.推拿治疗学［M］.北京：中国中医药出版社，2016.

全国中医药行业高等教育"十四五"规划教材

全国高等中医药院校规划教材（第十一版）

教材目录（第一批）

注：凡标☆号者为"核心示范教材"。

（一）中医学类专业

序号	书　名	主　编		主编所在单位	
1	中国医学史	郭宏伟	徐江雁	黑龙江中医药大学	河南中医药大学
2	医古文	王育林	李亚军	北京中医药大学	陕西中医药大学
3	大学语文	黄作阵		北京中医药大学	
4	中医基础理论☆	郑洪新	杨　柱	辽宁中医药大学	贵州中医药大学
5	中医诊断学☆	李灿东	方朝义	福建中医药大学	河北中医学院
6	中药学☆	钟赣生	杨柏灿	北京中医药大学	上海中医药大学
7	方剂学☆	李　冀	左铮云	黑龙江中医药大学	江西中医药大学
8	内经选读☆	翟双庆	黎敬波	北京中医药大学	广州中医药大学
9	伤寒论选读☆	王庆国	周春祥	北京中医药大学	南京中医药大学
10	金匮要略☆	范永升	姜德友	浙江中医药大学	黑龙江中医药大学
11	温病学☆	谷晓红	马　健	北京中医药大学	南京中医药大学
12	中医内科学☆	吴勉华	石　岩	南京中医药大学	辽宁中医药大学
13	中医外科学☆	陈红风		上海中医药大学	
14	中医妇科学☆	冯晓玲	张婷婷	黑龙江中医药大学	上海中医药大学
15	中医儿科学☆	赵　霞	李新民	南京中医药大学	天津中医药大学
16	中医骨伤科学☆	黄桂成	王拥军	南京中医药大学	上海中医药大学
17	中医眼科学	彭清华		湖南中医药大学	
18	中医耳鼻咽喉科学	刘　蓬		广州中医药大学	
19	中医急诊学☆	刘清泉	方邦江	首都医科大学	上海中医药大学
20	中医各家学说☆	尚　力	戴　铭	上海中医药大学	广西中医药大学
21	针灸学☆	梁繁荣	王　华	成都中医药大学	湖北中医药大学
22	推拿学☆	房　敏	王金贵	上海中医药大学	天津中医药大学
23	中医养生学	马烈光	章德林	成都中医药大学	江西中医药大学
24	中医药膳学	谢梦洲	朱天民	湖南中医药大学	成都中医药大学
25	中医食疗学	施洪飞	方　泓	南京中医药大学	上海中医药大学
26	中医气功学	章文春	魏玉龙	江西中医药大学	北京中医药大学
27	细胞生物学	赵宗江	高碧珍	北京中医药大学	福建中医药大学

序号	书 名	主 编		主编所在单位	
28	人体解剖学	邵水金		上海中医药大学	
29	组织学与胚胎学	周忠光	汪 涛	黑龙江中医药大学	天津中医药大学
30	生物化学	唐炳华		北京中医药大学	
31	生理学	赵铁建	朱大诚	广西中医药大学	江西中医药大学
32	病理学	刘春英	高维娟	辽宁中医药大学	河北中医学院
33	免疫学基础与病原生物学	袁嘉丽	刘永琦	云南中医药大学	甘肃中医药大学
34	预防医学	史周华		山东中医药大学	
35	药理学	张硕峰	方晓艳	北京中医药大学	河南中医药大学
36	诊断学	詹华奎		成都中医药大学	
37	医学影像学	侯 键	许茂盛	成都中医药大学	浙江中医药大学
38	内科学	潘 涛	戴爱国	南京中医药大学	湖南中医药大学
39	外科学	谢建兴		广州中医药大学	
40	中西医文献检索	林丹红	孙 玲	福建中医药大学	湖北中医药大学
41	中医疫病学	张伯礼	吕文亮	天津中医药大学	湖北中医药大学
42	中医文化学	张其成	臧守虎	北京中医药大学	山东中医药大学

（二）针灸推拿学专业

序号	书 名	主 编		主编所在单位	
43	局部解剖学	姜国华	李义凯	黑龙江中医药大学	南方医科大学
44	经络腧穴学☆	沈雪勇	刘存志	上海中医药大学	北京中医药大学
45	刺法灸法学☆	王富春	岳增辉	长春中医药大学	湖南中医药大学
46	针灸治疗学☆	高树中	冀来喜	山东中医药大学	山西中医药大学
47	各家针灸学说	高希言	王 威	河南中医药大学	辽宁中医药大学
48	针灸医籍选读	常小荣	张建斌	湖南中医药大学	南京中医药大学
49	实验针灸学	郭 义		天津中医药大学	
50	推拿手法学☆	周运峰		河南中医药大学	
51	推拿功法学☆	吕立江		浙江中医药大学	
52	推拿治疗学☆	井夫杰	杨永刚	山东中医药大学	长春中医药大学
53	小儿推拿学	刘明军	邰先桃	长春中医药大学	云南中医药大学

（三）中西医临床医学专业

序号	书 名	主 编		主编所在单位	
54	中外医学史	王振国	徐建云	山东中医药大学	南京中医药大学
55	中西医结合内科学	陈志强	杨文明	河北中医学院	安徽中医药大学
56	中西医结合外科学	何清湖		湖南中医药大学	
57	中西医结合妇产科学	杜惠兰		河北中医学院	
58	中西医结合儿科学	王雪峰	郑 健	辽宁中医药大学	福建中医药大学
59	中西医结合骨伤科学	詹红生	刘 军	上海中医药大学	广州中医药大学
60	中西医结合眼科学	段俊国	毕宏生	成都中医药大学	山东中医药大学
61	中西医结合耳鼻咽喉科学	张勤修	陈文勇	成都中医药大学	广州中医药大学
62	中西医结合口腔科学	谭 劲		湖南中医药大学	

（四）中药学类专业

序号	书　名	主　编		主编所在单位	
63	中医学基础	陈　晶	程海波	黑龙江中医药大学	南京中医药大学
64	高等数学	李秀昌	邵建华	长春中医药大学	上海中医药大学
65	中医药统计学	何　雁		江西中医药大学	
66	物理学	章新友	侯俊玲	江西中医药大学	北京中医药大学
67	无机化学	杨怀霞	吴培云	河南中医药大学	安徽中医药大学
68	有机化学	林　辉		广州中医药大学	
69	分析化学（上）（化学分析）	张　凌		江西中医药大学	
70	分析化学（下）（仪器分析）	王淑美		广东药科大学	
71	物理化学	刘　雄	王颖莉	甘肃中医药大学	山西中医药大学
72	临床中药学☆	周祯祥	唐德才	湖北中医药大学	南京中医药大学
73	方剂学	贾　波	许二平	成都中医药大学	河南中医药大学
74	中药药剂学☆	杨　明		江西中医药大学	
75	中药鉴定学☆	康廷国	闫永红	辽宁中医药大学	北京中医药大学
76	中药药理学☆	彭　成		成都中医药大学	
77	中药拉丁语	李　峰	马　琳	山东中医药大学	天津中医药大学
78	药用植物学☆	刘春生	谷　巍	北京中医药大学	南京中医药大学
79	中药炮制学☆	钟凌云		江西中医药大学	
80	中药分析学☆	梁生旺	张　彤	广东药科大学	上海中医药大学
81	中药化学☆	匡海学	冯卫生	黑龙江中医药大学	河南中医药大学
82	中药制药工程原理与设备	周长征		山东中医药大学	
83	药事管理学☆	刘红宁		江西中医药大学	
84	本草典籍选读	彭代银	陈仁寿	安徽中医药大学	南京中医药大学
85	中药制药分离工程	朱卫丰		江西中医药大学	
86	中药制药设备与车间设计	李　正		天津中医药大学	
87	药用植物栽培学	张永清		山东中医药大学	
88	中药资源学	马云桐		成都中医药大学	
89	中药产品与开发	孟宪生		辽宁中医药大学	
90	中药加工与炮制学	王秋红		广东药科大学	
91	人体形态学	武煜明	游言文	云南中医药大学	河南中医药大学
92	生理学基础	于远望		陕西中医药大学	
93	病理学基础	王　谦		北京中医药大学	

（五）护理学专业

序号	书　名	主　编		主编所在单位	
94	中医护理学基础	徐桂华	胡　慧	南京中医药大学	湖北中医药大学
95	护理学导论	穆　欣	马小琴	黑龙江中医药大学	浙江中医药大学
96	护理学基础	杨巧菊		河南中医药大学	
97	护理专业英语	刘红霞	刘　娅	北京中医药大学	湖北中医药大学
98	护理美学	余雨枫		成都中医药大学	
99	健康评估	阚丽君	张玉芳	黑龙江中医药大学	山东中医药大学

序号	书 名	主 编		主编所在单位	
100	护理心理学	郝玉芳		北京中医药大学	
101	护理伦理学	崔瑞兰		山东中医药大学	
102	内科护理学	陈 燕	孙志岭	湖南中医药大学	南京中医药大学
103	外科护理学	陆静波	蔡恩丽	上海中医药大学	云南中医药大学
104	妇产科护理学	冯 进	王丽芹	湖南中医药大学	黑龙江中医药大学
105	儿科护理学	肖洪玲	陈偶英	安徽中医药大学	湖南中医药大学
106	五官科护理学	喻京生		湖南中医药大学	
107	老年护理学	王 燕	高 静	天津中医药大学	成都中医药大学
108	急救护理学	吕 静	卢根娣	长春中医药大学	上海中医药大学
109	康复护理学	陈锦秀	汤继芹	福建中医药大学	山东中医药大学
110	社区护理学	沈翠珍	王诗源	浙江中医药大学	山东中医药大学
111	中医临床护理学	裘秀月	刘建军	浙江中医药大学	江西中医药大学
112	护理管理学	全小明	柏亚妹	广州中医药大学	南京中医药大学
113	医学营养学	聂 宏	李艳玲	黑龙江中医药大学	天津中医药大学

（六）公共课

序号	书 名	主 编		主编所在单位	
114	中医学概论	储全根	胡志希	安徽中医药大学	湖南中医药大学
115	传统体育	吴志坤	邵玉萍	上海中医药大学	湖北中医药大学
116	科研思路与方法	刘 涛	商洪才	南京中医药大学	北京中医药大学

（七）中医骨伤科学专业

序号	书 名	主 编		主编所在单位	
117	中医骨伤科学基础	李 楠	李 刚	福建中医药大学	山东中医药大学
118	骨伤解剖学	侯德才	姜国华	辽宁中医药大学	黑龙江中医药大学
119	骨伤影像学	栾金红	郭会利	黑龙江中医药大学	河南中医药大学洛阳平乐正骨学院
120	中医正骨学	冷向阳	马 勇	长春中医药大学	南京中医药大学
121	中医筋伤学	周红海	于 栋	广西中医药大学	北京中医药大学
122	中医骨病学	徐展望	郑福增	山东中医药大学	河南中医药大学
123	创伤急救学	毕荣修	李无阴	山东中医药大学	河南中医药大学洛阳平乐正骨学院
124	骨伤手术学	童培建	曾意荣	浙江中医药大学	广州中医药大学

（八）中医养生学专业

序号	书 名	主 编		主编所在单位	
125	中医养生文献学	蒋力生	王 平	江西中医药大学	湖北中医药大学
126	中医治未病学概论	陈涤平		南京中医药大学	